免疫学
原理与技术

颜世敢 主编

化学工业出版社

·北京·

《免疫学原理与技术》内容主要包括免疫学原理和免疫学技术两部分。免疫学原理部分从免疫器官、免疫细胞和免疫分子三个层次，系统介绍了免疫学的基本知识和重要理论，包括免疫系统、免疫应答及免疫调节机制，是免疫学技术及应用的理论基础；免疫学技术部分重点介绍了免疫检测技术、免疫制备技术和免疫防治技术，系统介绍了各种免疫技术的原理、操作步骤和应用。本书具有全面性、系统性、实用性、前沿性的特点，将理论与实践相结合，力求使学习者能利用掌握的免疫学原理和技术来解决生命科学研究和生产中的实际问题。

《免疫学原理与技术》是针对理工科高等院校和应用型大学的生物技术、生物工程、制药工程和生物医学等相关专业的本科生而编写的免疫学教材，也可作为农学、医学、师范类高校的生物学及医学相关专业的本科生的免疫学教材以及相关研究、临床检验和生产技术人员的参考书。

图书在版编目（CIP）数据

免疫学原理与技术/颜世敢主编. —北京：化学工业出版社，2017.8（2022.8重印）

ISBN 978-7-122-30178-9

Ⅰ.①免… Ⅱ.①颜… Ⅲ.①免疫学-高等学校-教材 Ⅳ.①R392

中国版本图书馆CIP数据核字（2017）第164144号

责任编辑：李　琰　　　　装帧设计：关　飞

责任校对：宋　玮

出版发行：化学工业出版社（北京市东城区青年湖南街13号　邮政编码100011）

印　　装：北京科印技术咨询服务有限公司数码印刷分部

787mm×1092mm　1/16　印张17½　字数441千字　2022年8月北京第1版第2次印刷

购书咨询：010-64518888　　　　售后服务：010-64518899

网　　址：http://www.cip.com.cn

凡购买本书，如有缺损质量问题，本社销售中心负责调换。

定　　价：42.00元

《免疫学原理与技术》编写组

主　　编　颜世敢

副 主 编　朱丽萍

编　　者　（按姓氏笔画排列）

朱丽萍　阮文科　张　楠

陈正涛　颜世敢

前言

免疫学是人类在与传染病的斗争过程中逐渐形成的学科，从萌芽到发展成为一门独立的学科经历了数百年的历程。免疫学作为一门独立的学科，诞生于二十世纪。一个世纪以来，尤其是20世纪80年代以后，随着微生物学、分子生物学、基因工程、细胞工程、发酵工程、蛋白质组学、生物信息学等学科的迅猛发展，以及与其他学科间的交叉与融合，免疫学取得了长足进展，已成为生命科学的支柱学科，免疫学理论与技术对生物学的研究和实践产生了巨大推动作用。基于上述原因，除医学类高等院校外，普通理工科高等院校及应用型大学的生物学、生物技术、生物工程、生物医学工程和制药工程等相关专业相继开设了免疫学课程，并将其作为必修课或选修课。

作为理工科高等院校的一线教师和科研人员，我们在免疫学教学中发现，适合理工科高等院校尤其是应用型大学的免疫学教材很少，多数理工科高校只能采用医学类免疫学教材。医学类免疫学教材重原理、重理论、内容深、难、多。而理工科高校生物类专业的免疫学课程的教学课时较少，学生的免疫学基础较薄弱，学生学习免疫学技术及应用部分的愿望更强烈。所以基于理工科高等院校和应用型大学的生物类专业的实际情况，我们在多年免疫学研究和教学的基础上，集合齐鲁工业大学、齐鲁医科大学、北京农学院等高校及科研单位专门从事免疫学教学和研究的一线教师，编写了这本免疫学教材，填补理工科高校和应用型大学缺乏适合的免疫学教材的空白。

本书内容主要包括免疫学原理和免疫学技术两部分。免疫学原理部分从免疫器官、免疫细胞和免疫分子三个层面，系统介绍了免疫学的基本知识和重要理论，包括免疫系统、免疫应答及免疫调节机制，是免疫学技术及应用的理论基础；免疫学技术部分重点介绍了免疫检测技术、免疫制备技术和免疫防治技术，系统介绍了各种免疫技术的原理、操作步骤和应用。本书将理论与实践相结合，力求使学习者能利用掌握的免疫学原理和技术来解决生命科学研究和生产中的实际问题。

本书具备以下鲜明特色：(1) 全面性，即知识结构完整，既包括免疫学基本原理又包括免疫学技术及应用；(2) 系统性，知识模块化设计，条理清晰，层次分明。全书包括免疫系统、免疫应答机理、免疫检测技术、免疫制备技术和免疫防治技术五个知识板块；(3) 实用性，做到理论与实践相结合，既有免疫学基本理论也有免疫学技术及应用，特别适合理工科高等院校和应用型大学的生物学相关专业的本科生、研究生使用，难度适中，针对性及实用性强；(4) 前沿性，跟踪国内外最新免疫学研究进展，及时吸纳免疫学领域的新方法、新技术、新应用，深入到细胞、分子层面。

本书的内容编写分工为：补体、细胞因子、主要组织相容性复合体、白细胞分化抗原、黏附分子由北京农学院的阮文科编写，免疫器官、免疫细胞部分由齐鲁医科大学的陈正涛编写，抗原及天然蛋白抗原制备部分由齐鲁工业大学张楠编写，抗体、抗体制备技术、免疫治疗、基因工程疫苗等部分由齐鲁工业大学朱丽萍编写，其余部分由齐鲁工业大学颜世敢编写，全书统稿和审校工作由颜世敢完成。

本书是专门针对理工科高等院校、应用型大学的生物学及生物医学相关专业本科生的免疫学教材，还可作为农学、医学、师范类高校生物学及医学相关专业本科生的免疫学教材或参考书，也可作为从事免疫学科研和临床检验人员的参考书。

本书在编写过程中得到齐鲁工业大学的领导、老师的关心和帮助，在正式出版前已经在本科生中进行了试用，部分同学也提出了宝贵的意见，在出版过程中还得到化学工业出版社相关编辑的帮助，在此一并表示感谢。

由于编者的水平有限，书中的不妥之处在所难免，恳请读者提出宝贵意见和建议，请电邮 yanshigan@qlu. edu. cn 告知，编者在此表示感谢。

编者

2017 年 5 月

目录

绪论 …… 1

第一篇 免疫学原理——免疫系统 / 7

第一章 免疫器官 …… 8
第一节 中枢免疫器官 …… 8
第二节 外周免疫器官 …… 12
第二章 免疫细胞 …… 21
第一节 适应性免疫细胞 …… 22
第二节 固有免疫细胞 …… 31
第三节 抗原提呈细胞 …… 43
第三章 免疫分子 …… 46
第一节 抗原 …… 46
第二节 抗体 …… 52
第三节 补体 …… 69
第四节 细胞因子 …… 76
第五节 主要组织相容性复合体 …… 81
第六节 白细胞分化抗原 …… 87
第七节 黏附分子 …… 90

第二篇 免疫学原理——免疫应答 / 96

第四章 固有免疫应答 …… 98
第一节 固有免疫系统 …… 98
第二节 固有免疫应答机理 …… 100
第三节 固有免疫与适应性免疫的关系 …… 104
第五章 适应性免疫应答 …… 106
第一节 抗原的加工与提呈 …… 106
第二节 细胞免疫应答 …… 110
第三节 体液免疫应答 …… 117

第六章　免疫调节 …… 125
第一节　基因水平的免疫调节 …… 125
第二节　分子水平的免疫调节 …… 126
第三节　细胞水平的免疫调节 …… 131
第四节　整体水平的免疫调节 …… 133
第七章　抗感染免疫 …… 135
第一节　抗细菌感染免疫 …… 135
第二节　抗病毒感染免疫 …… 137
第三节　黏膜免疫应答 …… 142

第三篇　免疫学技术——免疫检测技术 / 153

第八章　免疫检测技术的原理 …… 154
第一节　抗原抗体结合反应的特点 …… 154
第二节　抗原抗体反应的影响因素 …… 155
第三节　体外抗原抗体检测技术 …… 156
第九章　经典免疫检测技术 …… 157
第一节　凝集反应 …… 157
第二节　沉淀反应 …… 158
第十章　免疫标记技术 …… 161
第一节　酶免疫分析法 …… 161
第二节　免疫荧光技术 …… 165
第三节　放射免疫测定技术 …… 169
第四节　化学发光免疫技术 …… 169
第五节　胶体金免疫分析技术 …… 171
第六节　免疫印迹 …… 172
第十一章　免疫细胞的功能检测 …… 174
第一节　免疫细胞的分离 …… 174
第二节　免疫细胞的数量与功能测定 …… 177
第三节　T 细胞的功能测定 …… 177
第四节　B 细胞的功能测定 …… 182
第五节　NK 细胞的功能测定 …… 183
第六节　吞噬细胞的功能测定 …… 184
第十二章　细胞因子的检测 …… 187

第四篇　免疫学技术——免疫制备技术 / 189

第十三章　抗原制备技术 …… 190
第一节　细菌性抗原的制备 …… 191

第二节　病毒性抗原的制备…… 193
第三节　天然蛋白质抗原的制备…… 197
第四节　重组蛋白抗原的制备…… 200
第五节　半抗原-载体的制备 …… 203
第六节　多糖抗原的制备…… 204
第七节　抗原的浓缩技术…… 209
第八节　抗原的鉴定技术…… 211
第九节　抗原的保存…… 212
第十四章　疫苗制备 …… 213
第一节　疫苗制备基本知识…… 213
第二节　冻干活疫苗的制备…… 217
第三节　灭活疫苗的制备…… 218
第四节　类毒素的制备…… 219
第五节　多糖结合疫苗的制备…… 220
第六节　核酸疫苗的制备…… 221
第十五章　抗体制备 …… 225
第一节　多克隆抗体制备…… 225
第二节　卵黄抗体制备…… 227
第三节　单克隆抗体制备…… 230
第十六章　干扰素制备 …… 236
第一节　体外诱生干扰素制备工艺…… 236
第二节　基因工程制备干扰素…… 237
第三节　IFN 的检定…… 238

第五篇　免疫学技术——免疫防治技术 / 240

第十七章　免疫预防技术 …… 241
第一节　疫苗…… 241
第二节　人工被动免疫…… 246
第三节　免疫程序…… 247
第四节　免疫监测…… 248
第五节　免疫副反应…… 249
第十八章　免疫治疗技术 …… 252
第一节　分子免疫治疗…… 252
第二节　细胞免疫治疗…… 255
第三节　基因免疫治疗…… 257
第四节　免疫增强剂…… 258
第五节　免疫抑制剂…… 260
英文名词缩略语简表 …… 263
参考文献 …… 269

绪 论

一、免疫的概念及功能

（一）免疫的概念

免疫（immune）一词源自拉丁语 immunitas，原意是免除税收或劳役，引申为免除瘟疫。免疫产生于人类与传染病的斗争过程中，传统的免疫是指机体抗感染的能力。随着免疫学研究的深入，发现许多免疫现象与微生物无关。现代免疫是指机体的一种生理反应，当抗原物质进入机体后，机体的免疫系统识别“自己”和“非己”，对非己抗原产生免疫应答从而清除，对自身抗原产生免疫耐受，维持机体的生理平衡和稳定。通常的免疫指正免疫应答，当免疫系统被诱导而处于对抗原物质呈不应答状态时，称为免疫耐受或负免疫应答。

免疫性（immunity）是指机体接触抗原物质（如微生物）后，能产生一种特异性排除抗原性异物的保护性生理反应。长期以来免疫性仅指机体抗感染的防御能力。

（二）免疫的功能

免疫防御（immunologic defence）：指机体防御病原微生物的感染。正常情况下通过免疫防御来清除病原微生物及其他抗原物质；异常情况下会引起疾病，如免疫应答强度过强或持续时间过长可引起超敏反应，而免疫应答强度过低或功能丧失会导致免疫缺陷病。

免疫稳定（immunologic homeostasis）：指机体通过免疫功能清除损伤或衰老的细胞，以维护机体的生理平衡。该功能失调会导致自身免疫性疾病。

免疫监视（immunologic surveillance）：体内极少数细胞由于种种原因在新陈代谢过程中会发生基因突变或癌变，机体通过免疫监视来识别并清除异常细胞。该功能失调会导致肿瘤、持续性感染。

二、免疫学的分类、地位

免疫学（immunology）是研究机体免疫系统的组成与功能、免疫应答机制及免疫疾病的学科。免疫学来源于微生物学和病理学，最早研究抗细菌感染问题，长期以来免疫学的主要任务是利用免疫学方法防治传染病，但现代免疫学的研究范畴已不局限于抗感染免疫。

（一）免疫学的分类

根据研究内容，免疫学分为基础免疫学（fundamental immunology）和临床免疫学（clinical immunology）。基础免疫学主要研究免疫系统（包括免疫器官、免疫细胞、免疫分子）及免疫应答、免疫耐受、免疫调节、免疫效应、免疫遗传等免疫学基本问题。临床免疫学主要是用免疫学的理论和方法来阐明免疫疾病的发病机理、免疫诊断与免疫防治。根据研究领域不同，临床免疫学又分为抗感染免疫、超敏反应、免疫缺陷病、自身免疫病、肿瘤免疫、移植免疫、生殖免疫、血液免疫、免疫药理、衰老免疫、营养免疫等。

根据研究对象不同，免疫学分为研究人体的医学免疫学和研究动物的兽医免疫学。

（二）免疫学在生命科学中的地位

免疫学是生命科学的重要组成部分，并且已经发展成为生命科学的前沿学科。免疫学与生命科学的多个学科相互渗透、相互促进。

免疫学促进了生命科学的发展和进步。免疫学方法和技术为生命科学的其他学科提供了普遍而有效的研究手段。基于单克隆抗体、免疫标记、细胞因子及膜型免疫分子等的免疫检测技术，已成为生物学、医学及其他学科的重要研究手段，在细胞亚群及其功能鉴定、微量分析、特异性测定中显示出优越性。免疫学自诞生以来在消灭传染病及非感染性疾病方面取得了巨大成效，极大促进了生命科学和医学的发展。

生命科学的发展推动免疫学的进步。免疫学的发展离不开生命科学其他学科的支持，微生物学、细胞生物学、发育生物学、系统生物学、分子生物学、生物信息学、表观遗传学、基因组学、蛋白组学、结构生物学、生物化学、生理学等学科的快速发展，促进了免疫学的发展。尤其是分子生物学与免疫学结合形成的分子免疫学，在分子水平研究免疫分子及其受体的结构、功能及其在免疫应答中的作用机制，为免疫学研究提供了新思路，推动了免疫学在理论与应用上的快速发展和突破，从而更好地理解生命的基本现象，揭示疾病的发病机制。

三、免疫学发展简史

免疫学是在人类与传染病的相互斗争过程中逐渐形成的，从萌芽到发展成为一门独立的学科经历了数百年的历程。根据所采用技术和方法，免疫学的发展史分为经验免疫学、科学免疫学和现代免疫学三个时期。

（一）经验免疫学时期（17 世纪 70 年代～19 世纪 50 年代）

经验免疫学时期是免疫学的萌芽时期。人们对免疫有了感性认识，观察到很多传染病患者康复后，一般不再患同样的传染病。该时期发明了用于预防天花的人痘苗和牛痘苗，开创了免疫学新纪元。

我国最早创立了接种人痘苗预防天花的免疫学方法，使健康儿童人工感染人痘而患轻度天花，达到预防天花的目的，这一发明是免疫学的开端。明朝的《治痘十全》（1628 年）和清朝的《痘疹定论》（1713 年）等古医书记载，我国早在宋代（998～1022 年）就开始接种人痘苗且技术相当完善。当时的人痘苗有生苗、熟苗，人痘接种法有痘衣法、痘浆法、旱苗法、水苗法。明朝（1567～1572 年）人痘法已在全国广泛使用。人痘法还经陆上丝绸之路向西传至欧亚各国，经海上丝绸之路向东传至朝鲜、日本及东南亚国家。人痘苗的发明是我国对世界免疫学的一大贡献，为牛痘苗和减毒疫苗的发明奠定了基础。

1721 年人痘法传入英国。英国乡村医生琴纳（Edward Jenner）小学时曾接种过人痘苗，也看到人痘接种后的不安全现象。当时欧洲已经有人发现患过牛痘的人不会患天花。1796 年 5 月 14 日 Jenner 从患牛痘的挤奶女工 Sarab Nelmes 身上的脓疱中取少许脓液，注射至 8 岁男孩 James Phipps 的手臂内，6 周后 Jenner 先后给 Phipps 注射了天花患者的脓液达 20 次，但 Phipps 均安然无恙，证明牛痘可以预防天花。1798 年 Jenner 发表题为《牛痘成因与作用》的著名论文，把接种牛痘称为 vaccination，标志着医学界正式承认疫苗接种是一种行之有效的免疫方法，牛痘苗预防天花比人痘苗更安全、有效。自此牛痘法在英国快速推广并传播至欧洲、印度和北美。至 1801 年欧洲许多国家广泛推广牛痘法，使天花的发病率和死亡率显著下降。1948 年世界卫生组织（WHO）成立，开展全球性大规模推广疫苗接种法扑灭天花行动，终于在1979年在全球消灭了天花，这是人类免疫学史上最辉煌、最伟大的创举。

（二）科学免疫学时期（19世纪50年代～20世纪50年代）

科学免疫学时期是免疫学的初盛时期，即整体生物试验和早期免疫学说的兴起。

1. 人工主动免疫和被动免疫

Jenner发明牛痘苗之后的近一个世纪中，免疫学研究因为没有解决传染病的病原问题而没有取得很大进展。直到19世纪末，法国科学家巴斯德（Louis Pasteur）和德国科学家科赫（Robert Koch），解决了传染病的病原主要是细菌，并能将病原菌分离培养，奠定了制备疫苗的基础。1880年巴斯德用禽霍乱菌的陈旧培养物预防禽霍乱的感染，创造了第一支动物用减毒疫苗（vaccine）。巴斯德发明禽霍乱疫苗是科学免疫学诞生的重要标志。后来他又相继发明了炭疽杆菌、狂犬病的减毒疫苗，建立了主动免疫法（active immunization）。

1888年Roux和Yersin发现白喉是由白喉杆菌产生的外毒素所致。Behring和Kitasato用白喉杆菌外毒素免疫马，制备了免疫血清（即抗毒素）治疗白喉并首先在人体获得成功，开辟了人工被动免疫法（passive immunization）。

2. 免疫应答机制

1883年，俄国科学家梅契尼可夫（Elie Metchnikoff）发现海星的游走细胞（即幼虫细胞）能吞噬外来异物，水蚤的血液细胞能杀灭霉菌孢子，兔及人的白细胞能吞噬各种细菌等，提出细胞免疫假说，认为机体的免疫机制主要是白细胞的吞噬作用；1897年，欧立希（Paul Ehrlich）提出了体液免疫学说（humoral immunity），认为体液中产生了针对病原微生物的相应抗体，在试管中抗体能与相应的病原微生物发生凝集、沉淀等现象。1903年Wright及Douglas证明调理素（opsonin）能增强吞噬细胞对相应细菌的吞噬作用，把细胞免疫学说与体液免疫学说统一起来。1942年Chase用结核菌素致敏的豚鼠血清注射正常豚鼠，未引起结核菌素反应，而注射致敏细胞时引起结核菌素反应，揭示了机体能同时产生体液免疫和细胞免疫。为研究方便，现在仍延续细胞免疫和体液免疫的叫法。

3. 超敏反应与免疫病理

1890年Koch用结核菌素注射结核病患者，不但没有收到免疫预防效果，反而在注射部位引起局部组织坏死，称为结核菌素反应（Koch现象）。1902年Richet和Portier用海葵触角毒素甘油提取液给狗注射，引起部分狗死亡，但有的狗能存活下来，3～4周后再次注射该液体，即使注射量仅为初次的1/20也会立即引起狗休克、死亡，该现象被称为过敏反应（anaphylaxis）。Arthus给致敏的机体注射无刺激性抗原，也可在皮肤注射部位引起坏死（Arthus反应），证明过敏反应与物质的毒性无关，而与其抗原性有关。1906年Pirquet和Schick用马抗白喉血清治疗人的白喉，治疗7～14天患者出现血清病，表现为发热、皮疹、水肿、关节痛、淋巴结肿大等症状。1907年Donath和Landsteiner从自身溶血性贫血患者体内发现了抗自身红细胞抗体。1908年，Dameshek提出自身免疫和自身免疫病的概念，证明免疫应答具有两面性，即生理性保护作用和免疫病理性损伤（如超敏反应和免疫疾病）。

（三）现代免疫学时期（20世纪50年代至今）

现代免疫学时期是免疫学的飞跃时期，免疫学从抗感染的概念中解脱出来，并逐渐由原来的微生物学的附属物发展成为一门独立学科。随着细胞生物学、分子生物学的发展及其与免疫学的结合，细胞免疫学和分子免疫学诞生，极大推动了免疫学的发展，解决了很多免疫学的关键问题。

1. 免疫器官和免疫细胞

1956 年 Glick 通过早期摘除鸡的法氏囊发现鸡不能产生抗体，证实法氏囊与体液免疫有关。1962 年 Warner 用类似手段证实哺乳动物的胸腺是免疫器官。1965 年 Cooper 在胸腺中发现了胸腺依赖性淋巴细胞（T 细胞），在骨髓或法氏囊中发现了骨髓依赖性淋巴细胞或囊依赖性淋巴细胞（B 细胞）。1969 年 Mitchell 等提出 T、B 细胞亚群的概念并发现了区分 T、B 细胞亚群的方法。Mitchison 证实在抗体产生过程中需要 B 细胞和辅助性 T 细胞（Th 细胞）的参与，证明 Th 细胞的存在。Gershon 证明抑制性 T 细胞的存在并且发现其在免疫应答中的重要作用。1960 年 Gowans 证明外周淋巴细胞不是终末细胞，可以再循环，再次接触抗原时能母细胞化、增殖及分裂，其中小部分分化成记忆细胞。20 世纪 70 年代，在肿瘤免疫研究中发现了自然杀伤细胞。T 细胞是不均一的细胞群，可分为辅助性 T 细胞（Th）、细胞毒 T 细胞（CTL）和抑制性 T 细胞（Ts）等。1973 年 Steinman 发现树突状细胞，随后证实树突状细胞是功能最强的抗原提呈细胞，能够有效激活初始 T 细胞，在细胞免疫应答中发挥重要作用。单核细胞穿出内皮细胞进入组织脏器成为巨噬细胞，是同一个细胞谱系发育的不同阶段，提出单核/巨噬细胞系统。进一步研究发现，T 细胞中的 γδT 细胞和 NK T 细胞及 B1 亚群细胞参与固有免疫应答。

2. 抗体

1949 年 Astrid Fagreus 证明浆细胞产生抗体。Tiselius 和 Kabat 于 1938 年创建了蛋白电泳技术并证明血清抗体活性部分是 γ 球蛋白。1959 年 Porter 和 Edelman 等以多发性骨髓瘤患者的血清及尿液为材料，用酶切等化学方法，阐明了抗体分子的基本化学结构。1964 年 WHO 提出免疫球蛋白的概念。

关于抗体的形成机制，先后出现了侧链假设（side chain postulate）、指令假设或模板假设（instruction postulate）、克隆选择假设（clonal selection postulate）等。只有 Burnet（1959 年）提出的克隆选择学说被普遍接受。克隆选择学说认为，体内有很多针对各种抗原的相应细胞克隆（clone），抗原进入机体选择相应细胞克隆并与之结合，使该细胞克隆活化、增殖并产生特异性抗体。若在胚胎期由某抗原选择性接触相应细胞克隆，会引起这些细胞克隆被排除或失活，处于抑制状态，称为禁忌克隆（forbidden clone），机体失去针对该抗原的反应性，形成耐受（tolerance），从而解释了机体对自身抗原的耐受性。该学说能解释抗体的形成机制及很多免疫学现象，如抗原识别、免疫记忆、免疫耐受和自身免疫等，极大推动了免疫学的发展。

1974 年 Niels Jerne 提出抗体分子的独特型和抗独特型及其相互识别的免疫网络学说。1975 年 Georges Kohler 和 Cesar Milstein 创立了 B 细胞杂交瘤技术，实现了单克隆抗体的大量制备，同时证实了克隆选择学说的正确性，对免疫学研究产生了巨大推动作用。1978 年 Susumu Tonegawa 阐明造成抗体多样性、特异性的机制是抗体编码基因的重排。

3. 免疫遗传

免疫应答产生与否及其强弱具有种系和个体差异性，受遗传基因控制。人类免疫应答基因存在于主要组织相容性复合体（major histocompatibility complex，MHC）中。MHC 是由高度多态性基因座组成的染色体上的一个遗传区域，基因表达产物（称为 MHC 分子）能在各种细胞表面表达。MHC 分子是同种异体器官移植排斥反应的主要抗原，还在识别抗原、活化细胞和杀伤靶细胞等免疫应答中发挥重要作用。

20 世纪 30 年代 George Snell 建立了同类系小鼠模型，发现了同种移植排斥反应中 H-2 基因复合体发挥重要作用。50 年代 Jean Dausset 发现了与 H-2 复合体类似的人类白细胞抗原系统（HLA）。早期的 MHC、HLA 研究都集中在移植免疫上，直到 Baruj Benacerraf 发现免疫应答基因（*Ir*），并证实该基因控制特定抗原的免疫应答能力，且该基因位于小鼠 H-2 的 I 区中，开启了 MHC 全面生物学功能研究的时代。Peter Doherty 和 Rolf Zinkernagel 证实细胞毒性 T 细胞在识别病毒抗原时存在 MHC 限制性。

4. 免疫受体分子及其信号转导

TCR 及 BCR：Pernis 用荧光免疫法证明 B 细胞表面抗原结合受体（BCR）只能特异性识别一种抗原表位，产生的抗体只针对单一的抗原表位。1983 年 Meur 等用基于 T 细胞的单克隆抗体的免疫组化法证明了 T 细胞受体（TCR）的存在。1984 年 Davis 和 Satio 用分子杂交技术克隆了 TCR 的编码基因，发现 TCR 的 α、β 链基因分别与 Ig 的 L、H 链基因的结构及重排高度相似，TCR 的多样性可能比 BCR 还多。

细胞因子及细胞因子受体：20 世纪 80 年代后，IL、IFN、TNF、集落刺激因子、转化生长因子、趋化因子、黏附分子等一系列细胞因子相继被发现，这些细胞因子在细胞活化增殖分化、造血、免疫调节、细胞黏附等方面的重要作用及其与疾病发生发展的关系也被揭示。随着分子生物学、生物信息学、基因组学的发展，众多新细胞因子及其受体相继被发现，新细胞因子及其受体的结构与功能研究进展飞速，重组细胞因子进入临床应用。

1989 年 Janeway 提出固有免疫的模式识别理论，1994 年 Matzinger 在此基础上进一步提出危险模式理论，这两个理论认为固有免疫细胞通过其表面的模式识别受体（PRR）与病原相关分子模式（PAMP）结合，引发细胞信号转导并导致炎症介质释放，吞噬并清除病原体，同时有些吞噬细胞的活化诱导反应进入固有免疫早期作用时相，诱导炎症反应来封闭感染部位，防止病原体扩散。这两个理论从另外角度解释了免疫防御和免疫耐受的机制。

5. 免疫调节网络

1977 年 Besedovsky 提出神经-内分泌-免疫调节网络学说，神经系统、内分泌系统、免疫系统三个在解剖学上没有直接联系的系统，通过神经递质、内分泌激素、细胞因子等小分子介质进行彼此沟通，构成免疫调节网络。1990 年 Khansari 提出，免疫系统通过受体识别进入体内的抗原，发生免疫应答，同时淋巴细胞产生细胞因子，将抗原信息反馈给神经系统、内分泌系统，从而对免疫系统做出精准调控，维持免疫功能处于动态平衡状态。

获得诺贝尔生理或医学奖项的免疫学研究成果见表 0-1。

表 0-1　获得诺贝尔生理或医学奖项的免疫学研究成果

时间	获奖人	免疫学成就
1901 年	德国 Emil A. von Behring	血清抗毒素
1905 年	德国 Robert Koch	结核
1908 年	俄国 Elie Metchnicoff	免疫吞噬作用
	德国 Paul Ehrlich	体液免疫
1912 年	法国 A. Carrel	器官移植
1913 年	法国 Charles Richet	过敏反应
1919 年	比利时 Jules Bordet	补体溶菌试验
1930 年	奥地利 Karl Landsteiner	人 ABO 血型
1951 年	南非 Max Theiler	发明黄热病疫苗

续表

时间	获奖人	免疫学成就
1957 年	意大利 Daniel Bovert	抗组胺药治疗超敏反应
1960 年	澳大利亚 Farlane Burnet，英国 Peter B. Medawar	发现获得性免疫耐受现象
1972 年	美国 Gerald M. Edelman，英国 Rodney Robert Porter	抗体的化学结构
1977 年	美国 Rosalyn Sussman Yalow	创立放射免疫测定法
1980 年	美国 George Davis Snell	小鼠 MHC
	美国 Baruj Benacerraf	免疫应答的遗传控制
	法国 Jean Dausset	人白细胞抗原
1984 年	德国 Georges Kohler，英国 Cesar Milstein	单克隆抗体技术
	丹麦 Niels K. Jerne	免疫网络学说
1987 年	日本 Susumu Tonegawa	抗体多样性机制
1991 年	美国 Joseph E. Murray，E. Donnall Thomas	器官移植排斥
1996 年	澳大利亚 Peter C. Doherty，瑞士 Rolf M. Zinkernagel	免疫应答中的 MHC 限制性
2011 年	加拿大 Ralph M. Steinman	DC 及其在适应性免疫中的作用
	美国 Bruce A. Beutler	Toll 样受体及其在固有免疫中的作用
	法国 Jules A. Hoffmann	
2018 年	英国 Gregory P. Winter，美国 George P. Smith	噬菌体展示人源化抗体库技术
2018 年	美国 James P Alison，日本 Tasuku Honjo	肿瘤的免疫疗法

第一篇

免疫学原理——免疫系统

知识导图

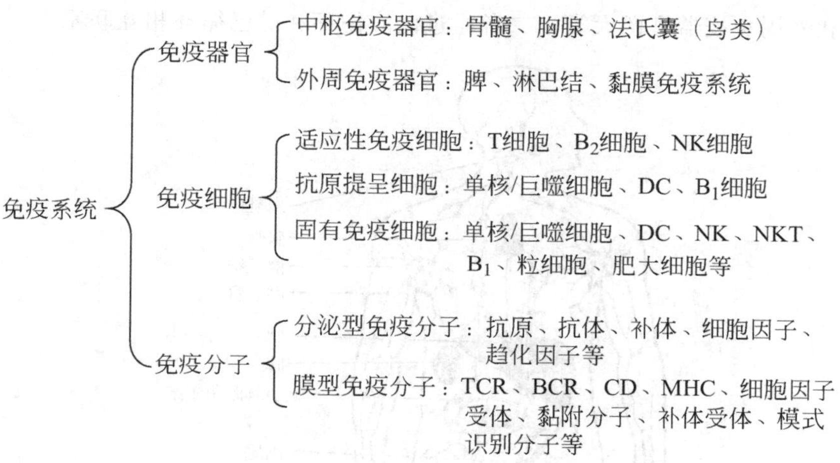

免疫系统（immune system）是人类和脊椎动物在长期适应外界环境过程中形成的防御系统，由免疫器官、免疫细胞及免疫分子组成，是机体执行免疫功能的物质基础。免疫系统能识别“自己”和“非己”成分，对“非己”成分通过免疫应答排除，对“自己”成分形成免疫耐受，维持机体内环境的自身稳定。各种免疫器官、免疫细胞、免疫分子之间既相互协作又相互制约，使免疫应答既能有效发挥作用又能被控制在一定的范围内适度进行。

第一章 免疫器官

免疫器官（immune organ）是免疫细胞产生、分化和成熟的场所，也是过滤、贮存抗原及免疫应答的发生地，如图 1-1 所示。根据发生的时间顺序和功能差异，免疫器官分为中枢免疫器官和外周免疫器官两大类，二者通过血液循环和淋巴循环相互联系。

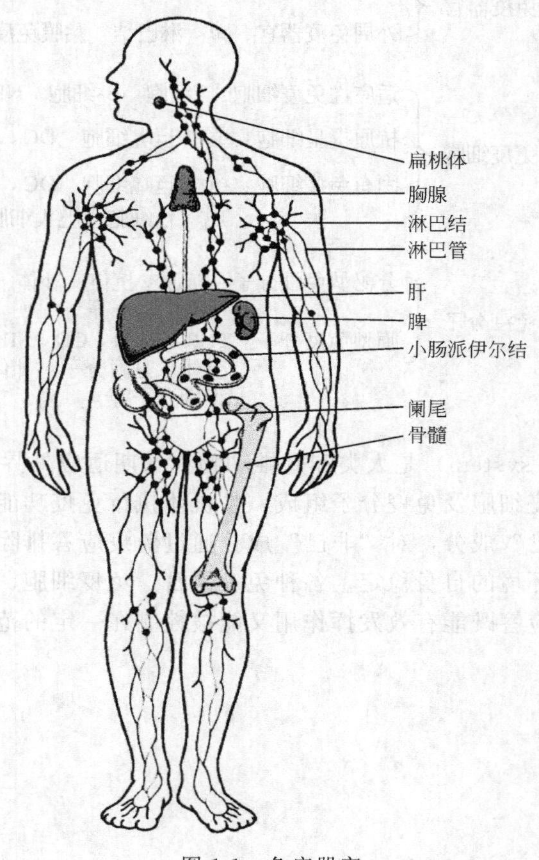

图 1-1 免疫器官

第一节 中枢免疫器官

中枢免疫器官（central immune organ），又称初级淋巴器官（primary lymphoid organ），是免疫细胞发生、分化、发育和成熟的场所，还对外周淋巴器官的发育起主导作用。

中枢免疫器官形成于胚胎早期，进入青春期后开始退化。中枢免疫器官为淋巴上皮结构，不需要抗原刺激，可直接诱导骨髓造血干细胞（hematopoietic stem cell，HSC）分化成熟为免疫活性细胞。在发育早期切除中枢免疫器官，会造成机体的免疫功能低下或丧失。人和哺乳动物的中枢免疫器官包括骨髓、胸腺，禽类的中枢免疫器官包括胸腺和法氏囊。

一、骨髓（bone marrow）

骨髓的重量占成人体重的4%～6%，是人和哺乳动物的主要造血器官和重要免疫器官，是各类血细胞和免疫细胞的发源地和分化场所，也是B、NK细胞分化成熟的场所。

（一）骨髓的结构和细胞组成

骨髓存在于长骨（如肱骨、股骨等）的骨髓腔和扁平骨（如髂骨）的疏松骨质的网眼中，分为红骨髓和黄骨髓两种。红骨髓由造血组织和血窦组成，具有强大的造血功能。造血组织主要由造血细胞和基质细胞（stroma cell）组成。骨髓中的HSC是具有高度自我更新和分化能力的造血前体细胞，在HIM中能分化为髓样干细胞（myeloid stem cell）和淋巴样干细胞（lymphoid stem cell），髓样干细胞进一步分化成熟为粒细胞、单核细胞、树突状细胞（dendritic cell，DC）、红细胞和血小板等，淋巴样干细胞发育分化为各种淋巴细胞（T、B、DC和NK细胞等），造血干细胞分化图见图1-2。

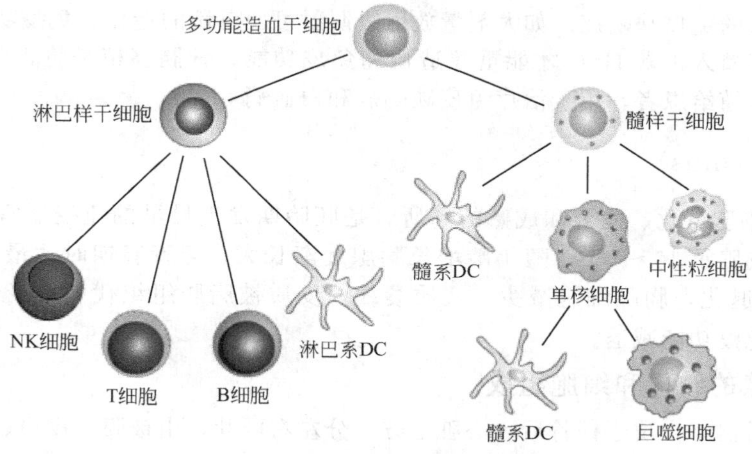

图1-2 造血干细胞分化图

基质细胞由巨噬细胞（macrophage，MΦ）、网状细胞、成纤维细胞、血窦内皮细胞等组成，起支持作用，还分泌淋巴细胞发育需要的细胞因子（如IL-3、IL-4、IL-6、IL-7、SCF和GM-CSF等）。初生时红骨髓充满骨髓腔，随年龄的增长，红骨髓逐渐被脂肪细胞替代，变成黄骨髓。老龄动物只有扁平骨中有红骨髓，当机体严重缺血时，部分黄骨髓可转化为红骨髓，恢复造血功能。

基质细胞及其分泌的细胞因子、细胞外基质（主要由胶原和成纤维蛋白组成）共同形成造血诱导微环境（hematopoietic inductive microenvironment，HIM），是造血细胞生长发育和成熟的场所。

（二）骨髓的功能

1. 血细胞和免疫细胞发生的场所

造血过程就是血细胞在骨髓中生长、分裂及分化的过程。HSC最早出现于2～3周龄胚胎的卵黄囊，然后从卵黄囊迁移至肝脏，再进入脾。肝脏和脾为3～7个月胚胎的主要造血器官。在胚胎的末期，HSC迁移到骨髓，骨髓为胚胎末期至出生后的造血场所。HSC在造血组织中所占的比例极低。

2. B细胞和NK细胞分化成熟的场所

一部分淋巴样干细胞发育分化为B细胞的前体细胞，在骨髓HIM中B细胞经历祖B细胞、前B细胞、未成熟B细胞，最终发育为成熟B细胞；一部分淋巴样干细胞在骨髓中发育成熟为NK细胞；一部分淋巴样干细胞发育分化为T细胞的前体细胞，经血液循环进入胸腺，进一步分化为成熟T细胞。成熟B及NK细胞随血液循环迁移并定居于外周免疫器官。未接触过抗原的成熟B、T细胞称为初始淋巴细胞。

3. 再次体液免疫应答发生的场所

骨髓是产生抗体和发生再次体液免疫应答的主要部位。外周免疫器官中的记忆B细胞受抗原再次刺激被活化，经淋巴循环和血液循环迁移至骨髓，分化成熟为浆细胞，产生大量抗体（主要为IgG），并释放至血液中，是血清抗体的主要来源。在脾及淋巴结等外周免疫器官发生的再次免疫应答，抗体产生速度快，但持续时间相对较短；而在骨髓发生的再次免疫应答，缓慢并能持久地产生大量抗体，是血清中抗体的主要来源。

骨髓是机体重要的造血器官和免疫器官。当骨髓功能缺陷时，会严重损害机体的造血功能，并导致严重的免疫缺陷症。如大剂量放射线照射可使骨髓的造血、免疫功能同时受抑制甚至丧失，只有植入正常HSC才能重建造血和免疫功能。骨髓移植是将正常人的HSC或淋巴样干细胞移植给患者，用于治疗免疫缺陷病和白血病等。

二、胸腺（thymus）

胸腺是T细胞分化、发育和成熟的场所，是胚胎期发生最早的免疫器官。胚胎后期及初生时，人的胸腺重10～15g，随年龄增长胸腺逐渐长大，至青春期时达最大值，重30～40g。随后逐渐退化，胸腺细胞减少，实质萎缩，皮质被脂肪组织代替，老年时仅重15g，导致老年时的免疫功能减退。

（一）胸腺的结构和细胞组成

胸腺为实质器官，位于锁骨后、心脏上方，分左右两叶，由被膜、皮质、髓质组成，胸腺的结构见图1-3。被膜是胸腺表面的结缔组织形成的包膜，被膜向内伸入胸腺实质将其分成若干小叶。每个小叶的外层为皮质，内层为髓质，二者交界处含大量血管。皮质区又分为浅皮质区和深皮质区。浅皮质区内85%～90%的细胞为未成熟T细胞（即胸腺细胞），还存在少量胸腺上皮细胞、DC及MΦ。浅皮质区内的胸腺上皮细胞包绕着胸腺细胞，可产生促进胸腺细胞分化发育的激素和细胞因子，所以又称为抚育细胞（nurse cell）。抚育细胞通常伸出长的细胞膜突触，周围有多个胸腺细胞，形成细胞群落。深皮质区内主要为体积较小的胸腺细胞。髓质区含有大量的胸腺上皮细胞及疏散分布的较成熟的胸腺细胞、MΦ和DC。髓质内

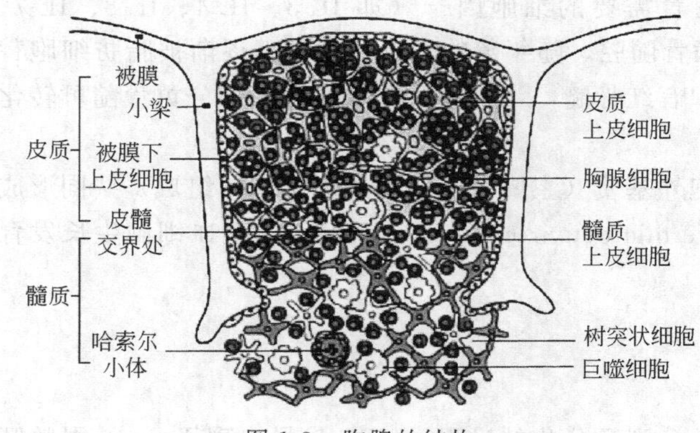

图1-3　胸腺的结构

含有胸腺小体，又名哈索尔小体（Hassall's corpuscle），由聚集的上皮细胞呈同心圆状包绕排列而成，是胸腺结构的重要特征。胸腺小体在胸腺发生炎症或肿瘤时消失。

胸腺的细胞组成主要包括胸腺细胞和胸腺基质细胞。骨髓产生的前 T 细胞经血液循环进入胸腺即为胸腺细胞。胸腺基质细胞以胸腺上皮细胞为主，还包括 MΦ、DC、成纤维细胞、网状细胞等。

（二）胸腺微环境

胸腺微环境由胸腺基质细胞、细胞外基质及局部生物活性物质组成，在 T 细胞的选择性发育、分化、增殖等过程中发挥重要作用。胸腺上皮细胞是胸腺微环境最重要的组分，主要通过分泌胸腺激素（如胸腺素、胸腺肽、促胸腺生成素、胸腺抑素、胸腺毒素、淋巴细胞刺激因子、胸腺血清因子、胸腺体液因子等）以及直接与胸腺细胞通过细胞表面分子相互作用，促进胸腺细胞增殖、分化、发育和成熟。胸腺基质细胞可产生多种细胞因子（如 IL-1、IL-12、IL-6、IL-7、GM-CSF 等），胸腺细胞表面受体与相应的细胞因子结合，调节胸腺细胞的发育及细胞间的相互作用。细胞外基质也是胸腺微环境的重要组成部分，由多种胶原、网状纤维蛋白等组成，可促进上皮细胞与胸腺细胞接触，促进胸腺细胞在胸腺内的移行和成熟。

（三）胸腺的功能

1. T 细胞发育、分化、成熟的场所

未成熟 T 细胞前体从骨髓经血液循环进入胸腺，即为胸腺细胞，胸腺细胞首先移行到浅皮质区，在该处未成熟 T 细胞表面带有 $CD4^-CD8^-$ 双阴性表面标志，然后进入深皮质区，在胸腺上皮细胞分泌的胸腺素、胸腺生成素等作用下分化增殖，少数细胞（＜5%）进入髓质继续分化、发育、成熟，获得自身免疫耐受和 MHC 限制性抗原识别能力，发育成熟为初始 T 细胞，通过血液、淋巴液转移到外周免疫器官的胸腺依赖区；大多数细胞（＞95%）很快发生细胞凋亡。

胸腺发育不全或缺失将导致 T 细胞缺乏及细胞免疫功能缺陷。如迪格奥尔格综合征患者先天性胸腺发育不全，缺乏 T 细胞，容易发生病毒及真菌感染，甚至导致死亡。

2. 免疫调节作用

胸腺基质细胞产生的多种细胞因子与胸腺激素，不仅可以调控胸腺细胞增殖、分化和发育，还调节外周免疫器官和免疫细胞。

3. 自身耐受的建立与维持

T 细胞在胸腺微环境发育过程中，通过 T 细胞抗原受体与胸腺基质细胞表面表达的自身抗原肽-MHC 复合物发生高亲和力结合，引发阴性选择，启动细胞凋亡，导致自身反应性 T 细胞克隆被清除或抑制，形成对自身抗原的中枢耐受。胸腺功能障碍时，由于 TCR 基因重排异常或阴性选择障碍，导致自身免疫病的发生。

4. 屏障作用

胸腺皮质内的毛细血管及其周围结构具有屏障作用，阻止血液中大分子物质进入胸腺，称为血-胸腺屏障。

三、法氏囊（bursa of Fabricius）

法氏囊是意大利解剖学家 Fabricius 于 1621 年发现的位于泄殖腔上方的囊状组织，又称腔上囊，是禽类特有的中枢免疫器官，是 B 细胞分化、成熟的场所，决定禽类的体液免疫功能，类似于哺乳动物的骨髓。法氏囊在禽类出生时已经存在，随日龄增长逐渐发育，性成熟前发育至最大，之后逐渐萎缩退化，大约 12 月龄时完全消失。

法氏囊的组织结构与胸腺类似，也有被膜、皮质和髓质。来源于骨髓的淋巴样祖细胞分化为前 B 细胞，经血液循环进入法氏囊，在囊内微环境和激素的作用下，分化为成熟 B 细胞，再经血液循环分布到外周免疫器官的一定区域，B 细胞受抗原刺激后转化为浆细胞，产生抗体，发挥特异性体液免疫作用。法氏囊具有内吞功能，能分泌激素类物质。

第二节　外周免疫器官

外周免疫器官（peripheral immune organ），又称次级免疫器官（secondary lymphoid organ）包括淋巴结、脾、皮肤免疫系统、黏膜免疫系统、红细胞免疫系统、肝脏等，是成熟淋巴细胞（T、B 细胞）定居的场所，也是产生免疫应答的主要部位。

一、淋巴结（lymph node）

淋巴结是哺乳动物特有的外周免疫器官，人体有 500～600 个淋巴结，广泛存在于全身非黏膜部位的淋巴通道上，常成群分布于颈部、腋窝、腹股沟、肺门、肠系膜等处，这些部位也是病原微生物和其他抗原性异物最易侵入的部位。淋巴结所在的部位遭受病原微生物和其他抗原性异物侵入时，淋巴结内淋巴细胞和组织细胞反应性增生，产生淋巴因子和抗体，有效地杀灭病原微生物。局部淋巴结肿大或疼痛是机体的报警信号。

（一）淋巴结的结构与细胞组成

淋巴结的结构示意图如图 1-4 所示，其表面覆盖有被膜，被膜深入实质形成小梁，构成淋巴结的支架，将淋巴结分成多个小叶。被膜外侧有数条输入淋巴管，输出淋巴管仅有一条，从淋巴结的门部离开。淋巴结的实质分为皮质区和髓质区两部分，二者通过淋巴窦相通。皮质区又分浅皮质区和深皮质区。浅皮质区靠近被膜下，是 B 细胞的定居场所，为非胸腺依赖区，大量 B 细胞在该区内聚集形成淋巴滤泡，又称淋巴小结（lymph nodule）。淋巴滤泡又分为初级淋巴滤泡和次级淋巴滤泡。初级淋巴滤泡未受抗原刺激，无生发中心，含有大量静息的初始 B 细胞。受抗原刺激后，淋巴滤泡出现生发中心，内含大量增殖分化的 B 细胞，并能转移至淋巴结的髓质，分化为浆细胞并产生抗体。当 B 细胞缺陷时，皮质无初级淋巴滤泡和生发中心。深皮质区位于浅皮质区和髓质之间，又称副皮质区，是 T 细胞定居的场所，为胸腺依赖区。深皮质区除含有淋巴细胞外，还有网状细胞、MΦ、DC 等，负责捕获、处理抗原信息并提呈给 T 细胞。深皮质区内有许多由内皮细胞组成的毛细血管后微静脉（post-capillary venule，PCV），也称高内皮小静脉（high endothelial venule，HEV），在淋巴细胞再循环中起主要作用，随血液循环来的淋巴细胞由该部位进入淋巴结。髓质区由髓

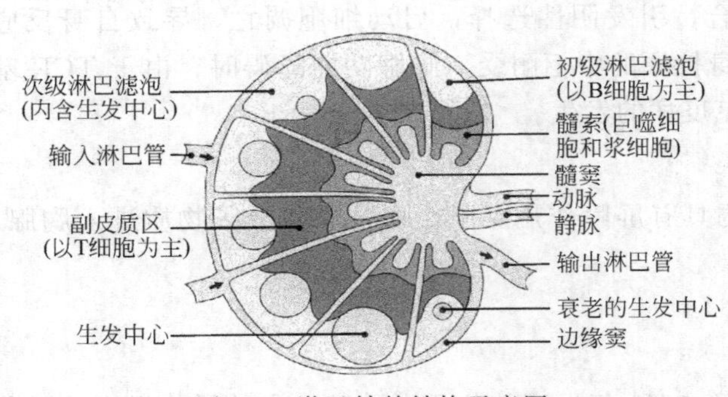

图 1-4　淋巴结的结构示意图

索和髓窦组成。髓索由致密聚集的淋巴细胞组成，主要为B细胞和浆细胞，也有T细胞、网状细胞和MΦ。髓窦内富含MΦ，具有较强的滤过作用。

淋巴结的组成细胞主要有T细胞、B细胞、MΦ、DC等。淋巴结内T细胞约占75%，B细胞占25%。

（二）淋巴结的功能

1. 成熟T细胞和B细胞定居的场所

T细胞主要分布于深皮质区，B细胞主要分布于浅皮质区，髓质中T、B细胞均有分布，但以T细胞为主。

2. 免疫应答发生的场所

淋巴结是淋巴细胞受抗原刺激后，发生适应性免疫应答的主要部位之一。MΦ及DC在周围组织中摄取游离抗原，迁移至淋巴结的深皮质区，把抗原加工、处理成抗原肽并提呈给T细胞，使T细胞活化、增殖、分化为效应T细胞。淋巴结中浅皮质区的B细胞也可识别和结合游离的或被滤泡DC捕获的抗原，经T、B细胞的相互作用，B细胞大量增殖，形成生发中心，并分化为浆细胞。少部分浆细胞进入髓质区，产生抗体，大部分随血液循环迁移至骨髓，长期、持续产生抗体，成为抗体的主要来源。效应T细胞也可随血液循环到达全身各处，发挥免疫效应。

3. 参与淋巴细胞再循环

淋巴结深皮质区的HEV在淋巴细胞再循环中起重要作用，来自血液循环的淋巴细胞穿过HEV进入淋巴结实质，再迁移至髓窦，然后通过输出淋巴管汇入胸导管，最终经左锁骨下静脉返回血液循环。

4. 过滤清除异物

侵入机体的病原微生物、毒素或其他有害异物，通常随淋巴液进入局部引流淋巴结，淋巴液在淋巴窦内缓慢移动，MΦ吞噬抗原性异物，发挥过滤清除作用。清除率与抗原的性质、毒力、数量以及机体的免疫状态等相关。MΦ对细菌的清除率可达99%，但对病毒、癌细胞的清除率很低。

二、脾（spleen）

脾位于人体腹腔的左上方。成人的脾大小约为13cm×8cm，重180～250g，呈扁椭圆形，暗红色，质脆，在外力的暴打下易破裂出血。胚胎期的脾具有造血功能，自骨髓开始造血后演变成免疫器官。脾在结构上不与淋巴管相连，无淋巴窦，含有大量血窦，当大出血或者患某些疾病时可以恢复造血。

（一）脾的结构与细胞组成

脾的表面为结缔组织被膜，向脾内伸展形成若干小梁，并继续分支形成纤维网状结构，为淋巴组织及充满血液的红髓提供支持作用。脾的实质分为白髓、红髓和边缘区，其结构示意图见图1-5。

白髓为密集的淋巴组织，由围绕中央动脉分布的动脉周围淋巴鞘（periarteriolar lymphoid sheath，PALS）、脾小结和边缘区组成。脾动脉进入脾后，分支为小梁动脉，并继续分支为中央动脉进入脾实质。包裹中央动脉的周围淋巴鞘为弥散淋巴组织，内含丰富T细胞、少量DC及MΦ，相当于淋巴结的副皮质区（胸腺依赖区）。周围淋巴鞘旁有脾小结，内含

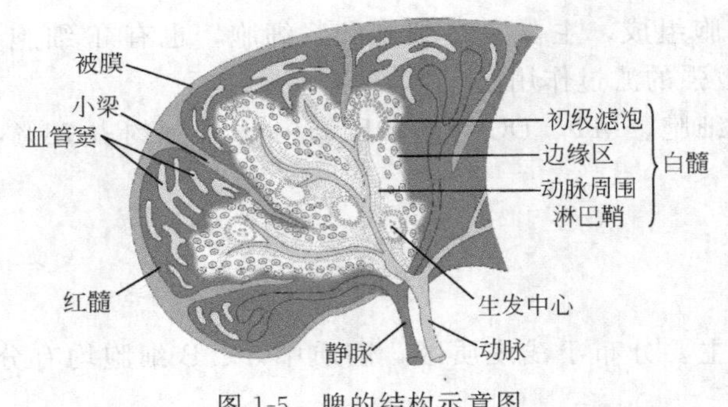

图 1-5 脾的结构示意图

大量 B 细胞，为非胸腺依赖区。未受抗原刺激时，脾小结为初级淋巴滤泡；受抗原刺激后，中央部分出现生发中心，为次级淋巴滤泡。

边缘区为白髓和红髓交界的狭窄区域，内含有 T、B 细胞和大量 MΦ。中央动脉的侧支末端在边缘区膨大形成边缘窦，边缘窦内皮细胞之间存在间隙，是淋巴细胞由血液进入淋巴组织的重要通道。T 细胞经边缘窦迁入周围淋巴鞘，B 细胞则迁入脾小结和脾索。白髓内的淋巴细胞也可进入边缘窦，参与淋巴细胞再循环。

红髓为白髓和边缘区外侧的广大区域，由脾索和脾血窦组成。脾索为索条状结构，主要含 B 细胞、浆细胞、MΦ 和 DC。脾索之间为脾血窦，内充满血液。脾血窦汇入小梁静脉，再于脾门汇合为脾静脉，离开脾。脾索和脾血窦中的 MΦ 能吞噬和清除衰老的血细胞、免疫复合物或其他异物，并具有抗原提呈作用。

（二）脾的功能

1. 血液滤过作用

体内约 90% 的循环血液流经脾，脾内 MΦ 及 DC 具有较强的吞噬作用，可以清除血液中的病原微生物、衰老的血细胞、免疫复合物以及其他异物，从而净化血液。脾切除后会导致血中衰老的红细胞大量堆积。

2. T 和 B 细胞的定居场所

脾是成熟淋巴细胞定居的场所，其中 B 细胞约占脾淋巴细胞的 60%，T 细胞约占 40%。

3. 免疫应答的发生场所

脾是淋巴细胞接受抗原刺激并发生免疫应答的重要部位。脾主要对血液来源的抗原产生免疫应答，而淋巴结主要针对淋巴液来源的抗原产生免疫应答。抗原一旦进入脾，刺激脾中的 T 细胞和 B 细胞活化并增殖，产生致敏 T 细胞和浆细胞，分泌抗体、补体等免疫分子，发挥免疫应答作用。脾是体内产生抗体的主要器官。

4. 合成生物活性物质

脾可以合成和分泌补体、干扰素等重要生物活性物质。脾产生的特夫素（tuftsin）是一种含苏氨酸-赖氨酸-脯氨酸-精氨酸的四肽激素，能增强 MΦ 及中性粒细胞的吞噬作用。

5. 造血功能

胚胎期，脾是 HSC 增殖分化的场所，具有造血功能。自骨髓开始造血后，脾便演变成免疫器官。出生后，在严重贫血时，脾可恢复部分造血功能。人在休息、安静时，脾贮存血液；在运动、失血、缺氧时，脾又将血液排送到血液循环中，以增加血容量。

三、黏膜免疫系统（mucosal immune system，MIS）

又称黏膜相关淋巴组织（mucosal-associated lymphoid tissue，MALT），是广泛分布在呼吸道、消化道、泌尿生殖道以及外分泌腺（眼结膜、泪腺、唾液腺及泌乳期的乳腺）的黏膜固有层和上皮细胞下散在的无被膜的淋巴组织，以及某些具有生发中心的淋巴组织（如扁桃体、小肠的PP、阑尾等)，发挥黏膜免疫作用。MALT是全身免疫系统的重要组成部分，具有独特的结构与功能，是黏膜免疫应答发生的部位。

黏膜系统是机体最大的免疫组织，全身约50%的淋巴组织分布于黏膜系统。人体黏膜的表面积约为400 m^2，其中小肠黏膜的表面积约为200m^2。黏膜表面与外界病原微生物直接接触，黏膜系统是阻止病原微生物入侵机体的主要屏障，是参与局部适应性免疫应答的主要部位，在黏膜局部抗感染免疫中发挥主要作用。

(一) 黏膜免疫系统的组成

黏膜免疫系统由黏膜免疫组织、黏膜免疫细胞和黏膜免疫分子组成。

1. 黏膜免疫组织

MALT包括肠相关淋巴组织(Gut-associated lymphoid tissue，GALT)、鼻相关淋巴组织(Nasal-associated lymphoid tissue，NALT)、支气管相关淋巴组织(Bronchial-associated lymphoid tissue，BALT)、眼结膜相关淋巴组织(Conjunctiva-associated lymphoid tissue，CALT)、泌尿生殖道相关淋巴组织(Urogenital-associated lymphoid tissue，UALT)等。

(1) GALT　位于肠黏膜下的淋巴组织，由组织性淋巴组织(包括派尔集合淋巴结、孤立淋巴滤泡、肠系膜淋巴结)、弥散性淋巴组织(包括固有层内淋巴细胞、上皮内淋巴细胞、腔内淋巴细胞)、阑尾等组成，肠相关淋巴组织示意图如图1-6所示主要集中在肠道中段黏膜相关淋巴组织和扁桃体、阑尾。GALT含有全身总淋巴细胞的70%，主要作用是抵御肠道病原微生物感染。

派尔集合淋巴结(Peyer patch，PP)是肠道黏膜免疫应答极重要的部位，是由淋巴细胞聚集形成的向肠腔凸起的圆顶状结构。人的小肠中含有100～200个PP，PP在胚胎期发育形成。黏膜淋巴滤泡通常存在PP中，PP的一个重要特征是在滤泡相关上皮中含有M细胞。PP的B细胞依赖区是B细胞分化生成IgA的主要部位，PP的滤泡间和滤泡底部的T细胞依赖区中的T细胞数量占PP中总淋巴细胞数的10%～30%，其中60%的T细胞为CD4$^+$ Th细胞。PP通过淋巴管及引流的肠系膜淋巴结相连。肠系膜淋巴结是体内最大的淋巴结群，在启动肠道免疫应答中发挥关键作用。PP、独立淋巴滤泡以及肠系膜淋巴结是肠黏膜免疫细胞识别抗原并被抗原刺激活化的部位，是黏膜免疫应答的诱导部位。

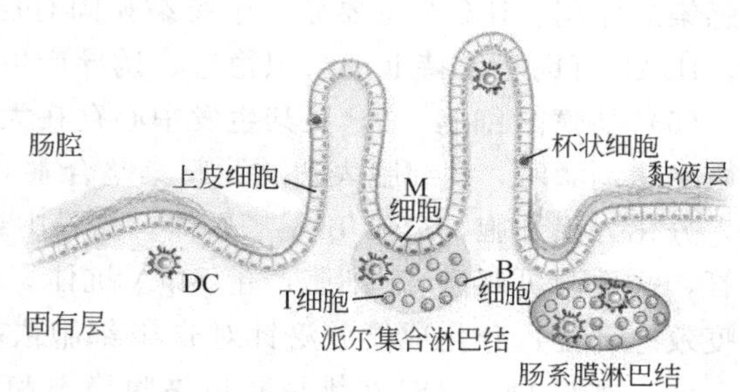

图1-6　肠相关淋巴组织示意图

(2) NALT　包括咽扁桃体、腭扁桃体、舌扁桃体及鼻后其他淋巴组织，主要抵御经空气传播的病原微生物感染。NALT与淋巴结的结构相似，由淋巴小结和弥散淋巴组织组成，表面覆盖有上皮细胞，但无结缔组织被膜。抗原和异物陷入淋巴上皮隐窝中，被送至淋巴小结。淋巴小结主要由B细胞构成，受抗原刺激后增殖，形成生发中心。

(3) BALT　主要分布于肺叶支气管上皮下，结构与PP类似，滤泡中淋巴细胞主要是B细胞，受抗原刺激后增殖，形成生发中心。

2. 黏膜免疫细胞

黏膜免疫细胞包括上皮内淋巴细胞、固有层T细胞、肠道调节T细胞(Regulatory T cell，Treg)、固有淋巴样细胞、B细胞、DC、NK细胞、M细胞、粒细胞和肥大细胞等。

(1) 上皮内淋巴细胞（intraepithelial lymphocyte，IEL） 分布在皮肤、肠、胆管、口腔、肺、上呼吸道及生殖道等黏膜上皮细胞之间的比其他外周淋巴细胞略小的淋巴细胞，主要是T细胞，在免疫监视和黏膜免疫中发挥重要作用。肠道柱状IEL是最大的IEL群，80%的IEL为杀伤型$CD8^+$ T细胞，细胞因子的分泌量少，接触抗原但不表达CD25，表达整合素CD103、CD8αα二聚体。

(2) 黏膜固有层T细胞 肠黏膜固有层中存在许多由肠道共生菌刺激产生而非病原微生物感染导致活化的效应T细胞及白细胞，使正常的肠道黏膜出现慢性炎症的特征。肠黏膜固有层T细胞中$CD4^+$与$CD8^+$的比例约为3∶1。$CD4^+$ T细胞可产生大量的细胞因子（如IL-5、IL-10、IL-17及IFN-γ），可诱导Th1和Th17效应细胞。黏膜固有层还存在Th1和Th2，通过分泌细胞因子（如IL-4、IL-5、IL-6、IL-21、TGF-β、IL-22），参与宿主与共生菌的平衡。正常黏膜固有层效应T细胞增多主要是由于Treg产生的IL-10能平衡和制约Th1、Th2和Th17细胞分化及其功能。当病原微生物感染时，Th1、Th2和Th17细胞的功能不再受制约，产生保护性免疫应答。

(3) Treg TGF-β诱导FoxP3表达，促使初始$CD4^+$ T细胞成为Treg，Treg具有很强的调节肠道炎症反应的能力。

(4) 固有淋巴样细胞（innate lymphoid cell，ILC） 是一类源于骨髓淋巴细胞前体的不具有特异性抗原受体的固有免疫效应淋巴细胞，包括ILC-1、ILC-2、ILC-3细胞。ILC-1能产生IFN-γ。ILC-2的发育依赖于RORα和GATA3，可产生IL-5及IL-13，具有抗寄生虫感染的作用。ILC-3主要分布于肠黏膜固有层，其发育依赖于核受体RORγt，能产生IL-22，IL-22有助于维持上皮组织稳态、诱导产生防御素及抗枸橼酸杆菌感染。

(5) 黏膜B细胞 PP及其生发中心存在大量能产生IgA的B细胞。当受到共生菌及外来微生物刺激时，B细胞表达黏膜归巢整合素α4β1和CCR10，迁移至黏膜组织的黏膜固有层，分化为浆细胞，分泌IgA二聚体。黏膜中还存在B1细胞，可对非T细胞依赖抗原发生应答，病原菌可刺激B1细胞产生SIgA抗体。存在于胸腔及腹腔的B1细胞也可迁移到黏膜免疫效应部位，分化成能分泌针对非T细胞依赖抗原IgA的浆细胞。

(6) 黏膜DC DC在维持肠道黏膜稳态和诱导对抗原的免疫应答中发挥重要作用，主要存在于黏膜免疫诱导部位（以PP为主）和效应部位（以固有层和上皮内淋巴细胞为主）。包括$CD103^+$和$CD103^-$ $CX3CR1^+$亚群，以$CD103^+$亚群为主。PP处的DC主要分布于PP的拱区，负责从M细胞获取抗原。正常情况下，DC主要位于黏膜下，摄取抗原后产生IL-10，防止T细胞活化为促炎性反应的T细胞；当致病菌感染时，DC在CCL20作用下快速迁移至PP的上皮细胞层，DC在细菌及其产物的作用下活化，激活对抗原特异的初始T细胞分化为效应T细胞。还有一部分DC位于PP的T细胞区，产生促炎性反应的细胞因子IL-12。在PP之外的肠黏膜固有层中也有DC。肠腔中的可溶性抗原可直接经上皮细胞间隙或通过与抗体结合，被转运给黏膜固有层DC。DC还可通过吞噬凋亡的含有抗原的上皮细胞获取抗原。DC或MΦ也可通过伸出细胞突起穿越上皮细胞间隙捕获抗原。

3. 黏膜免疫分子

黏膜免疫分子有SIgA、细胞因子（IL-10、TGF-β、IL-1、IL-6、TNF-α、IL-15）、抗菌肽、乳铁蛋白、肠三叶肽因子等。

（二）黏膜免疫系统的特点

黏膜免疫系统在结构和功能上均有别于传统的免疫系统，主要表现在以下方面：(1) MIS

是大量免疫细胞和免疫分子散在黏膜上皮内或黏膜下固有层淋巴组织，或淋巴滤泡聚集成的MALT，机体50%以上的淋巴组织和80%以上的免疫细胞集中于黏膜免疫系统；(2) MIS分泌的是分泌型IgA (secretory, SIgA) 和SIgM；(3) MIS内有一类能下调全身免疫应答的效应性T细胞；(4) MIS的诱导部位主要指MALT，效应部位包括固有层T细胞、IEL和一些外分泌腺（如泪腺、唾液腺和乳腺等）；(5) 诱导部位和效应部位间主要通过T淋巴细胞归巢联系。在一个诱导部位致敏的免疫细胞，经胸导管进入血循环，逐步分化成熟，在特异性归巢受体介导下，多数免疫细胞（约80%）归巢到抗原致敏部位（即诱导部位的黏膜固有层或上皮内）发挥效应功能，由此使黏膜免疫相对独立于系统免疫，表现为局部性，约20%的免疫细胞进入其他的黏膜部位，发挥效应功能，使不同黏膜部位的免疫反应相关联。因此，从黏膜诱导部位归巢到效应部位的功能上相联的系统统称为共同黏膜免疫系统；(6) MIS的主要功能是对黏膜表面吸入或食入的大量种类繁多的抗原进行识别并作出反应，既可对大量无害抗原下调免疫反应或产生耐受，也可对有害抗原或病原微生物产生高效体液免疫和细胞免疫，进行免疫排斥或清除。

（三）黏膜免疫系统的功能

1. 行使黏膜局部免疫应答

黏膜免疫系统在肠道、呼吸道及泌尿生殖道黏膜构成一道免疫屏障，发挥局部免疫应答的作用，在黏膜局部抗感染免疫中发挥重要作用。肠黏膜上皮细胞通过模式识别受体识别肠道黏膜感染的病原菌及其分泌物，激活固有免疫应答，通过NF-κB信号通路启动促炎性细胞因子（如TNF-α、IL-1、IL-6、IL-12等）表达，分泌的TGF-β与细胞因子共同参与调控适应性免疫应答。在IL-6作用下，TGF-β使$CD4^+$ T细胞分化为Th17细胞，同时抑制$CD4^+$T细胞向Th1或者Th2细胞转化。Th17能分泌促炎性细胞因子IL-17，NK、NKT、γδT细胞分泌IL-17A、IL-17F、IL-22等，黏膜上皮细胞在IL-17及IL-22的作用下产生促炎性细胞因子、趋化因子、NO、抗菌肽等抗感染物质，保护肠黏膜。

2. 产生SIgA

SIgA是黏膜免疫系统的主要抗体类型，由黏膜局部的浆细胞产生。IgA产生的类别转换受TGF-β调控。正常人肠道约含有75000个能分泌IgA的浆细胞，每天分泌3～4g SI-gA。正常情况下，肠道共生菌抗原也可刺激浆细胞产生大量IgA。

MALT中的淋巴细胞多为产生SIgA的B细胞。当抗原物质与黏膜免疫系统诱导位点接触后被摄取，激活淋巴细胞，随后特异性的淋巴细胞（主要是表达IgA的B细胞）趋向定居于PP和黏膜固有层淋巴组织，此外，PP含有大量Th2细胞，产生大量IL-5，而IL-5可促进B细胞分化并产生IgA。SIgA被上皮细胞吞入，以囊泡形式被运输至腔表面，在蛋白水解酶作用下，携带IgA分子的分泌成分的胞外功能区被切下，而分泌片的穿膜区、胞浆区留在上皮细胞上，IgA释放到肠腔，成为肠道局部黏膜免疫的主要效应分子。分泌到肠腔的SIgA与覆盖上皮细胞表面的黏液结合，防止病原微生物的入侵，维持宿主与共生菌的平衡。SIgA还可以抑制微生物黏附到上皮组织，与微生物产生的酶或毒素发生中和作用。另外SIgA还可中和黏膜固有层的细菌LPS和病毒，形成IgA-抗原复合物，被转运到肠腔，排出体外。

在肠黏膜淋巴组织中产生的部分浆细胞经血液循环进入唾液腺、呼吸道黏膜、女性生殖道黏膜和乳腺等部位，产生SIgA，发挥免疫作用。

SIgA是黏膜系统的主要抗体，不仅在抵抗消化道、呼吸道、泌尿生殖道等部位病原微生物中发挥关键的防御功能，而且也是由母乳传递被动免疫的重要成分。

3. 黏膜免疫耐受的形成

免疫耐受指适应性免疫系统对抗原不产生免疫应答，主要原因是抗原特异性的淋巴细胞被清除或者抑制，或被转化为 Treg。肠道内绝大部分抗原物质不是来自病原微生物，而是来自食物及共生菌，通常对机体无毒无害，且大有益处。黏膜免疫系统建立了一套精细方式来区分病原微生物和无害抗原。针对经口服方式进入的蛋白质抗原的默认应答方式为口服耐受，它可使全身及黏膜免疫系统对同一抗原产生不应答。诱导各种抗原口服耐受的机制不同，目前已知的机制主要有：(1) 特异性淋巴细胞被清除。在胸腺、骨髓的发育过程中，在成熟前通过阴性选择，特异性淋巴细胞被清除。由阴性选择产生的免疫耐受称为中枢免疫耐受，中枢免疫耐受保障机体不发生自身免疫疾病。经阴性选择后遗漏的一些自身反应淋巴细胞逃到外周组织，需要 Treg 抑制以避免对自身抗原产生免疫应答；(2) 不应答。特异性淋巴细胞缺少共刺激信号时处于不应答状态，但在 IL-2 作用下能恢复免疫应答状态；(3) iTreg 产生的免疫抑制。肠道黏膜中多种细胞可分泌 TGF-β 和 IL-10，肠道黏膜固有层中的 $CD103^+$ DC 在捕获由杯状细胞和 M 细胞转运的抗原后，迁移至肠系膜淋巴结，诱导初始 T 细胞变成 iTreg，iTreg 将迁移至肠黏膜或其他免疫器官发挥免疫抑制作用。$CD103^+$ DC 在免疫耐受中可能起至关重要作用。肠道存在蠕虫或者梭菌感染时，初始 $CD4^+$ T 细胞的 FoxP3 表达显著上升，表明病原微生物感染也诱导产生 iTreg，抑制免疫应答。

四、皮肤免疫系统（skin immune system，SIS）

皮肤是人体最大的器官，被覆于机体表面，构成机体的第一道防线。皮肤的表皮层和真皮层中存在免疫细胞，在外源性抗原接触或进入皮肤组织时，也具有免疫屏障功能，因此皮肤是重要的免疫器官。

1978 年 Streilein 提出皮肤相关淋巴组织（skin-associated lymphoid tissues，SALT），1986 年 Bos 提出皮肤免疫系统，1993 年 Nickoloff 提出真皮免疫系统（Dermal immune system，DIS）。

皮肤免疫系统由皮肤免疫细胞和皮肤免疫分子组成。皮肤免疫细胞包括角质形成细胞、朗格汉斯细胞（Langerhans）、表皮和真皮内淋巴细胞、内皮细胞、肥大细胞、MΦ、真皮成纤维细胞。角质形成细胞是表皮的最主要细胞，具有吞噬、表达 MHCⅡ类抗原、产生细胞因子（如 IL-1、IL-6、IL-8、IL-10、IL-12、IFN、TNF-α 等），为抗原的摄取和识别创造有利的微环境。朗格汉斯细胞是未成熟的 DC，是表皮内主要的抗原提呈细胞（APC），能摄取和处理经皮肤入侵的抗原，并迁移到附近的淋巴结内，将抗原提呈给 T 细胞，诱导免疫应答。朗格汉斯细胞能分泌 IL-1 等细胞因子，控制 T 细胞的迁移，控制角质形成细胞的角化过程，参与免疫调节、免疫监视、免疫耐受、皮肤移植排斥、接触性反应等。皮肤的血管内皮细胞不仅能促进血液循环中的淋巴细胞直接进入表皮和真皮，也能通过分泌细胞因子影响组织、表皮的生理与病理过程。表皮和真皮层内有大量淋巴细胞（主要为 $CD4^+$ T 细胞、$CD8^+$ T 细胞），真皮层内还散在分布肥大细胞、MΦ。皮肤免疫分子包括细胞因子（IL-1、IL-6、IL-8 等）、SIgA、补体、神经肽。

皮肤免疫系统不仅是对经皮肤入侵抗原免疫应答的激发部位，也是免疫应答效应发生的部位，如细胞免疫介导的迟发型超敏反应常发生在皮肤组织中。皮肤免疫系统与体内其他免疫系统相互作用，共同维持着皮肤微环境和体内环境的稳定。

五、红细胞免疫系统

1953 年 Nelson 发现微生物与相应抗体及补体形成的免疫复合物能黏附到哺乳动物红细胞上，并增强白细胞的吞噬功能，称该现象为细胞免疫黏附，并被认为是宿主防御机制的一部分。1980 年 Fearon 从红细胞膜上分离得到 C3b 受体，证实了红细胞免疫黏附的机制。1982 年 Siegel 等提出红细胞免疫系统的概念。

红细胞是不可忽视的免疫细胞，像白细胞一样具有重要的免疫功能，是机体免疫系统不可缺少的重要组成部分。红细胞能够识别、黏附、浓缩抗原、参与清除循环免疫复合物，参与免疫调控，有完整的自我调控系统。红细胞免疫功能低下，是系统性红斑狼疮、类风湿性关节炎等自身免疫性疾病以及病毒性肝炎、流行性出血热等传染病和肝癌等恶性肿瘤的发病原因之一。医院已将红细胞免疫功能检测作为评估病人免疫力的一项指标。

六、肝脏

长期以来，肝脏被认为是消化和代谢器官。越来越多的研究证实肝脏还是一个免疫器官，对机体的免疫调节起重要作用。

肝脏含有丰富的免疫细胞，占肝脏内细胞总数的 20%，包括窦内皮细胞、星状细胞、DC、枯否（Kupffer）细胞及淋巴细胞，肝脏免疫细胞分泌一系列的细胞因子。肝脏免疫细胞及肝细胞共同调节局部和全身免疫功能。枯否（Kupffer）细胞是肝脏内特殊的 MΦ，在肝脏免疫中发挥重要作用。肝脏是人体内 NK 及 NKT 细胞最大的储存场所，这些细胞选择性富集于肝脏，在肝脏的免疫应答和免疫耐受中发挥重要作用。肝脏中的窦内皮细胞、星状细胞、DC、肝实质细胞（肝细胞）具有抗原提呈功能，并把抗原提呈给肝脏内的 T 细胞时通常伴随分泌免疫抑制性细胞因子或在细胞表面表达免疫抑制性表面分子，介导肝脏免疫耐受，因此肝脏还是一个典型的免疫耐受器官，肝脏与口服免疫耐受密切相关。肝脏不仅接收来自肝动脉的血液，获取自身正常代谢所需的营养成分，还通过门静脉接收来自肠道的物质。经消化道吸收的食物蛋白质成分虽然在正常情况下是无害的，但机体认为这些物质是“非己”的，是外源性抗原，而肝脏内特殊的微环境实现了机体针对这些口服的无害抗原的免疫耐受，避免了不必要的免疫应答及其造成免疫资源浪费和对机体自身的免疫损伤。一些嗜肝性病原微生物（如乙型肝炎病毒、丙型肝炎病毒等）能够利用肝脏的特殊微环境，逃避机体免疫系统的杀伤，导致长期的慢性感染。另外，肝脏移植排斥反应的概率显著低于肾脏移植排斥，也与肝脏免疫耐受有关。

七、淋巴细胞归巢与再循环

淋巴细胞归巢（lymphocyte homing）是指成熟淋巴细胞离开中枢免疫器官后，经血液循环趋向性迁移并定居于外周免疫器官的特定区域。成熟 T、B 细胞进入外周淋巴器官后将定向分布于不同的特定区域，如 T 细胞定居于副皮质区，B 细胞定居于浅皮质区；不同功能的淋巴细胞亚群也可选择性迁移至不同的淋巴组织，如产生 SIgA 的 B 细胞可定向分布于 MALT。淋巴细胞归巢的分子基础是淋巴细胞表面的归巢受体（lymphocyte homing receptor，LHR）与内皮细胞表面相应黏附分子——血管地址素（vascular addressin）相互作用。如初始 T 细胞表面表达 L-选择素（L-selectin），而 HEV 中的内皮细胞表达 L-选择素的配体 CD34 和 GlyCAM-1，二者相互作用，促使 T 细胞黏附于 HEV，继而迁移至淋巴结内的 T 细胞区。

淋巴细胞再循环（lymphocyte recirculation）是指淋巴细胞在血液、淋巴液、淋巴器官或组织间反复循环的过程，如图 1-7 所示。定居在外周免疫器官的淋巴细胞，可由输出淋巴管经淋巴干、胸导管或右淋巴导管进入血液循环；淋巴细胞随血液循环到达外周免疫器官后，可穿越 HEV，并重新分布于全身淋巴器官和组织。参与再循环的淋巴细胞主要是 T 细胞，约占 80%。

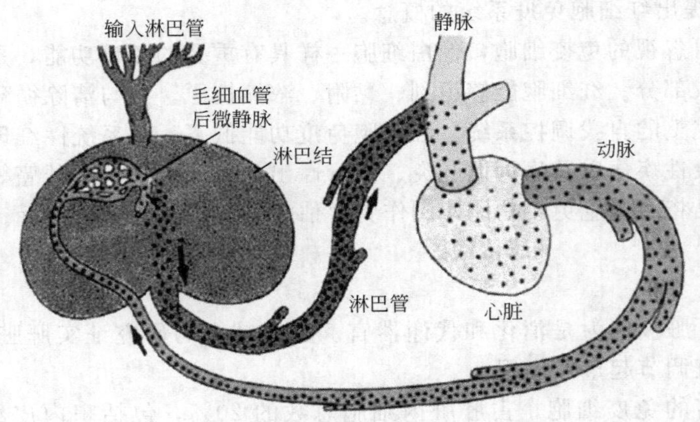

图 1-7　淋巴细胞再循环

淋巴细胞再循环的途径有以下几种：(1) 淋巴结的 T、B 细胞可随血液循环进入深皮质区，穿过 HEV 进入相应区域定居，随后再移向髓窦，经输出淋巴管汇入胸导管，最终由左锁骨下静脉返回血液循环；(2) 脾的淋巴细胞随脾动脉进入脾，穿过血管壁进入白髓，然后移向脾索，再进入脾血窦，最后由脾静脉返回血液循环，只有少数淋巴细胞从脾输出淋巴管进入胸导管返回血液循环；(3) 其他组织的淋巴细胞随血流进入毛细血管，穿过毛细血管壁进入组织间隙，随淋巴液回流至局部引流淋巴结后，再经输出淋巴管进入胸导管和血液循环。

淋巴细胞再循环的意义如下所示：(1) 使体内淋巴细胞在外周免疫器官和组织中分布更合理。淋巴组织可不断地从循环系统中得到新淋巴细胞补充，有助于增强机体的免疫功能。T、B 细胞及其记忆细胞通过再循环增加了与抗原和 APC 接触的机会，并在接触相应抗原后，进入淋巴组织，发生活化、增殖和分化，从而产生初次或再次免疫应答；(2) 有些部位（如肠黏膜）淋巴细胞接受抗原刺激后，通过淋巴细胞再循环后仍可返回原来部位，在那里发挥效应淋巴细胞的作用；(3) 使所有免疫器官联系成为一个有机整体，将免疫信息传递给全身各处的淋巴细胞和其他免疫细胞，有利于动员各种数量相对有限的免疫细胞和效应细胞迁移至病原微生物、肿瘤或其他抗原所在部位，从而最大限度地发挥免疫效应。淋巴细胞在体内的迁移和流动是发挥免疫功能的重要条件。

第二章　免疫细胞

免疫细胞是指参与免疫应答或与免疫应答相关的细胞，如图 2-1 所示，免疫细胞的类型包括适应性免疫细胞（T 细胞、B 细胞）、固有免疫细胞（MΦ、DC、NK、NKT、粒细胞、肥大细胞、红细胞、血小板等）、APC（MΦ、DC、B 细胞）。对免疫细胞的分类不是绝对的，如 B 细胞既是适应性免疫细胞，又是抗原提呈细胞。上皮细胞、内皮细胞、神经胶质细胞等其他细胞也可直接或间接地参与免疫细胞的分化和免疫应答的调节。

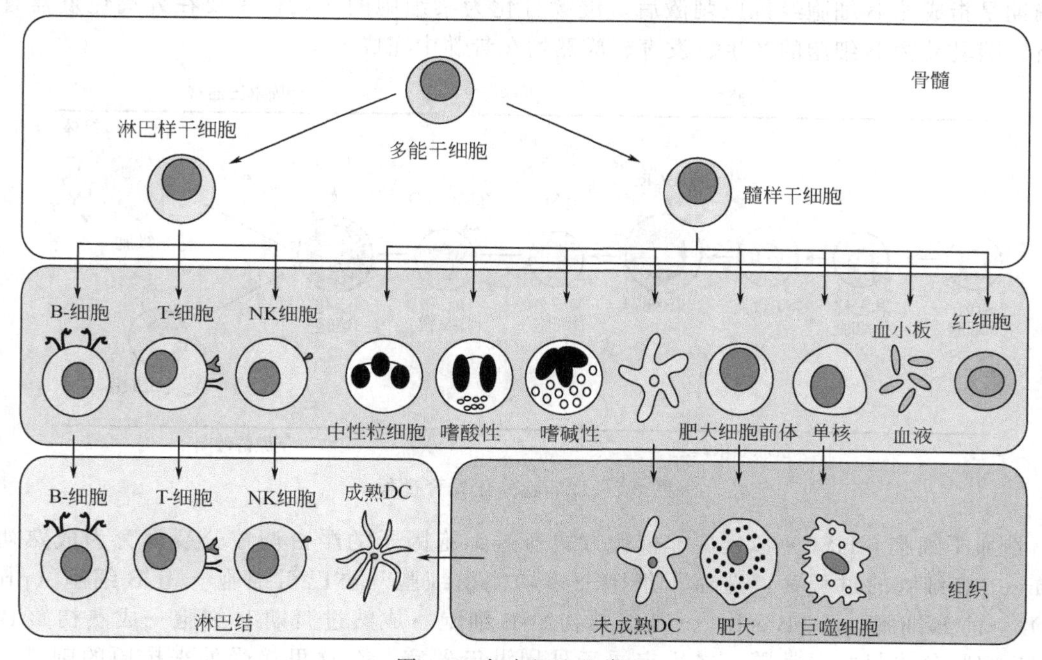

图 2-1　免疫细胞的类型

免疫细胞来源于 HSC，主要包括淋巴细胞和髓样细胞。淋巴细胞是免疫系统的核心细胞，包括 T、B、NK 与 NK T 细胞。T、B 细胞主要承担适应性免疫应答的任务，具有多样性、特异性、免疫记忆、自我识别等免疫特性。髓样细胞是由髓样前体细胞分化而来的非淋巴细胞群，包括血液中的单核细胞（monocyte）、中性粒细胞（neutrophil）、嗜酸性粒细胞（eosinophil）、嗜碱性粒细胞（basophil）、骨髓中的巨核细胞（megakaryocyte）、红细胞前体细胞（erythroid progenitor）以及组织中的 MΦ（macrophage）等，主要承担吞噬和消灭微生物、提呈抗原、分泌细胞因子等作用。

第一节　适应性免疫细胞

一、B 淋巴细胞（B lymphocyte）

B 淋巴细胞简称 B 细胞，由淋巴样干细胞分化、发育而来，哺乳动物的 B 细胞在胚肝（胚胎早期）和骨髓（出生后）内分化成熟，禽类的 B 细胞在法氏囊中发育成熟，因此 B 细胞又称骨髓依赖性淋巴细胞或囊依赖性淋巴细胞。成熟 B 细胞主要定居于外周淋巴器官（如淋巴结的皮质区、脾白髓的淋巴小结）中。B 细胞在外周血中约占淋巴细胞总数的 20%。B 细胞受特定抗原刺激后，可活化、增殖、分化为浆细胞，合成和分泌抗体，介导体液免疫应答。B 细胞还能作为专职 APC，在适应性免疫应答中发挥重要作用。

（一）B 细胞的分化发育

B 细胞的分化发育分为两个阶段：抗原非依赖期和抗原依赖期，如图 2-2 所示。抗原非依赖期主要发生在中枢免疫器官（骨髓或法氏囊）内，B 细胞的分化与抗原刺激无关。抗原依赖期是指成熟 B 细胞经抗原刺激后，继续分化为浆细胞的阶段，主要在外周免疫器官内进行。哺乳动物 B 细胞的产生、发育、成熟均在骨髓中完成。

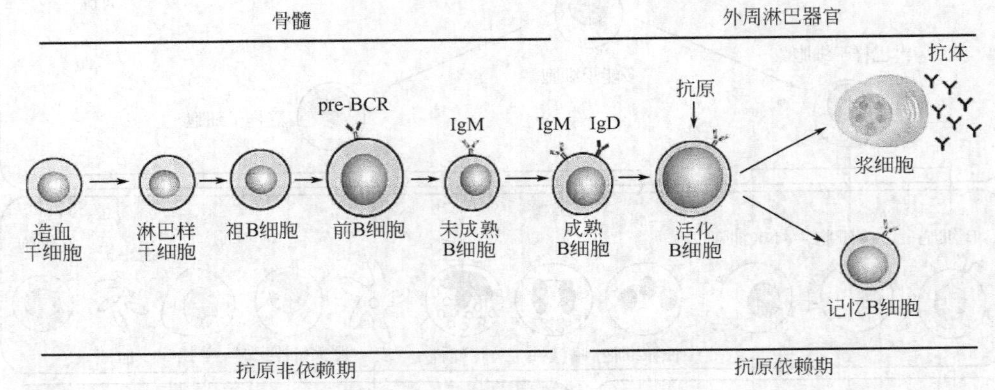

图 2-2　B 细胞分化发育过程

造血干细胞（HSC）以抗原非依赖方式通过细胞因子的严密调控分裂发育为成熟初始（Naive）B 细胞的过程为：造血干细胞→多功能祖细胞→淋巴祖细胞→祖 B 细胞（pro-B cell）→前 B 细胞（pre-B cell）→未成熟初始 B 细胞→成熟过渡期 B 细胞→成熟初始 B 细胞。B 细胞分化起始于骨髓，之后定居于外周淋巴器官，在这里接受外来抗原的刺激，活化、增殖为初始 B 细胞，并由此继续分化发育为浆细胞和 Bm。

B 细胞在骨髓分化发育过程中表达 BCR，并在自身抗原的选择下建立自身免疫耐受。

B 细胞发育过程中的阴性选择：成人的骨髓每天产生 10^9 个成熟 B 细胞，但在其生命周期内仅有 10^{-5} 的 B 细胞会遭遇抗原发生免疫应答。前 B 细胞在骨髓中发育成未成熟 B 细胞后，其表面仅表达完整的 mIgM，此时 mIgM 如果与骨髓中的自身抗原结合会导致细胞凋亡，完成克隆清除，一些识别自身抗原的未成熟 B 细胞可以通过受体编辑改变其 BCR 的特异性。一些未成熟 B 细胞与自身抗原结合可引起 mIgM 的表达下调，如果其进入外周免疫器官后对抗原刺激不能产生应答（称为失能）。骨髓中发育的未成熟 B 细胞因此形成了针对自身抗原的免疫耐受，成熟 B 细胞到达外周淋巴组织被外来抗原激活，发挥 B 细胞的适应性免疫应答。

（二）B 细胞的表面分子及其作用

B 细胞表面存在大量的膜型分子，在抗原识别、B 细胞的活化增殖及抗体产生等过程中发挥重要作用。这些表面分子也是分离和鉴定 B 细胞及其亚群的重要依据。

1. B 细胞抗原受体复合物

B 细胞抗原受体（B cell receptor，BCR）复合物是 B 细胞表面最重要的分子，如图 2-3 所示，由识别和结合抗原的 Ig（mIg）和传递抗原刺激信号的 Igα/β（即 CD79a、CD79b）异二聚体组成。1 个 BCR 复合物分子由 1 个 mIg 分子和 2 个 Igα/β 异源二聚体组成。mIg 是 B 细胞的特征性表面标志，以单体形式存在，能够特异性结合抗原，但不能将抗原刺激信号直接传递给 B 细胞。Igα 和 Igβ 均属于 Ig 超家族成员，具有胞外区、跨膜区及胞质区，Igα 和 Igβ 在胞外区靠近胞膜处通过二硫键连接形成二聚体，Igα/β 和 mIg 的跨膜区均有极性氨基酸，借助静电吸引形成稳定的 BCR 复合物（BCR-Igα/Igβ）。由于 Igα 和 Igβ 的胞内区有免疫受体酪氨酸激活基序（immunoreceptor tyrosine based activation motif，ITAM），BCR-Igα/Igβ 中的 Igα/Igβ 可作为信号转导分子转导抗原与 BCR 结合产生的信号，还参与 IgG 从胞内向胞膜转运。

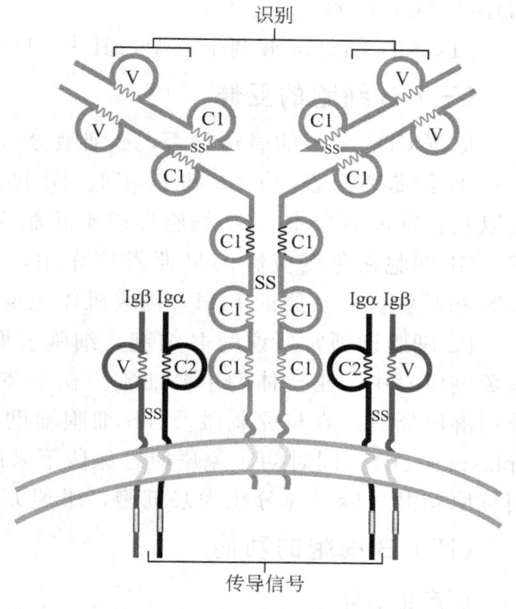

图 2-3　BCR 复合物的结构示意图

2. B 细胞共受体

B 细胞表面的 CD19、CD21（CR2）以及 CD81 以非共价键形式相连，形成 B 细胞的共受体，B 细胞共受体能促进 BCR 对抗原识别及 B 细胞活化，显著增强 BCR 与抗原结合的稳定性，并能够与 Igα/Igβ 共同传递 B 细胞活化的第一信号。

3. 共刺激分子

B 细胞活化的第一信号是 BCR 与抗原相结合，经由 CD79a/b 及 CD19 转导至细胞内，但只有第一刺激信号不足以引起 B 细胞的活化，还需要共刺激信号（即第二信号），其主要由 Th 细胞与 B 细胞表面的共刺激分子间的相互作用产生。在共刺激分子的作用下，B 细胞完成活化增殖及适应性免疫应答。活化的 B 细胞还具有抗原提呈功能，可以通过共刺激分子促进 T 细胞增殖。

CD40 组成性表达于成熟 B 细胞表面，属于肿瘤坏死因子受体家族（TNFR）。其配体 CD40L（CD154）则表达于活化的 T 细胞，二者结合是 B 细胞活化的第二信号，在 B 细胞分化及抗体产生的过程中具有重要作用。CD80 和 CD86 在活化的 B 细胞中表达增强，能够与 T 细胞表面的 CD28 及 CTLA-4 相互作用，其中 CD28 给 T 细胞活化提供第二信号，而 CTLA-4 则抑制 T 细胞的活化。

4. 丝裂原受体

B 细胞表面表达多种能结合丝裂原的膜型受体，如 LPS 受体，LPS 与之结合可以直接诱导静息B细胞活化、增殖与分化。

5. 其他表面分子

CD20是B细胞的特异性标志，表达于除浆细胞外的各发育阶段的B细胞的表面，通过调节Ca^{2+}的跨膜流动调控B细胞的增殖分化。

CD22特异性表达于B细胞，其胞内段含有ITAM，是B细胞的抑制性受体，负调控CD19/CD21/CD81共受体。

CD32有CD32a/b两个亚型，其中CD32b能负反馈调节B细胞的活化及抗体的分泌。

（三）B细胞的亚群

依据CD5分子的表达与否，B细胞分为$CD5^+$的B1细胞和$CD5^-$的B2细胞亚群。

B1细胞表面表达CD5和mIgM。B1细胞占B细胞的5%～10%，主要定居于腹腔、胸腔以及肠壁固有层中。B1细胞形成于胚胎期，主要产生低亲和力的IgM，参与黏膜免疫应答。B1细胞在免疫应答的早期发挥作用，在微生物感染后能够迅速自发分泌针对微生物LPS和某些自身抗原的IgM，构成机体免疫的第一道防线。

B2细胞即通常所说的B细胞，细胞表面不表达CD5，产生高亲和力的抗体IgG，是体液免疫应答中分泌抗体的主要细胞。在个体发育过程中B2细胞比B1细胞形成晚，定居于外周淋巴器官。在抗原刺激及Th细胞辅助下，B2细胞分化为具有分泌抗体功能的浆细胞(plasma cell)，同时初次免疫应答保留下来的一些高亲和力的细胞分化为Bm，当再次受相同抗原刺激后能迅速分化为浆细胞，迅速完成再次免疫应答。

（四）B细胞的功能

1. 产生抗体

B细胞在抗原刺激下可分化为浆细胞，分泌抗体，通过活化补体、调理吞噬、ADCC和中和作用等方式参与体液免疫应答。

2. 提呈抗原

APC细胞中DC、MΦ均不能有效摄取可溶性抗原，而活化B细胞能通过BCR与之结合，通过一系列的内化和加工，以抗原肽-MHC分子复合物的形式提呈给T细胞。自然界中可溶性抗原较少（如昆虫毒素、蛇毒、吸血昆虫的抗凝剂等），多数以颗粒性抗原存在。颗粒性抗原被吞噬细胞吞噬后经加工及处理，一部分成为抗原肽，与MHC分子结合，提呈给T细胞；一部分则转移至胞外，以可溶形式存在，被B细胞识别。

3. 参与免疫应答

B细胞可通过与其他细胞接触及产生细胞因子参与免疫调节、炎症反应和造血过程。如分泌IL-7刺激早期B细胞增殖，分泌IL-4、IL-13、TNF及TGF-β抑制早期B细胞增殖；分泌TNF、LT、IL-2、IL-4、IL-10及IL-13等刺激成熟B细胞增殖和分化，分泌IL-8、TGF-β及IL-14抑制成熟B细胞增殖和分化；产生IFN-γ、TNF、IL-6及GM-CSF等激活MΦ，分泌IL-4、IL-10及TGF-β抑制MΦ增殖；分泌IL-12、IFN-γ、IFN-α、IL-12激活NK细胞，或分泌TGF-β抑制NK细胞等。

二、T淋巴细胞（T lymphocyte）

T淋巴细胞简称T细胞，在胸腺内分化成熟，故又称胸腺依赖性淋巴细胞。成熟T细胞定居于外周免疫器官的胸腺依赖区，是血液和淋巴细胞再循环中的主要淋巴细胞，介导细胞免疫应答，同时还在胸腺依赖性抗原（TD-Ag）诱导的体液免疫应答中起重要辅助作用。

（一）T 细胞的分化发育

HSC 在骨髓中分化成淋巴样祖细胞（lymphoid progenitor cell），经血液循环进入胸腺，发育为成熟 T 细胞，再经血液循环进入外周淋巴器官，大部分定居于外周淋巴器官的胸腺依赖区，当受抗原刺激时可发生免疫应答。

T 细胞在胸腺中的发育至关重要，成熟 T 细胞在机体免疫应答中既要对各种外来抗原免疫应答，又要对自身抗原产生免疫耐受，因此 T 细胞在胸腺中的发育过程中首先完成 T 细胞抗原受体（TCR）的基因重排，表达多样性的 TCR，然后经历阳性和阴性选择，因此 T 细胞在胸腺中发育的主要任务就是完成多样性的 TCR 表达、自身 MHC 限制性（阳性选择）以及自身免疫耐受（阴性选择）的形成。

如图 2-4 所示在胸腺微环境的影响下，T 细胞的发育经历淋巴样干细胞→祖 T 细胞→前 T 细胞→未成熟 T 细胞→成熟 T 细胞等阶段。处于不同发育阶段的胸腺细胞在形态上类似，通常利用其表面标志或其 TCR 基因重排状态进行区分，其中依据 CD4 和 CD8 是否表达将胸腺中 T 细胞的成熟分为三个阶段：双阴性期（double negative，DN，即 $CD4^-CD8^-$）、双阳性期（double positive，DP，即 $CD4^+CD8^+$）、单阳性期（single positive，SP，即 $CD4^+$ 或 $CD8^+$）。前 T 细胞以前的胸腺细胞均为 DN 细胞，DN 细胞不表达 TCR，但表达 CD2、CD3，在胸腺浅皮质区发育。DP 细胞在胸腺深皮质区发育，经历阳性选择的细胞获得 MHC Ⅰ类或Ⅱ类分子限制性识别能力。SP 细胞离开胸腺深皮质区，向皮质与髓质交界处迁移，进行阴性选择，清除自身反应性 T 细胞，保留多样性的抗原反应性 T 细胞，维持 T 细胞的中枢免疫耐受性。经历阳性选择和阴性选择，胸腺细胞分化、发育为成熟 T 细胞。成熟 T 细胞的特征是表达 TCR，表型为 $CD4^+$ 或 $CD8^+$，具有 MHC 限制性的抗原识别能力，获得自身耐受性。成熟 T 细胞迁移出胸腺，随血液循环迁移至外周免疫器官。

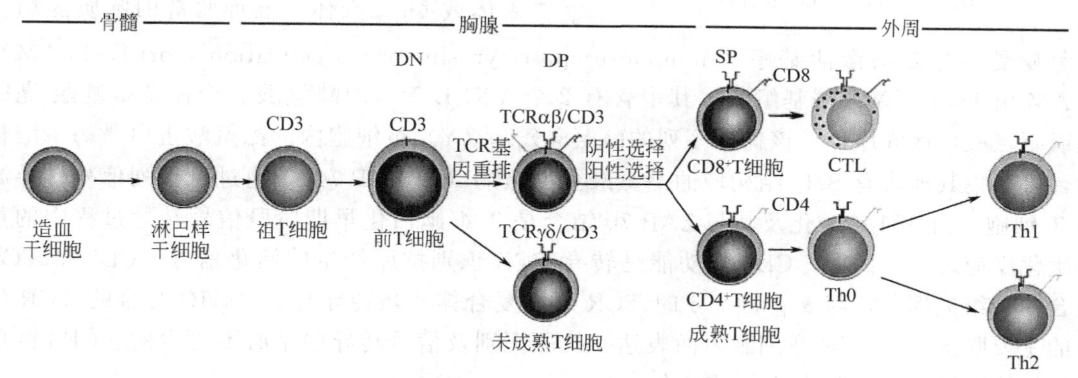

图 2-4　T 淋巴细胞的发育

从胸腺选择中存活下来的 DP 细胞多数成为 SP 胸腺细胞并最终变成 αβT 细胞，少数发育成 NKT 细胞。一旦 SP 细胞从胸腺移行至外周循环和二级淋巴组织后就成为成熟初始 CD4 或 CD8 外周 T 细胞。大多数 DN 期胸腺细胞发育成为 αβT 细胞，有些变成 γδT 细胞。胸腺中 αβT 细胞占 T 细胞总数的 95%～99%，γδT 细胞占 1%～5%。

（二）T 细胞的表面分子及相关作用

T 细胞表面具有 TCR、CD4、CD8 及共刺激分子等表面分子，它们与 T 细胞的分化、发育、成熟、活化及效应功能密切相关，也是识别和鉴定 T 细胞及其亚群的依据。

1. TCR-CD3 复合物

（1）TCR 的结构和功能　T 细胞通过 TCR 识别抗原，但不能直接识别抗原表位，只能特异性识别 APC 或靶细胞提呈的抗原肽-MHC 分子复合物（pMHC）。TCR 识别 pMHC 时具有双重特异性，既要识别抗原肽，又要识别自身 MHC 分子（称为 MHC 限制性）。

TCR 是由两条不同肽链构成的异二聚体。构成 TCR 的肽链有 α、β、γ、δ 四种，根据所含肽链的不同，TCR 分为 TCRαβ 和 TCRγδ 两种，表达相应 TCR 的 T 细胞分别称为 αβT 细胞和 γδT 细胞。构成 TCR 的两条肽链均是跨膜蛋白，由二硫键相连。每条肽链的胞膜外区各含 1 个可变（V）区和 1 个恒定（C）区。V 区中含有 3 个互补决定区（CDR1、CDR2 和 CDR3），是 TCR 识别 pMHC 的功能区。两条肽链的跨膜区含有带正电荷的氨基酸残基（赖氨酸或精氨酸），通过盐桥与 CD3 分子的跨膜区连接，形成 TCR-CD3 复合体，如图 2-5 所示。构成 TCR 的两条肽链的胞质区很短，不具备转导活化信号的功能。TCR 识别抗原产生的活化信号由 CD3 转导至 T 细胞内。

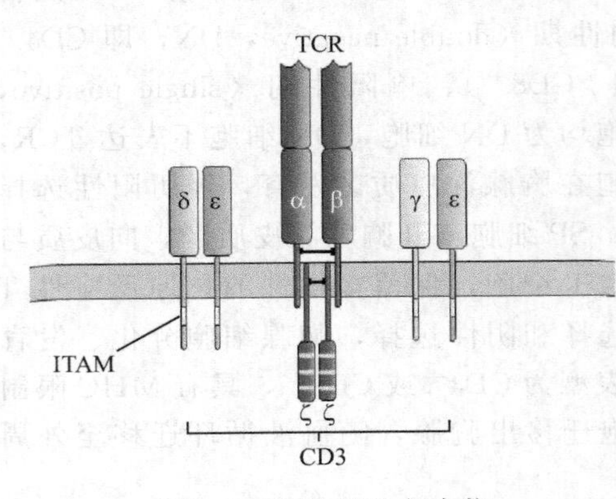

图 2-5　TCR-CD3 复合物

（2）CD3 的结构和功能　CD3 有 3 个亚型，分子量 20～26 kDa，表达于 T 细胞、胸腺细胞及 NK 细胞。表达于61% ～85%的外周血淋巴细胞、60%～85%胸腺细胞。属 Ig 超家族。CD3 有五种肽链，即 γ、δ、ε、ζ 和 η 链，均为跨膜蛋白，跨膜区具有带负电荷的天冬氨酸残基，与 TCR 跨膜区带正电荷的氨基酸残基形成盐桥。γ、δ 和 ε 链的胞膜外区各有一个 Ig 样结构域，通过结构域间相互作用，分别形成 γε 和 δε 二聚体。ζ 和 η 链的胞膜外区很短，并以二硫键连接，形成 ζζ 二聚体或 ζη 二聚体。五种肽链的胞质区均含有免疫受体酪氨酸激活基序（immunoreceptor tyrosine-based activation mortif，ITAM）。ITAM 由 18 个氨基酸残基组成，其中含有 2 个 YXXL/V（即酪氨酸-2 个任意氨基酸-亮氨酸或缬氨酸）保守序列。该保守序列的酪氨酸残基（Y）被细胞内的酪氨酸蛋白激酶磷酸化后，可募集其他含有 SH_2 结构域的酪氨酸蛋白激酶（如 ZAP-70），通过一系列信号转导激活 T 细胞。ITAM 磷酸化及其与 ZAP-70 结合是 T 细胞活化早期阶段信号转导过程中的重要生化反应之一。因此，CD3 的功能是转导 TCR 识别抗原产生的活化信号。CD3 是 TCR 复合体的组成部分，与 α/β 和 γ/δ 的 TCR 形成复合体，是转导与肽/MHC 结合的 TCR 信号的主要膜抗原。TCR 在细胞表面表达、抗原识别及信号转导中是必不可少的。CD3 的单克隆抗体可以诱导或阻止 T 细胞活化。

2. CD4 和 CD8

成熟 T 细胞只表达 CD4 或 CD8，即 $CD4^+$ T 细胞或 $CD8^+$ T 细胞。CD4 和 CD8 的主要功能是辅助 TCR 识别抗原和参与 T 细胞活化信号的转导，因此又称为 TCR 的共受体。

CD4 的分子量为 55 kDa ，是单链跨膜蛋白，属于 Ig 超家族，胞膜外区有 4 个 Ig 样结构域，其中远膜端的 2 个结构域能与 MHCⅡ类分子 β2 结构域结合。配体及相关分子有 MHCⅡ类分子、IL-16 等。CD4 能与 MHCⅡ类分子结合，是 T 细胞识别异体抗原的受体。CD4 在胸腺细胞分化中起重要作用，同时参与 T 细胞黏附。CD4 是 Th 细胞的代表性膜抗原。在外周血和外周淋巴器官中，$CD4^+$ 细胞主要包括 Th1、Th2、Th17、Tfh、Treg 亚群。在胸腺中，$CD4^+$ 细胞包括 $CD4^+$ 单阳性细胞、$CD4^+CD8^+$ 双阳性细胞。此外 CD4 还微量表达于某些 B 细胞、EBV 转化的 B 细胞、单核细胞和脑细胞等。CD4 是人类免疫缺陷病毒（HIV）的受体，CD4 胞膜外区第 1 个 V 样结构域与 HIV 的 gp120 结合。HIV 侵染后造成的 CD4 细胞的数量和功能受损是造成免疫缺陷症状的主要机制。CD4 是 T 细胞上 IL-16 受体，IL-16 可趋化 T 细胞，尤其是 Th1 细胞。

CD8 有两个亚型，分子量为 32～34kDa，是由 α 肽链和 β 肽链组成的异二聚体，2 条肽链均为跨膜蛋白，由二硫键连接，胞膜外区各有 1 个 Ig 样结构域，能与 MHCⅠ类分子重链的 α3 结构域结合。CD8 表达于胸腺细胞、MHCⅠ类分子限制性 T 淋巴细胞（CTL）及某些 NK 细胞。在外周血中 CD8 是 CTL 细胞的主要特征标志，在胸腺中 CD8 存在于 $CD8^+$ 单阳性细胞和 $CD4^+CD8^+$ 双阳性细胞。其配体和相关分子为 MHCⅠ类分子和 lck。CD8 在抗原识别过程中作为 MHCⅠ类分子限制性 T 细胞受体的共受体，可形成同二聚体或异二聚体。在细胞分化过程中，CD8 在进行 MHCⅠ类分子限制性 $CD8^+$ 细胞的选择中发挥重要作用。

CD4、CD8 分别与 MHCⅡ类分子、MHCⅠ类分子结合，增强 T 细胞与 APC 或靶细胞之间的相互作用并辅助 TCR 识别抗原。CD4 和 CD8 的胞质区结合酪氨酸蛋白激酶 $p56^{lck}$。$p56^{lck}$ 激活后，催化 CD3 胞质区 ITAM 中酪氨酸残基的磷酸化，参与 TCR 识别抗原所产生的活化信号的转导过程。CD4 还是人类免疫缺陷病毒（HIV）的受体。HIV 的 gp120 蛋白结合 CD4 是 HIV 侵入并感染 $CD4^+$ T 细胞或 $CD4^+$ MΦ 的重要机制。

3. 共刺激分子

共刺激分子是为 T（或 B）细胞完全活化提供共刺激信号的细胞表面分子及其配体。

初始 T 细胞完全活化需要两种活化信号协同作用。第一信号（或抗原刺激信号）由 TCR 识别 APC 提呈的 pMHC 而产生，经 CD3 转导信号，CD4 或 CD8 起辅助作用，第一信号使 T 细胞初步活化，代表适应性免疫应答严格的特异性；第二信号（或共刺激信号）由 APC 或靶细胞表面的共刺激分子与 T 细胞表面相应的共刺激分子相互作用产生。共刺激信号使 T 细胞完全活化，只有完全活化的 T 细胞才能进一步分泌细胞因子和表达细胞因子受体。在细胞因子作用下，T 细胞分化、增殖。没有共刺激信号，T 细胞不能活化而克隆失能。

T 细胞表面的共刺激分子多为 Ig 超家族（IgSF）成员，如 CD28 家族成员（CD28、CTLA-4、ICOS 和 PD-1）、CD2、ICAM、肿瘤坏死因子超家族（TNFSF）成员（如 CD40L 和 FasL）和整合素家族成员（如 LFA-1）等，CD28 家族的配体为 CD80（B7-1）、CD86（B7-2）、ICOSL、PD-L1 和 PD-L2 等。

（1）CD28　分子量为 39～44kDa，是由两条相同肽链组成的同源二聚体，表达于成熟 $CD3^+$ 胸腺细胞、多数外周血 T 细胞及浆细胞。在外周血淋巴细胞中，$CD28^+$ 细胞约占 54%～86%，包括所有 $CD4^+$ T 细胞和 50%的 $CD8^+$ T 细胞。属于 Ig 超家族，配体及相关分子有 CD80、CD86、PI-3K、ITK 及 GRB-2-SOS 复合物，主要表达于专职 APC。CD28 与 B7-1（CD80）或 B7-2（CD86）结合，参与 T 细胞活化的第二信号，CD28 产生的共刺激信号能诱导 T 细胞表达抗细胞凋亡蛋白（Bcl-XL 等），从而防止细胞凋亡，刺激 T 细胞合成 IL-2 等细胞因子从而促进 T 细胞增殖和分化，在 T 细胞活化中发挥重要作用。缺乏该类信号，仅有 MHC 提呈抗原肽的第一信号，T 细胞不能活化，表现为 T 细胞的免疫失能。

（2）CTLA-4（CD152）　表达于活化的 $CD4^+$ 和 $CD8^+$ T 细胞，其配体也是 CD80 和 CD86，但 CTLA-4 与配体结合的亲和力显著高于 CD28。由于 CTLA-4 的胞质区有免疫受体酪氨酸抑制基序（immunoreceptor tyrosine-based inhibitory motif，ITIM），故传递抑制性信号。通常T细胞活化并发挥效应后才表达CTLA-4，所以其作用是下调或终止T细胞活化。

(3) ICOS（inducible co-stimulator）　表达于活化T细胞，配体为ICOSL。初始T细胞活化主要依赖CD28提供共刺激信号，而ICOS则在CD28之后起作用，调节活化T细胞产生多种细胞因子，并促进T细胞增殖。

(4) PD-1（programmed death 1）　表达于活化T细胞，配体为PD-L1和PD-L2。PD-1与配体结合后，可抑制T细胞增殖及其产生IL-2和IFN-γ等细胞因子，并抑制B细胞增殖、分化和分泌Ig。PD-1还参与外周免疫耐受的形成。

(5) CD2　又称淋巴细胞功能相关抗原2（LFA-2），配体为LFA-3（CD58）或CD48（小鼠和大鼠）。CD2表达于95%的成熟T细胞、50%～70%的胸腺细胞及部分NK细胞，除介导T细胞与APC或靶细胞之间的黏附外，还为T细胞提供活化信号。

(6) CD40配体（CD40L、CD154）　CD40分子属于肿瘤坏死因子受体超家族（TNFR-SF）成员，分子量为48KDa，Ⅰ型跨膜糖蛋白，CD40分子的胞外段有富含丝氨酸的氨基酸重复序列。CD40分子胞浆段虽短，但可以与多种信号转导分子结合，介导多种信号转导通路。CD40主要表达于B细胞、胸腺上皮细胞、活化的单核/MΦ、DC、造血细胞、上皮细胞、内皮细胞及一些肿瘤细胞等。CD40分子的天然配体CD40L，亦称CD154，属于TNF家族，分子量为39KDa，CD40L分为可溶型及膜结合型，均可与CD40结合发挥生物学效应。CD40L表达谱广，主要表达在$CD4^+$ T细胞表面，包括Th0、Th1及Th2细胞亚群。CD40/CD40L在适应性免疫应答中起重要作用，其活化可促进B细胞的分化、增殖、成熟，促进Ig的分泌及类别转换，促进T细胞的激活和定向分化，参与DC分化及功能调节。缺乏该类分子信号（第二信号），B细胞不能充分活化，不能发生Ig类别转换，某些个体的CD40L基因突变引起高IgM综合征。CD40L与CD40结合产生的效应具有双向性：一方面促进APC活化，促进CD80/CD86表达和细胞因子（如IL-12）分泌；另一方面促进T细胞活化。在TD-Ag诱导的免疫应答中，活化Th细胞表达的CD40L与B细胞表面的CD40结合，促进B细胞增殖、分化、抗体生成和抗体类别转换，诱导记忆B细胞的产生。

(7) LFA-1和ICAM-1　T细胞表面的淋巴细胞功能相关抗原-1（LFA-1）与APC表面的细胞间黏附分子-1（ICAM-1）结合，介导T细胞与APC或靶细胞的黏附。T细胞也可表达ICAM-1，与APC、靶细胞或其他T细胞表达的LFA-1结合。

4. 丝裂原受体及其他表面分子

T细胞表达多种丝裂原受体。丝裂原可非特异性诱导静息T细胞活化和增殖，如刀豆蛋白A（concanavalin，Con A）和植物血凝素（phyto hemagglutinin，PHA）是常用的T细胞丝裂原。商陆丝裂原（pokeweed mitogen，PWM）除诱导T细胞活化外，还可诱导B细胞活化。

T细胞活化后还表达许多与效应功能有关的分子，如与T细胞活化、增殖和分化密切相关的细胞因子受体（IL-1R、IL-2R、IL-4R、IL-6R、IL-7R、IL-12R、IFN-γR、趋化因子受体等）及可诱导细胞凋亡的FasL（CD95L）等。

T细胞也表达Fc受体（如FcγR等）和补体受体（如CR1）等。

（三）T细胞的亚群和功能

T细胞具有高度异质性。根据不同的分类方法，T细胞分为若干亚群。各亚群之间相互调节，共同发挥其免疫学功能。

1. 根据所处的活化阶段分类

（1）初始T细胞（naive T cell） 指未接受过抗原刺激的成熟T细胞，处于细胞周期的G0期，存活期短，表达CD45RA，高水平表达L-选择素（CD62L），参与淋巴细胞再循环，主要功能是识别抗原。初始T细胞在外周淋巴器官内接受DC提呈的pMHC刺激而活化，并最终分化为效应T细胞和记忆T细胞。

（2）效应T细胞（effector T cell） 存活期短，高水平表达高亲和力的IL-2受体，还表达整合素，是行使免疫效应的主要细胞。效应T细胞主要迁移到外周炎症部位或某些器官或组织，并不再循环至淋巴结。

（3）记忆T细胞（memory T cell，Tm） 由效应T细胞分化而来，也可由初始T细胞接受抗原刺激后直接分化而来，存活期长达数年。受相同抗原刺激后可迅速活化，并分化为效应T细胞，介导再次免疫应答。Tm表达CD45RO和黏附分子（如整合素、CD44），参与淋巴细胞再循环。即使没有抗原或MHC分子刺激，Tm仍可长期存活，通过自发增殖维持一定数量。

2. 根据TCR类型分类

（1）αβT细胞 TCRαβ T细胞，即通常所说的T细胞，占脾、淋巴结和循环T细胞的95%以上。

（2）γδT细胞 TCRγδ T细胞，主要分布于皮肤和黏膜组织，TCR缺乏多样性，识别抗原无MHC限制性，主要识别CD1分子提呈的多种病原微生物表达的共同抗原成分，包括糖脂、某些病毒的糖蛋白、分枝杆菌的磷酸糖和核苷酸衍生物、热休克蛋白（HSP）等。大多数γδT细胞为$CD4^-CD8^-$，少数可表达CD8。γδT细胞具有抗感染和抗肿瘤作用，可杀伤病毒或细胞内细菌感染的靶细胞、表达热休克蛋白和异常表达CD1分子的靶细胞以及某些肿瘤细胞。活化的γδT细胞通过分泌多种细胞因子（如IL-2、IL-3、IL-4、IL-5、IL-6、GM-CSF、TNF-α、IFN-γ等），发挥免疫调节作用和介导炎症反应。

3. 根据是否表达CD4或CD8分类

（1）$CD4^+$ T细胞 60%～65%的T细胞及部分NKT细胞表达CD4，MΦ和DC也可低水平表达CD4。$CD4^+$ T细胞能识别由13～17个氨基酸残基组成的抗原肽，受自身MHCⅡ类分子限制，活化后分化为Th细胞，少数$CD4^+$效应T细胞具有细胞毒作用和免疫抑制作用。

（2）$CD8^+$ T细胞 30%～35%的T细胞表达CD8。$CD8^+$ T细胞识别由8～10个氨基酸残基组成的抗原肽，受自身MHCⅠ类分子限制，活化后分化为细胞毒性T细胞（CTL），具有细胞毒作用，可特异性杀伤靶细胞。

4. 根据功能不同分类

（1）辅助T细胞（helper T cell，Th） Th均表达CD4，通常所说的$CD4^+$ T细胞即指Th。未受抗原刺激的初始$CD4^+$ T细胞为Th0。Th0向不同谱系分化受抗原和细胞因子等因素调控，其中细胞因子的种类和细胞因子之间的平衡是最重要的影响因素。根据功能和细胞因子分泌情况，$CD4^+$ T细胞可分为Th1、Th2、Th3、Th17、Treg和Tfh等。胞内病原微生物和肿瘤抗原及IL-12、IFN-γ诱导Th0向Th1分化，绝大多数细菌和可溶性抗原及IL-4诱导Th0向Th2分化，TGF-β、IL-4和IL-10诱导Th0向Th3分化，TGF-β和IL-6诱导Th0分化为Th17，TGF-β和IL-2诱导Th0分化为Treg，IL-21和IL-6诱导Th0分化为Tfh。除细胞因子外，APC表达的共刺激分子对Th0的分化也发挥调节作用，如ICOS促进分化为Th2，而4-1BB（即CD137）可能与向Th1分化有关。

Th1 主要分泌 Th1 型细胞因子，包括 IFN-γ、TNF、IL-2 等。它们能促进 Th1 进一步增殖，进而发挥细胞免疫效应，同时还能抑制 Th2 增殖。Th1 细胞的主要效应是通过分泌的细胞因子增强细胞介导的抗感染免疫，特别是抗胞内病原微生物感染。如 IFN-γ 活化 MΦ，增强其杀伤吞噬病原微生物的能力；IFN-γ 还能促进 IgG 生成；IL-2、IFN-γ 和 IL-12 可增强 NK 细胞杀伤能力；IL-2 和 IFN-γ 能促进 CTL 增殖和分化；TNF 除直接诱导靶细胞凋亡外，还能促进炎症反应。Th1 还是迟发型超敏反应的效应 T 细胞，故又称迟发型超敏反应 T 细胞（delayed type hypersensitivity Tymphocyte，DTHT）。病理情况下，Th1 参与许多自身免疫病，如类风湿关节炎和多发性硬化症等。

Th2 主要分泌 Th2 型细胞因子，如 IL-4、IL-5、IL-10 及 IL-13 等。它们能促进 Th2 细胞增殖，从而辅助 B 细胞活化，发挥体液免疫作用，抑制 Th1 增殖。Th2 的主要效应是辅助 B 细胞活化，其分泌的细胞因子也可促进 B 细胞增殖、分化和生成抗体。Th2 在变态反应及抗寄生虫感染中也发挥重要作用，IL-4 和 IL-5 可诱导 IgE 生成和嗜酸性粒细胞活化。特应性皮炎和支气管哮喘的发病与 Th2 型细胞因子分泌过多有关。

Th3 主要分泌大量 TGF-β，起免疫抑制作用，有人将其归入 Treg 亚群。

Th17 通过分泌 IL-17（IL-17A～IL-17F）、IL-21、IL-22、IL-26、TNF-α 等多种细胞因子参与固有免疫和某些炎症，在免疫病理损伤，特别是自身免疫病的发生和发展中起重要作用。

Tfh（follicular helper T cell）是滤泡辅助 T 细胞，是一种存在于外周免疫器官淋巴滤泡的 $CD4^+$T 细胞，产生 IL-21，在 B 细胞分化为浆细胞、产生抗体和 Ig 类别转换中发挥重要作用，是辅助 B 细胞应答的关键细胞。

不同亚群的 Th 分泌不同的细胞因子，反映了细胞处于不同分化状态，但这种分化状态不是恒定不变的，在一定条件下可以相互转变。

调节性 T 细胞（regulatory T cell，Treg）是 $CD4^+CD25^+Foxp3^+$T 细胞。Foxp3（forkhead box p3）是一种转录因子，是 Treg 的重要标志，也参与 Treg 的分化和功能。Foxp3 缺陷会使 Treg 减少或缺失，导致严重自身免疫病。Treg 主要通过直接接触抑制靶细胞活化，或分泌 TGF-β、IL-10 等细胞因子抑制免疫应答两种方式负调控免疫应答。在免疫耐受、自身免疫病、感染性疾病、器官移植及肿瘤等多种疾病中发挥重要作用。

根据来源不同，调节性 T 细胞分为胸腺发育调节性 T 细胞和外周发育调节性 T 细胞两类。胸腺发育调节性 T 细胞（thymus-derived Treg，tTreg）又称自然调节性 T 细胞（natural Treg，nTreg），直接从胸腺分化而来，占外周血 $CD4^+$T 细胞的 5%～10%，根据其细胞表面表达的 Helios，将其定义为 $Helios^+$ Treg 亚群。外周发育调节性 T 细胞（peripherally induced Treg，pTreg）又称诱导性调节性 T 细胞（inducible Treg，iTreg），由初始 $CD4^+$T 细胞在外周经抗原、DC 及其他因素（TGF-β 和 IL-2）诱导产生。pTreg 还包括菌群诱导产生的 $ROR\gamma t^+$ $Helios^-$ Treg 和食物抗原诱导的 $ROR\gamma t^-$ $Helios^-$ Treg 两种亚群。

（2）细胞毒性 T 细胞（cytotoxic T lymphocyte，CTL）　CTL 表达 CD8，通常的 $CD8^+$T 细胞即 CTL，而同样有细胞毒作用的 γδT 细胞和 NKT 细胞不属于 CTL。

CTL 的主要功能是特异性识别内源性抗原肽-MHC Ⅰ类分子复合物，进而杀伤靶细胞（细胞内寄生病原微生物感染细胞或肿瘤细胞）。杀伤机制主要有：①分泌穿孔素（perforin）、颗粒酶（granzyme）、颗粒溶素（granulysin）及淋巴毒素（LTα）等物质直接杀伤靶细胞；②通过 Fas/FasL 途径诱导靶细胞凋亡。CTL 在杀伤靶细胞的过程中自身不受伤害，可连续杀伤多个靶细胞。

（3）$CD8^+$ Treg　被称为抑制性 $CD8^+$ T 细胞（$CD8^+$ Ts 细胞）。分泌 TGF-β、IL-10 等细胞因子，对自身反应性 $CD4^+$ T 细胞具有抑制活性，并可抑制移植物排斥反应。此外，Th1、Th2、NK、NKT 以及 γδT 细胞等亚群也具有免疫调节活性。

主要效应性 T 细胞亚群的功能如表 2-1 所示。

表 2-1　主要效应性 T 细胞亚群的功能

	$CD4^+$ Th1	$CD4^+$ Th2	$CD4^+$ Th17	$CD4^+$ Tfh	$CD4^+$ Treg	$CD8^+$ CTL
TCR 识别的配体	抗原肽-MHC Ⅱ类复合物	抗原肽-MHC Ⅱ类复合物	抗原肽-MHC Ⅱ类复合物	抗原肽-MHC Ⅱ类复合物	抗原肽-MHC Ⅱ类复合物	抗原肽-MHC Ⅰ类复合物
诱导分化细胞因子	IL-12、IFN-γ	IL-4	IL-23、IL-6、TGF-β	IL-21、IL-6	IL-2，TGF-β	IL-2、IL-6
产生的细胞因子和效应分子	IFN-γ、LTα、TNF-α、IL-2、IL-3、GM-CSF、CD40L、FasL	IL-4、IL-5、IL-10、IL-13、GM-CSF	IL-17a、IL-17F、IL-21、IL-22、IL-26	IFN-γ、IL-2、IL-4、IL-10、IL-21、CX-CR5、CD40L、ICOS、PD-1	IL-10、TGF-β、IL-35	IFN-γ、TNF-α、LTα、穿孔素、颗粒酶、FasL
关键转录因子	T-bet	GATA 3 和 MAF	RORγt 和 RORα	Bcl-6，IRF4、MAF 和 BATF	Foxp3	T-bet 和 Eomes
介导的免疫应答	参与和辅助细胞免疫	体液免疫	固有免疫	体液免疫		细胞免疫
免疫保护	胞内感染病原微生物（如结核杆菌）	清除蠕虫等胞外寄生虫	抗细菌、真菌和病毒；黏膜免疫	辅助 B 细胞分化；产生长期抗体应答	免疫抑制	病毒感染细胞和肿瘤细胞
参与病理应答	EAE、RA 炎症性肠病（Th1 反应过度）；Ⅳ型超敏反应	哮喘等变态反应；食物过敏（Th2 高）	银屑病、炎症性肠炎、MS、RA（Th17 高）；真菌感染（Th17 低）	自身免疫病（Tfh 升高）；体液免疫缺陷（Tfh 低）	肿瘤免疫逃避（Treg 高）	Ⅳ型超敏反应；移植排斥反应

第二节　固有免疫细胞

固有免疫细胞包括单核细胞/巨噬细胞（MΦ）、树突状细胞（DC）、自然杀伤细胞（NK）、自然杀伤 T 细胞（NKT）、γδT 细胞、B1 细胞、粒细胞、肥大细胞、红细胞和血小板，如图 2-6 所示参与固有免疫应答。

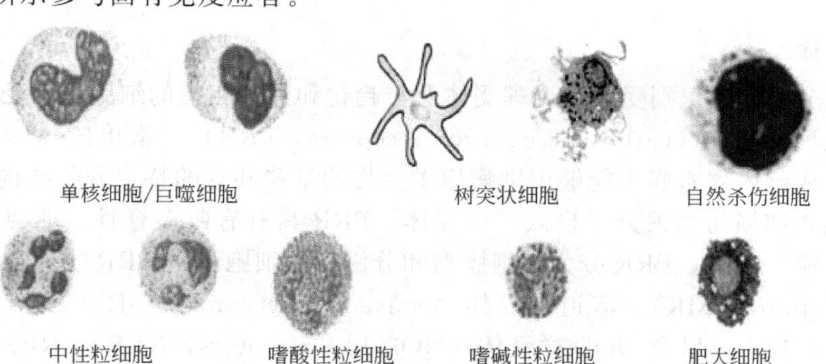

图 2-6　主要固有免疫细胞类型

一、单核/MΦ

单核/MΦ由骨髓HSC发育分化而来，包括骨髓中的前单核细胞、外周血中的单核细胞（monocyte，Mon）及组织中的巨噬细胞（macrophage，MΦ），这些细胞的形态及功能相似，具有同源性。单核细胞从血管中移出并分布到全身各组织中成为MΦ。单核/MΦ的寿命长、体型大、富含细胞器，是体内功能最活跃的细胞类型之一，在免疫应答中发挥重要作用。单核/MΦ有较强的变形能力，还对玻璃和塑料有黏附能力，利用该特性可将其与淋巴细胞分离。

（一）来源与分布

单核细胞是血液循环中体积最大的细胞，占血液中白细胞总数的3%～5%，胞质中富含溶酶体颗粒，内含过氧化物酶、酸性磷酸酶、非特异性酯酶和溶菌酶等多种水解酶，同时还含有合成这些酶和膜蛋白的细胞器。单核细胞在血液中停留约12～24h，进入结缔组织或器官后发育成熟为MΦ，在表皮棘层发育成朗格汉斯细胞，感染时单核细胞也可转化为DC。

MΦ是位于组织内的单核细胞，在正常发育、体内平衡、组织修复和对病原微生物的免疫应答中扮演多种不同角色。MΦ分为定居MΦ和游走MΦ。定居MΦ广泛存在于全身，因所处部位不同而具有不同的形态和名称，如肝脏的枯否（Kupffer）细胞、神经组织中的小胶质细胞、肺脏中的尘细胞、结缔组织中的组织细胞、骨组织的破骨细胞、肾脏的系膜吞噬细胞、关节的滑膜细胞、肺泡MΦ、淋巴结的下窦MΦ和髓样MΦ、胸腺的胸腺MΦ等。游走MΦ由血液中的单核细胞衍生而来，体积比单核细胞大数倍，寿命较长，在组织中可存活数月。MΦ的胞质内富含溶酶体及线粒体，具有强大的吞噬、杀菌、清除细菌、凋亡细胞及其他异物的功能，可将上述大颗粒异物摄入胞内，形成吞噬体，再与溶酶体融合形成吞噬溶酶体，在多种酶作用下，杀灭和降解异物。大部分降解产物通过胞吐作用排出胞外，小部分经加工处理为抗原肽，与MHC形成复合物提呈给T细胞，启动适应性免疫应答。单核/MΦ除抵御入侵的病原微生物外，还能清除代谢过程中衰老、死亡或突变的细胞，维持机体内环境稳定。MΦ是执行固有免疫的效应细胞，在适应性免疫应答的各阶段也发挥重要作用。

（二）生物学特征

1. 表面标志

MΦ表达多种表面标志，如MHC分子、黏附分子（LFA-1、ICAM-1）、共刺激分子（CD80、CD86、CD40）等，这些分子参与MΦ的黏附、对抗原的摄取与提呈、提供T细胞活化信号。

2. 表面受体

MΦ表达多种模式识别受体、调理受体及与趋化和活化相关的细胞因子受体。

（1）模式识别受体（pattern recognition receptors，PRR） 指单核/MΦ和DC等固有免疫细胞表面或胞内器室膜上能够识别病原微生物的某些共有的特定分子结构（即病原微生物相关分子模式和损伤相关分子模式）的受体。PRR具有有限多样性、非克隆表达、介导快速生物学反应等特点。PRR分为细胞膜型和分泌型。细胞膜型PRR主要包括甘露糖受体（Mannose receptors，MR）、清道夫受体（Scavenger receptors，SR）、Toll样受体（Toll like receptors，TLR）以及NOD样受体（NOD-like receptors，NLR）、RIG样受体（RIG-I-like receptors，RLR）、C型凝集素受体（C-type lectin receptors，CLR）等。TLR识别细菌、病毒、真菌和原虫，NLR 专门识别细菌，RLR 专门识别病毒，CLR 主要识别真菌。分泌型 PRR 主要包括甘露聚糖结合凝集素（mannose binding lectin，MBL）和 C-反应蛋白（C-reactive protein，CRP）等急性期蛋白，分泌型 PRR 存在于血清中。

MR　MΦ 表面甘露糖受体有 8 个 C 型凝集素结构域，能识别广泛表达于病原微生物（如分枝杆菌、克雷伯菌、卡氏肺孢菌和酵母菌等）细胞壁的糖蛋白和糖脂分子末端的甘露糖和岩藻糖残基，并与之结合，介导吞噬或胞吞作用。

SR　在 MΦ 的表面以多种分子形式存在，可识别乙酰化低密度脂蛋白、G^- 菌脂多糖（Lipopolysaccharide，LPS）、G^+ 菌磷壁酸等阴离子聚合体及凋亡细胞的重要表面标志——磷脂酰丝氨酸，参与清除某些病原微生物、衰老红细胞和凋亡细胞。

TLR　表达于人和各类哺乳动物细胞的胞膜或胞内器室膜上，为Ⅰ型跨膜蛋白，胞外区有富含亮氨酸重复区（Leucine-rich repeat，LRR），胞内区存在保守序列，该序列与 IL-1 受体的胞内区的保守序列有高度同源性，被称为 Toll/IL-1R（TIR）区域，与信号转导密切相关。TLR 能够识别特定类型微生物的 PAMPs，识别配体后，通过 MyD88 依赖性和非依赖性信号转导途径，激活 NF-κB 和 MAPK，引起细胞因子（如 IL-6、IL-12 和 TNF-α）和Ⅰ型干扰素释放，上调 APC 表达 CD80、CD86 等共刺激分子并最终激活适应性免疫系统。TLR 的结构与定位如图 2-7 所示，TLR 家族包括 12 个成员（TLR 1～12），分为两类：一类表达于细胞膜上，以 TLR1、2、4、5、6 为代表，主要识别病原微生物表面某些共有的特定分子结构；一类表达于胞内器室（如内体/吞噬溶酶体）膜上，以 TLR3、7、8、9 为代表，主要识别胞质中的病毒双/单链 RNA（ds/ssRNA）、细菌或病毒的非甲基化 CpG DNA。TLR 分布于不同免疫细胞的表面，其中 TLR2 和 TLR4 主要表达于单核/MΦ 表面。TLR2 识别的配体种类较多，主要识别 G^+ 菌的肽聚糖和磷壁酸、某些细菌和支原体的脂蛋白和脂肽、分支杆菌属的阿拉伯甘露糖脂和酵母菌的酵母多糖等。TLR4 识别的配体主要有 G^+ 磷壁酸和 HSP60，不能直接识别 LPS，但与 LPS 活化信号的转导密切相关。单核/MΦ 表面表达的 CD14 分子是 LPS 的受体，在感染时能够选择性结合血浆中的 LBP（脂多糖结合蛋白，感染时产生的一种急性期蛋白）复合物。结合后，可使 TLR4 接受 LPS 的刺激，从而活化单核/MΦ，增强其吞噬和杀菌作用。TLR 与天然免疫和获得性免疫有关，且在宿主抵御反应中起至关重要的作用。TLR 是与入侵机体的各种病原微生物直接接触的细胞膜表面蛋白，是机体免疫系统的“前哨”，迅速激活 MΦ 产生大量炎性介质，清除外来微生物，发挥非特异性免疫作用，另一方面它与病原微生物结合并内吞，将抗原成分加工处理并提呈 T 细胞，启动更强有力的特异性免疫反应。

甘露聚糖结合凝集素（MBL）　由肝脏合成，可识别微生物表面的甘露糖组分，通过激活补体的 MBL 途径或介导调理作用，促进对病原微生物的清除。

C-反应蛋白（C-reactive protein，CRP）　指机体受感染或组织损伤时血浆中出现的一些急剧增多的蛋白质（急性蛋白），因其在急性炎症病人的血清中出现且可以结合肺炎球菌细胞壁 C-多糖的蛋白质而得名。CRP 可结合细菌细胞壁磷脂酰胆碱，激活补体和增强吞噬细胞的吞噬、调理作用，从而清除入侵的病原微生物和损伤的组织细胞，在固有免疫中发挥重要保护作用。CRP 由肝细胞合成，具有激活补体和促进粒细胞及 MΦ 的吞噬作用。CRP 在正常情况下含量极微量，在急性创伤和感染时浓度急剧升高，因而是临床常用的急性时相反应指标。在急性心肌梗死、创伤、感染、炎症、外科手术、自身免疫病、癌症浸润时血浆中 CRP 浓度迅速、显著升高，可达正常水平的 2000 倍。

（2）调理性受体　主要包括 IgG Fc 受体（FcγR）和补体受体（C3bR/C4bR）。

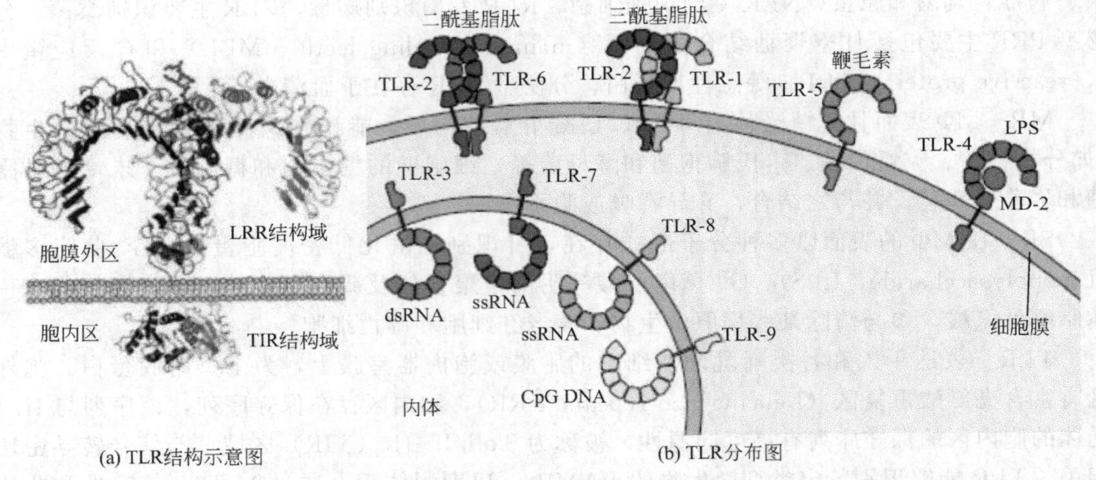

图 2-7 TLR 的结构及定位示意图

IgG Fc 受体 IgG 抗体通过 Fab 段与病原微生物表面的抗原表位特异性结合，通过 Fc 段与 MΦ 表面 IgG Fc 受体结合，促进吞噬作用。

补体受体 附着于病原微生物等抗原性异物的 C3b、C4b，可与 MΦ 表面 C3bR/C4bR 结合，促进 MΦ 的吞噬作用。

(3) 细胞因子受体 MΦ 表达单核细胞趋化蛋白-1 受体（MCP-1R）和 MΦ 炎症蛋白-1α/β 受体（MIP-1α/βR）等趋化因子受体，在相应趋化因子作用下，募集至感染或炎症部位。MΦ 表达 IFN-γ、M-CSF、GM-CSF 等细胞因子受体，通过与相应细胞因子结合而使 MΦ 活化。

3. 产生多种生物活性物质

MΦ 可产生多种生物活性物质，包括细胞因子（如 IL-1、IL-6、IL-12、TNF-α、IFN-γ 等)、补体成分（如 C1～C5、B 因子、D 因子等)、酶类（溶菌酶、溶酶体酶、过氧化物酶等)、杀菌物质和炎性介质（如 ROI、RNI、前列腺素、白三烯、血小板活化因子等)、凝血因子（凝血酶原及凝血因子Ⅴ、Ⅶ、Ⅸ、Ⅹ）等。

4. 形成功能亚群

MΦ 作为一种具有可塑性和多能性的细胞群体，在体内外不同的微环境影响下表现出明显的功能差异。MΦ 有静息和活化两种状态，静息状态的 MΦ 被激活成活化状态。根据活化状态和功能不同，MΦ 分为 M1 型（经典活化）和 M2 型（旁路活化)。M1 型分泌促炎性细胞因子和趋化因子，专职提呈抗原，参与正向免疫应答，发挥抗感染、促炎、免疫监视功能；M2 型的抗原提呈能力较弱，通过分泌抑制性细胞因子 IL-10 和/或 TGF-β 等下调免疫应答，在免疫调节、抑制炎症、组织修复中发挥重要作用，抗感染能力弱。

(三) MΦ 的生物学功能

1. 识别、清除病原微生物等抗原性异物

MΦ 通过表面的 PRR 直接识别结合某些病原微生物和衰老、损伤或凋亡的宿主细胞表面的病原相关分子模式（PAMP)，还可通过表面 IgG Fc 受体和补体受体识别摄取抗体（IgG）或补体（C3b/C4b）结合的病原微生物。MΦ 与病原微生物等抗原性异物结合后，经吞噬或胞饮作用将病原微生物等摄入胞内形成吞噬体，经过氧依赖或氧非依赖系统杀伤病原微生物。病原微生物被杀伤或破坏后，溶酶体与吞噬体融合形成吞噬溶酶体，在吞噬溶酶体内多种水解酶（如蛋白酶、核酸酶、脂酶和磷酸酶等）的作用下，进一步消化降解细菌，大部分产物通过胞吐作用排出胞外，部分被加工、处理为抗原肽，与 MHC 分子结合为抗原肽-MHC 分子复合物提呈给 T 细胞，启动适应性免疫应答。

吞噬细胞的吞噬杀伤过程示意图如图 2-8 所示。

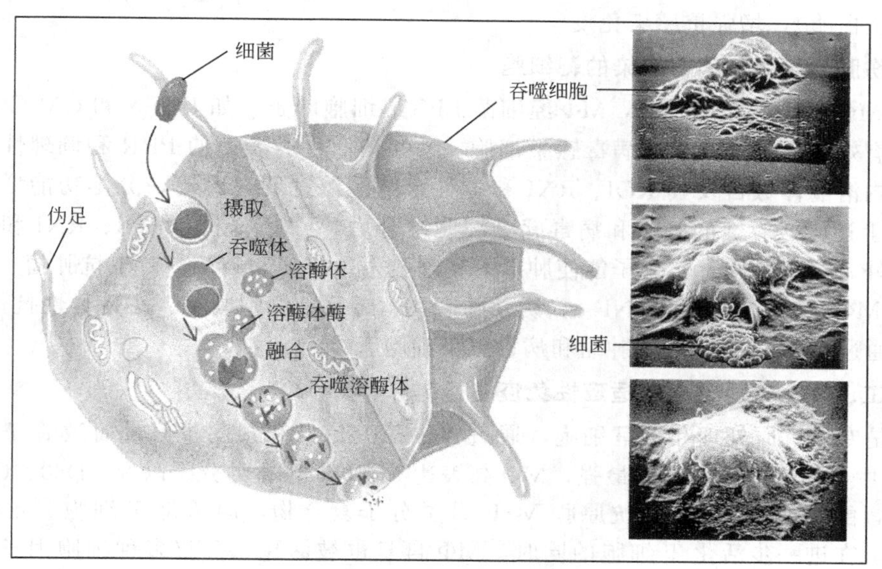

图 2-8 吞噬细胞的吞噬杀伤过程示意图

（1）氧依赖性途径　主要效应分子是反应性氧中间物和反应性氮中间物。

反应性氧中间物（reactive oxygen intermediates，ROI）是在吞噬作用激发下，通过呼吸爆发，激活细胞膜上还原型辅酶Ⅰ、Ⅱ，使分子氧活化，生成超氧阴离子（O_2^-）、游离羟基（OH^-）、过氧化氢（H_2O_2）和单态氧（$^1O_2$）产生杀菌作用。ROI 具有强氧化和细胞毒作用，可有效杀伤病原微生物，对机体组织细胞也有一定损伤作用。

反应性氮中间物（reactive nitrogen intermediates，RNI）是 MΦ 活化后产生的诱导型一氧化氮合成酶（inducible nitric oxide synthase，iNOS），在还原型辅酶Ⅱ或四氢生物喋呤存在时，催化 L-精氨酸与氧分子反应，生成胍氨酸和一氧化氮（nitric oxide，NO），产生杀菌作用。NO 对细菌和肿瘤细胞有杀伤和细胞毒作用。

（2）氧非依赖途径　指无需氧分子参与的杀菌途径，主要包括酸、溶菌酶、防御素等。

酸性环境　吞噬体或吞噬溶酶体形成后，其内糖酵解作用增强，乳酸累积可使 pH 值降至 3.5～4.0，发挥杀菌或抑菌作用。

溶菌酶　在酸性条件下，溶酶体内溶菌酶使 G^+ 菌胞壁肽聚糖破坏，发挥杀菌作用。

防御素（defensin）　包括阳离子蛋白和多肽（30～33 个氨基酸），可在细菌膜的脂质双层形成“离子通道”，导致细菌裂解。

2. 参与和促进炎症反应

MΦ 表面具有单核/MΦ 趋化性细胞因子蛋白-1（monocyte/macrophage chemokine protein-1，MCP-1）受体、粒细胞 MΦ 集落刺激因子（GM-CSF）受体、MΦ 集落刺激因子（M-CSF）受体和 IFN-γ 受体等细胞因子受体，因此 MΦ 能够与感染部位组织细胞产生的 MCP-1、GM-CSF、M-CSF 和 IFN-γ 等结合，而被募集到感染部位并被活化，增强其吞噬和杀菌能力。MΦ 还通过分泌细胞因子发挥促炎作用，如分泌 MΦ 炎症蛋白-1α/β（macrophage inflammatory protein-1α/β，MIP-1α/β）、MCP-1 和 IL-8 等趋化因子，募集活化更多的 MΦ、中性粒细胞和淋巴细胞等，发挥抗感染作用；分泌多种促炎细胞因子（如 IL-1β、TNF-α、IL-6 等）和其他低分子量炎性介质（前列腺素、白三烯、血小板活化因子和多种补体成分等），参与促进炎症反应；分泌 IFN-α/β 和一系列胞外酶（溶菌酶、胶原酶、尿激酶、弹性蛋白酶），增强抗感染免疫。

3. 杀伤肿瘤细胞和病毒感染的靶细胞

静息 MΦ 的杀瘤作用微弱，MΦ 经细菌 LPS 或细胞因子（如 IFN-γ 和 GM-CSF 等）活化后能够有效杀灭肿瘤细胞和病毒感染细胞。MΦ 被活化后表面的 PRR 和调理性受体表达增加，胞内溶酶体数目及其 ROI、RNI 和各种水解酶浓度明显升高，分泌功能增强。当活化 MΦ 与上述无法吞噬的肿瘤和病毒感染细胞结合后，可将细胞内 ROI、RNI 和酶类物质释放至胞外，这些细胞毒性分子能使肿瘤等靶细胞发生损伤和破坏，产生抗肿瘤、抗病毒作用。活化 MΦ 还能分泌大量 TNF-α，诱导肿瘤和病毒感染细胞凋亡。在特异性抗体参与下，MΦ 还可通过 ADCC 效应杀伤肿瘤和病毒感染细胞。

4. 加工、提呈抗原并启动适应性免疫应答

MΦ 是专职抗原处理和提呈细胞，通过提供第一信号和共刺激信号而激活 T 细胞。在 APC 细胞中，MΦ 的吞噬能力最强，MΦ 高表达 MHCⅠ、Ⅱ类分子以及 CD80、CD86 等共刺激分子，能在细胞表面形成抗原肽-MHCⅡ类分子复合物，向活化 T 细胞或效应 T 细胞提呈抗原。在进一步活化 T 细胞的同时，MΦ 自身也被活化，分泌多种细胞因子和生物活性物质，在免疫应答中发挥重要作用。进入 MΦ 的抗原在酸性环境中大部分被降解，少量与 MHCⅡ类分子结合成为 MHC-抗原肽复合物并表达于细胞表面，将抗原提呈给 $CD4^+$ T 和 $CD8^+$ T 细胞。此外，病原微生物等抗原性异物被 MΦ 吞噬消化后的降解产物，通过胞吐作用排出胞外，有些代谢产物可以直接活化 B 细胞，产生体液免疫应答。

5. 免疫调节作用

活化 MΦ 分泌多种细胞因子，参与免疫调节。如分泌 IL-1 和 IFN-γ，上调 APC 表达 MHC 分子，促进 T、B 细胞活化增殖和分化；分泌 TNF-α，提高 CTL 表面 MHC Ⅰ类分子、IL-2R 和 IFN-R 的表达水平，促进 CTL 活化增殖；分泌 IL-6，促进 B、Treg 细胞分化增殖，诱导成熟 B 细胞分泌抗体；分泌 IL-12、IL-18，促进 T、NK 细胞增殖分化，增强其杀伤活性，刺激 T、NK 细胞分泌 IFN-γ；分泌 IL-10，抑制单核/MΦ、NK 细胞活化，抑制其抗原提呈作用。

二、自然杀伤细胞（natural killer cells，NK）

NK 细胞因行使杀伤功能时无需预先免疫和致敏而得名。NK 细胞形态较大，胞浆中含有嗜天青颗粒，故又称大颗粒淋巴细胞。NK 细胞不表达特异性抗原识别受体（如 TCR、BCR 等），是不同于 T、B 细胞的一类淋巴样细胞（又称第三类淋巴细胞）。

（一）NK 细胞的发育

NK 细胞主要由 HSC 的淋巴样干细胞分化发育而来，其发育依赖于骨髓或胸腺微环境，骨髓基质细胞产生的 IL-15 对 NK 细胞的发育成熟起关键作用。HSC 在骨髓分化成早期淋巴样前体细胞→共同淋巴祖细胞→NK 祖细胞（progenitor NK cell，pNK）→NK 前体细胞（NK cell precursor，NKp）→未成熟 NK 细胞→成熟 NK 细胞。NK 细胞也存在骨髓外发育成熟路径，如淋巴结、肝脏、肠道、脾和胸腺微环境等，NKp 可根据需要向各类器官或组织迁移并进一步分化成熟，胸腺 NKp 可直接由其内部 ELP 发育而来，进一步分化为 NK 细胞。

NK 细胞主要分布于外周淋巴器官和血液循环系统，其在外周血中含量占淋巴细胞总数的 10%～15%。

（二）NK 细胞的亚群

NK 细胞具有多种表面标志，其中多数也可表达于其他免疫细胞表面。目前将表型为 $CD3^-CD19^-CD56^+CD16^+$ 淋巴样细胞鉴定为 NK 细胞。根据 CD56 分子的表达水平进一步将 NK 细胞分为 $CD56^{dim}$NK 细胞和 $CD56^{bright}$NK 细胞两个亚群，前者约占 90%，以杀伤功能为主；后者约占 10%，以分泌细胞因子为主。

（三）NK 细胞的表面受体

NK 细胞表面具有多种与杀伤活化或杀伤抑制有关的受体。根据所识别的配体性质不同，可分为识别 HLAⅠ类分子和非 HLAⅠ类分子的调节性受体。NK 细胞活性受其表面多种调节性受体的调控。

1. 识别 HLAⅠ类分子的 NK 细胞受体

（1）按功能分为活化性受体和抑制性受体。生理条件下，抑制性受体占主导地位。抑制性受体识别自身组织细胞表面 HLAⅠ类分子后，启动抑制性信号转导，抑制活化性受体的功能，表现为 NK 细胞不能杀伤自身正常组织细胞；病理情况下，如某些病毒感染细胞和肿瘤细胞表面 HLAⅠ类分子表达下降或缺失，抑制性受体因无配体结合而丧失负调控作用，此时活化性受体发挥作用，导致 NK 细胞活化，对病毒感染细胞或肿瘤细胞产生杀伤作用。

（2）按照分子结构分为杀伤细胞 Ig 样受体和杀伤细胞凝集素样受体。杀伤细胞 Ig 样受体（killer immunoglobulin-like receptor，KIR）属 Ig 超家族成员，为跨膜糖蛋白。胞外区含识别自身 HLA Ⅰ类分子的结构域，根据结构域的数目又分为 KIR2D 和 KIR3D。其中有的 KIR 胞质区的氨基酸序列较长（longer），含免疫受体酪氨酸抑制基序（ITIM），可转导抑制信号，称为 KIR2DL 或 KIR3DL；有的胞质区氨基酸序列短（shorter），称为 KIR2DS 和 KIR3DS，通过与其相连的、含免疫受体酪氨酸活化基序（ITAM）的 DAP12 分子转导活化信号。

杀伤细胞凝集素样受体（killer lectin-like receptor，KLR） 如 CD94/NKG2A 异二聚体为抑制性受体，其中 CD94 胞质区短，无信号转导功能，NKG2A 胞质区含 ITIM 模体，可转导抑制信号。CD94/NKG2C 异二聚体中的 CD94 的胞质区同样也没有信号转导功能，但 NKG2C 可通过其相连的、胞质区含 ITAM 基序的 DAP12 结合而转导活化信号。

2. 识别非 HLAⅠ类样分子的活化性受体

其配体主要存在于某些肿瘤细胞和病毒感染细胞表面，不表达于正常组织细胞表面。NK 细胞通过该类杀伤活化性受体选择性杀伤肿瘤和病毒感染的靶细胞，而对正常组织细胞不起作用。

（1）NKG2D 为 NKG2 家族成员，但与该家族其他成员（NKG2A、B、C、E 和 F）的同源性较低，也不与 CD94 结合。NKG2D 主要表达于 NK 和 T 细胞表面，本身无信号转导功能，通过与其相连的、胞浆区含 ITAM 基序的 DAP10 结合而转导活化信号。NKG2D 识别的配体是 MHCⅠ类链相关分子（MHC classⅠchain-related molecules A/B，MIC A/B），一种主要表达于乳腺癌、卵巢癌、结肠癌、胃癌和肺癌等上皮肿瘤细胞表面是 HLAⅠ

类样分子，而在正常组织细胞表面水平很低或缺失。

（2）自然细胞毒性受体（natural cytotoxicity receptors，NCR）是NK细胞特有的标志，也是NK细胞表面主要的活化性受体。NKp46和NKp30是表达于不同分化阶段的NK细胞表面的NCR，可通过与其相连的、胞浆区含ITAM基序的CD3ζ-ζ结合而转导活化信号。NKp44是活化NK细胞的特异性标志，可通过与其相连的、胞浆区含ITAM基序的DAP12结合而转导活化信号。NCR识别的配体目前还不清楚。

（四）NK细胞杀伤靶细胞的机制

NK细胞与肿瘤细胞和病毒感染靶细胞密切接触后，通过释放穿孔毒素/颗粒酶、表达FasL和分泌TNF-α抗体依赖性细胞介导的细胞毒作用（antibody dependent cell-mediated cytotoxicity，ADCC）等途径发挥杀伤效应。

1. 穿孔素/颗粒酶途径

穿孔素是储存于胞浆颗粒内的细胞毒性物质，其生物学效应与补体攻膜复合物（MAC）类似。在 Ca^{2+} 存在时，多聚穿孔素可在靶细胞膜上形成“孔道”，使水、电解质迅速进入胞内，导致靶细胞崩解破坏。颗粒酶即丝氨酸蛋白酶，可通过穿孔素在靶细胞膜上形成的“孔道”进入胞内，通过激活凋亡相关的酶系统导致靶细胞凋亡，见图2-9。

2. Fas/FasL途径

活化NK细胞可表达FasL，然后与靶细胞表面的相应受体Fas（CD95）结合，在靶细胞表面形成Fas三聚体，从而使Fas胞质区的死亡结构域（death domain，DD）相聚成簇，招募胞浆内Fas相关死亡结构域蛋白（Fas-associated death domain，FADD）并与之结合，激活caspase8，通过凋亡级联反应最终导致靶细胞凋亡，见图2-9。

3. TNF-α/TNFR Ⅰ路径

TNF-α的作用与FasL类似，TNF-α与靶细胞表面的Ⅰ型TNF受体（TNFR Ⅰ）结合，形成TNF-R三聚体，导致胞质区的死亡结构域相聚成簇，募集FADD结合，进而通过募集并激活caspase8，最终导致细胞发生凋亡。

4. ADCC途径

在肿瘤或病毒特异性IgG抗体存在条件下，NK细胞也可通过其细胞表面表达的IgG Fc

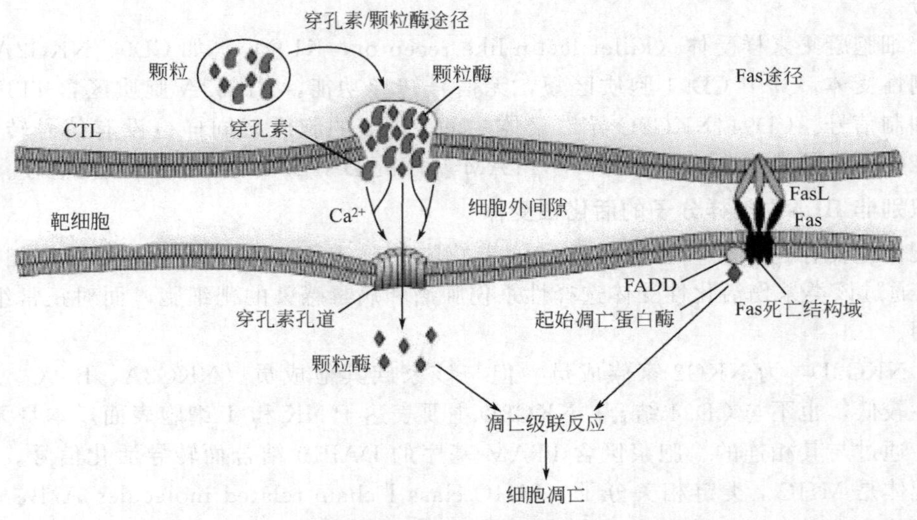

图2-9 NK细胞通过细胞毒作用杀伤靶细胞

受体介导，识别杀伤与IgG抗体特异性结合的肿瘤或病毒感染的靶细胞，这种IgG抗体介导的NK细胞对靶细胞的杀伤作用，称为抗体依赖性细胞介导的细胞毒作用（ADCC）。

（五）NK细胞的功能

NK细胞属非特异性免疫细胞，无需抗原预先致敏，可直接杀伤某些肿瘤和病毒感染细胞，在抗肿瘤、病毒或胞内寄生菌感染早期的免疫应答中起重要作用。NK细胞可被IFN、IL-2、IL-12、IL-15和IL-18等细胞因子激活，活化NK细胞分泌IFN-γ和TNF-α等细胞因子，增强抗感染效应并参与免疫调节。

1. 抗病毒感染

NK细胞通过释放穿孔毒素、颗粒酶，表达FasL和分泌TNF-α选择性杀伤病毒感染的靶细胞。由APC或NK细胞产生的IFN可协同NK细胞的抗病毒作用，而对正常细胞有保护作用；另一方面，病毒感染细胞表面的病毒抗原和其他表面分子使其对NK细胞的杀伤作用更加敏感。在体外，NK细胞除可溶解疱疹病毒、腮腺炎病毒和流感病毒等多种病毒感染的靶细胞外，还可杀伤某些细菌、真菌、原虫等，可能与其释放某些杀伤介质有关。

2. 抗肿瘤

NK细胞在免疫监视、杀伤肿瘤细胞方面比T细胞更重要。

NK细胞能迅速溶解某些肿瘤细胞，治疗某些疾病（如Chediak-Higashi综合征或X性联淋巴增殖综合征）。NK细胞功能缺陷时，对恶性淋巴细胞增殖疾病特别易感。在体外NK细胞可杀伤某些淋巴样和髓样白血病细胞。

NK细胞参与骨髓移植后移植物抗白血病效应。骨髓移植后数周内，来自供体的NK细胞在PBL中的比例相当高。此外，在体内NK细胞还可杀伤某些不成熟细胞（如骨髓干细胞、胸腺细胞亚群等）。

3. 调控免疫应答

NK细胞是连接固有免疫和适应性免疫的桥梁。NK细胞对其他免疫细胞（如MΦ、DC及CTL）均具有调节作用。一方面NK细胞通过分泌IFN-γ等细胞因子促进DC成熟、MΦ活化及Th1优势状态维持；另一方面NK细胞也可以杀伤并指树突状细胞（interdigitating cell，iDC）和过度活化的MΦ、T细胞，同时成熟DC分泌的IL-12和IL-18等细胞因子也能增强NK细胞的功能。

4. 适应性免疫功能

NK细胞不仅具有固有免疫功能，还表现出适应性免疫功能。NK细胞具有加工提呈抗原的能力，活化后表达HLA-DR，并上调共刺激分子CD80、CD86、OX40L和CD70的表达，NK细胞存在于人的外周血、脾、肝脏和淋巴结中。小鼠NK细胞在半抗原刺激后能够产生抗原特异性的二次免疫应答，这类记忆性的NK细胞主要来自于肝脏。

三、自然杀伤T细胞（natural killer T cell，NK T）

NKT细胞指能同时组成性表达CD56（NK细胞受体）和TCR-CD3复合受体的T细胞。NKT细胞在胚肝或胸腺内分化发育，主要分布于骨髓、肝脏、胸腺，在脾、淋巴结和外周血中也有少量存在。NKT多数为$CD4^-CD8^-$ T细胞，少数为$CD4^+$ T细胞，但其表面的TCR表达密度较低，仅为外周血T细胞的TCR密度的1/3，多数为TCRαβ型，少数为TCRγδ型。NKT细胞的TCR缺乏多样性，抗原识别谱窄，识别不同靶细胞表面CD1分子提呈的磷脂质和糖脂质抗原，不识别蛋白抗原且不受MHC限制。

NKT 细胞的主要生物学功能有以下两种。

（1）细胞毒作用　NKT 细胞组成性表达 IL-12、IL-2、IFN-γ 等细胞因子的受体。在相应抗原或细胞因子作用下，NKT 细胞活化，并通过分泌穿孔素使某些病毒、胞内寄生菌感染的靶细胞或肿瘤细胞发生溶解破坏，也可通过表达 FasL，经 Fas/FasL 途径使靶细胞凋亡。

（2）免疫调节作用　活化 NKT 细胞可分泌 IL-4、IFN-γ 等细胞因子，IL-4 可诱导 $CD4^+$ Th0 细胞向 $CD4^+$ Th2 细胞分化，参与体液免疫应答或诱导 B 细胞发生 IgE 类别转换，参与速发型超敏反应。IFN-γ 与 IL-12 协同作用，可使 $CD4^+$ Th0 细胞向 $CD4^+$ Th1 细胞分化，增强细胞免疫应答，并激活 MΦ 和 NK 细胞，增强抗感染和抗肿瘤作用。NKT 细胞还可分泌多种趋化性细胞因子（如 MCP-1α、MIP-1β 等），参与炎症反应。

四、$\gamma\delta$T 细胞

$\gamma\delta$T 细胞在胸腺中分化发育，主要分布于肠道、呼吸道及泌尿生殖道等黏膜和皮下组织，在外周血中仅占 $CD3^+$ T 细胞的 0.5%～1%，具有杀伤靶细胞的功能。$\gamma\delta$T 细胞的 TCR 由 γ、δ 链组成，可与 CD3 分子形成 TCR$\gamma\delta$/CD3 复合物。组成性表达 TCR-CD3 复合受体分子，多为 $CD4^-CD8^-$，少数为 $CD8^+$。分布在不同黏膜和皮下组织中的 $\gamma\delta$T 细胞可表达不同的 TCR$\gamma\delta$，识别不同的抗原，但在同一种组织中的 $\gamma\delta$T 细胞只表达一种 TCR$\gamma\delta$，具有相同的抗原识别特异性，因此 $\gamma\delta$T 细胞的抗原受体缺乏多样性，同时其识别的抗原种类有限，主要是某些病原微生物感染细胞或突变细胞表达的共同抗原，如感染细胞表面的热休克蛋白、感染细胞表面 CD1 提呈的糖脂或磷脂质抗原和病毒蛋白（如疱疹病毒和牛痘病毒糖蛋白等）、细菌裂解产物中的磷酸化抗原（如分枝杆菌产生的某些磷酸糖和核苷酸衍生物等）。$\gamma\delta$T 细胞对抗原的识别与 $\alpha\beta$T 细胞不同，可直接识别某些完整的多肽抗原，不受 MHC 限制。一些 $\gamma\delta$T 细胞表面还具有 NK 细胞样受体，调控杀伤细胞。

$\gamma\delta$T 细胞的主要生物学功能：（1）借助 TCR$\gamma\delta$ 或 NK 细胞样受体对体内的异常细胞产生细胞毒作用，是皮肤黏膜局部早期抗病毒感染和抗肿瘤的主要效应细胞，杀伤机制与 NK 细胞和 $CD8^+$CTL 相同；（2）活化 $\gamma\delta$T 细胞通过分泌多种细胞因子（如 IL-2、IL-4、IL-5、IL-6、IL-10、IL-17、IFN-γ、TNF-α），介导炎症反应或参与免疫调节。

五、B1 细胞

B1 细胞在个体发育过程中出现较早（胚胎期），其发育与胎肝密切相关，也可由成人骨髓产生。B1 细胞主要分布于胸腔、腹腔和肠壁固有层中，是具有自我更新能力的 $CD5^+$ $mIgM^+$ B 细胞。B1 细胞的 BCR 缺乏多样性，其识别的抗原主要包括某些细菌表面共有的多糖抗原（如细菌 LPS、肺炎球菌荚膜多糖和葡聚糖等）、某些变性的自身抗原（如变性 Ig 和变性单股 DNA）。B1 细胞受多糖抗原刺激 48h 内即可产生 IgM 低亲和力抗体，增殖、分化过程中不发生 Ig 类别转换，无免疫记忆。B1 细胞产生的抗体具有多反应性，对多种细菌和变性自身抗原起作用，并将其清除，在早期抗感染免疫和维持自身稳定中具有重要作用，尤其在腹腔等部位能对微生物感染迅速产生抗体，构成免疫的第一道防线。

六、中性粒细胞（neutrophil）

中性粒细胞来源于骨髓 HSC，在骨髓中分化发育后进入血液和组织器官。中性粒细胞在白细胞中数量最多，占血液白细胞总数的 60%～70%，人的循环系统约有 5×10^{11} 个成熟

的中性粒细胞，其产生速率高达每分钟 1×10^7 个，生命周期短，约为 1～3 天。细胞核为多叶、不规则，也称多核白细胞。胞浆中含两种颗粒，较大的初级颗粒（溶酶体颗粒）内含髓过氧化物酶、酸性磷酸酶和溶菌酶等，较小的次级颗粒内含碱性磷酸酶、溶菌酶、防御素和杀菌渗透增强蛋白等。中性粒细胞是炎症反应中主要的活化细胞，处于机体抵御病原微生物尤其是化脓菌入侵的前线，在固有免疫中起重要作用。

中性粒细胞具有强大的趋化和吞噬功能，在急性损伤或感染后，可根据趋化因子浓度梯度迅速穿越血管内皮细胞进入受损部位，对入侵的病原微生物发挥吞噬杀伤和清除作用。中性粒细胞通过 PRR 与 PAMP 结合，从而被激活，对侵入的病原微生物发挥吞噬作用，形成吞噬体（phagosome）的胞内囊泡，中性粒细胞的胞内颗粒与吞噬体融合，立即释放颗粒内的多种酶到吞噬体，降解吞噬物中的细菌和组织碎片。同时中性粒细胞也能通过脱颗粒过程将颗粒内容物释放到细胞外。如果炎症反应过于强烈，损伤附近的健康细胞将会液化，死亡的宿主细胞、微生物降解的产物以及其他液体大量积累，最终形成脓液。中性粒细胞被认为是重要的固有免疫的重要组成部分，同时间接参与适应性免疫，如中性粒细胞表达与抗体相结合的受体，促进抗体介导的抗原清除。

中性粒细胞还具有奇特的细胞外杀菌机制，活化的中性粒细胞能形成中性粒细胞胞外诱捕网（neutrophil extracellular traps，NET）。NET 由染色质与颗粒性蛋白质构成，该染色质与核内染色质不同，呈松弛的去致密状态，当微生物被 NET 捕获后会分泌高浓度的抗微生物物质，有效降解微生物（包括细菌、真菌、牛艾美耳球虫、利什曼原虫等），具有较好的捕获和杀灭作用。

中性粒细胞表面表达 IgG Fc 受体和补体 C3b 受体，也可通过调理作用促进和增强中性粒细胞的吞噬、杀菌作用。

七、嗜酸性粒细胞（eosinophil）

嗜酸性粒细胞来源于骨髓 HSC，主要分布于骨髓和组织中，外周血中的嗜酸性粒细胞占血液白细胞总数的 1%～3%，在血液中停留时间较短（约 6～8h），进入结缔组织后可存活 8～12d。嗜酸性粒细胞能够被伊红等酸性染料染成微红色。其胞浆内含有粗大的嗜酸性颗粒，颗粒内主要含有碱性蛋白（major basic protein，MBP）、嗜酸性粒细胞阳离子蛋白（eosinophil cationic protein，ECP）、嗜酸性粒细胞过氧化物酶（eosinophil peroxidase，EPO）、芳基硫酸酯酶和组胺酶等。嗜酸性粒细胞具有趋化作用和一定的吞噬杀菌能力，表面还表达 Fc 受体及补体受体，通过受体与抗原-抗体-补体复合物结合，在抗寄生虫免疫中发挥重要作用。此外，嗜酸性粒细胞还通过释放组胺酶和芳基硫酸酯酶等，灭活肥大细胞和嗜碱性粒细胞分泌、释放的活性介质，抑制Ⅰ型超敏反应。

八、嗜碱性粒细胞（basophil）

嗜碱性粒细胞能被苏木精等碱性染料染成深蓝色。嗜碱性粒细胞数量较少，约占血液白细胞总数的 0.2%。嗜碱性粒细胞来源于骨髓 HSC，在成熟的早期需要 IL-3 参与，但分化阶段需要的细胞因子不清楚。嗜碱性粒细胞具有趋化作用，炎症反应中被趋化因子招募到局部炎症组织后可存活 10～15d。嗜碱粒细胞也是参与Ⅰ型超敏反应的重要效应细胞，细胞表面表达高亲和力 IgE Fc 受体（FcεRⅠ），细胞活化后释放多种效应分子（如白三烯、组胺、抗菌肽、IL-4、IL-5、IL-13 和趋化因子等）。

九、肥大细胞（mast cell）

肥大细胞来源于骨髓 HSC，在祖细胞期迁移到外周组织，主要分布于皮肤、呼吸道、胃肠道黏膜下、结缔组织和血管壁周围组织中，定居部位接近血管、神经或腺体，更容易接触入侵的病原微生物。胞质中的颗粒含有过氧化物酶和许多酸性水解酶、组胺、肝素、TNF-α 和其他炎症介质等。肥大细胞的功能与嗜碱性粒细胞相似，均是参与Ⅰ型超敏反应的重要效应细胞。肥大细胞表面有模式识别受体（PRR）、过敏毒素 C3a/C5a 受体和高亲和力 IgE Fc 受体（FcεRⅠ），通过识别受体与相应配体（如 PAMP、过敏毒素 C3a/C5a 和特异性 IgE）结合而被激活或处于致敏状态。在变应原的作用下，可诱导肥大细胞表面 FcεRⅠ受体分子聚集，引发肥大细胞脱颗粒、花生四烯酸类物质释放以及细胞因子和趋化因子表达，引发Ⅰ型超敏反应。活化肥大细胞通过脱颗粒可释放或合成一系列炎性介质（如组胺、白三烯、前列腺素 D2 等）和促炎细胞因子（如 IL-1、IL-4、IL-8 和 TNF-α 等）引发炎症反应，从而在机体抗感染、抗肿瘤和免疫调节中发挥重要作用。

十、红细胞

红细胞除具有携带和运输氧气的功能外，还具有免疫功能，红细胞表面有 C3b 受体，可通过免疫黏附作用促进机体对病原微生物等抗原性异物的吞噬和清除。

红细胞具有很多与免疫有关的物质（如 CR1、CR3、LFA-3、DAF、MCP、SOD 酶等），具有识别、储存、黏附、杀伤抗原、清除免疫复合物等作用，也参与机体的免疫调控，在机体免疫应答中发挥重要作用。红细胞本身还存在完整的自我调控系统，是机体免疫系统的重要组成部分。

（1）识别与清除循环免疫复合物（circulating immunocomplex，CIC）　红细胞可识别、黏附异物。血循环中 95%以上的 C3b 受体存在于红细胞表面，血中红细胞数量为白细胞的 300～400 倍，因此大多数 CIC 首先与红细胞相遇，被红细胞黏附。通过红细胞膜上的 CR1、CR3 受体与免疫复合物中的 C3b、C4b 补体结合，将 CIC 携带到肝、脾等组织由单核/MΦ 清除。

（2）效应细胞样杀伤与吞噬作用　红细胞表面有过氧化物酶、溶酶体酶。在血细胞免疫黏附作用（blood cell immune adhenrence，BCIA）发生后，黏附区域的过氧化物酶活性增强，通过酶的氧化作用直接杀伤病原微生物。此外，在这一杀伤过程中红细胞膜的超氧化物歧化酶（SOD 酶）可消除吞噬过程中产生的大量对吞噬细胞膜有毒的过氧化阴离子，保护吞噬细胞免受破坏，增强吞噬功能。

（3）提呈抗原，并增强 T 细胞功能。红细胞具有双重黏附特性，不仅黏附免疫复合物，也可黏附自身胸腺细胞和 T 细胞，将抗原提呈给 T 细胞，从而增强 T 细胞的免疫功能，更有效清除免疫复合物。

十一、血小板

血小板是存在于人和哺乳动物血液中的有形成分之一，在正常血液中数量相对恒定，100×10^9～300×10^9 个/L。血小板是由骨髓造血组织中的巨核细胞产生，体积小，直径 2～3μm，无细胞核，没有规则形状，寿命为 7～14d，每天约更新总量的 1/10，衰老的血小板大多在脾中被清除。血小板有复杂的结构和组成，血小板内存在两种颗粒：α 颗粒和致密颗粒。α 颗粒内含纤维蛋白原、血小板Ⅳ因子、酸性水解酶及组织蛋白酶 A、D 等。致密颗粒含有 5-羟色胺、ADP、ATP、Ca^{2+}、肾上腺素、抗血纤维蛋白酶、焦磷酸等。血小板的主要功能是凝血和止血，可以修补破损的血管，在止血、伤口愈合、炎症反应、血栓形成及器官移植排斥等生理和病理过程中发挥重要作用。

血小板还参与免疫应答。血小板表达 MHCⅠ类分子、IgG Fc 受体、IgE Fc 受体。红细胞与血小板免疫功能的生理学基础是 BCIA，即指红细胞与血小板表面膜结构中均有 C3b 受体，可识别并与受免疫复合物激活而与之粘连的补体 C3b 或 C4b 结合，从而与抗原-抗体-补体免疫复合物发生特异性免疫黏附。通过 BCIA，机体可清除循环免疫复合物 CIC，有利于疾病恢复，但也可因免疫功能失调而导致病理损伤。血小板能通过其膜表面的 IgE Fc 段受体与其特异性相结合，后者与相关的抗原作用可释放细胞毒性介质，杀伤寄生虫。

第三节　抗原提呈细胞

抗原提呈细胞（antigen presenting cell，APC）又称辅佐细胞，是指能够摄取、加工、处理抗原并将抗原信息以抗原肽-MHC 分子复合物（pMHC）的形式提呈给 T 细胞的一类免疫细胞，在适应性免疫应答中发挥重要作用。

体内所有有核细胞均具有把抗原肽提呈给 T 细胞的能力，但不同细胞表达的 MHC 分子的类型（MHCⅠ、MHCⅡ）不同。习惯上将以抗原肽-MHCⅠ类分子复合物形式提呈给 $CD8^+$ T 细胞的有核细胞称为靶细胞（如肿瘤细胞、病毒感染细胞等），属广义 APC；而将以抗原肽-MHCⅡ类分子复合物形式提呈给 $CD4^+$ T 细胞的有核细胞称为 APC。

根据 APC 细胞的功能差异，APC 细胞分为专职 APC 和非专职 APC。专职 APC 组成性表达 MHCⅡ分子和 T 细胞活化所需的共刺激分子、黏附分子，能够直接摄取、加工外源性抗原，并以 MHCⅡ-抗原肽复合物的形式将抗原肽提呈给 $CD4^+$ T 细胞，主要包括 MΦ、DC 和 B 细胞，各种 APC 细胞摄取抗原的能力有差别。非专职 APC 一般情况下不表达或低表达 MHCⅡ类分子，但在炎症或某些细胞因子作用下，可被诱导表达 MHCⅡ类分子、共刺激分子、黏附分子，能加工和提呈抗原。但非专职 APC 加工、提呈抗原的能力比专职 APC 弱。非专职 APC 细胞包括内皮细胞、成纤维细胞、上皮细胞、间质细胞及活化的 T 细胞等，通常与炎症、自身免疫病的发生有关。

前面已介绍过专职 APC 中的 MΦ 和 B 细胞，本节只介绍树突状细胞（dendritic cell，DC）。

DC 是美国 Steinman 于 1973 年发现的。因其形状不规则，成熟时具有许多树突状突起而得名。DC 是目前所知功能最强大的 APC，能高效识别、摄取和加工外源性抗原。DC 广泛分布于全身组织和脏器，但数量较少，仅占人外周血单个核细胞的 1%，寿命短暂。未成熟 DC 具有较强的迁移能力，成熟 DC 能有效地将抗原肽提呈给初始 T 细胞，诱导 T 细胞活化增殖，DC 被认为是目前唯一能够有效活化初始 T 细胞的 APC，不仅参与固有免疫应答，还在固有免疫及适应性免疫之间起连接作用，处于启动、调控及维持免疫应答的中心环节。分布不同组织的 DC 有不同的名称，如表皮和胃肠上皮组织的朗格汉斯细胞（Langerhans cell，LC），心脏、肺脏、肝脏等器官和结缔组织的间质树突状细胞（interstitial DC），胸腺的并指树突状细胞（interdigitating cell，IDC），外周免疫器官的滤泡树突状细胞（follicular dendritic cell，FDC）等。其中，朗格汉斯细胞和间质 DC 为未成熟 DC，受抗原或炎性介质刺激后，可分化、发育为成熟 DC。

(一) DC 的发育

DC 来源于 HSC，有两条途径：(1) 髓样干细胞在 GM-CSF 的刺激下分化为 DC，称为髓样 DC（myeloid dendritic cells，MDC），也称 DCl，与单核细胞和粒细胞有共同的前体细胞，包括朗格汉斯细胞、真皮 DC 及单核细胞衍生的 DC 等；(2) 来源于淋巴样干细胞，称为淋巴样 DC（Lymophoid dendritic cells，LDC）或浆细胞样 DC（plasmacytoid dendritic cells，pDC），即 DC2，与 T、NK 细胞有共同的前体细胞。DC 的数量不足外周血单核细胞的 1%，但表面具有丰富的抗原提呈分子（MHCⅠ和 MHCⅡ）、共刺激因子（CD80/B7-1、CD86/B7-2、CD40、CD40L 等）和黏附因子（ICAM-1、ICAM-2、ICAM-3、LFA-1、LFA-3 等），是功能强大的专职 APC。DC 自身具有免疫刺激能力，是目前发现的唯一能激活未致敏的初始 T 细胞的 APC。

(二) DC 的分类

DC 主要分为经典 DC（conventional DC，cDC）以及浆细胞样 DC（pDC）。cDC 主要参与免疫应答的诱导和启动，根据其成熟状态分为成熟 DC 及未成熟 DC，在不同组织中有不同的名称。有些 DC 能负调控免疫应答、维持免疫耐受，被称为调节性 DC（regulatory DC，rDC）。pDC 也能加工提呈抗原，活化后产生大量Ⅰ型干扰素，在抗病毒固有免疫应答及自身免疫病中发挥重要作用；另一类 DC 为滤泡树突状细胞（follicular DC，FDC），对 B 细胞活化具有重要作用，擅长将抗原捕获在其细胞膜表面，与 BCR 结合，FDC 在发生 B 细胞活化的二级淋巴器官中大量存在。

(三) DC 的功能

1. 识别、摄取和加工抗原

DC 表达多种 PRR，如 TLR、甘露糖受体等，因此 DC 能够识别多种病原微生物、抗原抗体复合物，摄取、加工、处理抗原并将抗原肽提呈。

2. 抗原提呈

DC 是专职 APC，抗原提呈是 DC 细胞的主要功能。抗原经 DC 识别、摄取及加工后，抗原肽与 MHCⅡ类分子以复合物的形式表达于细胞膜上，提呈给 $CD4^+$ 初始 T 细胞作为活化刺激启动信号（第一信号），启动适应性免疫应答。成熟 DC 还高表达 CD80、CD86 及 CD40 等共刺激分子，为 T 细胞活化提供第二信号。同时 DC 还表达大量的细胞因子（如 IL-6、IL-2 等），在 T 细胞活化、增殖以及分化过程中起重要作用。DC 也能将抗原肽与 MHCⅠ类分子以复合物的形式提呈给 $CD8^+$ T 细胞，并使其活化。DC 还能通过诱导 Ig 类别转换和释放某些可溶性因子等方式促进 B 细胞增殖和活化。

未成熟 DC 高表达 IgG Fc 受体、C3b 受体、甘露糖受体和某些 TLR，低表达 MHCⅠ/Ⅱ类分子，摄取、加工处理抗原能力强，但提呈抗原激发免疫应答能力弱；成熟 DC 表面标志为 CD1a、CD11c 和 CD83，高表达 MHCⅠ/Ⅱ类分子和共刺激分子（如 B7 和 ICAM），摄取、加工处理抗原能力弱，而提呈抗原、启动免疫应答能力强。DC 是唯一能诱导初始 T 细胞活化的 APC，是适应性免疫应答的始动者。外周免疫器官中滤泡 DC（FDC）与其他 DC 不同，表达 FcγR 和 C3dR/C3bR，可分别与抗原-抗体复合物或抗原-C3d/C3b 复合物结合，但不发生内吞，从而将抗原长期滞留于细胞表面供 B 细胞识别，进而激发体液免疫应答，并维持免疫记忆。

3. 免疫调节功能

DC 具有多种免疫调节作用，能通过分泌多种细胞因子和趋化因子，调节其他免疫细胞的发育和功能，影响适应性免疫应答的类型，并参与T细胞免疫耐受的形成。如髓样DC可表达TLR2、4、5，在病原微生物等抗原刺激下，分泌以IL-12和IL-2为主的细胞因子，诱导或促进Th0细胞分化为Th1细胞，引发和增强细胞免疫应答；浆细胞样DC可表达TLR7、8、9，在病毒感染刺激下，能产生以IFN-α和IL-6为主的细胞因子，发挥抗病毒作用；在IL-3和CD40L联合刺激下，可分泌以IL-4和IL-5为主的Th2型细胞因子，诱导或促进Th0细胞分化为Th2细胞，辅助B细胞产生体液免疫应答。DC可以活化TGF-β，在调节性T细胞的发育过程中具有重要作用。

4. 免疫耐受的诱导与维持

非成熟DC可诱导T细胞形成外周免疫耐受，胸腺DC在胸腺内对未成熟T细胞进行阴性选择，通过清除自身反应性T细胞克隆，诱导中枢免疫耐受。

第三章 免疫分子

免疫分子种类众多，分为分泌型免疫分子和膜结合型免疫分子两大类。分泌型免疫分子包括抗原、抗体、补体、细胞因子、趋化因子、可溶性黏附分子等，膜结合型免疫分子包括T细胞抗原受体（TCR）、B细胞抗原受体（BCR）、主要组织相容性复合体（MHC）、分化抗原（CD）、膜型黏附分子、细胞因子受体、模式识别受体（PRR）、补体受体等。

第一节 抗原

抗原（antigen，Ag）指能被免疫细胞识别并结合，激活免疫细胞并使之增殖、分化、产生免疫应答产物（致敏淋巴细胞或抗体），并能与免疫应答产物特异性结合的生物大分子物质。抗原以蛋白质为主，还包括多糖、脂类、核酸及小分子化合物等。抗原以自然界的外源物质为主，自身物质也可成为抗原。

一、抗原的基本特性

抗原具备免疫原性、抗原性、异物性、特异性等特性。

1. 免疫原性（immunogenicity）

免疫原性指抗原能够与TCR、BCR结合，刺激T、B细胞增殖、分化、产生免疫应答产物（致敏淋巴细胞或抗体）的能力。

2. 抗原性（antigenicity）

抗原性又称免疫反应性（immunoreactivity），是指抗原与其诱导产生的免疫应答物质（致敏淋巴细胞或抗体）特异性结合的能力。

同时具有免疫原性和抗原性的物质称为完全抗原（complete antigen）。具备免疫原性的物质通常具备抗原性，但具备抗原性的物质不一定都具备免疫原性。如青霉素等小分子物质具有抗原性，但不具备免疫原性，不能诱导免疫应答。仅具有抗原性的物质称为半抗原（hapten）或不完全抗原（incomplete antigen）。半抗原与大分子蛋白质或非抗原性的多聚赖氨酸等载体偶联或结合后，成为完全抗原，获得免疫原性，能诱导免疫应答发生。结构复杂的蛋白质分子多为完全抗原，简单小分子化合物（如某些多糖、脂类和药物）属于半抗原。

3. 异物性

异物性是某种物质成为抗原的重要条件，通常只有被机体识别为“非己”的物质才能引发免疫系统对其产生免疫应答。抗原进入机体后，引发免疫应答的强弱取决于其异物程度。抗原与宿主的亲缘关系越远，异物性越强，免疫原性就越强；反之，亲缘关系越近，异物性越弱，免疫原性越弱。如牛血清白蛋白（bovine serum albumin，BSA）对牛不具有免疫原性，但对兔、鸡具有强免疫原性，BSA 对鸡的免疫原性强于兔。当然也存在例外，如一些在进化过程中高度保守的大分子物质（如胶原蛋白、细胞色素 c），在跨物种免疫时表现出较弱的免疫原性。同一物种的不同个体之间仍存在异物性，如不同人的器官移植物具有很强的免疫原性。

自身组织成分发生改变时，也可被机体视为异物而成为自身抗原。如一些原本隔离于免疫系统外的自身物质（如精子、脑组织、眼晶状体蛋白等），在胚胎期未与免疫细胞接触过，因外伤等特殊情况溢出而接触免疫系统时，会被免疫细胞识别为异物。

4. 特异性

特异性是指抗原诱导机体产生适应性免疫应答及其与免疫应答产物（效应 T 细胞或抗体）发生反应具有高度专一性。

抗原特异性表现在以下两个方面：(1) 免疫原性的特异性，即某一特定抗原只能与具有相应 BCR 或 TCR 的 B、T 细胞特异性结合，诱导产生特异性抗体或效应性 T 细胞；(2) 反应原性的特异性，抗原只能与相应的特异性抗体或效应性 T 细胞特异性结合并产生免疫效应，如接种流感疫苗（抗原）只能诱导产生针对流感病毒的特异性抗体，这种抗体只能与流感病毒结合，不能与 SARS 病毒或其他类型的抗原结合。

抗原特异性是免疫学诊断与防治的理论基础，决定抗原特异性的分子基础是抗原表位。

二、抗原表位

抗原表位（epitope）又称抗原决定簇（antigenic determinant），是指抗原分子中决定抗原特异性的特殊化学基团，通常由 5～15 个氨基酸残基或 5～7 个多糖残基或核苷酸组成，是抗原与 TCR 或 BCR、抗体结合的基本结构单位，具有高度特异性。

抗原分子中能与 BCR、TCR 或抗体分子结合的抗原表位的数目称为抗原结合价（antigenic valence）。天然蛋白质抗原通常为多价抗原，含多种、多个抗原表位，诱导机体产生多克隆抗体。半抗原只有一个抗原表位，仅能与 TCR/BCR 或抗体的一个部位结合。

（一）抗原表位的分类

1. 根据氨基酸残基的空间结构特点，抗原表位分为线性表位（linear epitope）和构象表位（conformational epitope）（见图 3-1）。

（1）线性表位　指一段连续的线性排列的氨基酸残基组成的短肽，又称顺序表位（sequential epitope）。线性表位多位于抗原分子内部，经抗原提呈细胞（antigen presenting cell，APC）加工处理后与 MHC 分子结合为抗原肽-MHC 分子复合物，并表达于 APC 表面，供 T 细胞识别。T 细胞通过 TCR 识别的抗原表位均为线性表位。B 细胞也能识别线性表位，但仅限于抗原分子表面的线性表位，而非存在于抗原分子内部。

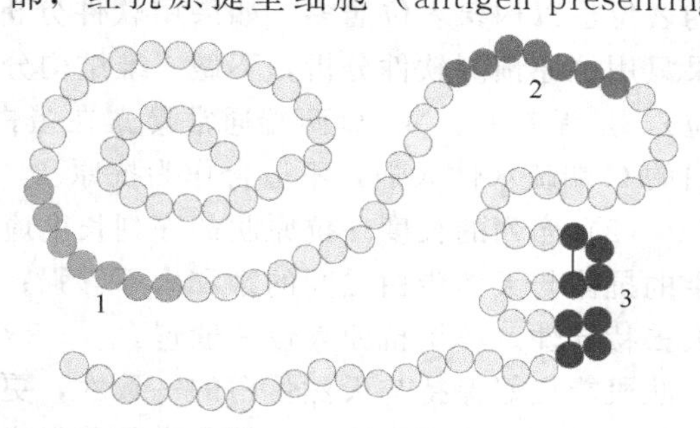

图 3-1　抗原表位示意图

（1、2 指线性表位，3 指构象表位）

（2）构象表位　指序列不连续的但在空间上彼此接近形成特定构象的多肽、多糖残基或核苷酸链。构象表位常位于抗原分子表面，供 B 细胞识别。

2. 根据被识别的淋巴细胞种类不同，抗原表位分为 T 细胞表位和 B 细胞表位。

（1）T 细胞表位　T 细胞仅识别由 APC 加工后与 MHC 分子结合为复合物并表达于 APC 表面的线性表位，该类表位称为 T 细胞表位。

（2）B 细胞表位　BCR 或 B 细胞分泌的特异性抗体识别的抗原表位统称为 B 细胞表位，既可以是线性表位，也可以是构象表位。位于抗原分子表面的抗原表位多为构象表位，少数为顺序表位，无需 APC 加工、处理、提呈，可直接激活 B 细胞。

天然抗原一般同时含有 T 细胞表位和 B 细胞表位。

（二）共同抗原表位和交叉反应

天然抗原一般含多个抗原表位，不同抗原间可能具有相同或相似的抗原表位，称为共同抗原表位（common epitope）。由于共同抗原表位的存在，某些抗原诱生的特异性抗体不仅可与自身抗原表位特异性结合，还可与其他带有相同或相似的抗原表位的抗原结合，这种现象称为交叉反应（cross-reaction）。带共同抗原表位的不同抗原称为交叉抗原（cross antigen）。不同物种间的交叉抗原称为异嗜性抗原（heterophil antigen），如链球菌含有人类心肌抗原的交叉抗原，机体感染链球菌诱生的免疫效应产物可攻击心肌，从而导致风湿性心脏病的发生。

（三）抗原表位的预测及抗原肽的设计、合成

1. 蛋白质抗原表位的预测

目前蛋白质抗原表位预测方法有两类：一是基于蛋白质高级结构预测，像β-转角、膜蛋白跨膜区等；一是基于氨基酸的统计学倾向性，如亲水性（hydrophilicity）、弹性（flexibility）、表面可接触性（surface accessibility）、抗原倾向性（antigenic propensity）等。

抗原表位常用在线预测分析软件有 BIMAS、Epipredict、Epiplot、NetChop、Predict、Propred、MHCPEP、MHCpred、BciPep、FIMM、Fragpredict、HIV-MID、Jenpep、PAProC、PREDEP、SDAP、SYFPEITHI、PREDITOP、ADEPT、PEOPLE、DOMIGA、UWGCG、ANTHEPROT、AMPHI、Tepitope、TSites、EpiMer、EpiMatrix、BepiPred 等。把氨基酸序列输入进去，就预测出抗原表位。不同算法预测的结果不同，需结合实际应用进行选择。目前软件只能分析线性表位，不能分析构象表位。T 细胞表位的分析软件较多，B 细胞表位预测的准确性较差。

2. 抗原肽设计原则

（1）抗原肽尽可能位于蛋白表面　在抗原表位中构象表位占 90%～95%，且高亲和力的表位也以构象表位居多。如果用软件分析线性表位，就丧失了 90%～95%的可能性。如果只用抗原预测软件分析，不做三维结构分析，抗原表位有可能处于抗原的内部（非暴露部位），是无效的。N、C 两端通常暴露在蛋白表面，两端的肽段比中间的肽段更好，但膜蛋白的 C 端疏水性太强，不适合作为抗原。

（2）序列的长度　抗原肽的序列长度应在 8～20 个氨基酸残基之间。如果序列太短，产生的抗体与天然蛋白之间的亲和力不够强；如果序列长度超过 20 氨基酸残基，产生的抗体失去特异性。单个抗原表位一般包含 5～8 个氨基酸，一般的多肽包含 1 个或更多抗原表位。长肽段能更好保持与天然蛋白的一致性，更容易产生抗体。但多肽通常采用化学方法合成，肽链越长，合成难度增大，越不容易获得高纯度的产品。

（3）识别区域的选择　抗原识别区域应具备亲水、位于蛋白表面和结构上易变形性等特点。因为在大多数的天然环境中，亲水区域倾向于集中在蛋白表面，而疏水区域常常被包裹

在蛋白内部。选择亲水区的多肽，尽量少选择带有疏水性氨基酸（如亮氨酸、色氨酸、异亮氨酸、缬氨酸、苯丙氨酸）的多肽。谷氨酰胺易与肽链形成氢键而导致不可溶，要避免含多个谷氨酸的多肽。

避免蛋白内部重复或接近重复段的序列。大多数抗体是针对连续识别区域的，抗体能与这类区域以高亲和力相结合表明这段序列不在蛋白内部。

脯氨酸（Proline，Pro）的存在能使多肽形成与天然蛋白相似的自然结构，增强多肽的免疫原性。序列中有 1～2 个 Pro 可使肽链结构相对稳定，对产生抗体有益。

避免同源性太强的肽段，保证肽段序列不形成 α-螺旋，跨膜区要去掉。

（4）确定抗体的用途　蛋白的构象影响抗体与其识别区域之间的相互作用，如果在折叠的蛋白中，该识别区域被藏在蛋白的内部，抗体将无法接触到该区域。如果抗体用于识别目标蛋白翻译后的修饰区域（如磷酸化、糖基化位点），那么多肽需要在两端稍作延伸。如果抗体用于识别翻译修饰前的蛋白，那么相应的位点需要去除掉。

（5）多肽纯度影响抗体生产的免疫应答反应　纯度越高，适应性免疫应答越强。

（6）将载体蛋白加在远离抗体识别区域的 C 端，交联对产生抗体影响小。半胱氨酸（Cysteine Cys）有利于将多肽偶联到载体蛋白上，所以应保留 N 端或 C 端的 Cys。当多肽缺少 Cys 时，交联时首选在 N 或 C 端加上 Cys。同时要避免两个或更多 Cys，否则会造成多肽链之间形成二硫键，导致不溶和结构变化。

三、影响抗原免疫原性的因素

1. 抗原自身因素

（1）化学性质　抗原多为大分子有机物，无机物没有免疫原性。蛋白质、糖蛋白、脂蛋白的免疫原性强，多糖、LPS 有一定的免疫原性，脂质、核酸通常无免疫原性。某些情况下，肿瘤细胞凋亡后，释放的核酸、组蛋白因发生化学修饰或构象变化而具有免疫原性，成为自身抗原。

（2）分子量　一般情况下，相对分子质量越大，结构越复杂，抗原的免疫原性越强。通常分子量大于 100kDa 的抗原为强抗原，小于 10kDa 的抗原为弱抗原。但分子量大小并非决定免疫原性的绝对因素。

（3）化学组成与结构　物质的化学组成及结构的复杂性对免疫原性非常重要。如明胶的分子量高达 100kDa，但由直链氨基酸组成，缺乏含苯环的氨基酸，免疫原性较弱。如果在明胶分子上偶联少量酪氨酸，则能显著增强其免疫原性。胰岛素分子量仅为 5.7kDa，但含芳香族氨基酸，免疫原性反而较强。通常大分子物质的化学组成异质性越强，免疫原性越强。

（4）分子构象（conformation）和易接近性（accessibility）　抗原分子中的一些特殊化学基团的三维结构（即抗原表位）决定了抗原分子与相应 TCR 或 BCR 结合，是启动免疫应答的物质基础。这些特殊基团的空间构象影响免疫原性。某些抗原分子在天然状态下可诱生特异性抗体，但一旦抗原分子的构象发生改变，使表面特殊化学基团隐藏在内部或难以被抗体接近时，免疫原性就会显著减弱甚至消失。如图 3-2 所示，抗原分子中抗原表位的性质、数量、位置、空间构象均可影响抗原的免疫原性。

易接近性是指抗原表位在空间上被 TCR 或 BCR 接近的程度。

（5）物理状态　化学性质相同的抗原可能因物理状态不同而表现出不同的免疫原性。一般情况下，多聚体的免疫原性比其单体强，颗粒性抗原的免疫原性比可溶性抗原强，因此为增强物质的免疫原性，常将其吸附在某些颗粒物表面或将其组装成颗粒性物质。

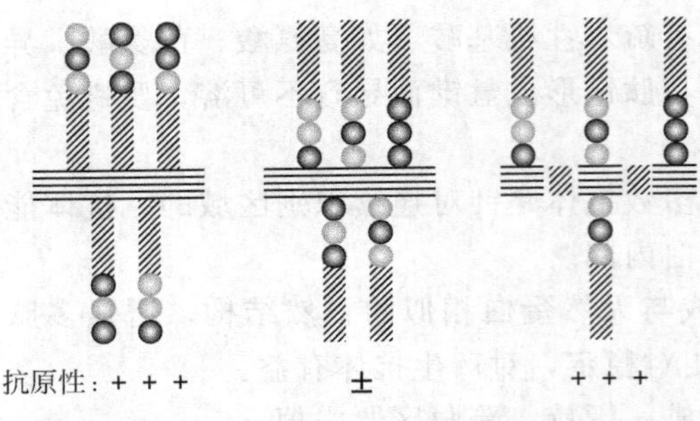

图 3-2　抗原氨基酸残基的位置和间距对免疫原性的影响

2. 宿主因素

（1）遗传因素　不同物种对同一抗原刺激产生的免疫应答能力存在很大差别，同一种属的不同个体对同一抗原的免疫应答能力存在差异。

机体对抗原的免疫应答能力受多种基因控制，如主要组织相容性复合体（MHC）基因、与 TCR/BCR 合成相关的基因及其他免疫调控基因。MHC 基因多态性及其他免疫相关基因的差异，导致个体对同一抗原是否应答及应答程度不同。

（2）年龄、性别与健康状态　青壮年通常比幼年和老年对抗原表现出更强的免疫应答，新生个体对细菌多糖类抗原不产生免疫应答而容易引起细菌感染，雌性比雄性具有更强的诱生抗体的能力，感染或免疫抑制剂等能显著干扰和抑制机体对抗原的免疫应答。

3. 免疫方式

接种剂量、途径、次数、频率、是否应用免疫佐剂及佐剂类型等因素均影响机体对抗原的免疫应答能力。抗原剂量应适中，剂量过低和过高均可诱导产生免疫耐受。同一种抗原经不同途径进入机体，产生的免疫应答的程度不同，皮内和皮下免疫容易诱导免疫应答，肌肉注射次之，而腹腔和静脉注射效果较差，口服则易诱导免疫耐受。间隔适当时间免疫可诱导较好免疫应答效果，免疫过频或间隔时间过久均不利于获得较好的免疫效果。使用合适的免疫佐剂可提高免疫应答效果，弗氏佐剂可诱导 IgG 类抗体的产生，明矾佐剂则易诱导 IgE 类抗体的产生。

四、抗原的种类

（一）根据抗原诱生抗体时是否需要 Th 细胞辅助分类

（1）胸腺依赖性抗原（thymus dependent antigen，TD-Ag）　该类抗原同时具有 T 细胞表位和 B 细胞表位，刺激 B 细胞产生抗体时，必须依赖 Th 细胞的辅助，又称 T 细胞依赖性抗原。大多数抗原都是 TD-Ag，如病原微生物、大分子化合物、血清蛋白等。先天性胸腺缺陷和后天性 T 细胞功能缺陷时，TD-Ag 诱导产生抗体的能力明显低下。

（2）非胸腺依赖性抗原（thymus independent antigen，TI-Ag）　该类抗原刺激 B 细胞产生抗体时无需 Th 细胞的辅助，又称 T 细胞非依赖性抗原。TI-Ag 分为 TI-1 和 TI-2 抗原。TI-1 抗原既含抗原表位，又具有丝裂原性质，可特异性或非特异性刺激相应 B1 细胞产生免疫应答，如细菌 LPS 等；TI-2 抗原含多个重复 B 细胞表位，可刺激相应 B1 细胞产生免疫应答，如肺炎球菌荚膜多糖、聚合鞭毛素等。婴儿和新生动物 B 细胞发育不成熟，对 TI-2 抗原不应答或低应答。

（二）根据抗原与机体的亲缘关系分类

（1）异种抗原（xenogenic antigen）　是指来自其他物种的抗原，如病原微生物及其产物（如外毒素）、植物蛋白、治疗用动物抗血清（抗体）等，对人类而言都是异种抗原。

（2）同种异型抗原（allogenic antigen）　指同一种属不同个体间所具有的抗原，又称同种抗原或同种异体抗原，主要包括血型（红细胞）抗原、MHC、人白细胞抗原（HLA）。

（3）自身抗原（autoantigen） 是指能够诱导机体发生自身免疫应答或引发自身免疫性疾病的自身组织成分，主要包括隐蔽或改变/修饰的自身抗原。正常情况下，体内的免疫系统与自身组织成分相对隔绝，不会对其产生免疫应答，即自身耐受。但在外伤、感染、理化因素等影响下，免疫隔离抗原会释放，进入血液或淋巴液，或者自身组织细胞抗原发生改变或修饰，诱导机体产生自身免疫应答或引发自身免疫性疾病。

（4）异嗜性抗原（heterophilic antigen） 是指一类与种属无关，存在于人、动物、植物及微生物等不同种属之间的共同抗原。该类抗原由 Forssman 发现，又称 Forssman 抗原。如 A 族溶血性链球菌的细胞膜与人肾小球基底膜及心肌组织具有共同抗原，A 族溶血性链球菌感染产生的抗体能与人肾脏及心肌组织中的共同抗原发生交叉反应，引发肾小球肾炎或心肌炎。

（三）根据 APC 内抗原的来源分类

（1）内源性抗原（endogenous antigen） 是指在 APC 内新合成的抗原，如病毒感染细胞合成的病毒蛋白、肿瘤细胞内合成的肿瘤抗原等。该类抗原在胞质内被加工处理为抗原肽，并与 MHCⅠ类分子结合成复合物，提呈在 APC 表面被 $CD8^+$ T 细胞的 TCR 所识别。

（2）外源性抗原（exogenous antigen） 是通过胞吞、胞饮和受体介导内吞等方式被 APC 摄取的外来抗原。该类抗原在内体溶酶体中被降解为抗原肽，并与 MHCⅡ类分子结合为复合物，提呈在 APC 表面被 $CD4^+$ T 细胞的 TCR 所识别。

五、非特异性免疫刺激剂

除了通过 TCR 或 BCR 特异性激活 T 或 B 细胞应答的抗原，某些物质可通过非特异性刺激 T、B 细胞应答，称为免疫刺激剂。免疫刺激剂包括超抗原、佐剂和丝裂原等。

（一）超抗原（superantigen，SAg）

普通抗原激活 T 细胞前必须被 APC 降解为抗原肽，抗原肽与 MHC 分子结合为复合物，才能与 TCR 特异性结合，启动适应性免疫应答。普通抗原激活淋巴细胞所需的剂量相对较大，激活淋巴细胞的数量有限（约为淋巴细胞总数的万分之一至百万分之一）。

某些抗原不受 MHC 限制，无抗原特异性，只需极低浓度（1～10 ng/mL）即可激活机体 2%～20%的淋巴细胞克隆，产生强烈的免疫应答，该类抗原被称为超抗原。超抗原主要是细菌外毒素和某些病毒蛋白产物。超抗原无需 APC 加工处理，能以完整蛋白的形式激活淋巴细胞。超抗原的部分结构域能直接与 APC 表面的 MHCⅡ类分子及 TCR 结合。超抗原活化 T 细胞需 MHC 分子协助，但不受 MHC 限制。SAg 分外源性和内源性两类，外源性如金黄色葡萄球菌肠毒素 A～E、链球菌致热外毒素，内源性如小鼠乳腺肿瘤病毒蛋白。

（二）丝裂原（mitogen）

又称有丝分裂原，能非特异性刺激 T、B 细胞发生有丝分裂。丝裂原通常来自植物种子的糖蛋白和某些细菌的代谢产物，如植物血凝素（PHA）、美洲商陆丝裂原（PWM）、刀豆蛋白 A（Con A）、细菌脂多糖（LPS）、葡萄球菌蛋白 A（SPA）等。丝裂原通过与 T、B 细胞表面相应的丝裂原受体结合，刺激淋巴母细胞进行有丝分裂，从而激活某一类淋巴细胞的所有克隆。

（三）佐剂（adjuvant）

佐剂是指先于抗原或与抗原同时注入机体后，能增强机体对抗原的免疫应答能力或改变免疫应答类型的非特异性免疫增强物质。佐剂作为非特异性免疫增强剂，被广泛用于预防接种、抗血清制备以及抗肿瘤和抗感染的辅助治疗。

1. 佐剂的种类

(1) 生物性佐剂　如卡介苗、短小棒状杆菌、LPS、细胞因子等。

(2) 无机化合物佐剂　如氢氧化铝、明矾等。

(3) 人工合成物佐剂　如 CpG，多聚肌酐酸-胞苷酸。

(4) 油剂　如矿物油、植物油、弗氏佐剂（弗氏完全佐剂和弗氏不完全佐剂）。

(5) 脂质体　如免疫刺激复合物（ISCOMs）等。

2. 佐剂的作用机制

(1) 改变抗原物理性状，延缓抗原降解，延长抗原在体内储留时间。

(2) 刺激 APC，增强加工和提呈抗原能力。

(3) 刺激淋巴细胞增殖分化，增强和扩大免疫应答能力。

不同佐剂的作用效果和作用机制不同。

第二节　抗体

抗体（Antibody，Ab）是 B 细胞受抗原刺激后增殖、分化为浆细胞产生的并能与相应抗原特异性结合的 Y 形糖蛋白，是介导体液免疫应答的重要效应分子，仅存在于脊椎动物的血液、体液、黏液中。

血清蛋白利用电泳法分为白蛋白、α1、α2、β、γ 球蛋白等组分，具有抗体活性的成分主要为 γ 球蛋白，因此过去又把抗体称为 γ 球蛋白，后来发现抗体并不都属于 γ 球蛋白，γ 球蛋白也不一定都具有抗体活性，因此 WHO 于 1968 年召开专门会议，将具有抗体活性或化学结构与抗体相似的球蛋白统称为免疫球蛋白（Immunoglobulin，Ig）。Ig 强调的是结构，而抗体强调的是生物学功能。所有抗体都是 Ig，但并非所有 Ig 都是抗体。

Ig 有两种存在形式：(1) 分泌型 Ig（secreted Ig，sIg），即通常所说的抗体，主要存在于体液中，具有多种生物学功能；(2) 膜型 Ig（membrane Ig，mIg），表达于 B 细胞表面，构成 BCR，特异性识别并结合抗原，活化 B 细胞，启动体液免疫应答。

一、抗体的基本结构

X 射线晶体衍射解析发现，Ig 分子的单体是由 4 条蛋白质多肽链组成的 Y 型对称结构，包括 2 条相同的相对分子量较大的重链（H 链）和 2 条相同的相对分子量较小的轻链（L 链）组成，轻链与重链、重链与重链之间由二硫键连接，4 条肽链结构为 Ig 分子的单体形式，是构成 Ig 分子的基本结构。抗体单体中四条肽链两端游离氨基或羧基的方向是一致的，分别命名为氨基端（N 端）和羧基端（C 端）。抗体的结构示意图见图 3-3。

(一) 轻链和重链

(1) 轻链（light chain，L）　约由 210 个氨基酸残基组成，通常不含碳水化合物，分子量约为 24kDa。每条 L 链含有两个由链内二硫键组成的环肽。L 链有两种型：κ、λ，两型的功能没有差别。L 链的型决定了抗体的型别（type）。不同物种的 Ig 的 L 链的两型比例不同，人、小鼠的血清中 Ig 的 κ∶λ 分别为 2∶1 和 20∶1。同一个天然 Ig 分子上 L 链的型总

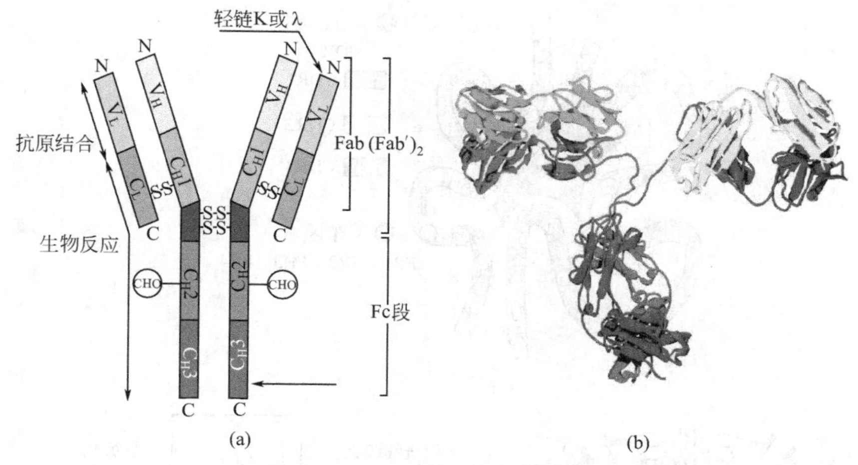

图 3-3 抗体的基本结构示意图（a）和晶体结构解析图（b）

是相同的。

（2）重链（heavy chain，H 链） 大小约为轻链的 2 倍，含 450～550 个氨基酸残基，分子量为 55～75kDa。每条 H 链含有 4～5 个链内二硫键组成的环肽。不同 Ig 的 H 链的氨基酸的组成种类和数量、排列顺序、二硫键的数目和位置不同，因而抗原性不同。根据抗原性的差异将 H 链分为 5 种：μ 链、γ 链、α 链、δ 链和 ε 链。γ、α 和 δ 链含有 4 个环肽，μ 和 ε 链含有 5 个环肽。H 链的抗原性决定了 Ig 的类（class）或同种型（isotype）。不同 H 链与不同 L 链组成完整 Ig 分子的类或同种型，分别称为 IgM、IgG、IgA、IgD 和 IgE。

（二）可变区和恒定区

Ig 的 H 或 L 链的氨基端（N 端）的氨基酸序列变化很大，该区称为可变区；而羧基端（C 端）氨基酸序列相对恒定，变化很小，该区称为恒定区。

（1）可变区（variable region，V 区） 指位于 L 链靠近 N 端的 1/2（含 108～111 个氨基酸残基）和 H 链靠近 N 端的 1/5 或 1/4（约含 118 个氨基酸残基）的区域，L 链和 H 链的 V 区分别称为 V_L 和 V_H。每个 V 区中均含有一个由链内二硫键连接形成的肽环，每个肽环含 67～75 个氨基酸残基。V 区中氨基酸的种类、排列顺序千变万化，可形成多种特异性不同的抗体。

在 V_L 和 V_H 中某些局部区域的氨基酸组成和排列顺序高度变化，该区域称为高变区（hypervariable region，HVR）。HVR 位于分子表面，由 2～17 个氨基酸残基构成，HVR 氨基酸序列决定了抗体的特异性。HVR 有 3 个，分别位于第 24～34、50～65、95～102 位氨基酸残基，分别称为 HVR1、HVR2 和 HVR3。HVR 是抗体与抗原结合的位置，又称互补决定区（complementarity determining region，CDR）。HVR1、HVR2、HVR3 又称为 CDR1、CDR2、CDR3，其中 CDR3 的高变程度最高。V_L 和 V_H 的 3 个 CDR 共同组成 Ig 的抗原结合部位（antigen-binding site，ABS），识别及结合抗原，并决定抗体识别的特异性。HVR 是 Ig 独特型决定簇（idiotypic determinants）主要存在的部位。多数情况下 H 链在与抗原结合中起更重要作用。V 区中非 HVR 部位称为骨架区（framework region，FR），FR 有 4 个，分别称为 FR1、FR2、FR3、FR4，如图 3-4 所示。

（2）恒定区（constant region，C 区） 分别位于 L 链靠近羧基端的 1/2（约含 105 个氨基酸残基）和 H 链靠近 C 端的 3/4 或 4/5 区域（约从 119 位氨基酸残基至羧基末端），分

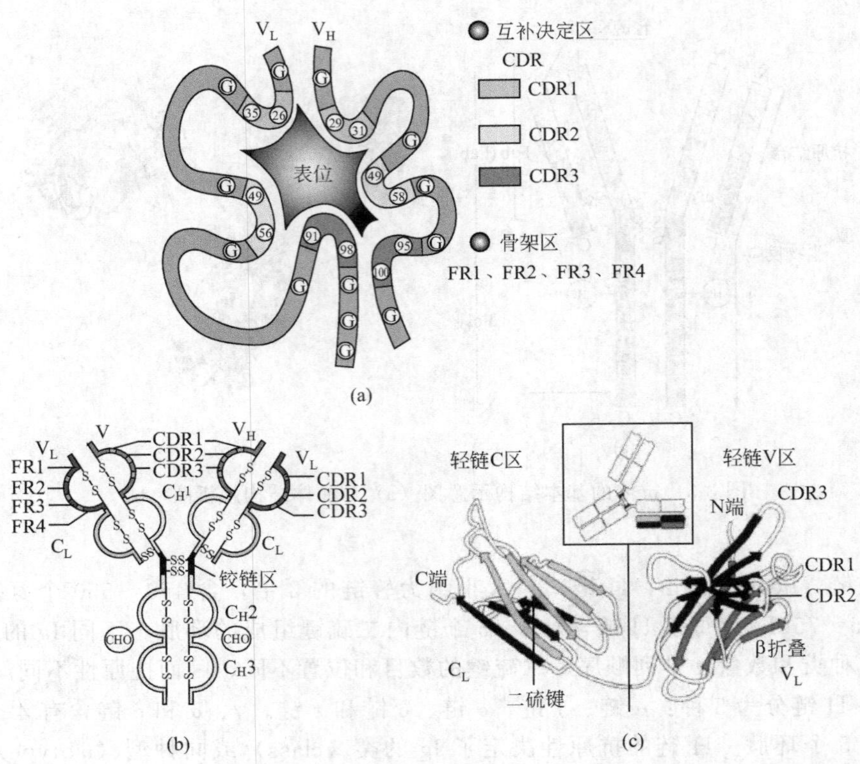

图 3-4 抗体的抗原结合位点

别称为 L 链 C 区（C_L）和 H 链 C 区（C_H）。H 链每个 C 区约含 110 个氨基酸残基，含有 1 个由二硫键连接的 50～60 个氨基酸残基组成的肽环。同一物种的 Ig 同型 L 链和同类 H 链中的 C 区的氨基酸组成、排列都比较恒定，即不同抗体分子的 C 区都具有相同或几乎相同的氨基酸序列。如人抗乙肝病毒 IgG 与人抗狂犬病毒 IgG 的 V 区不同，只能与相应的抗原特异性结合；但其 C 区相同，具有相同的抗原性，应用马抗人 IgG 抗体均能与这两种抗体（IgG）发生结合反应。抗体 C 区是制备抗抗体及用荧光、酶、同位素等标记抗体的重要基础，IgG 分子结构示意图如图 3-5 所示。

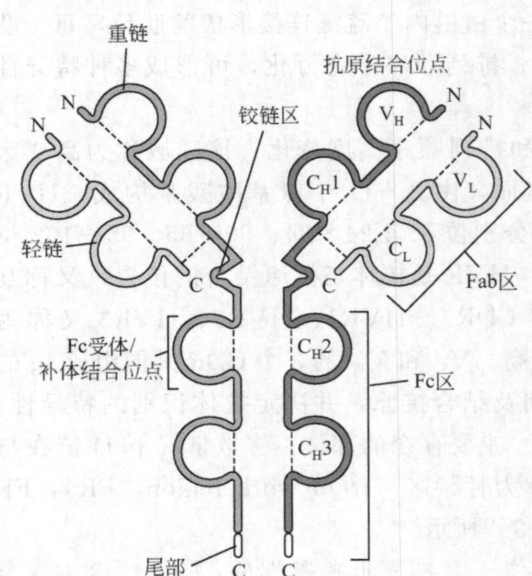

图 3-5 IgG 分子结构示意图

（三）功能区

Ig 分子的 H 链与 L 链通过链内二硫键折叠成若干球形功能区（domain），每个功能区约由 110 个氨基酸残基组成，在功能区中氨基酸序列有高度同源性。

L 链有 2 个功能区，即 L 链 V 区（V_L）和 L 链 C 区（C_L）。

H 链有 4～5 个功能区，IgG、IgA 和 IgD 的 H 链各有 1 个 V 区（V_H）和 3 个 C 区（C_H1、C_H2 和 C_H3）共 4 个功能区，IgM 和 IgE 的 H 链各有 1 个 V 区（V_H）和 4 个 C 区（C_H1、C_H2、C_H3 和 C_H4）共 5 个功能区。各

功能区的功能不同，但结构类似。表示某类 Ig 的 H 链 C 区，通常在 C 后加上相应 H 链名称（希腊字母）和 C 区的位置（阿拉伯数字），如 IgG 的 C_H1、C_H2 和 C_H3 分别用 $C_\gamma1$、$C_\gamma2$ 和 $C_\gamma3$ 表示。

每个功能区形成 1 个 Ig 折叠，每个 Ig 折叠含有 2 个大致平行、由二硫键连接的 β 片层，每个 β 片层由 3～5 股反平行的多肽链组成。V 区中的 HVR 在 Ig 折叠的一侧形成高变区环，是与抗原结合的位置。

（四）铰链区（hinge region）

铰链区位于 C_H1 和 C_H2 之间。不同 H 链的铰链区含氨基酸残基的数目不等，α1、α2、γ1、γ2 和 γ4 链的铰链区只有十几个氨基酸残基，γ3 和 δ 链的铰链区含 60 多个氨基酸残基，其中 γ3 铰链区含有 14 个半胱氨酸残基。铰链区包括 H 链间二硫键，该区富含脯氨酸，不形成 α-螺旋，易发生伸展及一定程度的转动，当 V_L、V_H 与抗原结合时该区发生扭曲，使抗体分子上两个抗原结合点更好地与两个抗原表位互补。由于 C_H2 和 C_H3 构型变化，表现出活化补体、结合组织细胞等生物学活性。铰链区对木瓜蛋白酶、胃蛋白酶敏感，用这些蛋白酶水解 Ig 分子时该区常发生裂解。IgM 和 IgE 缺乏铰链区。

（五）J 链和分泌成分

J 链（joining chain）　存在于二聚体 IgA 和五聚体 IgM 中，分子量约为 15kDa，由 124 个氨基酸残基组成的酸性糖蛋白，含有 8 个半胱氨酸残基，通过二硫键连接到 μ 链或 α 链的羧基端的半胱氨酸。J 链可能在 Ig 二聚体、五聚体或多聚体的组成以及在体内转运中起一定作用。

分泌成分（secretory component，SC）　又称分泌片（secretory piece），是分泌型 IgA 分子的辅助成分，是分子量约为 75kDa 的糖蛋白，由上皮细胞合成，以非共价形式结合到 IgA 二聚体上，并一起被分泌到黏膜表面。SC 具有保护 IgA 的铰链区免受蛋白水解酶降解，并介导 IgA 二聚体从黏膜下转运到黏膜表面。

（六）酶解片段

Ig 可在一定条件下被不同蛋白酶水解为不同片段。抗体的酶解片段示意图如图 3-6 所示，木瓜蛋白酶和胃蛋白酶是常用的两种水解酶，用于研究 Ig 的结构与功能。

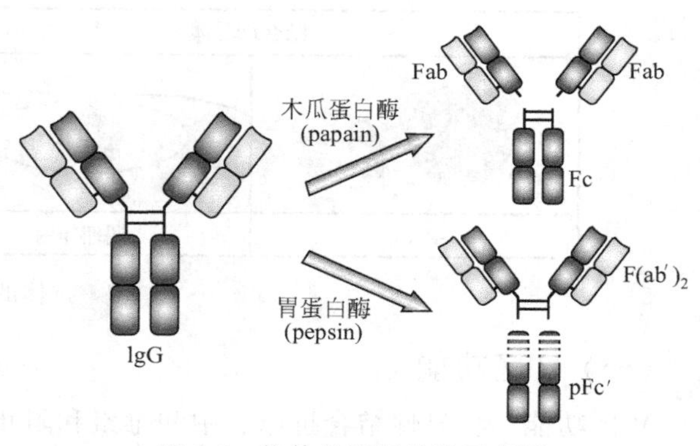

图 3-6　抗体的酶解片段示意图

（1）木瓜蛋白酶的水解片段　木瓜蛋白酶（papain）水解 IgG 的部位在 IgG 铰链区 H 链链间二硫键近 N 端侧，将 Ig 裂解为三个片段，即 2 个完全相同的 Fab 段（抗原结合段，fragment of antigen binding）和 1 个 Fc 段（可结晶段，fragment crystallizable）。每个 Fab 段由 1 条完整的 L 链和 1 条约为 1/2 的 H 链组成，Fab 段分子量为 54kDa。1 个完整的 Fab 段为单价，可与抗原结合，但不能形成凝集或沉淀反应。Fab 中约 1/2 的 H 链部分称为 Fd 段，约含 225 个氨基酸残基，包括 V_H、C_H1 和部分铰链区。Fc 段由连接 H 链的二硫键和近羧基端 2 条约 1/2 的 H 链组成，分子量约为 50kD。Fc 段没有抗原结合活性，是 Ig 与效应分子或细胞相互作用的部位，Ig 在异种间免疫的抗原性主要存在于 Fc 段。

(2) 胃蛋白酶的水解片段　胃蛋白酶（pepsin）裂解 Ig 的部位在铰链区 H 链链间二硫键近 C 端切断。裂解片段为 1 个 F（ab′）$_2$ 和一些小分子肽碎片 pFc′。

F（ab′）$_2$：由 2 个 Fab 和铰链区组成。F（ab′）$_2$ 为双价，可同时结合 2 个抗原表位，与抗原结合可发生凝集和沉淀反应。双价的 F（ab′）$_2$ 与抗原结合的亲和力大于单价的 Fab。由于 F（ab′）$_2$ 保持了结合相应抗原的生物学活性，又减少或避免了 Fc 段抗原性可能引起的副作用，因而具有较大应用价值。如白喉抗毒素、破伤风抗毒素经胃蛋白酶水解后精制提纯，因去掉了 Fc 段而减少超敏反应的发生。F（ab′）$_2$ 与抗原的结合特性同完整的 Ig 一样，但由于缺乏 Fc 段，因此不具备固定补体以及与细胞膜表面 Fc 受体结合的功能。F（ab′）$_2$ 经还原等处理后，H 链间的二硫键可发生断裂而形成两个相同的 Fab′片段。

pFc′可继续被胃蛋白酶水解成更小的片段，失去其生物学活性。

二、抗体的功能

Ig 是体液免疫应答中发挥免疫效应最重要的免疫分子，Ig 的功能是由其分子中的不同功能区决定的。不同类别的抗体在生物学特性、功能区域以及结合抗原的能力上不同。抗体的功能见图 3-7。

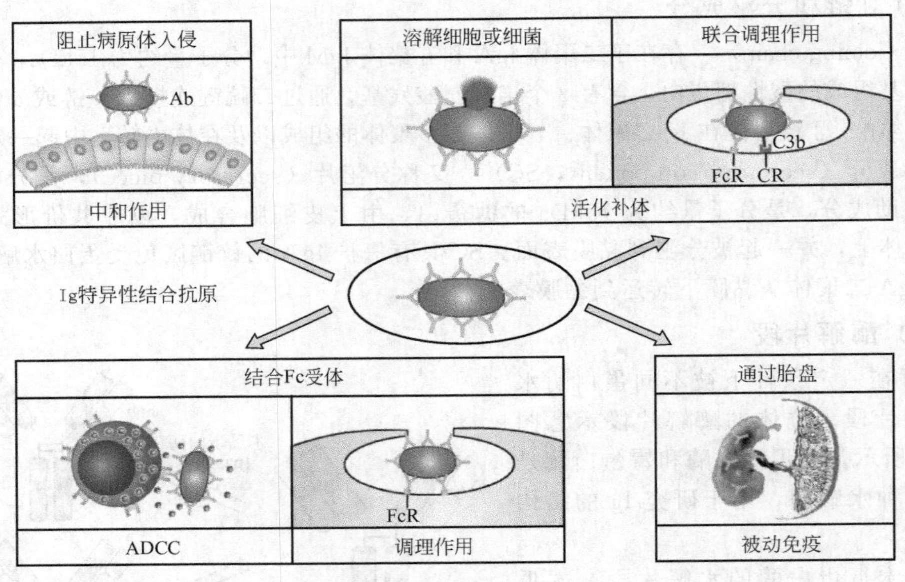

图 3-7　抗体的功能

（一）V 区功能

V 区功能　特异性结合抗原、中和毒素和阻止病原微生物入侵。

Ig 最显著特点是能够与相应抗原特异性结合，如细菌、病毒、寄生虫、某些药物或侵入机体的其他异物。V_L 和 V_H 是与抗原结合的部位，其中 HVR（CDR）是 V 区中与抗原表位互补结合的部位。Ig 特异性结合抗原的特性是由其 V 区（尤其是 HVR）的空间构成决定。Ig 的抗原结合点由 L 链和 H 链高变区组成，与相应抗原的抗原表位互补，借助静电力、氢键及范德华力等非共价键可逆性结合，抗原抗体结合受 pH 值、温度和电解质的浓度影响。

单体 Ig 分子具有 2 个抗原结合位点（antigen-binding site，ABS），抗体分子有单体、双体和五聚体形式，因此结合价不同。Fab 为单价，不能产生凝集反应和沉淀反应。F(ab′)$_2$ 和单体 Ig（如 IgG、IgD、IgE）为 2 价。双体分泌型 IgA 为 4 价。五聚体 IgM 理论上为 10 价，但由于立体构型的空间位阻，一般只有 5 个结合位点可结合抗原。

（二）C 区功能

C 区功能　活化补体、结合 Fc 受体，发挥调理、ADCC 和通过胎盘、穿越黏膜、介导超敏反应等作用。

1. 活化补体

（1）IgG 的 C_H2 和 IgM 的 C_H3 是补体 Clq 的结合部位，这是 IgM、IgG 参与补体的经典活化途径。当抗体与相应抗原结合后，IgG 的 C_H2 和 IgM 的 C_H3 因结构改变而暴露出补体结合点，开始活化补体。

（2）凝聚的 IgA、IgG4 和 IgE 等可通过替代途径活化补体。

2. 结合 Fc 受体

不同细胞表面具有不同 Ig Fc 受体，分别用 FcγR、FcεR、FcαR 等表示。IgG 的 C_H3 具有结合单核细胞、MΦ、粒细胞、B 细胞和 NK 细胞 Fc 受体的功能。IgM 的 C_H4 具有补体结合位点。IgE 的 cε2 和 cε3 功能区与结合肥大细胞和嗜碱性粒细胞 $FcεR_1$ 有关。当 Ig 与相应抗原结合后，由于构型的改变，其 Fc 段可与具有相应受体的细胞结合。

（1）调理作用（opsonization）　调理作用是指抗体、补体 C3b、C4b 等调理素（opsonin）与吞噬细胞表面的调理素受体结合，促进吞噬细胞吞噬细菌等颗粒性抗原。由于补体对热不稳定，因此又称为热不稳定调理素（heat-labile opsonin），抗体又称热稳定调理素（heat-stable opsonin）。补体与抗体同时发挥调理吞噬作用，称为联合调理作用。中性粒细胞、单核细胞和 MΦ 的 FcγRⅠ（CD64）和 FcγRⅡ（CD32），IgG 尤其是人的 IgG1 和 IgG3 亚类在调理吞噬时起主要作用。嗜酸性粒细胞具有高亲和力 FcγRⅡ，IgE 与相应抗原结合后可促进嗜酸性粒细胞的吞噬作用，抗体的调理吞噬作用见图 3-8。

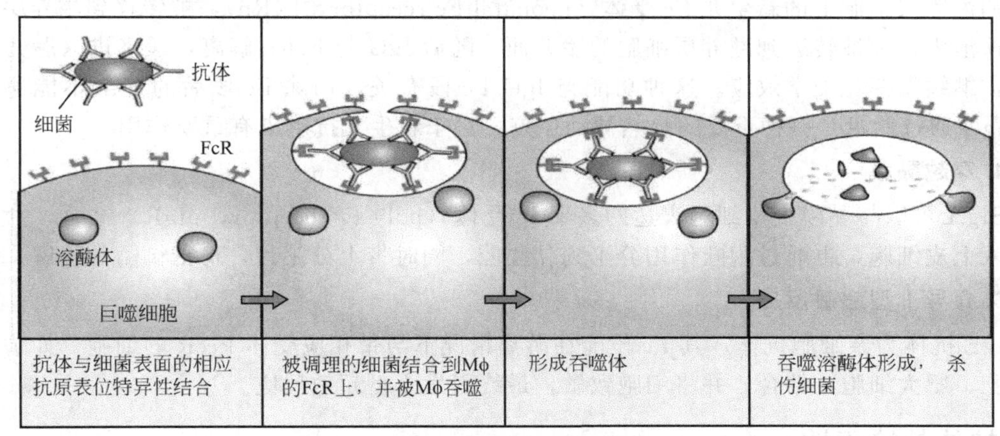

图 3-8　抗体的调理吞噬作用

抗体的调理机制是：①抗体在抗原颗粒和吞噬细胞之间“搭桥”，加强吞噬细胞的吞噬作用；②抗体与相应颗粒性抗原结合后，改变抗原表面电荷，降低吞噬细胞与抗原之间的静电斥力；③抗体中和某些细菌表面的抗吞噬物质（如肺炎双球菌的荚膜），使吞噬细胞易于吞噬；④吞噬细胞 FcR 结合抗原抗体复合物，吞噬细胞可被活化。

（2）ADCC　当 IgG 与带有相应抗原的靶细胞结合后，其 Fc 段可与有 FcγR 的中性粒细胞、单核细胞、MΦ、NK 细胞等效应细胞结合，发挥 ADCC 作用，直接杀伤靶细胞。NK 细胞发挥 ADCC 效应主要是通过其膜表面低亲和力 FcγRⅢ（CD16）介导，IgG 不仅起连接靶细胞和效应细胞作用，还刺激 NK 细胞合成和分泌 TNF 和 IFN-γ 等细胞因子，并释放颗粒，溶解靶细胞。嗜酸性粒细胞发挥 ADCC 作用是通过 FcεRⅡ和 FcαR 介导，嗜酸性粒细胞可脱颗粒释放碱性蛋白等，在杀伤寄生虫中发挥重要作用。如图 3-9 所示为抗体依赖的细胞介导的细胞毒作用（ADCC）。

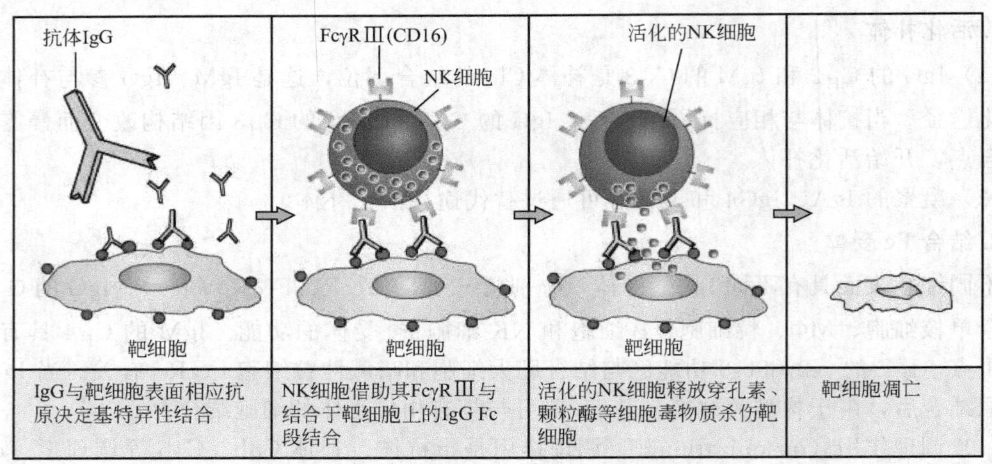

图 3-9 抗体依赖的细胞介导的细胞毒作用（ADCC）

此外，人 IgG Fc 段能非特异结合葡萄球菌蛋白 A（staphylococcus protein A，SPA），应用 SPA 可纯化 IgG 等抗体，或代替抗抗体用于标记抗体。

3. 通过胎盘

人 IgG 是唯一可通过胎盘从母体转移给胎儿的 Ig。IgG 的 Fc 段能选择性结合胎盘母体一侧的滋养层细胞上的新生儿 Fc 受体（neonatal Fc receptor，FcRn），被转移到滋养层细胞的吞饮泡内，并被转运到滋养层细胞的胎儿面，随后 IgG 与 FcRn 解离，最终进入胎儿血循环中，继续发挥免疫学效应。这种功能与 IgG Fc 段有关，切除 Fc 段后的 Fab 不能通过胎盘。IgG 通过胎盘是一种重要的自然被动免疫，对于新生儿抗感染有重要作用。

4. 穿越黏膜

SIgA 可以与黏膜上皮细胞表达的多聚 Ig 受体（poly-Ig receptor，pIgR）结合，并被内吞进入上皮细胞，再通过胞吐作用分泌到黏膜腔，同时带上分泌片，可抵御酶的降解。

5. 介导Ⅰ型超敏反应

IgE 抗体为亲细胞抗体，其 Fc 段能在游离情况下与带相应受体 FcεR 的细胞（如嗜碱性粒细胞、肥大细胞）结合，并将细胞致敏，最终引发Ⅰ型超敏反应。

三、抗体的抗原性

Ig 本身作为一种蛋白质，具有独特的氨基酸组成和空间结构，因而具有抗原性，免疫异种、同种异体或在自身体内可引起不同程度的免疫应答，产生抗 Ig 抗体。根据 Ig 抗原表位不同以及在异种、同种异体或自体中产生免疫应答的差别，将 Ig 分为同种型、同种异型和独特型三种血清型。

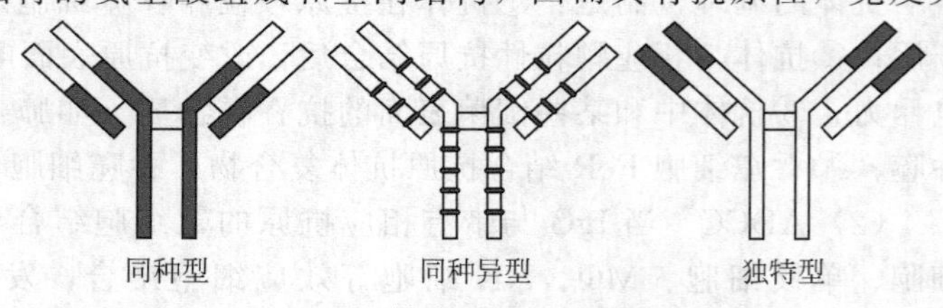

图 3-10 抗体分子的抗原性示意图

（一）同种型（isotype）

同种型是指同一物种内所有正常个体共有的 Ig 抗原特异性结构，为种属（specics）型标志，存在种属差异性，在异种体内可诱导产生相应的抗体。同种型的抗原表位存在于 Ig 的 C 区。Ig 的同种型包括类、亚类、型和亚型。但抗体与抗原结合的特异性与抗体的类、亚类、型和亚型无关。如果用同一种抗原免疫兔和小鼠，它们各自产生的抗体的 V 区的特异性相同，但 C 区不同，根据 C 区抗原性不同，将 Ig 分为不同的类和亚类、型和亚型。

（1）类（classes）　不同类的 Ig 抗原性差异存在于 H 链的 C 区（C_H）。根据 C_H 抗原性差异（即氨基酸组成、排列、构型、二硫键等不同），将 H 链分为 μ、γ、α、δ、ε 五种，不同种类的 H 链与 L 链组成 IgM、IgG、IgA、IgD、IgE 五类 Ig。不同类 Ig 在理化性质及功能上有较大差异。不同类 Ig 的 C_H 是由不同的 C 区基因片段编码。

（2）亚类（subclasses）　由于铰链区氨基酸组成、H 链的二硫键数目和位置的差异，同一类 Ig 中可分为不同的亚类。亚类间 Ig 抗原性的差异小于不同类 Ig 之间的差异。人 IgA 有 IgA1 和 IgA2 两个亚类，人 IgG 有 IgG1、IgG2、IgG3、IgG4 四个亚类，IgM 有 IgM1、IgM2 两个亚类，IgD 和 IgG 目前尚未发现存在不同的亚类。Ig 不同亚类也是有不同的恒定区基因片段编码。

（3）型（types）　决定 Ig 型的抗原性差异存在于 L 链的 C 区（C_L）。根据 C_L 抗原性的差异（氨基酸的组成、排列和构型的不同）分为 κ 和 λ 型。人的 L 链中二者之比约为 2∶1，而小鼠 97％的 L 链为 κ 型，λ 型只占 3％。

（4）亚型（subtypes）　根据 λ 链 C 区（C2）个别氨基酸的差异，可分为 $\lambda1$、$\lambda2$、$\lambda3$ 和 $\lambda4$ 四个亚型。$\lambda1$ 和 $\lambda2$ 在 190 位的氨基酸分别为亮氨酸和精氨酸，$\lambda3$ 和 $\lambda4$ 在第 154 位的氨基酸分别为某氨酸和丝氨酸。

（二）同种异型（allotype）

同种异型是指同一种属不同个体的 Ig 分子抗原性不同，在同种异体间免疫可诱导免疫应答。同种异型抗原性的差别往往只有一个或几个氨基酸残基不同，可能是由于编码 Ig 的结构基因发生点突变所致，并被稳定遗传，因此 Ig 同种异型可作为一种遗传标记，这种标记主要分布在 C_H 和 C_L 上。

（1）γ 链上的同种异型　$\gamma1$、$\gamma2$、$\gamma3$ 的 H 链上均存在同种异型标记，目前已发现 20 种，$\gamma1$ 的同种异型标记为 Glma、Glmx、Glmf、Glmz，$\gamma2$ 的同种异型标记为 G2mn，$\gamma3$ 的同种异型标记为 G3mgl、G3mg5、G3mb0、G3mb1、G3mb3、G3mb4、G3mb5、G3mc3、G3mc5、G3ms、G3mt、G3mu、G3mv，除 Glmf 和 Glmz 位于 IgG1 分子的 $C\gamma1$ 区外，其余 Gm 均位于 Fc 区。

（2）α 链上的同种异型　$\alpha2$H 链的同种异型有 A2m1 和 A2m2 两种。A2m1 的第 411、428、458 和 467 位氨基酸分别为苯丙氨酸、天冬氨酸、亮氨酸、缬氨酸，A2m2 则分别为苏氨酸、谷氨酸、异亮氨酸和丙氨酸。$\alpha1$H 链上尚未发现有同种异型存在。

（3）ε 链上的同种异型　目前只发现 Em1 一种同种异型。

（4）κ 链上的同种异型　分为 Km1、Km2 和 Km3。Km1 在第 153 位和 191 位的氨基酸分别为缬氨酸和亮氨酸，Km2 分别为丙氨酸和亮氨酸，Km3 分别为丙氨酸和缬氨酸。

（5）λ 轻链上未发现有同种异型。

（三）独特型（idiotype）

独特型是指同一个体内由不同的单个 B 细胞克隆产生的 Ig 分子独有的抗原性。独特型抗原表位主要存在于 Ig 的 V 区中，是由 V 区中的 HVR 的氨基酸组成、排列和构型决定的。个体内存在的独特型数量极大，达 10^7 以上。独特型的抗原表位在异种、同种异体及自身体内诱生相应的抗体，称为抗独特型抗体（anti-idiotypic antibody）。独特型和抗独型抗体在免疫调节中发挥重要作用。

四、Ig 超家族（immunogloblin superfamily，IgSF）

许多细胞膜表面和某些蛋白质分子的多肽链折叠方式与 Ig 的 V 或 C 区折叠相似，氨基酸序列的同源性较高，可能由同一原始祖先基因经复制和突变衍生而来，编码这些多肽链的基因称为 Ig 基因超家族，该基因超家族编码的产物称为 IgSF。

（一）IgSF 的组成

已发现 IgSF 的成员近百种，主要包括抗原识别受体和信号转导分子、MHC 及相关分子、Ig 受体、某些细胞因子受体及部分白细胞分化抗原等。

（1）抗原识别受体和信号转导分子　如 IgH 链（包括 μ、γ、δ、ε 和 α 链）、IgL 链（包括 κ 和 λ 链）、SmIg（包括 Ig-α（CD79a）、Ig-β（CD79b））、TCR（包括 α、β、γ 和 δ 链）、CD3（包括 γ、δ 和 ε 链）。

（2）MHC 及其相关分子　MHCⅠ类分子（α、β2m 链），MHCⅡ类分子（α、β 链）、β2m 相关分子（CD1、Qa、TL）。

（3）Ig 受体　免疫球蛋白受体 PolyIgR（pIgR）、IgG Fc 段受体有 FcγRⅠ（CD64）、FcγRⅡ、FcγRⅢ（CD16），IgE Fc 段受体有 FcεRⅠα 链，IgE Fc 段受体有 FcαR。

（4）细胞因子受体　IL-1R（CDw121a）、IL-6R（CD126）、M-CSFR（CD115）、G-CSFR、SCFR（CD117）、PDGFR。

（5）白细胞分化抗原：CD2、LFA-3（CD58）、ICAM-1（CD54）、ICAM-2（CD102）、ICAM-3（CD50）、CD4、CD8α、CD8β、CD28、B7/BB1（CD80）、CD7、CD22、CD33、CD48、CEA（CD66e）、Thy-1（CDw90）、PECAM-1（CD31）、VCAM-1（CD106）。

（二）IgSF 的结构

IgSF 的成员均含有 1～7 个 Ig 样功能区，每个功能区含 70～110 个氨基酸残基，功能区的二级结构是由 3～5 股反平行的 β 折叠形成的 β 片层，每个 β 折叠由 5～10 个氨基酸残基组成，β 片层内侧的疏水性氨基酸起稳定 Ig 折叠的作用，多数功能区内有 1 个二硫键，垂直连接两个 β 片层，形成二硫键的两个半胱氨酸间有 55～75 个氨基酸残基，使之成为一个球形结构，肽链的这种折叠方式称为 Ig 折叠。

根据 IgSF 功能区中 Ig 折叠方式、两个半胱氨酸之间氨基酸残基的数目及与 Ig 的 V 或 C 区同源性的程度，IgSF 功能区分为 V 组、C1 组和 C2 组，其结构示意图如图 3-11 所示。

（1）V 组　V 组功能区的两个半胱氨酸之间含 65～75 个氨基酸残基，有 9 个反平行 β 折叠，如 Ig 的 H、L 链 V 区，TCRα、β、γ、δ 链 V 区，CD4 的 V 区，CD8α、β 链 V 区，Thy-1，pIgR 和分泌成分 N 端 4 个功能区，CEA 的 N 端第 1 个功能区，PDGFR 靠近胞膜的功能区等。

（2）C1 组　又称 C 组。C1 组功能区两个半胱氨酸之间含 50～60 个氨基酸残基，有 7 个 β 折叠，如 Ig H、L 链的 C 区（γ、δ 和 α 链的 C_H1～3 或 μ 和 ε 链的 C_H1～4），TCRα、β、γ、δ 链 C 区，MHCⅠ类分子重链 α3 功能区和 β2m，MHCⅡ类分子 α2 和 β2 功能区，CD1、Qa 和 TL 靠近胞膜功能区等。

（3）C2 组　又称 H 组。C2 组功能区的氨基酸排列的顺序类似 V 组，但形成二硫键的

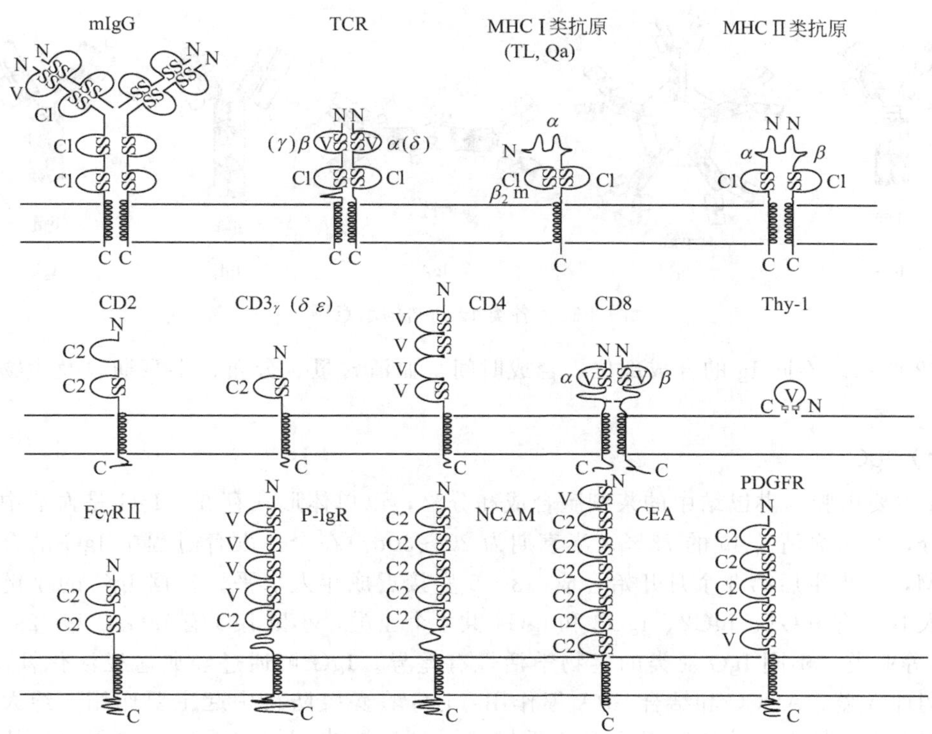

图 3-11 免疫球蛋白超家族 V 组、C1 组、C2 组结构示意图

两个半胱氨酸之间所含氨基酸残基数为 50～60 个，有 7 个 β 折叠，这种结构介于 V 组和 C1 组之间，如 CD3γ、δ 和 ε 链，CD2 和 LFA-3（CD58），pIgR 靠近胞膜功能区，FcγRⅠ、FcγRⅡ、FcγRⅢ、FcεRⅠα 链、FcαR，ICAM-1，CEA 第 2～7 个功能区，IL-6R、M-CSFR、G-CSFR、SCFR。PDGFR 第 1～4 功能区以及 N-CAM、CD22、CD48 分子等。

（三）IgSF 的功能

IgSF 的功能是以识别为基础，因此又称识别球蛋白超家族。IgSF 可能起源于原始的具有黏附功能的基因，通过复制和突变衍生形成了识别抗原、细胞因子受体、Ig Fc 段受体、细胞间黏附分子以及病毒受体等不同的功能区。IgSF 识别的基本方式有以下几种。

（1）IgSF 和 IgSF 相互识别　①同嗜性相互作用，如相同神经细胞黏附分子（N-CAM）之间的相互识别，血小板内皮细胞黏附分子-1（PECAM-1，CD31）的相互识别；②异嗜性相互作用，如 CD2 与 LFA-3，CD4 与 MHCⅡ类分子的 α2 和 β2，CD8 与 MHCⅠ类分子的 α3，pIgR 与多聚 Ig，FcγRⅠ（CD64）、FcγRⅡ（CD32）、FcγRⅢ（CD16）与 IgG Fc 段，FcγRⅠ与 IgE Fc 段，FcαR（CD89）与 IgA Fc 段，CD28 与 B7/BB1（CD80）等之间的相互识别。

（2）IgSF 和整合素相互识别　如 ICAM-1（CD54）、ICAM-2（CD102）与 LFA-1（CD11a/CD18），VCAM-1（CD106）与 VLA-4（CD49d/CD29）之间的相互作用。

（3）IgSF 和其他分子的相互识别　包括 TCR 识别 MHCⅠ类或 MHCⅡ类分子与抗原复合物，细胞因子受体识别细胞因子等。

五、各类 Ig 的生物学特性

根据理化性质和生物学功能，Ig 分为 IgM、IgG、IgA、IgE、IgD 五类，其结构示意图

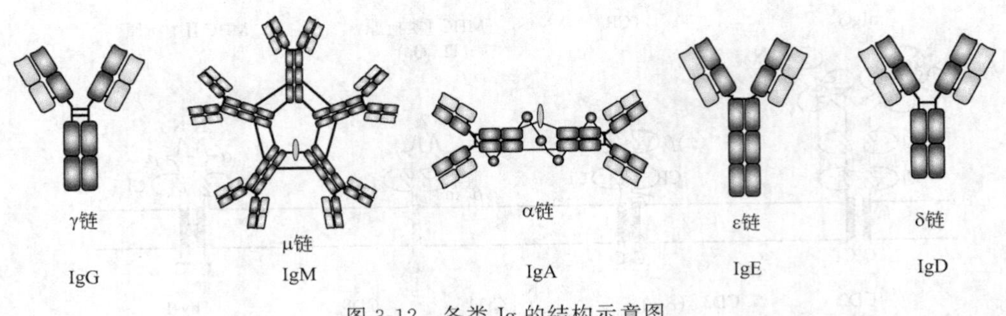

图 3-12 各类 Ig 的结构示意图

如图 3-12 所示。不同 Ig 的合成部位、合成时间、血清含量、分布、半衰期以及生物学活性有差别。

（一）IgG

IgG 主要由脾、淋巴结中的浆细胞合成和分泌，以单体形式存在。IgG 是血清中主要的抗体成分，约占血清总 Ig 的 75%。半衰期为 20～30d。在个体发育过程中 IgG 的合成年龄晚于 IgM，在出生后第 3 个月开始合成，3～5 岁接近成年人水平。根据 IgG 的 γ 链抗原性差异，人 IgG 有 IgG1、IgG2、IgG3 和 IgG4 共 4 个亚类，小鼠 IgG 有 IgG1、IgG2a、IgG2b 和 IgG3 等亚类，不同 IgG 亚类的生物学活性有差异。IgG 可通过经典途径活化补体。IgG 还具有调理吞噬、ADCC 和结合 SPA 等作用。IgG 在免疫防御中起主要作用，绝大多数抗细菌、抗病毒、抗毒素抗体都属于 IgG 类抗体。自身抗体（如抗甲状腺球蛋白抗体、系统性红斑狼疮的抗核抗体）以及引起Ⅲ型变态反应免疫复合物中的抗体也属于 IgG。IgG 是唯一能通过胎盘的 Ig，在自然被动免疫中起重要作用。如将对麻疹、甲型肝炎等有免疫力的产妇或正常人的血清或胎盘球蛋白用于人工被动免疫，能有效预防相应的传染病。

（二）IgA

IgA 主要由黏膜系统产生，其中大部分是由胃肠道黏膜淋巴样组织合成，也有由呼吸道、唾液腺、生殖道黏膜及哺乳期产妇的乳腺组织合成，人的骨髓也能少量合成 IgA。人出生后 4～6 月开始合成 IgA，至 4～12 岁血清中 IgA 含量达成人水平。血清型 IgA 占总 Ig 的 10%左右。半衰期为 5～6d。IgA 有 IgA1 和 IgA2 两个亚类。IgA1 主要存在于血清中，约占血清中 IgA 的 85%，α1 链分子量为 56kDa。IgA2 主要存在于外分泌液中，少部分以血清型 IgA 存在，约占血清中 IgA 的 15%，α2 链缺乏铰链区，分子量为 52kDa。血清中 IgA 除单体形式外还有由 J 链共价相连的二聚体或三聚体等形式。分泌型 IgA 是由 J 链连接的二聚体和分泌成分组成，主要存在于初乳、唾液、泪液、胃肠液、支气管分泌液等外分泌液中，是黏膜局部免疫的最重要因素，分泌型 IgA 通过与相应的病原微生物（如脊髓灰质炎病毒）结合，阻止其吸附到易感细胞上，分泌型 IgA 还可中和毒素（如霍乱弧菌毒素和大肠杆毒素等）。新生儿易患呼吸道、胃肠道感染与 IgA 合成不足有关。慢性支气管炎发作与分泌型 IgA 减少也有一定关系。产妇可通过初乳将分泌型 IgA 传递给婴儿，这是一种重要的自然被动免疫。嗜酸性粒细胞、中性粒细胞和 MΦ 表达 FcαR，血清型单体 IgA 可介导调理吞噬和 ADCC 作用。分泌型 IgA 具有免疫排除功能，即分泌型 IgA 结合饮食中大量可溶性抗原以及肠道正常菌群或病原微生物所释放的热原物质，防止它们进入血液。

（三）IgM

血清中 IgM 是由 5 个单体通过 1 个 J 链和二硫键连接成的五聚体，分子量为 970kDa，沉降系数为19s，又称巨球蛋白。IgM无铰链区，$C\mu2$可能替代了铰链区的功能。在个体发育过程中，无论是B细胞膜表面Ig（SmIg），还是合成分泌到血清中的Ig，IgM都是最早出现的Ig，在胚胎发育晚期的胎儿即能产生IgM。在体液免疫应答过程中，一般IgM也最先产生。IgM占血清总Ig的5%～10%。由于IgM在免疫应答早期产生，并在补体参与的溶血作用比IgG强500倍以上，而且活化补体后通过C3b、C4b等片段发挥调理作用，因此IgM在机体的早期免疫防护中占有重要地位。IgM不能通过胎盘，脐血中如出现针对某种病原微生物的IgM，表示胚胎期感染了相应病原微生物（如梅毒螺旋体、风疹或巨细胞病毒等），称为胚胎感染或垂直感染。正常人血清中也含有少量单体IgM。

膜表面IgM是BCR中主要的SmIg。成熟B细胞还有SmIgD，在正常人B细胞库中$SmIgM^{+}$B细胞约占80%。在记忆B细胞中SmIgM逐渐消失，被SmIgG、SmIgA或SmIgE所替代。

（四）IgD

IgD分子量为175kDa，主要由扁桃体、脾等处的浆细胞产生，人血清中IgD浓度为3～40μg/mL，不到血清总Ig的1%，半衰期仅有2.8d。在个体发育中合成较晚。IgD铰链区很长，对蛋白酶水解敏感。血清中IgD的确切免疫功能尚不清楚，在B细胞分化到成熟B细胞阶段，除了表达SmIgD，抗原刺激后表现为免疫耐受，成熟B细胞活化后变成记忆B细胞时，SmIgD逐渐消失。

（五）IgE

IgE分子量为188kDa，血清中含量极低，仅占血清总Ig的0.002%，在个体发育中合成较晚。ε链有4个C_H（Cε1～Cε4），无铰链区，含有较多半胱氨酸和甲硫氨酸。对热敏感，56℃作用30min可使IgE丧失活性。IgE主要由鼻咽部、扁桃体、支气管、胃肠等黏膜固有层的浆细胞产生，这些部位常是变应原入侵和Ⅰ型变态反应发生的场所。IgE为亲细胞抗体，Cε2和Cε3功能区可与嗜碱性粒细胞、肥大细胞膜上高亲和力FcεRⅠ结合。变应原再次进入机体与已固定在嗜碱性粒细胞、肥大细胞上的IgE结合，引起Ⅰ型变态反应。寄生虫感染或过敏反应发作时，局部的外分泌液和血清中IgE水平都明显升高。

六、抗体基因的结构及抗体多样性的遗传机制

Ig分子是由位于不同染色体上的三个不连锁的*Igκ*、*Igλ*和*IgH*基因编码。编码一条Ig多肽链的基因由胚系中多个分隔的基因片段经重排而形成。1965年Dreyer和Bennet首先提出抗体基因重排假说，认为Ig的V区和C区是由分隔存在的基因编码，在淋巴细胞发育过程中这两个基因发生易位而重排在一起。1976年日本利根川进（Susumu Tonegawa）用DNA重组技术证实了该假说，因此获1987年诺贝尔医学和生理学奖。

（一）H链基因的结构和重排

1. H链V区基因

由*V*、*D*、*J*三种基因片段经重排后组成，如图3-13所示。

（1）*V*基因片段　*V*基因片段编码V_H的信号序列和V区N端98个氨基酸残基，包括CDR1和CDR2。

（2）*D*基因片段　*D*是指多样性（diversity），*D*基因片段仅存在于H链，不存在于L链。小鼠D_H共有12个片段，人的D_H片段的数目还不清楚，可能有10～20个。*D*片段编码H链CDR3中大部分氨基酸残基。

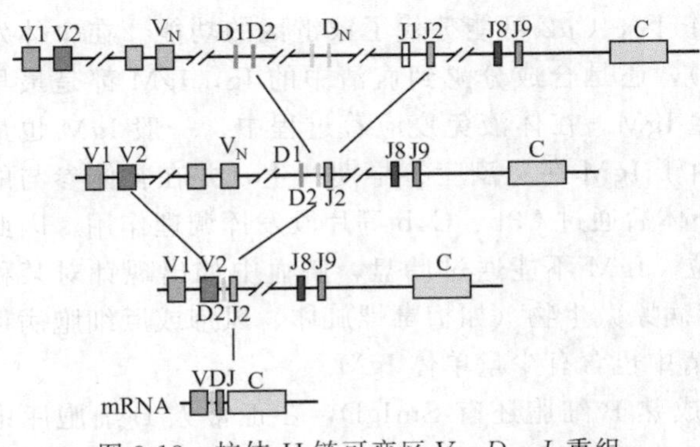

图 3-13 抗体 H 链可变区 V、D、J 重组

(3) J 基因片段 J 是连接（joining）的意思，J-H 连接 V 基因片段和 C 基因片段。小鼠 J_H 有 4 个，人有 9 个（其中 6 个有功能）。J 基因片段编码 CDR3 的其余部分氨基酸残基和第 4 个骨架区。

V 区基因的移位首先发生 D 与 J 基因片段的连接形成 D-J，然后 V 基因片段与 D-J 基因片段连接。H 链 V 区基因的易位和连接是通过七聚体-间隔序列-九聚体识别信号和重组酶而完成的。

2. C 区基因

(1) C 基因片段　小鼠 H 链 C 区基因片从 5′端到 3′排列的顺序是 $C\mu$-$C\delta$-$C\gamma 3$-$C\gamma 1$-$C\gamma 2b$-$C\varepsilon$-$C\alpha 2$，人 H 链 C 区基因的顺序为 $C\mu$-$C\delta$-$C\gamma 3$-$C\gamma 1$-$C\varepsilon 2$（pseudo 基因）-$C\alpha 2$-$C\gamma 2$-$C\gamma$-$C\varepsilon$-$C\alpha 2$。

(2) Ig 类别转换（class switch）　一个 B 细胞克隆在分化过程中，V 基因不变，而 C_H 基因发生重排，即识别抗原的特异性相同，而 Ig 的类或亚类发生改变。

3. 膜表面 Ig 重链基因

膜表面 Ig（SmIg）是 B 细胞识别抗原的受体。SmIg 和分泌性 Ig 的 H 链结构类似，不同的是 SmIg 的羧基端多含一段穿膜的疏水性氨基酸残基和胞浆区，因此 SmIgH 链的转录本要比分泌性 IgH 链转录本多 1～2 个外显子。羧基端部分的氨基酸残基的数目因 H 链不同而有差异，如小鼠或人 SmIg μ 链的羧基端含 41 个氨基酸残基，而小鼠 SmIg ε 链羧基端却有 72 个氨基酸残基。羧基端包括三部分：①酸性间隔子，与 H 链最后一个 CH 功能区相同，位于胞膜外侧；②含 26 个氨基酸残基的疏水区，为穿膜部分；③胞浆内部分，3～28 个氨基酸残基不等。

（二）L 链基因的结构和重排

在 IgH 链基因重排后，L 链可变区基因片段随之发生重排。在 L 链中，κ 链基因先发生重排，如果 κ 基因重排无效，随即发生 λ 基因的重排。L 链的 CDR1、CDR2 和大部分 CDR3 由 Vκ 或 Vλ 基因片段编码（Vκ 编码 95 个氨基酸残基），Jκ 或 Jλ 基因片段编码 CDR3 的其余部分和第四个骨架区（Jλ 编码第 96～108 位氨基酸）。L 链无 D 基因片段。

1. κ 链基因的结构和重排

κ 链基因是 V 基因片段（$V\kappa$）、J 基因片段（$J\kappa$）和 C 基因片段（$C\kappa$）重排后组成。小鼠 $V\kappa$ 基因片段约有 250 个，$J\kappa$ 有 5 个（其中 4 个功能），$C\kappa$ 只有 1 个。人 $V\kappa$ 基因片段约有 100 个，$J\kappa$ 有 5 个，$C\kappa$ 只有 1 个。$V\kappa$ 与 $C\kappa$ 之间以随机方式发生重排。

2. λ 链基因的结构和重排

κ 链基因也是由 $V\lambda$、$J\lambda$ 和 $C\lambda$ 基因片段经重排后组成。小鼠 $V\lambda$ 基因片段有 3 个：$V\lambda 1$、$V\lambda 2$、$V\lambda X$；$J\lambda$ 和 $C\lambda$ 基因片段各 4 个，分为 $J\lambda 2C\lambda 2$、$J\lambda 4C\lambda$ 和 $J\lambda 3C\lambda 3$、$J\lambda 1C\lambda 1$ 两组。它们的基因重排比较复杂。人 $V\lambda$ 约有 100 个，Cλ 有 6～9 个，每个 $C\lambda$ 与各自 $J\lambda$ 基因片段相邻，人 λ 链确切的重排情况还不清楚。

（三）抗体多样性的遗传学基础

机体对外界环境中种类众多的抗原刺激可产生相应的特异性抗体，推算出抗体的多样性

在 10^7 以上。抗体多样性主要由基因控制。

(1) 胚系中众多的 V、D、J 基因片段　在胚系上，尚未重排的 Ig 基因片段数量相当多，这是生物在长期进化中形成的。

(2) V-D-J 连接的多样性　在 L 链基因重排过程中 V-J 连接位点有一定的变异范围，例如 V_L 基因片段 3′端 5 个核苷酸 CCTCC 和 J_L 基因片段 5′端 4 个核苷酸 GTGG 连接时，总共 9 个核苷酸中只有 6 个核苷酸编码 L 链第 95、96 位氨基酸，因此可产生 8 种不同的连接方式。在 H 链基因重排过程中 K-J 以及 V-D-J 连接时都可有连接多样性的存在。

(3) 体细胞突变　体细胞在发育过程中可能发生基因突变。以长期体外培养的 B 细胞前体为例，一个细胞的一个碱基对的突变率为 $(1\sim43)\times10^{-5}$，这种点突变主要发生在 V 基因。体细胞突变扩展了原有胚系众多基因片段重排的多样性。

(4) N 区的插入　在 IgH 链基因片段重排过程中，有时可通过无模板指导的机制，在重组后 D 基因片段的两侧即 V_H-D_H 或 D_H-J_H 连接处额外插入称为 N 区的几个核苷酸。N 区不是由胚系基因编码。在 N 区插入前，先通过外切酶切除 V_H-D_H 或 D_H-J_H 连接处几个碱基对，然后通过末端脱氧核苷酸转移酶连接上 N 区。由于额外插入了 N 区，发生移码突变，使插入部位及下游密码子发生改变，从而编码不同氨基酸，大大增加了抗体的多样性。

(5) L 链 H 链相互随机配对　小鼠 H 链和 κ 链随机配对后推算其多样性可达 4.8×10^7，如果再加上 H 链与 λ 链的随机配对，多样性应更多。

七、人工制备抗体

抗体在疾病的诊断、免疫防治、生物学研究中发挥重要作用。人工制备抗体是大量获得抗体的有效途径。根据制备的原理、方法及所获抗体的特异性，人工制备抗体分为多克隆抗体、单克隆抗体及基因工程抗体三类。

(一) 多克隆抗体

大多数抗原具有多种不同的抗原表位，每个表位都可刺激机体的一个 B 细胞产生一种特异性抗体。天然抗原可刺激产生多种抗体形成细胞克隆，合成和分泌抗各种抗原表位的抗体到血清或体液中，故血清实际是含多种抗体的混合物，这种用体内免疫法获得的免疫血清为多克隆抗体，是第一代抗体。它的均一性差，特异性不高，易发生交叉反应和超敏反应，应用受限制，但来源广泛，制备容易且成本低。制备多克隆抗体的途径有动物免疫血清、免疫接种人群和恢复期病人血清。

(二) 单克隆抗体 (monoclonal antibody，McAb)

机体淋巴组织内存在上千种 B 细胞，每种 B 细胞只识别其针对的一种抗原表位，当受抗原刺激后可增殖分化为一个细胞群，这种由单一细胞增殖形成的细胞群称为细胞克隆 (clone)。由识别一种抗原表位的同一细胞克隆可合成和分泌理化性质、分子结构、遗传标记及生物学特性等完全相同的均一性抗体，称为单克隆抗体。每种单克隆抗体的类、亚类和亲和力完全相同，分子结构具有高度均一性，纯度高，特异性强，效价高，交叉反应少。然而，浆细胞在体外的寿命短，且难以培养，常规细胞培养难以获得大量单克隆抗体。单克隆抗体与多克隆抗体制备过程比较见图 3-14。

体内免疫法很难获得单克隆抗体。将需要的抗体形成细胞筛选出并在体外培养可获得特异的单克隆抗体。1975 年德国学者 Kohler 和英国学者 Milstein 将小鼠骨髓瘤细胞和经绵羊红细胞免疫的小鼠脾细胞在体外进行细胞融合，结果发现部分形成的杂交细胞既

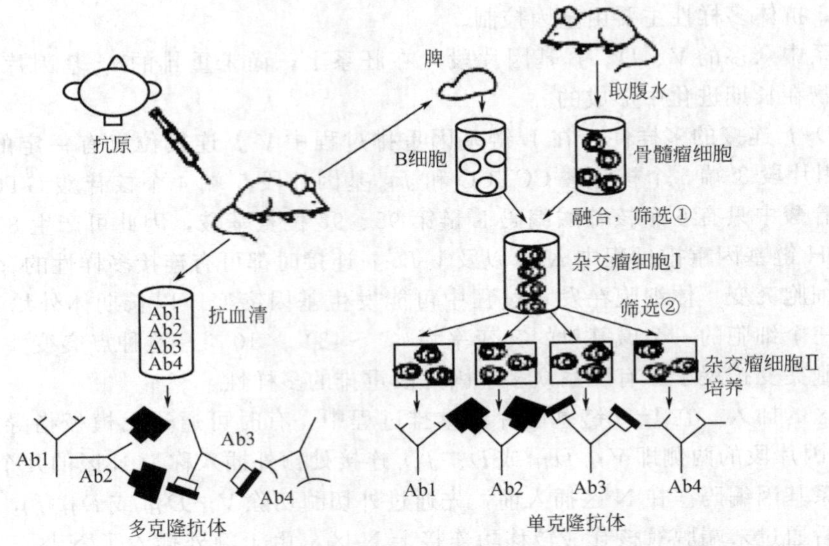

图 3-14　单克隆抗体与多克隆抗体制备过程比较

能继续在体外培养条件下生长繁殖又能分泌抗绵羊红细胞抗体，称这种杂交细胞系为杂交瘤（hybridoma)。杂交瘤细胞既具有骨髓瘤细胞能大量无限生长繁殖的特性，又具有抗体形成细胞合成和分泌抗体的能力。应用杂交瘤技术可获得针对所有抗原表位的单克隆抗体，只要这种抗原能引起小鼠的体液免疫应答。这种用杂交瘤技术制备的单克隆抗体称为第二代抗体。

单克隆抗体由于纯度高、特异性强、可以提高血清学检测的敏感性及特异性，但单克隆抗体多为双价抗体，与抗原结合不易交联为大分子基团，故不易出现沉淀反应。单克隆抗体的应用大大促进了对各种传染病和恶性肿瘤诊断的准确性。

单克隆抗体也可与核素、毒素（如白喉外毒素或蓖麻毒素）或药物通过化学偶联或基因重组制备成生物导弹用于肿瘤的免疫治疗，能提高对肿瘤的疗效。

单克隆抗体也可用于对各种免疫细胞及其他组织细胞表面分子的检测，对免疫细胞的分离、鉴定、分类及研究各种膜表面分子的结构与功能都具有重要意义。

单克隆抗体被广泛用于疾病的诊断及治疗。但目前临床使用的单克隆抗体绝大多数是鼠源的，会诱发人体内产生抗鼠抗体，使疗效减弱或消失，在一定程度上限制了临床应用。

单克隆抗体和多克隆抗体的特性比较见表 3-1。

表 3-1　单克隆抗体和多克隆抗体的特性比较

项目	多克隆抗体	单克隆抗体
抗体产生细胞	多克隆性	单克隆性
抗体的结合力	特异性识别多种抗原表位	特异性识别单一抗原表位
Ig 类别及亚类	不均一性，质地混杂	同一类属，质地纯一
特异性与亲和力	批与批之间不同	特异性高，抗体均一
有效抗体含量	0.01～0.1mg/mL(血清)	0.5～5.0mg/mL(腹水)，0.5～10.0μg/mL(细胞培养液)
Ag-Ab 沉淀反应	容易形成	一般难形成
抗原抗体反应	抗体混杂，形成 2 分子反应困难，不可逆	可形成 2 分子反应，可逆

（三）基因工程抗体（Genetic engineering antibody）

基因工程抗体又名重组抗体，也称第三代抗体，借助DNA重组技术和蛋白质工程技术，在基因水平对Ig分子进行切割、拼接或修饰，重组甚至人工全合成新的抗体基因，转染适当受体细胞，使其表达特定重组抗体。根据制备原理不同，基因工程抗体分为嵌合抗体、重构抗体、单链抗体、单区抗体、全人源化抗体、双价抗体和双特异性抗体及抗体库等。

1. 人源化抗体

用于人的疾病诊疗的单克隆抗体最好是人源的，但人-人杂交瘤技术目前尚未突破，存在人-人杂交瘤体外传代不稳定，抗体亲和力低及产量不高等问题。目前较好的解决办法是研制基因工程抗体代替鼠源单克隆抗体用于临床疾病防治。单克隆抗体的人源化经历了四个阶段，分别为鼠源性单抗、嵌合性单抗、改型单抗和全人源单抗，见图3-15。

（1）鼠源性单抗　鼠杂交瘤单抗是将来源于免疫小鼠的B细胞与骨髓瘤细胞融合，筛选出既能无限增殖又能分泌抗体的鼠杂交融合细胞，再进行克隆筛选、抗体制备和抗体纯化。

（2）嵌合性单抗　指用人的C区取代小鼠的C区，保留鼠单抗的V区序列，形成人-鼠嵌合性抗体。优点是研制快、减少鼠源性抗体的免疫原性，保留亲本抗体特异性结合抗原的能力，同时还具有人抗体的效应功能，如补体固定、ADCC等。

（3）改型单抗　又叫重构抗体、CDR移植抗体，指利用基因工程技术，将人抗体V区中的互补表位（CDR）序列改换成鼠源单抗CDR序列，重构成既具有鼠源性单抗的特异性又保持抗体亲和力的人源化抗体，同时几乎去除鼠免疫原性和毒副作用。

（4）全人源单抗　将小鼠Ig基因敲除，转染人Ig基因，在小鼠体内产生人Ab，再经杂交瘤技术，产生大量完全人源化抗体。抗体的V区和C区都是人源的，去除鼠免疫原性和毒副作用。全人源抗体制备相关技术有人杂交瘤技术、EBV转化B细胞技术、噬菌体展示技术、转基因小鼠抗体制备技术和单个B细胞抗体制备技术等。

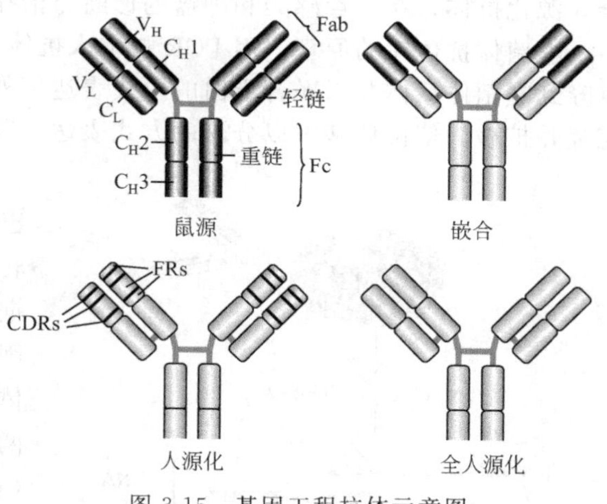

图3-15　基因工程抗体示意图

改型单抗和全人源单抗具有亲和力强、特异性高、毒副作用小的优点，克服了鼠源抗体及嵌合抗体的缺点，成为治疗性抗体药物发展的必然趋势。

2. 小分子抗体

包括Fab抗体（抗原结合片段）、Fv抗体（可变区片段，由V_H和V_L构成）、scFv抗体（单链可变区片段Single-chain variable fragment）、V_H抗体（单区抗体）、MRU（minimal recognition unit最小识别单位，只含一个CDR）。

小分子抗体具有以下优点：①制备方法比其他基因工程抗体简单；②免疫原性比原来的单克隆抗体弱得多；③分子量小，更容易通过血管壁，穿透实体瘤，有利于肿瘤的治疗；④没有Fc段，不能与非靶细胞的Fc受体结合，利于集中到达肿瘤部位，同时由于没有Fc调节IgG的分解代谢，在体内半寿期短，有利于放射免疫成像检查肿瘤；⑤能与分布于病毒表面凹槽的抗原结合，有利于病毒性疾病的治疗；⑥在小分子抗体基因的 3′端接上适当的酶基因或毒素蛋白基因，即可大量产生酶标抗体或免疫毒素；⑦在大肠杆菌中表达，可发酵生产抗体，从而降低成本，使抗体治疗得以普及。

3. 双特异性抗体（bispecific antibody，BsAb）

许多抗原抗体反应要求双价的抗原结合位点（ABS），使抗原分子上的两个抗原表位交联或使两个抗原分子连接。将识别肿瘤抗原的抗体和识别细胞毒性免疫效应细胞表面分子的抗体连结在一起，可使效应细胞更容易与肿瘤细胞识别、结合，取得杀伤肿瘤细胞的作用。

（1）化学交联 BsAb　分别分离纯化两种不同的单抗，使每种抗体解离为单价抗体，再把两种不同抗原特异性的单价抗体化学交联起来，然后分离出目的组分。缺点是容易导致抗体失去活性，产物均一性不佳。

（2）细胞工程 BsAb　将两种分泌不同特异性单抗的杂交瘤细胞再次融合，产生四源杂交瘤（quadroma）。二次杂交瘤细胞株分泌的是两套 H 链、L 链的随机组合物，BsAb 在其中的比例为 10%～50%，多倍杂交瘤细胞的稳定性差，BsAb 的产量少且活性低，费时费力，临床应用时存在人抗鼠抗体免疫反应（HAMA），不适用于临床。

（3）基因工程 BsAb　多采用抗体分子片段，如 Fab、Fv 或 scFv，经基因操作修饰后或体外组装为 BsAb，或直接表达分泌型的 BsAb。

4. 抗体库技术

将体外克隆的抗体基因片段插入噬菌体载体，转染工程菌进行表达，然后用抗原筛选即可获得特异的单克隆噬菌体抗体，噬菌体抗体库技术路线见图 3-16。利用该技术可得到完全人源化抗体，在病毒感染和肿瘤的诊断与治疗方面有独特的优越性。

噬菌体抗体库的原理：用 PCR 扩增人抗体 H 链 V 区（V_H）和 L 链 V 区（V_L）基因，克隆到噬菌体载体并以融合蛋白的形式表达于外壳表面，用免疫学技术筛选表达需要抗体的克隆并扩增，使抗体基因以分泌的方式表达，获得可溶性的抗体片段。

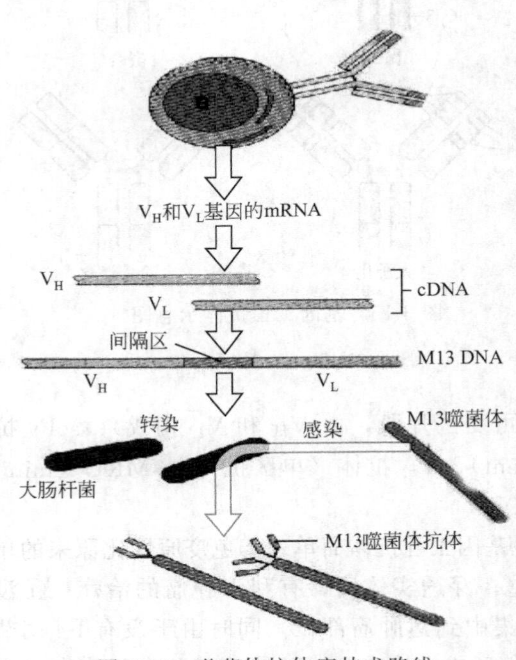

图 3-16　噬菌体抗体库技术路线

噬菌体抗体库的步骤：从外周血或脾、淋巴结等组织中分离 B 细胞，提取 mRNA 并逆转录为 cDNA；应用抗体 L 链和 H 链引物，根据建库的需要通过 PCR 技术扩增不同的 Ig 基因片段，构建噬菌体载体库。噬菌体抗体库载体有 λ 噬菌体、丝状噬菌体和噬菌粒三种，后两种是目前构建表面表达的噬菌体抗体库（surface display antibody library）常用载体。表达载体转化细菌，构建全套抗体库。通过多轮抗原亲和吸附-洗脱-扩增，最终筛选出抗原特异的抗体克隆。

噬菌体抗体库的优点：①模拟天然全套抗体库，抗体库的库容可以达到或超过 10^{11}，能包含 B 细胞全部克隆。建库的外源基因来自人体多克隆细胞的总 mRNA。通用引物具有人的种属普遍性。抗体的 V_H 和 V_L 基因的随机重组增加了抗体的多样性；②避开人工免疫和杂交瘤技术，抗体库具有容量大和筛选效率极高的优点，可获得高亲和力的人源化抗体，V_H 和 V_L 基因的随机重组模拟了体内抗体亲和力成熟的过程，所用的抗体基因来自人体。

第三节　补体

补体（complement，C）是一组存在于人或脊椎动物的血清、组织液及细胞膜表面的具有酶活性的糖蛋白，因其是抗体发挥溶细胞作用的必要补充条件而得名。补体是一个复杂的生物反应系统，由近 40 种可溶性蛋白质和膜结合蛋白组成，故又称补体系统。生理条件下，多数补体没有酶活性，但在激活物作用下，补体通过经典途径、旁路途径、凝集素途径而被激活，表现出多种生物学活性，在免疫防御、维持内环境稳定、连接固有免疫与适应性免疫中发挥重要作用。补体缺陷、功能障碍及过度活化会导致疾病的发生。

一、补体系统的组成和命名

（一）补体系统的组成

补体系统按功能分为补体固有成分、补体调节蛋白、补体受体三大类。

（1）补体系统的固有成分　包括参与经典激活途径、旁路激活途径、凝集素激活途径及攻膜复合物的组分。参与经典激活途径的组分有 C1q、C1r、C1s、C2、C4，参与旁路激活途径的组分有 B、D、P 因子，参与凝集素激活途径的组分有 MBL、MBL 相关丝氨酸蛋白酶（MASP），攻膜复合物的参与组分有 C3、C5、C6、C7、C8、C9。

（2）补体调节蛋白　指调节补体激活途径中的关键酶从而控制补体活化程度的可溶性或膜结合型的蛋白分子。可溶性补体调节蛋白有 C1 抑制物、I 因子、C4 结合蛋白、H 因子、S 蛋白、羧肽酶 N 等，膜结合型补体调节蛋白有Ⅰ型补体受体、衰变加速因子（DAF）、膜辅蛋白（MCP）、C8 结合蛋白、CD59 等。

（3）补体受体分子　指分布于多种细胞膜表面，能与补体活化后产生的活性片段结合，介导多种生物学效应的受体分子，包括 CR1～CR5、C3aR、C4aR、C5aR、C1qR 等。

（二）命名

（1）参与经典激活途径的固有成分（包括攻膜复合物组分）　以“C”表示，按发现的先后顺序分别命名为“C1，C2，……，C9”，其中 C1 由 C1q、C1r 和 C1s 三个亚单位组成。

（2）参与旁路激活途径的固有成分　以因子命名，用大写英文字母缩写表示，如 B 因子、D 因子、P 因子、CR 等。

（3）补体调节蛋白　根据功能命名，如 C1q 抑制物、C4 结合蛋白等。

（4）补体受体　以其结合对象来命名，如 C1qR、C5aR，各种 C3 片段的受体则用 CR1、CR2、CR3、CR4 表示。

（5）补体活化的裂解片段　在原补体成分的符号后加小写字母表示，如 C3a、C3b，小片段用 a，大片段用 b。

（6）已失活的补体成分则在其符号前冠以“i”表示（如 iC3b）。

二、补体的合成与理化特性

1. 补体的合成

肝细胞是补体的主要产生细胞，血浆中 90%的补体来源于肝细胞。MΦ、成纤维细胞、内皮细胞、上皮细胞、脂肪细胞、神经胶质细胞等也能合成、分泌补体成分。如 C1 由 MΦ 和肠上皮细胞产生，D 因子由脂肪细胞产生，炎症部位的补体主要由 MΦ 产生。补体的代谢极快，半衰期只有 1 天。在组织损伤的急性期、炎症等状态下，补体产生增多，血浆中补体水平升高。

2. 补体的理化性质

(1) 化学本质为糖蛋白，多数为 β 球蛋白，少数为 α 或 γ 球蛋白。

(2) 血清中补体蛋白约占血清球蛋白的 10%，含量相对稳定。补体各成分中以 C3 含量最高，D 因子含量最低。

(3) 补体的性质极不稳定，许多理化因素（如机械振荡、紫外线照射、强酸强碱、乙醇、热等）均可使补体失活。某些补体成分对热敏感，56℃作用 30min 即可灭活，4℃冷藏活性能保持 3～4 天，－20℃可长期保存活性。补体结合试验时应采用新鲜血清。

三、补体系统的激活

生理情况下，补体成分多以非活化状态存在于血清和体液中；在某些激活物质作用下，各补体成分按一定顺序，以级联（cascade）酶促反应方式依次活化，表现出多种生物学活性。

按激活物质和起始顺序的不同，补体系统的激活分为三条激活途径：经典激活途径、旁路激活途径和凝集素激活途径。三种途径具有共同的末端通路，都通过形成攻膜复合物（membrane attack complex，MAC）溶解靶细胞。

（一）经典激活途径（C1 途径）

(1) 主要激活物质　IgG 或 IgM 抗体与其相应抗原结合形成的抗原-抗体免疫复合物。因为 IgG 或 IgM 抗体的 Fc 段有 C1q 结合位点。

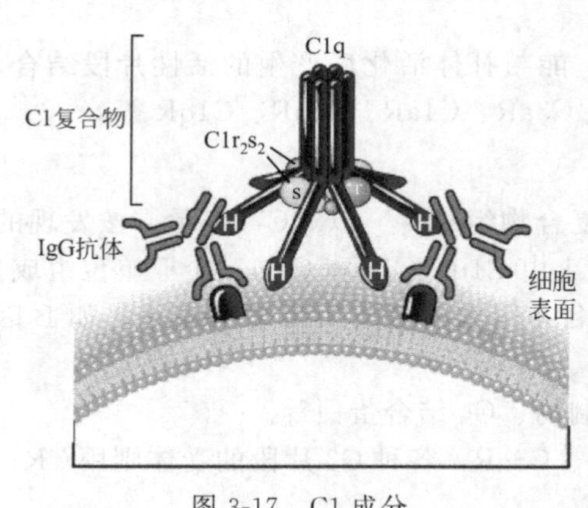

图 3-17　C1 成分

(2) 参与的固有成分　C1（C1q、C1r、C1s）、C2～C9。因该途径从 C1 开始，故又称 C1 途径。C1 分子是由 1 个 C1q 分子、2 个 C1r 和 2 个 C1s 组成的蛋白复合物其成分如图 3-17 所示，存在于血浆中，生理条件下无活性。C1q 是由 6 个相同的亚单位组成的对称六聚体，C 端是球形头部，N 端呈放射状排列。C1q 的头部是与抗体 Fc 段结合的部位。

(3) 激活过程　补体经典激活途径的激活过程人为分成识别、活化、膜攻击三个阶段，补体经典途径激活过程模式图（识别、活化阶段）见图 3-18。

① 识别阶段：C1q 识别免疫复合物至形成 C1 酯酶的过程。

IgG 或 IgM 抗体与其相应抗原结合，使抗体的分子构象发生改变，暴露出 Fc 段的补体结合位点，C1q 与抗体的 Fc 段的补体结合位点结合，引发 C1q 的分子构象发生改变，使与 C1q 结合的 C1r 激活，活化的 C1r 激活 C1s。活化的 C1s，即 C1 酯酶，具有丝氨酸蛋白酶活性，作用底物为 C4、C2。

② 活化阶段：C3 转化酶和 C5 转化酶形成的阶段。

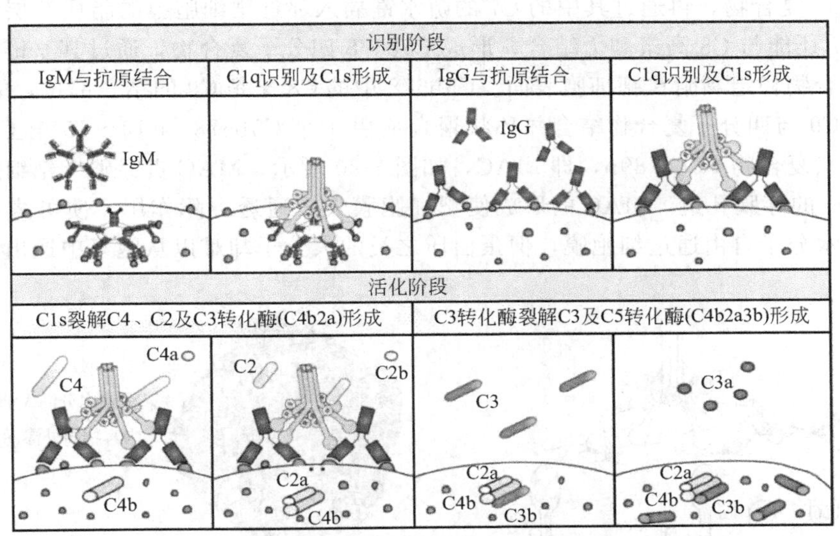

图 3-18　补体经典途径激活过程模式图（识别、活化阶段）

C1s 在 Mg^{2+} 存在下将底物 C4 裂解为 C4a 和 C4b，小片段 C4a 游离于液相，具有过敏毒素活性；大片段 C4b 可结合到邻近的抗体结合细胞或免疫复合物的表面，使补体活化稳定、有效地进行下去。C1s 在 Mg^{2+} 存在下将底物 C2 裂解为 C2a 和 C2b，小片段 C2b 释放进入液相，具有激肽样作用，大片段 C2a 与 C4b 结合形成稳定的 C4b2a 复合物，即经典激活途径的 C3 转化酶。三条补体激活途径及其联系见图 3-19。

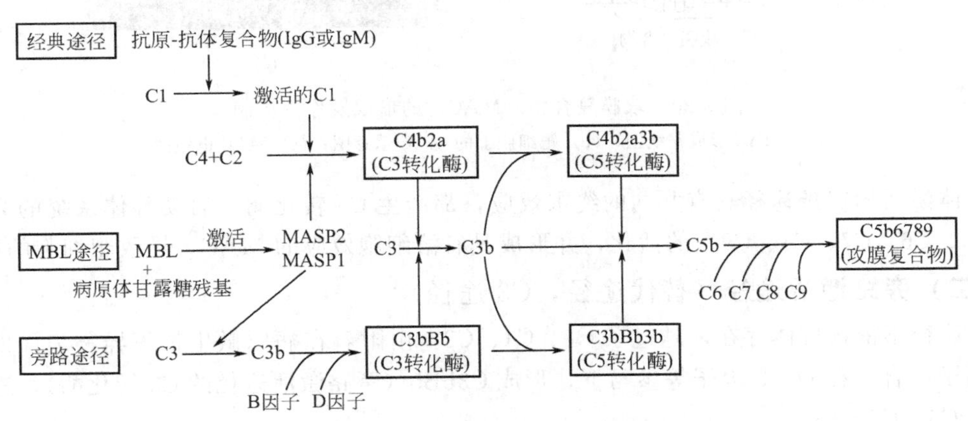

图 3-19　三条补体激活途径及其联系

C3 是血浆中含量最高的补体成分，是 C3 转化酶的天然底物，在三条补体激活途径中起枢纽作用。C3 经 C3 转化酶裂解生成 C3a 和 C3b，小片段 C3a 游离于液相，是重要的炎症介质，大片段的 C3b 极不稳定，多数被降解，依次形成 C3c、C3d、C3dg、C3f、C3g 等小片段，其中 C3d 参与启动适应性免疫应答。只有 10％的 C3b 与抗原表面的 C4b2a 复合物共价结合，形成 C4b2a3b 复合物，即 C5 转化酶。

③ 膜攻击阶段：形成 MAC，发挥效应阶段。

C5 转化酶裂解 C5 生成小片段的 C5a 和大片段的 C5b，具有过敏毒素活性和趋化作用的 C5a 游离于液相，C5b 松散结合于细胞或免疫复合物的表面，并依次与 C6、C7 结合形成亲脂性的C5b67复合物，再通过其中的C7的疏水键插入邻近靶细胞膜的脂质双层结构中，复合物中的C7还能与C8高亲和力结合，形成C5b678四分子复合物，通过其γ链插入靶细胞中，使该复合物稳定黏附在靶细胞表面。C5b678中的C8又是C9的结合部位，能与多个C9分子聚合，C9与四分子复合物结合并环状聚合成由1个C5b678与12～15个C9分子组成的大分子管状复合物C5b6789n，即MAC，如图3-20所示。MAC贯穿整个靶细胞膜，形成内径约11nm的穿膜孔道。MAC的形成使靶细胞膜失去通透屏障作用，使可溶性小分子物质、离子和水分子自由通过细胞膜，但蛋白质之类的大分子却难以从胞浆中逸出，最终导致细胞溶解。

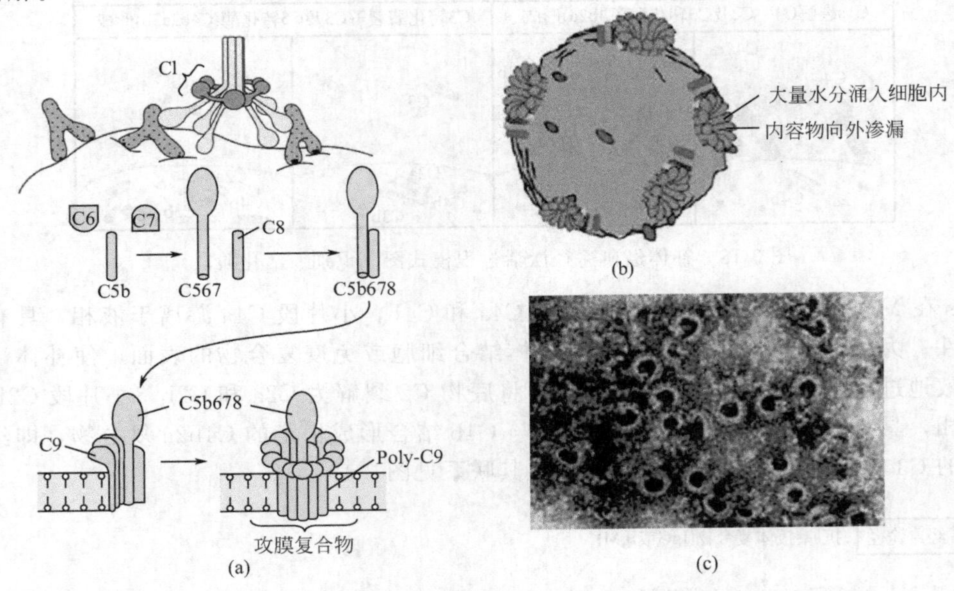

图3-20　攻膜复合物（MAC）的形成及作用机制

(a) MAC形成路线图；(b) 靶细胞上的MAC示意图；(c) MAC电镜图

补体激活的三条途径具有共同的终末效应，都产生C5转化酶，启动补体系统的终末成分（C5、C6、C7、C8、C9）的活化，并形成具有溶细胞效应的MAC，导致靶细胞的溶解。

（二）旁路激活途径（替代途径，C3途径）

该途径不依赖抗体存在，越过了C1、C4、C2，由附着在病原微生物等异物表面的C3b与B因子结合，在D、P因子等参与下，形成C3bBb（旁路激活途径的C3转化酶），进而依次激活C3、C5～C9。

（1）主要激活物质　细菌细胞壁成分（LPS、肽聚糖、磷壁酸）、酵母多糖、葡聚糖、眼镜蛇毒素、凝聚的IgA和IgG4等。激活物质的主要作用是为补体活化提供固相接触界面和保护性环境。

（2）参与的固有成分　C3及B、D、P、H、I等因子。

（3）激活过程　正常情况下，血浆中存在大量的C3，但在蛋白酶的作用下不断水解产生少量C3b，释放到液相中，多数被I因子迅速灭活。如果附近有细菌或细胞等膜性结构存在，C3b与之结合则能延长半衰期。结合于细菌表面的C3b与B因子结合形成C3bB，在Mg^{2+}存在下，C3bB中的B因子被D因子裂解成2个片段，小片段的Ba游离到液相中，大片段的Bb仍结合在C3b上成为C3bBb（旁路激活途径中的C3转化酶）。C3bBb不稳定，但如果与血浆中的 P 因子结合，形成稳定的 C3bBbP（C3 转化酶）。C3bBbP 使 C3 大量裂解，生成 C3b，C3bBbP 与 C3b 结合形成（C3b)$_n$Bb 复合物（即旁路激活途径中的 C5 转化酶），然后进入补体激活途径中的共同末端通路。

C3b 既是 C3 转化酶的组成成分，又是 C3 转化酶的作用产物，由此形成了旁路激活途径的正反馈放大环路，称为 C3b 正反馈环或称 C3b 正反馈途径。

体液中的 H 因子可置换 C3bBb 复合物中的 Bb，使 C3b 与 Bb 解离，解离的 C3b 立即被 I 因子灭活，控制液相中的 C3bBb 保持在很低的水平，对调节补体激活具有重要意义。

激活物的存在为 C3b 或 C3bBb 提供了不易被 I 因子、H 因子灭活的保护性微环境，促使补体进一步活化。

（三）凝集素激活途径

甘露糖结合凝集素激活途径又称 MBL（mannose-binding lectin）激活途径。该激活途径与经典激活途径相似，MBL 直接识别病原微生物表面的糖类，不依赖抗体、抗原抗体复合物和 C1q。MBL 激活途径与旁路激活途径都是机体抵御早期感染的防御机制。

（1）主要激活物　细菌等微生物。MBL 是由肝细胞产生的钙依赖性糖结合蛋白，属于凝集素家族，专一性识别病原微生物表面的糖类残基（如甘露糖、岩藻糖、酰胺基葡萄糖等）并在 Ca^{2+} 存在下与之结合。正常血清中 MBL 浓度极低，在炎症急性期反应时，含量明显升高，可迅速诱导补体活化产生效应。

（2）参与的固有成分　MBL 相关丝氨酸蛋白酶（MBL associated serine protease, MASP)、C4、C2、C3。

（3）激活过程　MBL 首先识别病原微生物表面的甘露糖等糖残基并与之结合，然后与甘露糖相关的丝氨酸蛋白酶结合，形成 MASP。MASP 的生物学活性与 C1q 相同，可水解 C4、C2，形成 C3 转化酶，后续的酶促反应与经典激活途径相同。该过程中没有抗体、抗原抗体复合物和 C1q 参与。

四、补体活化的调节

补体激活反应在体内受精细调节，以保持补体激活与灭活的动态平衡，防止补体成分过度消耗和对自身组织的损伤，这是机体自身稳定功能的主要表现之一。

（一）自身衰变的调节

C3 转化酶和 C5 转化酶均易衰变失活，游离的 C4b、C3b、C5b 也易失活。

（二）调节因子的作用

按作用特点，调节因子分为防止或限制补体在液相中自发激活的抑制剂、抑制或增强补体对底物正常作用的调节剂、保持组织细胞免遭补体破坏作用的抑制剂。

1. 经典途径的调节

（1）C1 抑制分子（C1INH）　可与活化的 C1r 和 C1s 结合，使其失去酶解正常底物的能力，并能有效解聚与免疫复合物结合的 C1 大分子。

（2）抑制经典途径 C3 转化酶形成　C4 结合蛋白（C4bp）与补体受体 1（CR1)、I 因子可裂解 C4，膜辅助蛋白（MCP）促进 I 因子介导的 C4b 裂解，衰变加速因子（DAF，即 CD55）能与 C2 竞争结合 C4b。

2. 旁路途径的调节

（1）抑制旁路途径 C3 转化酶的组装　H 因子可与 B 因子或 Bb 竞争性结合 C3b，CR1

和DAF也可竞争性抑制B因子与C3b结合。

（2）抑制旁路途径C3转化酶形成　I因子可水解C3b，CR1和MAP可促进I因子裂解C3b。

（3）促进已形成的C3转化酶解离　CR1和DAF可促进Bb解离。

（4）对旁路途径的正调节　P因子（备解素），某些疾病患者血清中存在的一种C3肾炎因子是一种抗C3转化酶的自身抗体。

3. MAC形成的调节

同源限制因子（HRF）也称C8结合蛋白，可干扰C9与C8结合；膜反应性溶解抑制物（MIRL）即CD59，可阻碍C7、C8与C5b6复合物结合，从而抑制MAC形成。

五、补体受体（complement receptor，CR）

CR是多种细胞表达于细胞膜表面的能与某些补体成分或补体片段特异性结合的膜型糖蛋白分子。补体激活后产生多种生物学效应（如调理吞噬、免疫调控、黏附、清除免疫复合物及炎症作用等）都是通过补体受体介导的。补体受体的主要作用是识别配体、传导信号和诱导细胞应答等。

C3的受体有CR1（即C3b/C4b受体，CD35）、CR2（即C3d受体，CD21）、CR3（即iC3b受体，CD18）、CR4（即gp150/95、CD18）、CR5共5种。C3受体不能识别循环中的C3分子，只选择性地结合C3裂解后的片段，且这种结合作用不能被正常血浆蛋白封闭。不同C3片段的受体分布于不同类型的细胞，CR1分布在人类红细胞、中性粒细胞、单核巨噬细胞和B细胞上，CR2只表达在淋巴母细胞及淋巴细胞上，而CR3只表达在吞噬细胞上。如果C3片段结合在抗原抗体复合物上，则C3R就是抗原与细胞结合的桥梁；如果结合到吞噬细胞表面，则将促进吞噬细胞对抗原的吞噬，故CR1和CR3均是吞噬过程中的重要物质。同时，CR1和CR2均是血清酶I因子裂解C3片段的协同因子。CR3和CR4还是整合素家族的成员，在细胞吸附过程中具有重要作用。CR3缺乏患者血中的吞噬细胞的吸附和吞噬功能明显异常，经常性软组织及皮肤感染，特别是链球菌和铜绿假单胞菌感染。

其他补体受体还有C1q的受体（C1qR）、C5a的受体（C5aR）、C4a的受体（C4aR）、H因子的受体（fHR）。

六、补体系统的生物学作用

补体有多种生物学作用，参与非特异性、适应性免疫应答。

（一）溶菌、溶细胞作用

补体系统激活后，通过级联反应可在靶细胞表面形成许多MAC，导致靶细胞溶解。

在感染早期，主要通过旁路途径和MBL途径激活补体；在感染的中后期，特异性抗体产生后，主要靠经典途径来抵御感染。

（二）补体调理作用

补体调理作用是指补体活化的裂解产物C3b、C4b和iC3b可与细菌或其他颗粒结合，再分别与吞噬细胞表面CR1、CR3或CR4结合，从而促进吞噬细胞的吞噬作用，如图3-21所示。

（三）免疫黏附

可溶性抗原抗体复合物（immune complex，IC）体积小，难以被吞噬细胞捕获，但其可以激活补体经典途径产生C3b，吸附C3b的IC能与红细胞、血小板上的CR1结合，形成

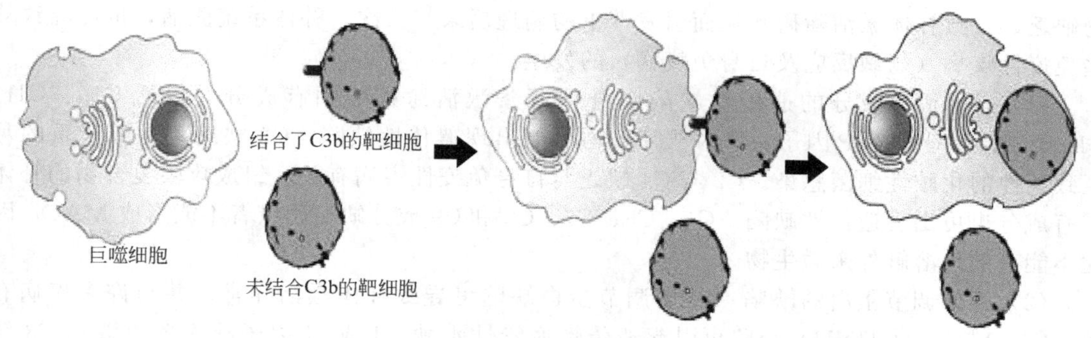

图 3-21　补体的调理作用

大的复合物，并随血液流经肝脏、脾脏，可由该处的巨噬细胞捕获、吞噬而被清除，这种作用被称为免疫黏附，见图 3-22。

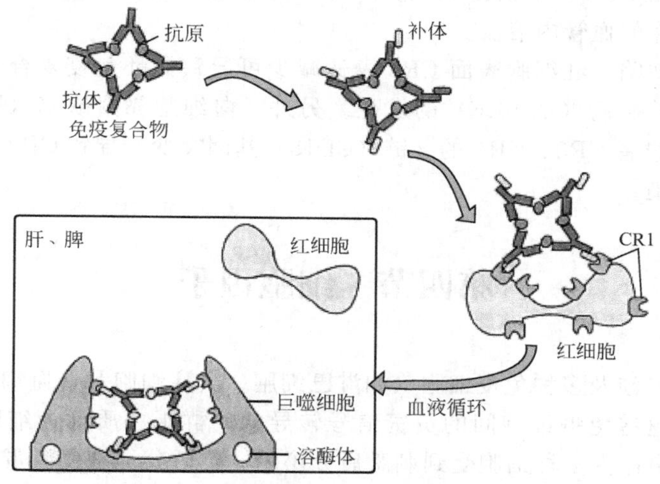

图 3-22　C3b/CR1 介导的免疫黏附作用

（四）免疫自稳作用

（1）清除免疫复合物　补体存在可减少免疫复合物的产生，并能使已生成的免疫复合物溶解，发挥自身稳定作用。

（2）清除凋亡细胞　多种补体成分可识别和结合凋亡细胞，促进吞噬。

（五）炎症介质作用

（1）激肽样作用　C2a 能增加血管通透性，引起炎症性充血。

（2）过敏毒素作用（C3a、C4a、C5a）　以 C5a 的作用最强。

（3）趋化作用（C3a、C5a、C567）

（六）补体与凝血、激肽系统的相互作用

补体系统、体内凝血系统、纤溶系统和激肽系统的活化均依赖多种成分级联的蛋白酶裂解作用，均借助丝氨酸蛋白酶结构域发挥效应。一个系统的活化成分可对另一系统发挥效应。

七、补体系统与疾病

补体系统主要通过两条途径参与疾病的发生。补体编码基因的结构异常可使补体蛋白产

物缺乏，导致补体激活障碍，从而引发严重的病理后果。其次，补体系统激活，也可导致某些免疫性疾病（超敏反应及自身免疫病）的发生。

（1）补体固有成分的遗传性缺陷　补体两条激活途径的固有成分（包括 C1q、C1r、C1s、C4、C2、C3、P 因子、D 因子等）均可能出现遗传性缺陷。C3 缺乏可导致严重的甚至致死性的化脓性细菌感染。C2 与 C4 缺乏与自身免疫性疾病有关。组成攻膜复合物的补体固有成分也可出现遗传性缺陷。C5、C6、C7、C8 和 C9 成分缺乏的患者不能形成 MAC，因此不能有效地溶解外来微生物。

（2）补体调节蛋白的缺陷　补体调节蛋白缺陷可导致补体激活异常，并与许多疾病有关。C1 抑制物（C1INH）缺陷可引起遗传性血管性水肿。I 或 H 因子缺乏造成液相 C3 转化酶生成失控，血浆 C3 被完全耗竭，循环免疫复合物清除发生障碍，引发肾小球肾炎。膜结合补体调节蛋白（DAF、HRF 和 CD59 等）缺乏（如患阵发性夜间血红蛋白尿）时，自身细胞表面 C3 转化酶及 MAC 的形成失控，导致红细胞溶解加剧，故阵发性夜间血红蛋白尿患者出现反复发作的血管内溶血。

（3）补体受体缺陷　红细胞表面 CR1 表达减少可导致循环免疫复合物清除障碍，从而导致某些自身免疫性疾病（如 SLE）的发生。另外，白细胞黏附缺陷（leukocyte adhesion deficiency，LAD）患者 CR3、CR4 的 β 链（CD18）基因突变，导致 CR3、CR4 缺失，临床表现为反复化脓感染。

第四节　细胞因子

机体的免疫应答涉及多种免疫细胞（如淋巴细胞、炎症细胞和造血细胞等）及细胞间的相互作用。存在于这些免疫细胞间的负责信号转导的一群蛋白质称为细胞因子（cytokine，CK）。细胞因子是由体内多种细胞受到刺激后分泌的一类低分子量的糖蛋白，具有调节免疫效应细胞的发育和分化作用，有的具有直接的效应功能。

一、细胞因子的共同特点

细胞因子与靶细胞胞膜上的相应受体结合，触发信号转导通路，最终改变靶细胞的基因表达。靶细胞对细胞因子的敏感性是由细胞表面的特定膜受体决定的。一般情况下，细胞因子及其受体之间表现出极高的亲和力，解离常数为 10^{-12}～10^{-10} mol/L，细胞因子在皮摩尔（pmol）浓度水平就能产生生物效应。

细胞因子可以结合在自身细胞表达的膜受体上，发挥自分泌作用（autocrine）；也可以结合在邻近的靶细胞的受体上，发挥旁分泌作用（paracrine）。细胞因子通过刺激或抑制各种细胞的活化、增殖和分化，调节免疫应答的强度和持续时间，并调节抗体或其他细胞因子的分泌。细胞因子结合到靶细胞的受体上后，刺激靶细胞分泌其他细胞因子，从而影响众多的靶细胞。细胞因子的分泌是短暂的，一般从几小时到几天，大多数细胞因子自分泌或旁分泌的作用距离也较短。

细胞因子的作用特点有：多效性、重叠性、协同作用、拮抗作用、级联效应、网络性等。①多效性指少量的淋巴细胞活化、分泌的细胞因子，即可影响许多细胞的活性，如活化的 Th 细胞产生的细胞因子可影响 B、Tc、NK、MΦ、粒细胞和 HSC 的相互作用，从而激活免疫应答的整个网络，一个特定的细胞因子有不同的生物效应，对不同靶细胞具有多效性作用；②重叠性指两个或两个以上的细胞因子介导的相似作用；③协同作用表现在细胞活动时两种细胞因子联合效果大于单个细胞因子的简单叠加效应；④拮抗作用即一个细胞因子抑制或抵消了另一种细胞因子的反应；⑤级联效应指一个细胞因子作用于靶细胞时，会发生级联反应，诱导细胞产生一个或多个其他细胞因子，反过来又可以诱导其他靶细胞产生其他细胞因子；⑥网络性指细胞因子通过相互协调、相互作用来调节细胞活性。

二、细胞因子的分类

过去把淋巴细胞分泌的细胞因子称淋巴因子（lymphokine，LK），由单核细胞和MΦ分泌的细胞因子称为单核因子（monokine，MK）。这两个概念至今仍然使用，但具有局限性，因为许多淋巴因子和单核因子的分泌不局限于淋巴细胞和单核细胞。

根据功能，细胞因子粗略分为白细胞介素、干扰素家族、集落刺激因子、肿瘤坏死因子超家族、生长因子和趋化因子 6 大类。

（一）白细胞介素（interleukin，IL）

由淋巴细胞、单核细胞或其他非单个核细胞产生的细胞因子，在细胞间相互作用，起免疫调节、造血以及调节炎症等作用。目前发现的 IL 的 cDNA 基因克隆和表达均已成功，已报道 38 种 IL，按照发现的先后顺序依次编号为 IL-1～IL-38。随着研究的深入，IL 家族将进一步扩大。

（二）集落刺激因子（colony stimulatingfactor，CSF）

集落刺激因子是能刺激 HSC 和不同发育分化阶段的造血细胞分化、增殖的细胞因子。根据不同细胞因子刺激 HSC 或不同分化阶段的造血细胞，在半固体培养基中形成不同的细胞集落，分别命名为 G-CSF（粒细胞集落刺激因子）、M-CSF（MΦ 集落刺激因子）、GM-CSF（粒细胞-MΦ 集落刺激因子）、Multi-CSF（多重集落刺激因子，如 IL-3）、SCF（干细胞因子）、EPO（eyrthroproietin，红细胞生成素）和 TPO（thrombopoietin，血小板生成素）等。CSF 不仅刺激不同发育阶段的 HSC 和祖细胞增殖、分化，还促进细胞成熟。

（三）干扰素（interferon，IFN）

病毒感染细胞能产生一种干扰其他病毒感染和复制的细胞因子，因此而得名。干扰素是在干扰素诱生剂（如病毒、细胞内寄生菌、LPS、链球菌毒素和肠毒素 A 等）的作用下，多种细胞产生的作用于其他细胞间的一类高活性、多功能的可溶性分泌型糖蛋白，具有抗病毒、抗肿瘤、免疫调节功能。根据产生来源和结构不同，干扰素分为Ⅰ型和Ⅱ型。Ⅰ型干扰素又称抗病毒干扰素，包括 IFN-α、IFN-β、IFN-ε、IFN-ω 和 IFN-κ 等，由白细胞、成纤维细胞和活化 T 细胞等产生，主要参与抗病毒、抗肿瘤。IFN-α 主要由白细胞产生，由 166～172 个氨基酸组成，无糖基，分子量约为 18.2kDa。IFN-β 由所有的有核细胞产生，由 166 个氨基酸组成，有糖基，相对分子质量为 20kDa。IFN-ω 主要由白细胞产生，由 172 个氨基酸组成。Ⅱ型干扰素即 IFN-γ，又称免疫干扰素，主要由 T 细胞产生，由 143 个氨基酸组成，以二聚体或四聚体形式存在，主要参与诱导 MHCⅡ类分子的表达，具有增强免疫调节功能。各种 IFN 的生物学活性基本相同。

（四）肿瘤坏死因子（tumor necrosis factor，TNF）

最初发现时因该种物质能造成肿瘤组织坏死而得名。

根据产生来源和结构不同，TNF 分为 TNF-α 和 TNF-β 两类，前者由单核/MΦ 产生，后者由活化T细胞产生，又名淋巴毒素（lymphotoxin，LT）。两类TNF的生物学活性相似，具有杀伤肿瘤细胞、免疫调节、参与炎症反应的作用。大剂量TNF-α可引起恶液质，因而TNF-α又称恶液质素（cachectin）。目前TNF超家族至少有19个成员。

（五）生长因子（growth factor，GF）

由多种细胞产生的一类能促进细胞生长和分化的细胞因子，如转化生长因子-β（TGF-β）、表皮生长因子（EGF）、血小板衍生的生长因子（PDGF）、成纤维细胞生长因子（FGF）、肝细胞生长因子（HGF）、胰岛素样生长因子-Ⅰ（IGF-Ⅰ）、IGF-Ⅱ、白血病抑制因子（LIF）、神经生长因子（NGF）、抑瘤素M（OSM）、血小板衍生的内皮细胞生长因子（PDECGF）、转化生长因子-α（TGF-α）和血管内皮细胞生长因子（VEGF）等。

（六）趋化因子（chemokine）

多种细胞分泌的对不同细胞具有趋化作用的细胞因子，包括C-X-C/α、C-C/β亚族。

（1）C-X-C/α亚族　主要趋化中性粒细胞，主要成员有IL-8、黑色素瘤细胞生长刺激因子（GRO/MGSA）、血小板因子-4（PF-4）、血小板碱性蛋白、蛋白水解来源的产物CTAP-Ⅲ和β-血栓球蛋白、炎症蛋白10（IP-10）和ENA-78。

（2）C-C/β亚族　主要趋化单核细胞，成员包括MΦ炎症蛋白1α（MIP-1α）、MIP-1β、RANTES、单核细胞趋化蛋白-1（MCP-1/MCAF）、MCP-2、MCP-3和I-309。

三、细胞因子受体

细胞因子必须与靶细胞膜上的特异性受体结合才能发挥其生物学作用，细胞因子受体研究最初因其含量低而进展缓慢，随着基因克隆技术的发展，细胞因子受体研究得到快速发展。

（一）细胞因子受体的分类与结构

细胞因子受体有5个家族，包括Ig超家族受体、Ⅰ类细胞因子受体家族（也称为促红细胞生成素受体家族）、Ⅱ类细胞因子受体家族（也称为干扰素受体家族）、肿瘤坏死因子受体家族（TNF受体家族）和趋化因子受体家族。

（1）Ig超家族受体　该类受体的细胞膜外区有一或多个Ig样结构域，如IL-1、IL-6、M-CSF、SCF、PDGF和FGF受体等。结构如图3-23所示。

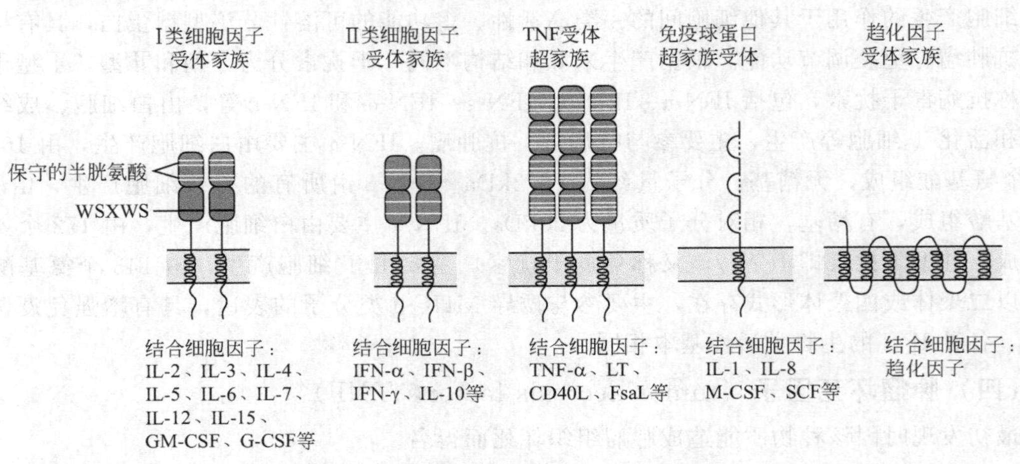

图3-23　细胞因子受体家族结构示意图

(2) Ⅰ类细胞因子受体家族　免疫和造血系统中的许多细胞因子受体属于Ⅰ类细胞因子受体家族，该家族在胞外结构域的氨基酸序列有 4 个保守位置，有半胱氨酸残基（CCCC）和 WSXWS 保守序列（色氨酸-丝氨酸-（任意氨基酸）-色氨酸-丝氨酸，X 是非保守氨基酸）。促红细胞生成素属于该类。

(3) Ⅱ类细胞因子受体家族　Ⅱ类细胞因子受体具有保守的 CCCC 序列，但缺乏 WSXWS 基序。成员有 IFN-α、IFN-β 和 IFN-γ 受体和 IL-10 受体。

(4) TNF 受体家族　有富含半胱氨酸的基序，包括 TNF 受体、神经生长因子受体、CD40L 和 FasL 分子等。

(5) 趋化因子受体家族（chemokine receptor，CKR）　该家族的受体是 G-蛋白偶联受体，由 7 个疏水性的跨膜区组成，该类受体与相应配体结合后，经偶联 GTP 结合蛋白而发挥生物学效应。主要成员有趋化性细胞因子（如 IL-8 和 MCP）受体类。趋化性细胞因子受体分为 CC-CKR 和 CXC-CKR 等类别。

（二）细胞因子受体的信号转导亚基

多数细胞因子受体家族成员由 2～3 条多肽链构成，其中 1 或 2 条多肽链特异性结合细胞因子（称为细胞因子结合亚基），另一条多肽链则负责转导信号（称为信号转导亚基）。单独的细胞因子结合亚基或信号转导亚基一般不能与细胞因子结合，只有两者结合后才能形成高亲和力受体并转导信号。信号转导亚基可以共用，如 IL-3、IL-5 和 GM-CSF（见图 3-24），分别可以结合相应Ⅰ类细胞因子受体的细胞因子结合亚基上，这 3 个低亲和力的细胞因子结合亚基可以与 1 个共同的信号转导亚基非共价键结合，产生的结合体受体不仅表现对细胞因子的亲和性增加也可将信号进行跨膜转导。IL-3 和 GM-CSF 都作用于 HSC 和原始细胞，激活单核细胞，并诱导其分化。这 3 种细胞因子都可诱导嗜酸性粒细胞增殖和嗜碱性粒细胞脱颗粒，释放组胺，在信号转导中都诱导相同模式的蛋白磷酸化。IL-3 和 GM-CSF 具有拮抗作用，因为这 2 种细胞因子的受体共享信号转导亚基，其竞争拮抗是由于受体的特异性细胞因子亚基指向相同的数量有限的信号转导亚基。类似的情况也存在于其他细胞因子受体，如 IL-6 受体、IL-11 受体、白血病抑制因子（LIF）、抑制肿瘤素 M（OSM）、睫状神经营养因子（CNTF）等。

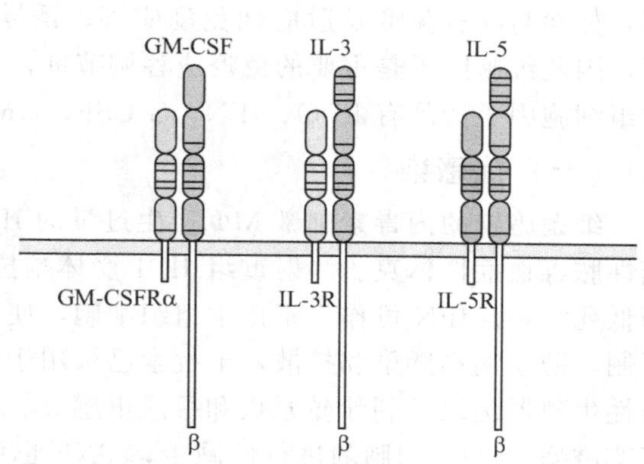

图 3-24　GM-CSF 家族（共用 β 亚单位）

四、细胞因子拮抗剂

细胞因子拮抗剂的作用方式有两种：①直接与细胞因子受体结合，但不能激活细胞；②直接与细胞因子结合，活性被抑制。最具特异性的抑制剂是 IL-1 受体拮抗剂（IL-1Ra）。IL-1Ra 由单核/MΦ 产生，与 IL-1 同源，能与 IL-1 受体结合但无激活活性，IL-1Ra 结合 IL-1 受体阻断其与 IL-1 结合，产生拮抗性能，因此 IL-1Ra 可调节炎症反应的强度。重组 IL-1Ra 是潜在的治疗慢性炎症的制剂。

血液和细胞间液中存在可溶性细胞因子受体，它们与膜受体竞争性结合共同的配体细胞因子，起细胞因子拮抗剂的作用。可溶性细胞因子受体一般通过蛋白酶水解细胞表面受体而获得。很多细胞因子（如 IL-2、IL-4、IL-6、IL-7、IFN-γ、IFN-α、TNF-β 和 LIF 等）都有可溶性受体，如可溶性 IL-2 受体（SIL-2R）是通过蛋白酶水解细胞表面分子释放出含 192 个氨基酸残基的氨基端的亚基，形成 45 kDa 的可溶性 IL-2 受体，SIL-2R 可结合 IL-2，防止其与 IL-2 膜受体结合。SIL-2R 可作为检测标志，帮助了解某些疾病（自身免疫性疾病、移植排斥、艾滋病）的诊断和病程发展和转归。

某些病毒也产生细胞因子结合蛋白或模拟细胞因子分子，抑制细胞因子与相应受体结合从而干扰免疫功能。如痘病毒可编码可溶性肿瘤坏死因子结合蛋白和可溶性 IL-1 结合蛋白。由于 TNF 和 IL-1 具有广泛的炎性反应，这些可溶性细胞因子结合蛋白可能禁止或减少这些细胞因子的炎症反应，从而帮助病毒感染侵袭。爱泼斯坦-巴尔病毒（EBV）产生可与 IL-10 结合的 IL-10 受体样分子，结合机体的 IL-10，抑制 Th1 型细胞免疫应答。

五、细胞因子的生物学功能及应用

各种细胞都能分泌细胞因子，以 Th 细胞和 MΦ 最重要。细胞因子具有广泛的生物学作用，如参与固有免疫及适应性免疫应答、诱导炎症反应、调节造血、控制细胞增殖和分化等，因此细胞因子是重要的免疫应答调节剂，可用于治疗某些疾病。目前已批准用于临床的重组细胞因子产品有 EPO、IFN、G-CSF、GM-CSF、IL-2 和 IL-11 等。

（一）抗感染

细菌胞壁的内毒素刺激 MΦ 产生过量的 IL-1 和 TNF-α，导致细菌感染数小时后发生细菌性脓毒血症性休克。注射重组 IL-1 受体拮抗剂或有中和活性的 TNF-α 单克隆抗体可明显降低死亡率。IFN 可作用于正常组织细胞，使之产生抗病毒蛋白，从而抑制病毒在细胞内的复制，防止病毒感染和扩散，干扰素已被用于治疗病毒感染（如病毒性肝炎）、角膜炎和感染性生殖器疣以及利什曼原虫和弓形虫感染。IL-5 被用于治疗寄生虫感染，IL-12 被用于纠正艾滋病人 Th1 细胞的进行性减少，TNF 也可发挥干扰素样的抗病毒作用，IL-2、IL-12、TNF 和 IFN 等细胞因子单独或联合使用可增强 NK、LAK（lymphokine-activated killer cell，淋巴因子活化杀伤细胞）、Tc 和 MΦ 对胞内寄生微生物的杀伤清除作用。

（二）抗肿瘤

某些细胞因子作为免疫效应分子可直接对瘤细胞产生抗肿瘤效应。如 TNF 具有直接抑瘤和杀瘤作用。有些细胞因子（如 IL-2、IL-12、TNF 和 IFN 等）单独或联合使用可通过激活 NK、LAK、Tc 和 MΦ 而增强杀瘤活性。

由 IL-2 活化的 NK 细胞被称为淋巴因子激活的杀伤细胞（LAK），具有广谱杀瘤活性。在体外用 IL-2 诱生 LAK 细胞，然后回输到患者体内治疗恶性肿瘤能使肿瘤缩小。用组合细胞因子（IL-1、IL-2 和 IFN）加抗 CD3 单抗诱导的杀伤细胞 CIK（cytokine induced killers），杀瘤作用强于 LAK。IL-2 和肿瘤疫苗一起使用能明显增强 CTL/NK 细胞的活性，提高抗肿瘤功能。拮抗 IL-2 及其受体制剂也可用于治疗 T 细胞性白血病。IL-6 是浆细胞瘤细胞的自分泌生长因子，促进多发性骨髓瘤的形成和发展。用 IL-6 的单克隆抗体可抑制体外培养浆细胞的增殖和多发性骨髓瘤的发展。IFN-α 可抑制细胞增殖，对毛细胞白血病和艾滋病相关的 Kaposi′s 肉瘤有疗效。

（三）刺激造血细胞增生分化，治疗血细胞减少症

多种细胞因子可刺激 HSC 或不同发育分化阶段的造血细胞增生分化，可用于治疗血细胞减少症。干细胞因子和 IL-3 可刺激早期 HSC 增生分化，GM-CSF 可刺激晚期髓系干细胞

（即粒系干细胞、单核系干细胞和红系干细胞等造血细胞）增生分化，G-CSF 和 M-CSF 分别对粒系干细胞和单核系干细胞起作用，GM-CSF、M-CSF 和 G-CSF 治疗白细胞减少症。红细胞生成素（EPO）对红系干细胞起作用，可用于治疗红细胞减少症。IL-6 和 IL-11 对巨核系干细胞起作用，可用 IL-11 治疗血小板减少症。IL-7 对前 B 细胞和前 T 细胞起作用。

（四）参与和调节炎症反应

炎症是机体应对外来刺激产生的一种复杂的病理反应过程，临床表现为局部的红、肿、热、痛和机能障碍，病理变化表现为感染局部大量炎性细胞浸润和组织坏死。某些细胞因子可直接参与和促进炎症反应的发生，如 IL-1、IL-8 和 TNF-α 等具有趋化作用，吸引单核/MΦ、中性粒细胞等炎性细胞聚集于炎症部位，并诱导这些炎性细胞、血管内皮细胞和成纤维细胞活化，释放前列腺素、溶酶体酶和过氧化氢类物质等炎性介质，引起或加重炎症反应。此外，IL-1 还可直接作用于下丘脑发热中枢，引起发热，并刺激肝细胞分泌急性期蛋白（如 C 反应蛋白），表现出急性炎症的特征。下调细胞免疫功能的细胞因子（如 TGF-β、IL-4、IL-10 和 IL-13 等）具有抑制炎症反应的作用。

（五）免疫调节

多数细胞因子（如 IL-1、IL-2、IL-5、IL-6、IL-7 和 IL-12 等）具有上调免疫功能的作用。可促进 T、B 细胞活化、增生、分化，合成分泌抗体和/或形成致敏淋巴细胞，产生体液和/或细胞免疫效应。有些细胞因子（如 TGF-β、IL-4、IL-10 和 IL-13 等）具有下调免疫作用。TGF-β 为典型的免疫抑制因子，可抑制各种正常细胞（如 HSC、T、B、上皮细胞和内皮细胞等）的生长，抑制 MΦ 和 NK 细胞的吞噬和杀伤活性。IL-4 和 IL-10 可通过抑制 MΦ 活化和抑制 Th1 细胞产生 IFN-γ、IL-2 和 TNF-β 等细胞因子，使细胞免疫功能下降。细胞因子对细胞发育的调节作用见图 3-25。

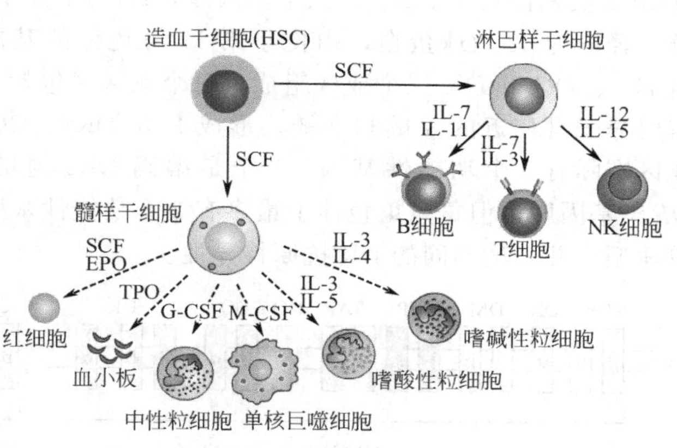

图 3-25　细胞因子对细胞发育的调节作用

（六）抗移植排斥

抗 IL-2 及其受体制剂可抑制同种移植物的排斥反应。动物试验证实，用偶联白喉毒素的 IL-2 选择性杀伤活化 T 细胞，可抑制肾及心脏移植排斥反应。注射重组 IL-1 受体拮抗剂可明显延长动物心脏移植物的存活时间。

第五节　主要组织相容性复合体

主要组织相容性复合体（major histocompatibility complex，MHC）是位于脊椎动物同一染色体上的一组紧密连锁的等位基因群，基因编码产物为主要组织相容性复合体分子（MHC 分子）。MHC 分子广泛表达于脊椎动物有核细胞的表面，具有个体特异性，在同一物种的不同个体间进行器官移植时能引起强烈而快速的器官移植排斥反应，因此 MHC 分子又称主要组织相容性抗原或移植抗原。MHC 分子的生物学功能不局限于诱导移植排斥反应，主要功能是为 T 细胞提呈抗原，参与 T 细胞发育、激活、细胞间的相互识别，区分自己与非己成分，启动适应性免疫应答并对免疫应答进行遗传调控。MHC 分子的多态型决定机体对病原微生物的免疫应答水平、对疾病的易感性及自身免疫的发生。

一、MHC 基因

MHC 基因结构复杂，由多个紧密连锁的基因座组成，编码产物具有相同或相似的功能。

MHC 基因分为 3 类：①MHCⅠ类基因编码的糖蛋白几乎在所有真核细胞的表面表达，主要功能是将抗原肽提呈给 Tc 细胞；②MHCⅡ类基因编码糖蛋白主要表达在 APC（MΦ、DC 和 B 细胞）表面，为 Th 细胞提呈加工抗原肽；③MHCⅢ类基因位于Ⅰ、Ⅱ类基因的两侧，编码具有免疫功能的分泌蛋白，包括补体系统的组分和参与炎症的分子。

人的 MHC 分子（如图 3-26 所示）高表达于白细胞表面，因此又称为人白细胞抗原（Human leukocyte antigen，HLA），其编码基因称为 HLA 复合体。HLA 复合体位于人的第 6 染色体，全长 3.6kb，共 224 个基因座，其中 128 个为功能性基因，96 个为假基因。HLAⅠ类基因有 A、B、C 三个基因座，HLAⅠ类基因仅编码 HLAⅠ类分子异二聚体的重链，轻链为β2 微球蛋白，由位于第 15 染色体的基因编码。HLAⅡ类基因的结构较复杂，由 *DP*、*DQ* 和 *DR* 三个亚区组成，每个亚区又包括 2 个或 2 个以上的功能性基因座，分别编码分子量相近的 α 链和 β 链，形成 DRα-DRβ、DQα-DQβ、DPα-DPβ 三种异二聚体。DR 亚区实际有 5 个功能性基因，1 个是编码 DRα 链的 *DRA* 基因座，4 个是编码 DRβ 链的 *DRB* 基因座，但每条染色体上最多有 2 个功能性基因。不同的 DRB 基因座参与构成不同的单体型，并表达不同的 DR 抗原特异性。

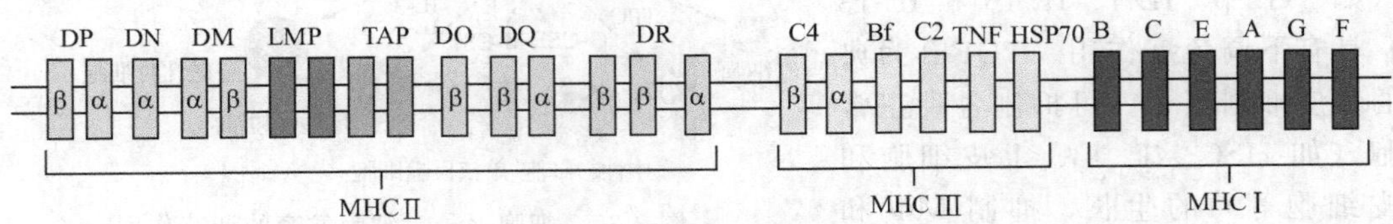

图 3-26　人 HLA 复合体结构示意图

小鼠的 MHC 称为 H-2，位于小鼠第 17 号染色体，长约 1.5kb。小鼠的 MHCⅠ类基因包括 *K*、*D*、*L* 三个基因座。MHCⅡ基因由 *Ab*、*Aa*、*Eb* 和 *Ea* 四个基因座组成，分别编码 Aβ、Aα、Eβ 和 Eα 四种肽链，肽链 Aβ 和 Aα 形成异二聚体，称为 I-A 分子，Eβ 和 Eα 形成异二聚体，称为 I-E 分子。

二、MHC 分子

MHC 分子都由 2 条肽链组成，每条肽链都包括胞外区、跨膜区和胞内区三部分，胞外区分为 Ig 样结构和抗原肽结合槽，抗原肽结合槽的氨基酸残基呈现多态型，负责结合抗原肽并提呈给 T 细胞，Ig 样区域非常保守，具有 CD4 或 CD8 结合位点，能被 $CD4^+$ T 或 $CD8^+$ T 细胞识别，决定 MHC 分子的限制性。

根据分子结构与功能，MHC 分子分为 MHCⅠ、MHCⅡ、MHCⅢ类分子。MHCⅠ类和 MHCⅡ类分子具有共同的结构特征且都具有抗原加工功能，如图 3-27 所示是在结构和功能上密切相关的膜结合糖蛋白，是专门的抗原提呈分子，能够与抗原肽结合形成稳定的复合物，呈现到细胞表面，供 T 细胞识别。而 MHCⅢ类分子与 MHCⅠ、MHCⅡ类分子没有共

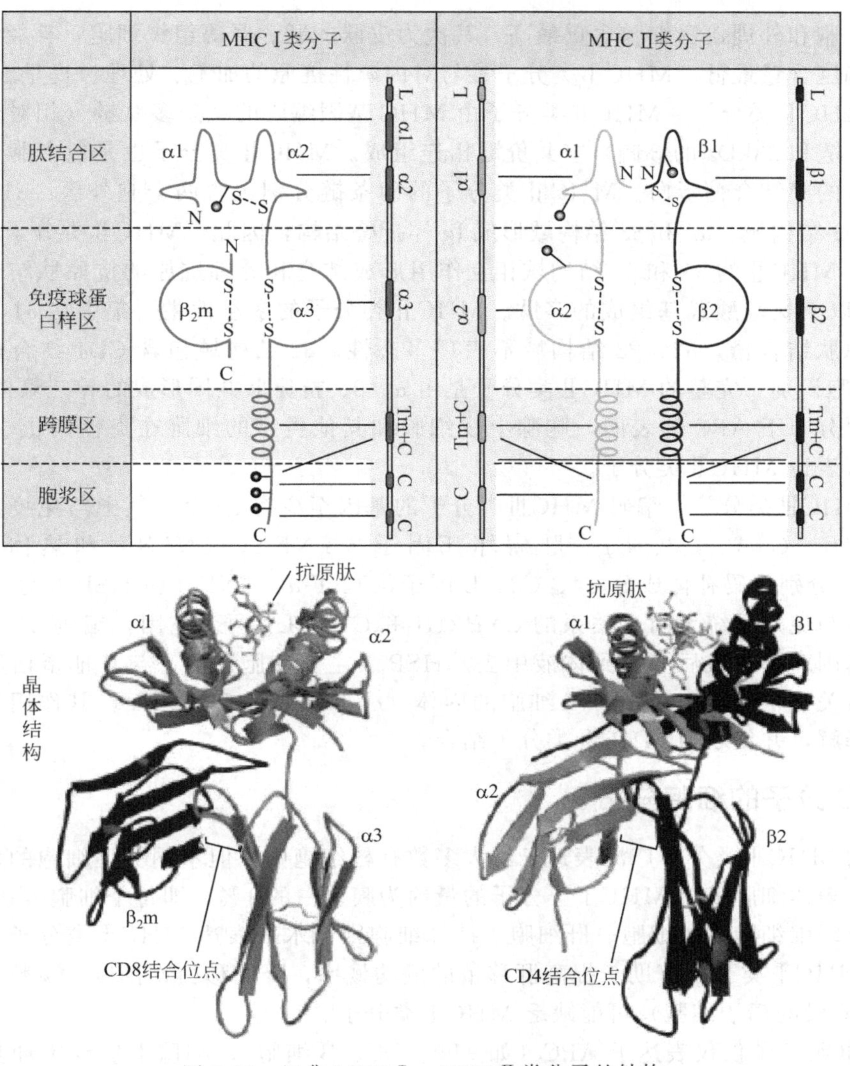

图 3-27　经典 MHCⅠ、MHCⅡ类分子的结构

同的结构特征。

（1）MHCⅠ类分子　MHCⅠ类分子由两条多肽链（α、β2m）非共价结合而成，α 链是由 MHC 基因编码的相对分子质量为 45kDa 的跨膜糖蛋白链，β2m 是由非 MHC 基因编码的相对分子质量为 12kDa 的高度保守的肽链。α 链通过其 C 端的疏水跨膜段和亲水胞质尾被固定在质膜上，胞外段包含 α1、α2 和 α3 三个结构域，α1、α2 各含有约 90 个氨基酸残基，通过 8 个反向平行的 β 折叠和 2 个平行的 α 螺旋相互作用形成 MHCⅠ类分子结合抗原肽的结合槽，可以结合 8～10 个氨基酸残基的抗原肽。MHCⅠ类分子的多态性仅限于 α1、α2 结构域。α3 结构域的氨基酸序列高度保守，多肽链反平行形成两个 β 折叠，称为 Ig 样折叠，是 Ig 结构域的特征。α3 结构域包含 CD8 结合位点，能被 $CD8^+$ T 细胞识别。β2m 也是 Ig 样结构域，能与 α3 结构域非共价结合，促进 α 链完全折叠。β2m 不存在的情况下，MHCⅠ类分子的 α 链在细胞膜上不表达。同一个体中所有的 MHCⅠ类分子的 β2m 是不变的。完整的 MHCⅠ类分子是由 α、β2m 共同形成的异聚体。MHCⅠ类分子广泛分布于所有有核细胞的表面，包括血小板和网织红细胞，但不同细胞上 MHCⅠ类分子的数量有显著差

异，淋巴细胞和外周血白细胞含量最高，其次为皮肤、肝、肾等组织细胞，神经细胞、角膜细胞、肌细胞含量最低。MHCⅠ类分子参与对内源性抗原的加工、处理、提呈。

（2）MHCⅡ类分子　MHCⅡ类分子由MHC基因编码的2条多肽链（相对分子质量为33kDa的α链和28kDa的β链）非共价键相连组成。MHCⅡ类分子也是包含胞外区、跨膜区和胞内区的膜结合糖蛋白。MHCⅡ类分子的两条链分别包含两个胞外区：α1和α2结构域，β1和β2结构域。α2和β2结构域形成Ig样折叠结构，因此，MHCⅡ类分子也被归类为Ig超家族。MHCⅡ的α1和β1结构域相互作用形成结合和处理抗原的抗原肽结合槽，可以结合10个以上氨基酸残基组成的多肽。MHCⅡ类分子的多态性主要集中在α1、β1结构域形成的抗原肽结合槽，α2、β2结构域不表现多态性。β2结构域包含CD4结合位点，能被$CD4^+$ T细胞识别。完整的MHCⅡ类分子是由α、β、抗原肽共同形成的异三聚体。MHCⅡ类分子主要分布于APC的表面，胸腺上皮细胞和其他类型的细胞在炎性因子（如IFN-γ）诱导下也可表达MHCⅡ类分子。

（3）MHCⅢ类分子　编码MHCⅢ类分子的基因至少有36个，其中与免疫系统有关的基因有*C4B*、*C4A*、*C2*、*Bf*、肿瘤坏死因子（*TNFA*、*TNFB*）和热休克蛋白70（*HSP70*），分别编码补体成分C4、C2、B因子、TNF-α、TNF-β和HSP70分子。在*C4B*两侧，还有与免疫系统无明显关系的*CYP21B*和*CYP21A*两个基因，编码21-羟化酶。大多数Ⅲ类基因产物合成后分泌到体液中去。HSP70主要在胞浆内，与其他蛋白质肽链的折叠、转位有关，也可见于MΦ和B细胞的内体（endosome）和膜表面，其作用为阻止内体中抗原的降解，并使之与MHCⅡ类分子结合。

三、MHC分子的细胞分布

经典的MHCⅠ类分子广泛表达于绝大多数有核细胞中，但不同类型细胞的表达水平不同。高水平表达细胞表达MHCⅠ类分子的量约为膜蛋白的1%，即每个细胞表达5×10^5个分子；而成纤维细胞、肌细胞、肝细胞、神经细胞则低水平表达MHCⅠ类分子。肝细胞低水平表达MHCⅠ类分子有助于提高肝移植的成功概率，降低移植物排斥。少数类型的细胞（如某分化阶段的精子细胞）可能缺乏MHCⅠ类分子。

MHCⅡ类分子仅仅表达于APC（如MΦ、DC、B细胞），胸腺上皮细胞和其他类型的细胞在炎性因子（如IFN-γ）诱导下也可以表达。不同类型细胞表达的MHCⅡ类分子有明显差异，处于不同分化阶段的细胞的MHCⅡ表达量也不同。如MHCⅡ类分子不能在初级B细胞表达，而表达于成熟B细胞的细胞膜。MΦ平时只表达低水平的MHCⅡ类分子，被抗原激活后表达水平显著提高。

四、MHC基因的遗传特点

MHC基因具备高度多态性、单体型遗传、连锁不平衡的遗传特点。

（一）多态性（polymorphism）

多态性是指群体中在同一个MHC基因座位上存在两个或两个以上等位基因的现象。MHCⅠ类和MHCⅡ类分子在结合肽区域表现出多态性。MHC分子在不同物种和同一物种的不同个体中存在巨大的多样性，使得MHC分子给T细胞提呈抗原肽时产生差异，从而在不同个体中产生差异性的免疫应答。MHC的每个位点都具有大量不同的等位基因，是高等脊椎动物中已知最具多态性的基因系统。各等位基因的DNA序列间有5%～10%不同。MHC等位基因之间氨基酸差异显著，超过20个氨基酸残基的差异使每个等位基因拥有独特的结构。人的MHC中已确定近万个不同的MHCⅠ类和Ⅱ类分子的等位基因，其中等位基因最多的是HLA-B（2798个）。基因巨大的多态性导致了物种MHC分子的巨大差异性。但在单一个体中只有少量种类表达，表达种类最多的个体也仅有6种MHCⅠ类分子或12种MHCⅡ类分子。一个体中的MHC分子的多样性是静态的，不随免疫应答时间而改变，是被固定在基因中的。MHC在同一物种不同个体的多样性来自于基因的多态性，多个等位基因的存在是由不同个体的特定基因座造成的。

（二）单体型

单体型是指同一染色体上紧密连锁的MHC等位基因的组合。MHC基因位点的位置靠在一起，多数人继承的等位基因被这些紧密相连的两个基因位点编码，二者分别来自父母。每一组等位基因被称为一个单倍体。一个人分别从母亲和父亲各继承一个单体型。在远交系人群中，后代一般都在许多位点处杂交，并同时表达母系和父系的MHC等位基因。等位基因普遍表达，即母系和父系的基因产物在相同的细胞中表达。

尽管MHC内交叉重组的概率很低，但它仍然有助于群体基因位点的多样性。遗传重组产生新的等位基因组合。人类作为一个物种已产生大量表型，在传代中广泛重组，很少有两个不相关个体具有相同的MHC基因。

（三）连锁不平衡

理论多样性的计算是在假定等位基因组合完全随机的基础上进行的，但实际上MHC的多样性比计算的理论值的多样性少得多，因为某些等位基因同时出现在某一染色体上的概率高于随机出现的概率，这种状态称为连锁不平衡。连锁不平衡是一个特定组合的等位基因出现的实际频率和预期的等位基因出现的频率之间的差异。该等位基因组合的预期频率相乘可以计算出两个等位基因的频率。如HLA-A1出现在种群内16％的个体（频率0.16）和HLA-B8出现在种群内9％的个体（频率0.09），则预计约1.4％的个体应该同时具有两个等位基因（0.16×0.09＝0.014）。然而HLA-A1、HLA-B8一起出现的频率高达8.8％。连锁不平衡的机制尚不清楚。尽管存在连锁不平衡，人类MHC仍存在巨大的多态性，器官移植中供体和受体的MHC类型仍然很难匹配成功，这是器官移植的主要障碍。

五、MHC分子与抗原肽的相互作用

（一）MHCⅠ类分子与抗原肽相互作用

MHCⅠ类分子与抗原肽结合并提交给$CD8^+$ T细胞。与MHCⅠ类分子结合的抗原肽是由被消化的胞质溶胶中的内源性细胞内蛋白修饰而来，这些肽从细胞质输送到内质网的囊泡中，在那里与MHCⅠ类分子相互作用。该过程被称为胞质或内源性处理通路。

每种类型的MHCⅠ类分子（小鼠的K、D、L或人的A、B、C）都会与一组独特的抗原肽相结合。每个MHCⅠ类分子的等位基因突变体也会结合一组不同的抗原肽。因为单核细胞的每个MHCⅠ类分子会表达约10^5个拷贝，不同的抗原肽将同时通过MHCⅠ类分子表达在有核细胞的表面。

与MHCⅠ类分子结合的抗原肽的显著特点：长度为8～10个氨基酸，9个最常见，含有用于结合到特定MHC分子必需的特定氨基酸残基。该长度的肽结合到MHCⅠ类分子的亲和力比其他长度的肽的亲和力高100～1000倍。具有特定氨基酸残基的抗原肽插入MHC分子的槽，被称为锚定残基。锚定残基的侧链与MHCⅠ类分子的结合的表面特征结构互补。氨基酸残基的有序结合位点随不同MHCⅠ类等位基因变体的不同而不同。

MHC Ⅰ类分子的所有结合肽中含有羧基端锚定，这些锚定通常是疏水残基（如亮氨酸、异亮氨酸），除了羧基末端的锚定残基外，锚定还经常出现在氨基端的第 2 或 3 位。含有相同或相似锚定残基的正确长度的任何抗原肽将结合到相同的 MHC Ⅰ类分子上。在抗原肽两端的锚定残基是埋在结合槽内，从而保持抗原肽的牢固结合。抗原肽与 MHC 分子结合图见图 3-28。

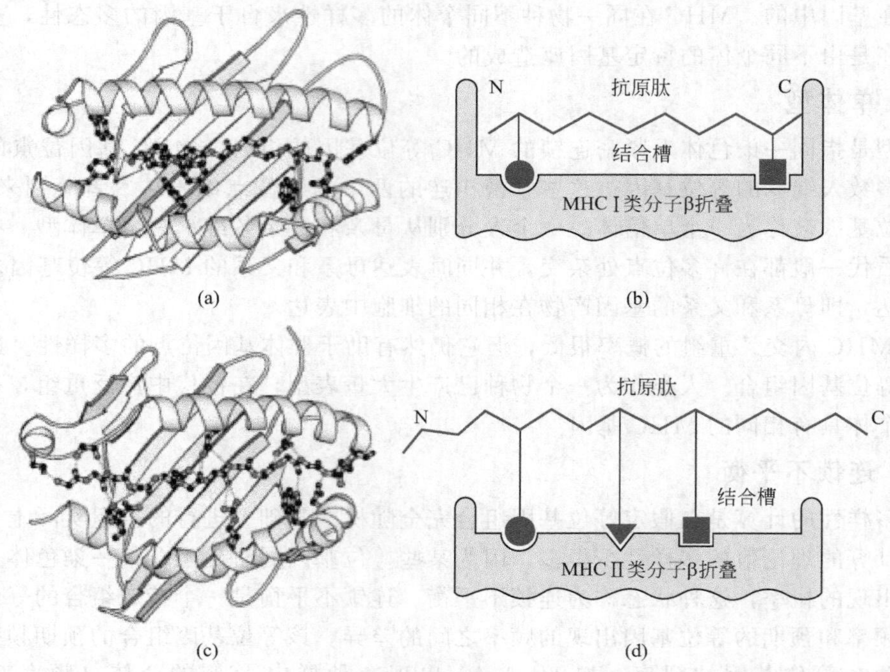

图 3-28 抗原肽与 MHC 分子结合示意图

（a）为抗原肽与 MHC Ⅰ类分子结合晶体结构衍射图；（b）为抗原肽与 MHC Ⅰ类分子结合示意图；（c）为抗原肽与 MHC Ⅱ类分子结合晶体结构衍射图；（d）为抗原肽与 MHC Ⅱ类分子结合示意图

（二）MHC Ⅱ类分子与抗原肽的相互作用

MHC Ⅱ类分子与抗原肽结合并将其提呈给 $CD4^+$ T 细胞。MHC Ⅱ类分子同 MHC Ⅰ类分子一样可以结合多种抗原肽。多数与 MHC Ⅱ类分子结合的肽产生于膜结合蛋白或内吞处理途径的囊泡相关蛋白。膜结合蛋白是通过吞噬作用或通过受体介导的内吞作用内化，并进入内吞加工途径。

在 MHC Ⅱ类分子—抗原肽复合物中的肽通常含有 13～18 氨基酸残基，比结合到 MHC Ⅰ类分子的肽稍长，因为在 MHC Ⅱ类分子的肽结合槽是两端开口，允许更长的肽超出两端。

与 MHC Ⅱ类分子结合的 13 个氨基酸的中心部位决定其结合能力。结合到一个特定的 MHC Ⅱ类分子的肽通常具有内部保守序列，但缺乏保守锚定残基，取而代之的是肽和 MHC Ⅱ类分子间广泛分布的氢键。结合至 MHC Ⅱ类分子的肽含有包括 7～10 个用于提供主要接触点的氨基酸序列。一般该序列在氨基端具有芳香族或疏水性残基和位于中间部分肽的羧基端的 3 个附加的疏水性残基。

六、MHC 分子的生物学功能

（一）作为抗原提呈分子提呈抗原，启动免疫应答

MHC Ⅰ、MHC Ⅱ类分子通过加工、提呈抗原，启动免疫应答。MHC Ⅰ类分子为内源

性抗原的提呈分子，将抗原肽提呈给 $CD8^+$ T 细胞；MHCⅡ类分子为外源性抗原的提呈分子，将抗原肽提呈给 $CD4^+$ T 细胞。T 细胞在识别抗原时存在 MHC 限制性，即 T 细胞与 APC 或靶细胞相互作用时，必须识别相应 MHC 分子结合的抗原肽。

MHC 分子通过调节表达影响免疫应答。MHCⅠ、MHCⅡ类基因有 5′启动子序列，并结合序列特异性转录因子。MHC 存在正负转录调节。MHC 分子的表达也受多种细胞因子调节、IFN 和 TNF 都影响 MHCⅠ类分子的表达。MHC 的表达降低与某些病毒（如巨细胞病毒、乙型肝炎病毒、腺病毒 12）感染有关，降低 MHCⅠ类分子的表达可能帮助病毒逃避免疫应答。

某些特定的 MHC 等位基因变异使相关疾病的发病率增高，包括某些自身免疫病、病毒病、补体系统紊乱、神经系统疾病及过敏。如 HLA-B27 等位基因变异的个体发展成自身免疫病——强直性脊柱炎的相对风险是普通人的 90 倍。

（二）参与免疫调节

外周血 B 细胞和单核细胞等非 T 细胞上的 MHCⅡ类分子在体外能诱导某些自身反应性 T 细胞增殖，这种现象为自身混合淋巴细胞反应（Autologous-mixed lymphocyte reaction，AMLR），这种自身反应性 T 细胞在体内可能具有增强或抑制免疫功能的作用，借以维持机体的免疫稳定性。

NK 细胞通过直接的细胞毒作用及分泌细胞因子和趋化因子行使杀伤功能。NK 细胞的受体主要包括杀伤细胞 Ig 样受体（killer cell Ig-like KIR）、Ig 样转录体（Ig-like transcripts，ILT）和杀伤细胞凝集素样受体（killer cell lectin-like receptor，KLR）。KIR 的配体是 MHCⅠ类分子。KIR 抑制性受体通过识别表达正常细胞上的 MHCⅠ分子，抑制 NK 杀伤功能，使正常细胞不至于被杀伤；而在病原感染时，激活型 KIR 受体发挥作用，清除感染。因此 MHCⅠ类分子参与调节 NK 细胞活性。

（三）参与 T 细胞发育

MHC 分子对 T 细胞在胸腺内的分化成熟起重要作用。MHCⅠ、MHCⅡ类分子参与 T 细胞在胸腺内阳性选择和阴性选择，获得自身耐受，参与对免疫应答的遗传控制。去除胸腺中 MHCⅡ类分子阳性的基质细胞，则 $CD4^+$ T 细胞的发育受阻；在胸腺培养细胞中加入抗 MHCⅡ类分子的单克隆抗体，也能阻止 $CD4^+$ T 细胞的发育。MHC 分子在 T 细胞自身耐受的形成和 T 细胞库的产生中起重要作用。

第六节　白细胞分化抗原

免疫细胞之间依靠直接接触或通过细胞因子等介质相互作用，传递信号，激活免疫应答。细胞直接接触时，介导细胞之间相互识别的膜表面分子有表面特异性抗原（如白细胞分化抗原）、特异性受体（如 Ig Fc 受体等）、MHC 分子等。

白细胞分化抗原（leukocyte differentiation antigen，LDA）主要是指 HSC 在分化成熟为不同谱系、各谱系的不同分化阶段以及成熟细胞活化过程中出现或消失的细胞表面分子。白细胞分化抗原并非指只表达在白细胞表面的分子，还表达在造血细胞（如红细胞、巨核细胞、血小板），并广泛分布于非造血细胞（如血管内皮细胞、成纤维细胞、上皮细胞、神经内分泌细胞等）。

将不同来源的能被同一种单克隆抗体识别的分化抗原归为同一个分化群，简称 CD (cluster of differentiation)。人的 CD 已从 CD1 编号至 CD363，大致分为 T 细胞、B 细胞、髓样细胞、NK 细胞、血小板、黏附分子、内皮细胞、细胞因子受体、非谱系、碳水化合物、DC、干细胞/祖细胞、基质细胞和红细胞 14 个组。

一、CD 的结构

CD 大部分是跨膜的糖蛋白，含胞膜外区、跨膜区和胞质区。

（一）胞膜外区结构

CD 胞膜外区由不同的结构域组成，同一类结构域分子构成 1 个家族（family）或超家族（superfamily）。

（1）Ig 结构域　在 CD 中具备该结构的 Ig 超家族（IgSF）约占 1/3，由 90～100 个氨基酸残基组成，可分为 V 样、C1 样和 C2 样结构域。

（2）Ⅲ型纤连蛋白（fibronectin type Ⅲ，Fn3）结构域　由 100 个氨基酸残基组成，通常有一个 WSXWS 基序。

（3）细胞因子受体结构域　由 100 个左右的氨基酸残基组成，常与 Fn3 结构相连。

（4）C 型凝集素结构域　常以二聚体形式（如 CD69、CD72、CD94/NKG2、CD161）或三聚体形式（CD23）存在。

（5）整合素（integrin）家族　是由 α、β 两条链组成的异源二聚体。

（6）肿瘤坏死因子超家族（TNFSF）　约由 40 个氨基酸残基组成，胞外区经蛋白酶水解脱落呈可溶型生物活性分子（如 TNF、LT 和 FasL），多为三聚体。

（7）肿瘤坏死因子受体超家族（TNFRSF）　约由 40 个氨基酸残基组成，富含半胱氨酸，胞外区含有 3～4 个 TNFRSF 结构域。

（8）补体调节蛋白结构域（complement control protein，CCP）　又称短共有重复序列，约由 60 个氨基酸残基组成，但在不同分子中相差悬殊，如 L-选择素分子的胞外区有 2 个，而 CD35（CR1）则有 30 个。

（9）表皮生长因子结构域（EGF）　约由 40 个氨基酸残基组成，常与其他结构域相连，如与 C 型凝集素和 CCP 结构域相连。

（10）富含半胱氨酸清除剂（或清道夫）受体超家族（SR）　约由 110 个氨基酸残基组成，如 CD36 等。

（11）富含亮氨酸重复序列（LRR）　由 24～29 个氨基酸残基组成，存在于血小板的膜分子和病原识别的 Toll 样受体（Toll like recptor，TLR）中。

（二）跨膜区结构

CD 属整合型膜蛋白，根据 Singer 分类法，整合型膜蛋白有 6 种类型。

Ⅰ型和Ⅱ型为 1 次跨膜蛋白，如 Ig 超家族（IgSF，Ⅰ型）和 TNF 超家族（Ⅱ型）。

Ⅲ型为多次跨膜蛋白，跨膜 2～7 次不等，其中 4 次、7 次跨膜比较常见。如趋化因子受体［又称 G 蛋白偶联受体（G protein-coupled receptor，GPCR）］等。

Ⅳ型也是由多次跨膜亚单位组成的。

Ⅴ型多肽链是以糖基磷脂酰肌醇（glycosyl-phosphatidylinositol，GPI）连接方式，锚定在细胞膜的脂质双分子层中，如 GPI 连接的 CD61、CD55 和 CD58 等。

Ⅵ是以一条多肽链的一端以 GPI 形式连接于细胞膜，另一端是 1 次跨膜或多次跨膜，如膜桥蛋白（pronticulin）。

（三）胞质区结构

胞质区参与信号转导，或与胞质内分子相连，分为不同类型的结构域。

（1）蛋白酪氨酸激酶（protein tyrosine kinase，PTK）结构域　配体和受体结合后，激活胞质区的 PTK（如 PDGF 受体、M-CSF 受体和 SCF 受体等）；

（2）蛋白酪氨酸磷酸酶（protein tyrosine phosphatase PTP）结构域　由 250 个氨基酸组成，如 CD45 有 2 个 PTP；

（3）死亡结构域（DD）　由 80 个氨基酸组成，介导凋亡信号的传递，如 TNFR1、Fas、DR4 和 DR5 等；

（4）ITAM/ITIM　各自有不同的氨基酸序列，是免疫受体传递活化性信号或抑制性信号的分子基础。

二、白细胞分化抗原的分类与功能

CD 分为 14 组，功能十分广泛，按其执行的功能，CD 主要分为受体、共刺激（或抑制）分子以及黏附分子等，其中受体包括特异性识别抗原受体及其辅助受体、PRR、细胞因子受体、补体受体、NK 细胞受体以及 Ig Fc 受体等。CD3、CD4、CD8、CD40 与 CD40L、CD28 等在 T 细胞一节已详细介绍，PRR 详见固有免疫细胞一节，在此不再赘述。

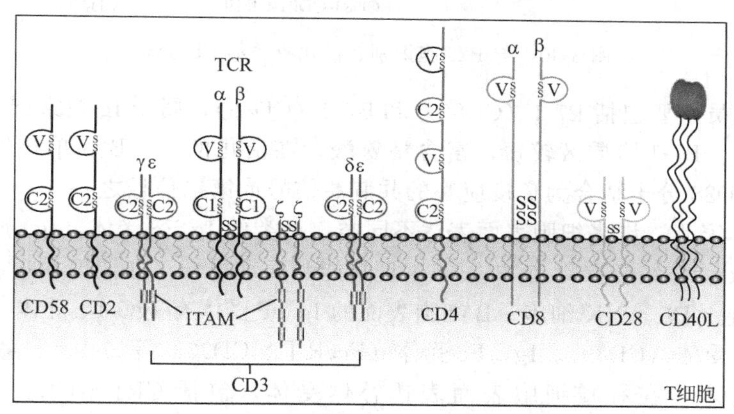

图 3-29　与 T 细胞识别、活化有关的 CD 分子

（1）CD1　CD1 属于 Ig 超家族，分子量为 43～49kDa，结构与 MHC Ⅰ类分子相似，主要分布在胸腺皮质细胞（$CD4^+CD8^+$）、DC、郎格汉斯细胞（Langerhans cells）、GM-CSF 单独或与 1L-4 共同激活的单核细胞、B 细胞及肠道上皮细胞。CD1 在成熟的外周血 T 细胞上不表达，但在活化的 T 细胞胞质内表达。

（2）CD2　CD2 别名淋巴细胞功能相关抗原-2（lymphocyte function associated antigen-2，LFA-2）、CD2R 或 E 玫瑰花结受体（E-rosette receptor）。分子量为 50 kDa，表达于 T 细胞、胸腺细胞及大多数 NK 细胞上。约 75％外周血细胞、95％～99％胸腺细胞表达 CD2。CD2 属于 Ig 超家族，是 CD2/CD48/CD58 家族的成员之一，其配体及相关分子有 CD58、CD48、CD59、CD15、CD3、CD16、CD45 和 CD11-a/CD18。CD2 是一种黏附分子，在抗原提呈过程中与 CD58（LFA-3）结合，诱导 T 细胞上共刺激信号。CD2 是 T 细胞或 NK 细胞介导的细胞溶血调节分子，也对外周血中处于激活状态的 T 细胞凋亡起诱导作用。CD2 是 E 玫瑰花结受体，由于绵羊红细胞上存在 CD2 的配体 CD58，二者结合出现 E 玫瑰花结现象，该法可用于鉴定 T 细胞。CD2 的抗体可以活化未成熟 T 细胞，阻止成熟 T 细胞发生凋亡。此外，CD2 抗体还可诱导 T 细胞活化与增殖，如图 3-29 所示为与 T 细胞识别、活化有关的 CD 分子。

(3) Igα/Igβ　又称为 CD79a/CD79b，属于 Ig 超家族，胞外区有 1 个 C 区和 1 个 V 区，跨膜区有 1 个谷氨酸。2 个 Igα/Igβ 异二聚体与 1 个膜表面 Ig（mIg）组成 BCR，构成 B 细胞识别抗原的基础结构。Igα/Igβ 在胞质区均有 1 个 ITAM，介导 BCR 的胞内信号转导途径。Igα/Igβ 表达于除浆细胞以外的各发育阶段的 B 细胞上，是 B 细胞表面的主要标记之一。如图 3-30 所示为与 B 细胞识别、活性有关的 CD 分子。

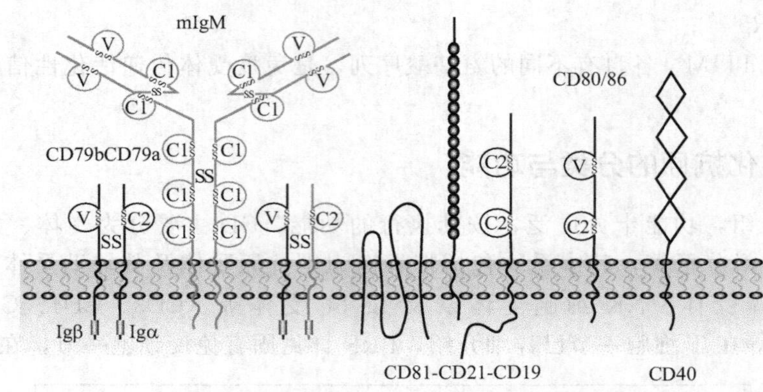

图 3-30　与 B 细胞识别、活化有关的 CD 分子

(4) B7　成员主要包括 B7-1（CD80）和 B7-2（CD86），属于 Ig 超家族，胞外区有 1 个 C 区和 1 个 V 区。B7-1 胞质区较短，富含精氨酸，在活化的 T、B 和单核细胞中表达水平明显增加。与 CD28 分子结合为免疫应答的共刺激信号或第二信号之一。

(5) Fc 受体家族　许多细胞表面表达不同类、亚类的 Ig Fc 受体，Ig 分子通过其 Fc 段与细胞表面的 Fc 受体结合介导 Ig 相关的生理功能和病理损伤（如调理吞噬、ADCC 和超敏反应）。吞噬细胞、DC、NK 细胞、B 细胞表面的 Ig Fc 受体有 IgG Fc 受体（CD64、CD32、CD16）、IgA Fc 受体（CD89）、IgE Fc 受体（FcεRⅠ、CD23）等。

(6) 补体受体　在吞噬细胞表面表达补体受体，包括 CR1～CR4（分别为 CD35、CD21、CD11b/CD18 和 CD11c/CD18），参与调理吞噬、活化免疫细胞。如 CD21 又称 CR2，表达于成熟 B 细胞、滤泡 DC 以及某些上皮细胞，是 B 细胞的重要标记。CD21 是补体片段 C3d 的受体，CD21 与抗原补体复合物上的 C3d 结合，而复合物上的抗原分子则与 BCR 结合，这种交联作用可以激活 B 细胞，刺激 B 细胞增殖。

第七节　黏附分子

细胞黏附分子（cell adhesion molecules，CAM），是指由细胞产生的介导细胞与细胞间或细胞与基质间相互接触和结合的分子，多数为糖蛋白，位于细胞表面，以受体-配体的形式发挥黏附作用，参与细胞的识别、活化与增殖、伸展与运动，在免疫应答、炎症反应中起重要作用。

黏附分子与 CD 分子是从不同的角度来命名的。黏附分子是根据其分子的连接功能命名，包括有黏附功能的各种分子；而CD分子则更为广泛，包括黏附分子，因此大部分的黏附分子都有CD编号。有些重要的黏附分子已经在上一节介绍，如CD2、CD4、CD8、CD28和CD86等，不再重复介绍。

一、黏附分子的种类和结构

按黏附分子的结构特点，将其分为整合素家族（integrin family）、Ig超家族（immunoglobulin superfamily，IgSF）、选择素家族（selectin family）、钙黏蛋白家族（Ca^{2+}-dependent cell adhesion molecule family，Cadherin）、黏蛋白样血管地址素（mucin-like vascular addressin）以及其他未归类的黏附分子。

（一）整合素超家族

整合素（integrin）主要介导细胞与细胞外基质的黏附，使细胞得以附着而形成整体（integration）而得名。此外，整合素家族的黏附分子还介导白细胞与血管内皮细胞的黏附。

（1）整合素的基本结构　整合素家族的黏附分子是由α、β两条链非共价键连接组成的异源二聚体，α、β链均为Ⅰ类穿膜蛋白，分子量分别为120～210kDa、90～130kDa，个别β链（如β4）分子量为220kDa。α或β链氨基酸序列有不同程度的同源性，在结构上有共同特点，均由胞膜外区、胞浆区和跨膜区三部分组成，胞浆区一般较短，可能和细胞骨架相联，跨膜区富含疏水氨基酸。

（2）整合素超家族的组成　如图3-31所示，目前整合素家族至少有18种α亚单位和9种β亚单位，α和β亚单位组合构成整合素分子并不是随机的，多数α亚单位只能与一种β亚单位结合构成异源二聚体，有些α亚单位可与几种不同的β亚单位组合，如整合素αV（CD51）可分别同β1、β3、β5、β6和β8亚单位组成整合素分子，大部分β单位则可以结合数种不同的α亚单位。已发现α链和β链有24种组合形式。β1、β3、β4、α3和α6等亚单位的mRNA分子可有不同的剪接形式，更增加了整合素分子的多样性。

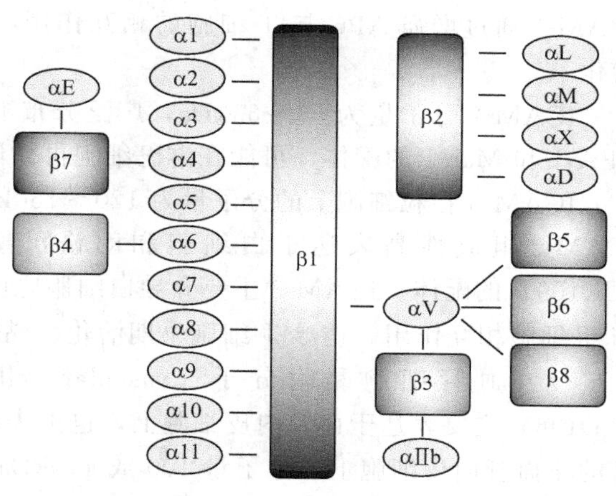

图3-31　整合素家族的组成

（3）整合素分子的分布　整合素分子在体内分布广泛，表达于多种组织细胞，如VLA组的整合素分子。多数细胞可同时表达2～10种不同的整合素分子，但不同类型的细胞表达的整合素分子的种类不同。某些整合素分子的表达具有明显的细胞类型特性，如GPⅡbⅢa主要表达在巨核细胞和血小板，LAF-1、Mac-1、P150/95只表达在白细胞表面，α6β4特异性表达在上皮细胞。每种细胞整合素分子的表达可随其分化与生长状态改变而变化。

（4）整合素分子的配体识别　整合素分子在与配体结合时识别的只是配体分子中由数个氨基酸组成的短肽序列。不同整合素分子可能识别相同的短肽序列或同一配体中不同的短肽序列。由于同一短肽序列可以存在于几种不同的配体中，因此一种整合素分子可能有几种细胞外间质成分作为配体，而一种细胞外间质中的配体也可能被几种不同的整合素分子识别。

整合素分子的配体包括多种细胞外基质成分，其中纤连蛋白（fibronectin，Fn）与β1、

β3、β5、β6 和 β7 等多组整合素分子受体结合，对细胞的生长、分化、活化、移动等过程具有重要调节作用。

（二）Ig 超家族

在参与细胞间相互识别、相互作用的黏附分子中，许多分子具有与 Ig 的 V 区或 C 区相似的折叠结构，其氨基酸组成也有一定的同源性，属于 Ig 超家族（immunoglobulin superfamily，IgSF）成员。在免疫细胞膜表面分子中 Ig 超家族成员的种类繁多、分布广泛、功能多样，主要参与免疫细胞的抗原识别及细胞间的相互作用与信号转导。

上一节介绍的 CD1、CD2、CD3、CD4、CD8、CD28、CD79 和 CD80 等都是 Ig 超家族的成员。MHCⅠ类和 MHCⅡ类分子也属于 Ig 超家族。此外 ICAM 和 VCAM-1 分子也是重要的 Ig 超家族成员。

（1）细胞间黏附分子（intercellular adhesion molecule，ICAM）　整合素 β2 组的配体。

ICAM-1，又名 CD54，分子量为 85～110kDa，是最早发现的免疫蛋白超家族黏附分子，以后又相继发现了 ICAM-2（CD102）和 ICAM-3（CD50），它们的 Ig 结构域的氨基酸序列具有同源性，且都可以结合 LFA-1 分子。不同的 ICAM 分子在体内的分布范围差异较大，ICAM-1 分子分布广泛，包括造血和非造血细胞、活化的 T、B、胸腺细胞和 DC 等，炎症反应能明显上调内皮细胞和其他非造血细胞 ICAM-1 的表达。ICAM-1 和 LFA-1、Mac-1 及 p150、p95 结合。内皮细胞上的 ICAM-1 参与白细胞穿越毛细血管壁到达炎症部位的过程。ICAM-1 通过增强 APC 与 T 细胞的相互作用，并作为共刺激分子的一部分参与 T 细胞的活化。

ICAM-2 分子量为 55～65kDa，广泛分布于除中性粒细胞外的所有白细胞，ICAM-2 是 LFA-1 和 Mac-1 的配体，可能在淋巴细胞再循环和炎症反应中发挥重要作用。

ICAM-3 在粒细胞上的分子量为 120～160kDa，在 T 细胞上的分子量为 110～130kDa，ICAM-3 组成性高表达于白细胞和朗格汉斯细胞上。ICAM-3 是 LFA-1 和 DC-SIGN（CD109）的配体。ICAM-3 主要介导白细胞之间以及 T 细胞与 APC 之间的黏附，参与 DC 与 T 细胞相互作用，诱导 T 细胞早期活化、黏附和增殖。

（2）血管细胞黏附分子（vascular cell adhesion molecule，VCAM）　VCAM-1（CD106）主要表达于血管内皮细胞上，也可表达在滤泡 DC、MΦ、骨髓基质细胞及多种器官的非血管内皮细胞上，分子量 100 或 110kDa。IL-1、TNF-α 等细胞因子活化的血管内皮细胞上调表达 VCAM-1。VCAM-1 的配体是白细胞表面的 VLA-4 分子。参与淋巴细胞、单核细胞、嗜酸性粒细胞和嗜碱性粒细胞穿出血管壁到达炎症部位的过程，包括这些细胞在内皮细胞上的滞留、滚动、紧密黏附。非血管内皮细胞表达的 VCAM-1 参与骨髓基质细胞与造血细胞祖细胞、B 细胞与 DC 的相互作用以及 T 细胞的共刺激和胚胎发育。

（三）选择素家族（selectin family）

选择素家族在白细胞与内皮细胞黏附、炎症发生及淋巴细胞归巢中发挥重要作用。

（1）选择素的基本结构　选择素为Ⅰ型跨膜分子，分为胞膜外区、跨膜区和胞浆区。各成员胞膜外区的同源性较高，结构类似，均由 3 个结构域构成，外侧氨基端（约 120 个氨基酸残基）为 Ca^{2+} 依赖的 C 型外源凝集素结构域（CL），可以结合碳水化合物基团，是选择素家族分子的配体结合部位；紧邻 CL 结构域的是表皮生长因子样结构域（EGF）（约含 35 个氨基酸残基），不直接参加配体的结合，但对维持选择素分子的构型是必需的；近胞膜部分是补体调节蛋白结构域（CCP）（约 60 个氨基酸残基的重复序列），为补体结合蛋白重复序列，与补体受体（如 CR1、CR2 等）和 C4 结合蛋白（C4bp）等结构同源。各种选择素分子的跨膜区和胞浆区没有同源性。胞浆区与细胞内骨架相联，去除胞浆部分的选择素分子仍可结合相应配体，却失去介导细胞间黏附的作用。

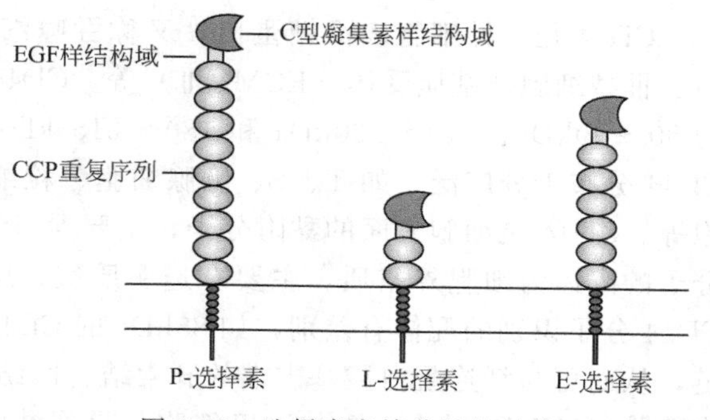

图 3-32 选择素家族分子的结构

（2）选择素家族的组成 目前已发现选择素家族有 3 个成员：L-选择素（L-selectin，CD62L）、P-选择素（P-selectin，CD62P）和 E-选择素（E-selectin，CD62E），L、P 和 E 分别表示白细胞（leukocyte）、血小板（platelet）和血管内皮细胞（endothelium），其结构如图 3-32 所示。

（3）选择素识别的配体和分布 与其他黏附分子不同，选择素识别的配体是寡糖基团。迄今为止发现的选择素分子的配体都是具有唾液酸化的路易斯寡糖（Sialyl-Lewis，sLex 即 CD15s）或类似结构的分子。与蛋白质抗原不同，决定细胞表面某种寡糖表达的是某些特定的糖基转移酶或碳水化合物修饰酶，这些酶可能与细胞的生长代谢关联密切。寡糖基团可存在于多种糖蛋白或糖脂分子上，并分布于多种细胞表面，因此选择素分子的配体在体内分布广泛。如 CD15 分子存在于 LFA-1、Mac-1、CR1 等不同糖蛋白分子上，白细胞、血管内皮细胞、某些肿瘤细胞表面及血清中某些糖蛋白分子上都存在选择素分子识别的碳水化合物基团。

（四）钙黏蛋白超家族

介导细胞间相互聚集的黏附分子，在 Ca^{2+} 存在时可抵抗蛋白酶的水解作用，以后又发现两种作用和特性均与其类似、氨基酸序列有同源性的黏附分子，遂命名为 Cadherin（Ca^{2+} dependent cell adhesion molecules family）家族。钙黏蛋白超家族家族的黏附分子对生长发育过程中的细胞选择性聚集具有至关重要的作用。

（1）钙黏蛋白超家族分子的结构 钙黏蛋白超家族分子均为单链糖蛋白，由 723～748 个氨基酸构成，各成员在氨基酸水平上有 43%～58%的同源性。为Ⅰ型跨膜蛋白，由胞膜外区、跨膜区和胞浆区 3 部分组成。胞膜外区有数个重复结构域，并含有由 4～5 个氨基酸残基组成的重复序列，近膜部位还有 4 个保守的半胱氨酸残基，分子外侧 N 端的 113 个氨基酸残基是钙黏蛋白超家族分子的配体结合部位。胞膜外区具有结合 Ca^{2+} 的作用。胞浆区高度保守，并与细胞内骨架相连，近 C 端对于钙黏蛋白超家族分子介导的细胞黏附具有重要作用。

（2）钙黏蛋白超家族的组成和分布 目前已知钙黏蛋白超家族有 3 个成员：上皮钙黏蛋白（E-Cadherin）、神经钙黏蛋白（N-Cadherin）和胎盘钙黏蛋白（P-Cadherin）。不同成员在体内有其独特的组织分布，其表达随细胞生长、发育状态不同而改变。

（3）钙黏蛋白超家族分子识别的配体 钙黏蛋白超家族以其独特的方式相互作用，配体是与自身相同的钙黏蛋白超家族分子。

（五）其他未归类的黏附分子

除上述四类黏附分子外，还有一些黏附分子目前尚未归类，包括某些血小板糖蛋白及属于连接组件结构的 CD44 等。

CD44 是一种细胞表面糖蛋白，又称吞噬细胞糖蛋白（phagocytic glycoprotein1，Pgp-1）、Ⅲ型细胞外基质受体（ECMRⅢ）等。CD44 分子有多种变异体，按分子量不同大致分为 80～90kDa、110～160kDa 和 180～215 kDa 三类，每种变异体有其相应的组织分布。CD44 分布十分广泛，如 T、B、胸腺细胞、粒细胞、神经胶质细胞、成纤维细胞和上皮细胞等。CD44 是细胞表面的黏附分子，主要参与细胞与细胞、细胞与基质之间的黏附。CD44 分子的配体为细胞外基质，主要有透明质酸、层连蛋白、纤连蛋白和胶原蛋白等。不同的 CD44 分子识别的配体有差别，如 85kDa 的 CD44 分子可结合透明质酸分子的硫酸软骨素侧链，从而可与纤连蛋白羧基末端的肝素结合区结合。CD44 是淋巴细胞归巢受体，可与高内皮静脉（HEV）结合，参与淋巴细胞归巢到淋巴组织。参与 T 细胞的活化，抗 CD44 抗体可促进 T 细胞对抗 CD2 和 CD3 抗体的应答，某些抗 CD44 抗体可提高 CD2/LFA-3 依赖的 T 细胞与单核细胞的黏附作用。与细胞骨架蛋白结合，参与细胞伪足形成和迁移运动。CD44 分子胞浆区丝氨酸和苏氨酸磷酸化后，与细胞膜内侧的锚蛋白结合的亲和力增加，通过锚蛋白与细胞骨架连接。

二、黏附分子的功能

由黏附分子和趋化分子及其受体组成的迁徙分子在白细胞的生理性迁徙（如淋巴细胞再循环）或病理性迁徙（如炎症）中起重要作用。

（一）在炎症过程中介导白细胞与血管内皮细胞黏附

特定细胞上的黏附分子是炎症发生过程中重要的分子基础。以中性粒细胞为例，如图 3-33 所示，在炎症发生初期，中性粒细胞表面的唾液酸化的路易斯寡糖（sLex）与内皮细胞表面炎症介质诱导表达的 E-选择素相互作用，介导中性粒细胞沿血管壁滚动和结合，随后中性粒细胞 IL-8 受体结合内皮细胞表面膜型 IL-8，通过 IL-8 受体介导的信号途径刺激中性粒细胞表面 LFA-1 和 Mac-1 等整合素分子表达上调和活化，并同内皮细胞表面由促炎因子诱导表达的 ICAM-1 结合，LFA-1 或 Mac-1 同 ICAM-1 结合对中性粒细胞与内皮细胞紧密黏附和穿出血管内皮细胞到炎症部位发挥关键作用。

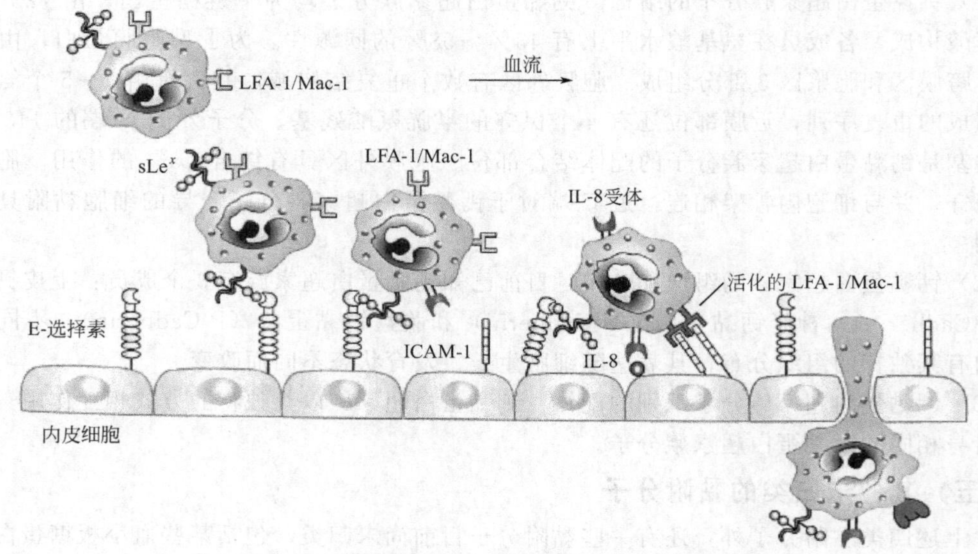

图 3-33　中性粒细胞参与炎症与黏附分子相互作用的关系

（二）在免疫细胞识别中起刺激或信号转导作用

免疫细胞在接受抗原刺激的同时，还必须有辅助受体提供辅助活化信号才能被活化。辅助受体的种类很多，在不同环境中发挥的作用也不同。T 细胞识别 APC 时最常见的提供共刺激信号的黏附分子有：CD4-MHCⅡ类分子、CD8-MHCⅠ类分子、CD28-CD80 或 CD86、CD2-CD58、LFA-1、ICAM-1 等。T 细胞识别 APC 提呈的抗原后，专职 APC 上表达的 CD80（或 CD86）分子与 T 细胞表达的 CD28 结合，提供 T 细胞活化的第二信号，刺激 T 细胞活化、增殖和分化；如 APC 不表达 CD80/CD86，则 T 细胞缺乏 CD80/CD86-CD28 相互作用提供的辅助刺激信号，抗原刺激后的 T 细胞会处于免疫应答无能（anergy）状态。

（三）在淋巴细胞归巢中作用

淋巴细胞归巢是淋巴细胞的定向迁移，包括淋巴细胞再循环和白细胞向炎症部位迁移。其分子基础是表达在淋巴细胞上称之为淋巴细胞归巢受体的黏附分子，与表达在内皮细胞上称之为血管地址素的相应配体相互作用。图 3-34 为初始 T 细胞进入淋巴结与黏附分子相互作用的关系。

（四）黏附分子参与细胞的发育、分化、附着及移动

在胚胎发育过程中，不同类型的细胞按照既定的规律形成细胞与细胞之间或细胞与基质之间的附着，有序的组合构成不同的组织和器官。在这一过程中黏附分子起重要作用。

参与细胞之间黏附的分子主要是钙黏蛋白家族的成员，以及属于 Ig 超家族的黏附分子 NCAM（CD56）和 PECAM（CD31）。参与细胞与基质之间黏附的主要是整合素家族的黏附分子。在细胞发育、分化以及创伤修复过程中都需要细胞的移动，上皮钙黏蛋白、神经钙黏蛋白、NCAM、CD31、FN 与 FN 受体介导该类反应。

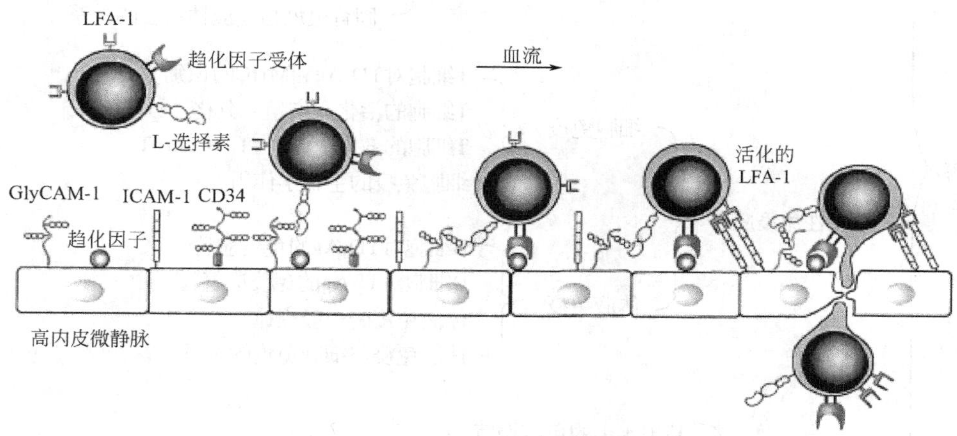

图 3-34　初始 T 细胞进入淋巴结与黏附分子相互作用的关系

第二篇

免疫学原理——免疫应答

知识导图

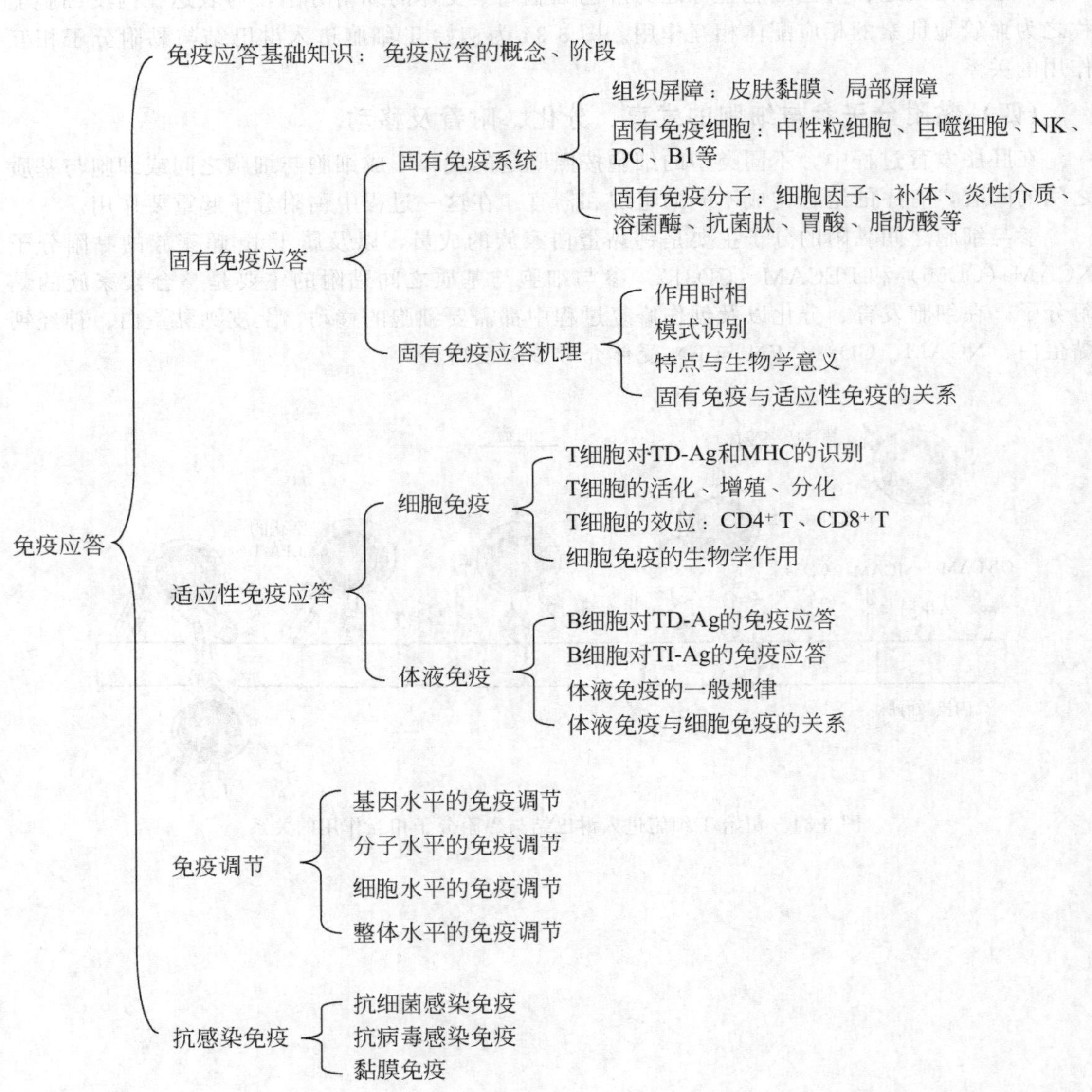

免疫应答是机体的免疫系统对异物性抗原刺激产生的以排除抗原为目的的生理反应过程，包括免疫活性细胞识别抗原、产生应答（活化、增殖、分化等）并清除抗原的全过程，通过免疫应答来维护内环境的稳定。广义的免疫应答包括固有免疫和适应性免疫两个方面。

免疫应答可人为分成识别、活化、效应三个阶段。

（1）抗原识别阶段　抗原通过某种途径进入机体，被免疫细胞识别、提呈和诱导细胞活化的开始时期，又称感应阶段。抗原进入机体后，首先被局部的单核-MΦ或其他 APC 吞噬和处理，然后以有效方式（与 MHCⅡ类分子结合）提呈给 Th 细胞。B 细胞利用其表面的 BCR 直接与抗原结合，并且将抗原提呈给 Th 细胞。T 细胞与 B 细胞识别不同种类的抗原，所以不同的抗原选择性地诱导细胞免疫应答或体液免疫应答，或者同时诱导两种类型的免疫应答。一种抗原颗粒或分子片段可能含有多种抗原表位，因此可被不同的细胞克隆识别，诱导多种特异性的免疫应答。

（2）淋巴细胞活化阶段　接受抗原刺激的淋巴细胞活化和增殖的时期。仅仅抗原刺激不足以使淋巴细胞活化，还需要其他信号。Th 细胞需 LPS 信号，B 细胞需辅助因子才能活化。活化的淋巴细胞迅速分化、增殖成较大的细胞克隆。分化增殖后的 Th 细胞产生 IL-2、IL-4、IL-5 和 IFN 等细胞因子，促进自身和其他免疫细胞分化增殖，生成大量的免疫效应细胞。B 细胞分化增殖为可产生抗体的浆细胞，浆细胞分泌大量的抗体分子进入血液循环。这时的机体进入免疫应激状态，即致敏状态。

（3）抗原清除阶段　免疫效应细胞和抗体发挥作用将抗原灭活并从体内清除的时期，也称效应阶段。该时期如果诱导免疫应答的抗原还没有消失，或者再次进入致敏的机体，效应细胞和抗体就会与抗原发生一系列反应，通过以下机制清除抗原：①抗体与抗原结合形成抗原抗体复合物，将抗原灭活及清除；②T 效应细胞与抗原接触释放多种细胞因子，诱发免疫炎症；③CTL 直接杀伤靶细胞。

第四章　固有免疫应答

固有免疫应答简称固有免疫（innate immunity），是机体在长期种系发生和进化过程中逐渐形成的一种天然免疫防御功能，是机体抵御病原微生物入侵的第一道防线。固有免疫是与生俱来、可稳定遗传的非特异性免疫，因此又称天然免疫、先天免疫、非特异性免疫。

固有免疫系统通过模式识别来区分非己成分，启动固有免疫应答。固有免疫应答的主要效应是抗感染和介导炎症反应，并参与适应性免疫应答的启动、效应和调节。

第一节　固有免疫系统

固有免疫系统主要由组织屏障、固有免疫细胞和固有免疫分子组成，在个体出生时即具备，可对入侵的各种病原微生物迅速产生免疫应答，发挥非特异抗感染效应，也能清除体内损伤、衰老或畸变的细胞，参与适应性免疫应答等。

一、组织屏障

包括皮肤黏膜屏障和体内屏障，体内屏障又包括血-脑屏障、血-胎屏障、血-胸屏障等。

（一）皮肤黏膜屏障

（1）物理屏障　皮肤和黏膜组织分布在体表及脏器黏膜面，由致密上皮细胞组成，具有机械阻挡作用，可有效阻挡病原微生物入侵。黏膜的物理屏障作用相对较弱。黏膜上皮细胞更新快，呼吸道黏膜上皮细胞纤毛的定向摆动及黏膜表面分泌液的冲洗作用，有助于清除黏膜表面的病原微生物。

（2）化学屏障　皮肤和黏膜分泌物中含多种杀菌、抑菌物质，如皮脂腺分泌的不饱和脂肪酸、汗腺分泌的乳酸、胃液中的胃酸以及呼吸道、消化道和泌尿生殖道黏液中的溶菌酶、抗菌肽和乳铁蛋白等物质在皮肤黏膜表面形成抗御病原微生物的化学屏障。

（3）微生物屏障　在皮肤和黏膜表面存在大量共生的正常菌群，通过竞争排斥或分泌杀菌、抑菌物质抵御病原微生物入侵。如口腔唾液链球菌能产生 H_2O_2，杀伤白喉杆菌和脑膜炎球菌；肠道大肠杆菌能产生细菌素，抑制、杀伤某些厌氧菌和 G^+ 菌。临床上长期、大量使用广谱抗菌素，可杀伤或抑制消化道正常菌群，导致肠道菌群紊乱，致病菌趁机入侵和滋生，引起肠炎等疾病。

（二）体内屏障

（1）血-脑屏障　由软脑膜、脉络丛的毛细血管壁及包在血管壁外的星形胶质细胞形成的胶质膜组成，组织结构致密，能阻挡血液中病原微生物和其他大分子物质进入脑组织及脑室，对中枢神经系统产生保护作用。婴幼儿的血-脑屏障发育不完善，易发生中枢神经系统感染。

（2）血-胎屏障　由母体子宫内膜的基蜕膜和胎儿的绒毛膜滋养层细胞构成。该屏障不妨碍母子间营养物质交换，但可防止母体内的病原微生物和有害物质进入胎儿体内，从而保护胎儿免遭感染。妊娠早期（3个月内）血-胎屏障发育尚未完善，此时母体若感染风疹病毒和巨细胞病毒等，可导致胎儿畸形或流产。

（3）血-胸屏障　由胸腺皮质的毛细血管及其周围结构共同构成，可阻止血液内多数抗原和某些药物进入胸腺，维持胸腺内环境的稳定，保证胸腺细胞的正常发育。

二、固有免疫细胞

固有免疫细胞主要包括吞噬细胞（中性粒细胞、Mon、MΦ）、DC、NK、NK T、γδT、B1、肥大细胞、嗜碱粒细胞和嗜酸粒细胞等。各种固有免疫细胞的特性与生物学作用详见免疫细胞一节。

三、固有免疫分子

固有免疫分子主要包括补体、细胞因子、急性期蛋白、抗菌肽和具有抗菌作用的酶类（如溶菌酶）等，是正常体液中含有的非特异性杀菌物质，其与固有免疫组织、固有免疫细胞一起，构成机体的第一道防线，有助于消灭入侵的病原微生物。

（一）补体系统

补体系统是参与固有免疫应答及适应性免疫应答的重要免疫效应分子。补体激活后，形成攻膜复合物及补体裂解碎片（C3a/C5a、C3b/C4b等），通过裂解微生物及免疫调理、黏附、趋化及促炎等多种方式发挥生物学效应（详见补体一节）。

上述作用可发生于特异性抗体产生之前，故在机体早期抗感染免疫中发挥重要作用。当针对病原微生物的特异性抗体产生后，形成的IC可激活补体经典途径，从而更有效地发挥抗感染作用。

（二）细胞因子

病原微生物感染机体后，刺激免疫细胞和感染细胞产生多种细胞因子，如IFN、趋化因子（IL-8、MCP-1、MIP-1α等）、促炎细胞因子（IL-1、IL-6、TNF）等。细胞因子引起炎症反应，产生抗病毒、抗肿瘤和免疫调节等作用（详见细胞因子一节）。

（三）抗菌肽及酶类物质

（1）抗菌肽　指生物体（细菌、真菌、两栖类、昆虫、高等植物、哺乳动物乃至人类）经诱导而产生的一类具有抗菌活性的碱性多肽物质，分子量为2～7kDa，由20～60个氨基酸残基组成，多数抗菌肽具有水溶性、强碱性、热稳定性以及广谱抗菌等特点，某些抗菌肽对部分真菌、原虫、病毒及癌细胞等具有杀伤作用。抗菌肽杀菌机理：主要通过作用于细菌细胞膜而起作用，在膜上形成跨膜的离子通道，破坏膜的完整性，造成细胞内容物泄漏，从而杀死细胞。抗菌肽还具有选择性免疫激活和调节等功能。抗菌肽根据其结构可分为五种类型：①单链无半胱氨酸残基的α-螺旋，或由无规卷曲连接的两段α-螺旋组成的肽；②富含某些氨基酸残基但不含半胱氨酸残基的抗菌肽；③含1个二硫键的抗菌肽；④有2个或以上二硫键、具有β-折叠结构的抗菌肽；⑤由其他已知功能的较大的多肽衍生而来的具有抗菌活性的肽。迄今为止，从不同的生物体内诱导分离获得的抗菌肽超过200种。以Cathelicidin（抗菌肽）和Defensin（防御素）为主要类型，研究较多的有Cecropins（天蚕素）、Magainins（爪蟾素）、mainin（蛙皮素）、Bacitracin（杆菌肽）、Gramicidin（短杆菌肽）、Polymyxin（多粘菌素）、Nisin（乳链菌肽）、Pardaxin（豹毒素）、Parasin（鲶鱼抗菌肽）、Thionins（硫堇）、Mytilin（贻贝素）、myticin（贻贝肽）、Mytimycin（贻贝霉素）、histatins（富组蛋白）、indolicidin、coleoptericin（鞘翅肽）、dermaseptin（皮抑菌肽）、bombesin（铃蟾肽）、hemiptericin（半翅肽）等抗菌肽。目前多采用基因工程表达抗菌肽。

防御素是一组耐受蛋白酶、富含精氨酸的小分子多肽，防御素属于抗菌肽中的一个大家族，对细菌、真菌和某些有囊膜病毒具有直接杀伤作用。根据其氨基酸的空间结构和分泌部位的差别，防御素分为α、β、θ三类，现已发现人防御素达35种以上。人和哺乳动物体内存在的α-防御素为阳离子多肽，主要由中性粒细胞和小肠潘氏（Paneth）细胞产生，通过以下机制杀伤某些细菌和有囊膜病毒：①通过静电作用，与G^-菌的LPS、G^+菌的磷壁酸和病毒囊膜脂质等结合，使病原微生物膜屏障破坏，通透性增加，导致病原微生物死亡；②诱导病原微生物产生自溶酶，干扰DNA和蛋白质合成；③致炎和趋化作用，增强吞噬细胞对病原微生物的吞噬、杀伤和清除作用。

（2）溶菌酶　一种不耐热的碱性蛋白质，广泛存在于各种体液、外分泌液和吞噬细胞溶酶体中。溶菌酶能够裂解G^+菌细胞壁中*N*-乙酰葡萄糖胺与*N*-乙酰胞壁酸之间的β-1,4糖苷键，破坏细胞壁的重要组分肽聚糖，导致细菌溶解、破坏。G^-菌的肽聚糖外还有LPS和脂蛋白包裹，对溶菌酶不敏感。但在特异性抗体和补体存在时，G^-菌也可被溶菌酶溶解、破坏。

（3）乙型溶素　是血清中的一种对热较稳定的碱性多肽，在血浆凝固时由血小板释放，故血清中的乙型溶素浓度显著高于血浆。乙型溶素可作用于G^+菌细胞膜，产生非酶性破坏效应，但对G^-菌无效。

（4）其他效应分子　参与固有免疫应答的效应分子还有吞噬细胞杀菌素、NO、活性氧（ROS）、C反应蛋白、组蛋白等。

第二节　固有免疫应答机理

固有免疫应答（innate immune response）是指机体的固有免疫细胞和固有免疫分子识别、结合病原微生物及其产物或其他异物性抗原后，被迅速活化，产生相应的生物学效应，从而将病原微生物等抗原性异物杀伤、清除的过程。

一、固有免疫应答的模式识别

固有免疫细胞表面具有模式识别受体（PRR），固有免疫细胞对入侵的病原微生物及体内突变或凋亡的细胞采用分子模式识别作用来识别抗原物质，该作用能绝对区分“自己”与“非己”、无害“非己”和病原微生物相关“非己”。

（一）固有免疫细胞识别的分子模式

1. 病原相关分子模式（pathogen associated molecular patterns，PAMP）

PAMP是病原微生物及其产物共有的某些高度保守的特定分子结构，可被PRR识别结合，PAMP是PRR的配体。PAMP种类有限，但在病原微生物中广泛分布。不同微生物表达不同的PAMP，主要包括G^-菌的LPS、G^+菌的肽聚糖和脂磷壁酸、分枝杆菌和螺旋体的脂蛋白和脂肽、细菌和真菌的甘露糖，细菌或病毒非甲基化CpG DNA和病毒双股/单股RNA等。其中细菌或病毒非甲基化CpG DNA以及病毒dsRNA和ssRNA以游离形式存在，其余则表达于病原微生物的表面，而这些结构通常不表达在宿主细胞表面。PAMP 对机体而言是外源性模式分子，因此固有免疫细胞可通过表面 PRR 对病原微生物识别并产生应答，模式识别受体及其相应病原相关模式分子（举例）见表 4-1。

表 4-1　模式识别受体及其相应病原相关模式分子（举例）

模式识别受体(PRR)		病原相关分子模式(PAMP)
膜型 PRR	TLR2 与 TLR6/TLR1	G^+菌肽聚糖(PGN)、磷壁酸(LTA)，细菌和支原体的脂蛋白、脂肽，酵母菌的酵母多糖
	CD14 与 TLR4 (MD-2 辅助)	G^-菌脂多糖(LPS)、热休克蛋白(HSP)
	TLR3(胞内器室膜上)	病毒双股 RNA(dsRNA)
	TLR5	G^-细菌的鞭毛蛋白
	TLR7/TLR8(胞内器室膜上)	病毒或非病毒性单股 RNA(ssRNA)
	TLR9(胞内器室膜上)	细菌或病毒非甲基化 CpG DNA
	甘露糖受体(MR)	细菌甘露糖、岩藻糖
	清道夫受体(SR)	G^+菌磷壁酸、G^-菌脂多糖(LPS)
分泌型 PRR	甘露聚糖结合凝集素(MBL)	病原菌的甘露糖、岩藻糖和 *N*-乙酰葡萄糖胺残基
	C-反应蛋白(CRP)	细菌细胞壁磷酰胆碱
	脂多糖结合蛋白(LBP)	G^-菌脂多糖(LPS)

PAMP 的特征：①病原微生物特有，宿主不产生，固有免疫细胞通过 PRR 对 PAMP 识别，是区分自己、非己的物质基础；②同一种微生物表达相同的 PAMP，PAMP 高度保守，多种微生物可具有相似的 PAMP；③PAMP 是微生物生存或致病所必需的，种类有限，但在病原微生物中广泛分布。

2. 损伤相关分子模式（damage associated molecular patterns，DAMP）

DAMP 是指各种原因导致体内组织或细胞损伤而产生的 HSP、高迁移率组蛋白 HMGB1、ATP、RNA、DNA、饱和脂肪酸、OxLDL、OxCE、尿酸、透明质酸、硫酸乙酰肝素、IL-1α、IL-33/ST2、ALT、TnI、S100A8、S100A9 等内源性模式分子。感染、缺氧、应激、无菌性炎症、坏死、凋亡等均可导致组织损伤，死亡或损伤细胞的胞内成分一旦释放到胞外，即可形成 DAMP。它们能通过 PRR 诱导固有免疫应答，同时也可诱导自身免疫或免疫耐受，在关节炎、动脉粥样硬化、肿瘤、系统性红斑狼疮等疾病的发生、发展过程中发挥重要作用。

某些情况下，固有免疫细胞可识别并清除凋亡、死亡、突变、损伤及老化的细胞等。

（二）固有免疫细胞的识别特点

吞噬细胞和 DC 等不表达特异性抗原识别受体，但表达 PRR，可识别含 PAMP 的病原微生物和凋亡细胞，或通过调理性受体识别与 IgG 或 C3b 结合的病原微生物。NK 细胞表面活化性受体（NKG2D）和自然细胞毒性受体可识别表达于某些肿瘤和病毒感染细胞表面的相应配体而被激活，并发挥杀伤作用。NK T 细胞、γδT 细胞和 B1 细胞可通过表面抗原识别受体，直接识别肿瘤和病毒感染细胞表面 DAMP 或病原微生物表面 PAMP，从而被激活并产生效应。

（三）固有免疫细胞的应答特点

吞噬细胞和肥大细胞等固有免疫细胞表面具有多种趋化因子（IL-8、MCP-1、MIP-1α）受体或炎性介质（LTs、PGD2）的受体。在趋化因子或炎性介质作用下，吞噬细胞等固有免疫细胞被招募而聚集，并通过表面 PRR 与病原微生物及其产物的相应 PAMP 结合而被激活。固有免疫细胞与 T、B 细胞不同，无需经克隆增殖即可迅速产生免疫效应。但固有免疫细胞寿命较短，在抗感染免疫应答过程中不能产生免疫记忆，通常不形成免疫耐受。

二、固有免疫应答作用时相

（一）瞬时固有免疫应答阶段

发生于感染 0～4h 内。

（1）屏障作用　皮肤、黏膜及其分泌液中的抗菌物质和正常菌群构成物理、化学和微生物屏障，可阻挡外界病原微生物对机体的入侵，具有即刻免疫防御作用。

（2）MΦ 的吞噬作用　少量病原微生物突破机体屏障进入皮肤或黏膜下组织，及时被局部存在的 MΦ 吞噬清除。

（3）补体激活　某些病原微生物通过直接激活补体旁路途径而被溶解破坏，补体活化产物 C3b/C4b 可介导调理作用，显著增强吞噬细胞的吞噬杀菌能力；C3a/C5a 可直接作用于组织中的肥大细胞，使之脱颗粒释放组胺、白三烯和前列腺素 D2 等炎性介质和促炎细胞因子，导致局部血管扩张、通透性增强，促使中性粒细胞穿过血管内皮细胞进入感染部位。

（4）中性粒细胞的吞噬作用　中性粒细胞是机体抗细菌或真菌感染的主要效应细胞，中性粒细胞浸润是细菌感染性炎症反应的重要特征。在感染部位组织细胞产生的促炎细胞因子（IL-8、IL-1 和 TNF-α 等）和其他炎性介质作用下，局部血管内中性粒细胞被活化，并迅速穿过血管内皮细胞进入感染部位，发挥强大吞噬杀菌效应，通常绝大多数病原微生物感染终止于该时相。

（二）早期固有免疫应答阶段

发生于感染后 4～96h。

在某些细菌成分如脂多糖（LPS）和感染部位组织细胞产生的 IFN-γ、MIP-1α 和 GM-CSF 等细胞因子作用下，感染周围组织中的 MΦ 被募集至炎症部位并被活化，以增强局部抗感染应答。活化 MΦ 可产生大量促炎细胞因子和其他炎性介质，进一步增强、扩大机体固有免疫应答和炎症反应，产生以下效应：① 白三烯和前列腺素 D2 等炎性介质和 MIP-1α/β、MCP-1 等趋化因子使局部血管扩张、通透性增强，有助于血管内补体、抗体和吞噬细胞进入感染部位，显著增强局部抗感染免疫作用；② TNF-α 和血小板活化因子可使局部血管内皮细胞和血小板活化，引起凝血、血栓封闭血管，从而阻止局部病原微生物进入血流向全身扩散；③ 促炎细胞因子 TNF-α、IL-1 和 IL-6 为内源性致热源，作用于下丘脑体温调节中枢引起发热，对体内病原微生物的生长产生抑制作用；④ 促炎细胞因子也是引发急性期反应的主要物质，可促进骨髓造血细胞生成并释放大量中性粒细胞入血，以提高机体抗感染免疫应答能力，还可刺激肝细胞合成、分泌一系列急性期蛋白，其中 C 反应蛋白（CRP）和甘露聚糖结合凝集素（MBL）可激活补体系统，产生抗感染免疫。B1 细胞受某些细菌共有多糖抗原（如 LPS、荚膜多糖等）刺激，在 48 小时内产生以 IgM 为主的抗体，在补体的协同作用下，对少数进入血流的病原菌产生杀伤作用；NK、γδT 和 NK T 细胞则对某些病毒感染和胞内寄生菌感染的细胞产生杀伤作用，在早期抗感染免疫中发挥效应。

（三）适应性免疫应答诱导阶段

发生于感染 96h 后。

活化的 MΦ 和 DC 可将病原微生物加工、处理为多肽，并以抗原肽-MHC 分子复合物的形式表达于细胞表面，同时表面的共刺激分子（如 B7 和 ICAM 等）表达上调，为启动适应性免疫应答创造条件。

三、固有免疫应答的特点

（1）作用范围广　机体对入侵抗原性异物的清除没有特异的选择性。

（2）反应快　抗原物质一旦接触机体，立即遭到免疫系统的排斥和清除。

（3）相对稳定性　既不受入侵抗原物质的影响，也不因入侵抗原物质的强弱或次数而增减。但当机体受到共同抗原或佐剂的作用时，也可增强免疫能力。

（4）遗传性　机体出生后即具有非特异性免疫能力，并能遗传给后代，因此又称为先天免疫。

（5）适应性免疫的基础　从种系发育来看，无脊椎动物的免疫都是非特异性的，脊椎动物除非特异性免疫外，还发展了适应性免疫，二者紧密结合，不能截然分开。从个体发育来看，当抗原物质入侵机体以后，首先发挥作用的是非特异性免疫，而后产生适应性免疫。因此，非特异性免疫是一切免疫保护的基础。

四、固有免疫的生物学意义

1. 抗感染

固有免疫是机体抗感染的第一道防线，也是决定机体免于病原微生物伤害的主要因素，通常绝大多数的病原微生物被固有免疫应答清除，只有在固有免疫应答无法完全清除病原微生物时才会启动适应性免疫应答。固有免疫细胞和固有免疫分子在体内广泛分布，能对病原微生物做出快速反应，在感染的早期发挥重要作用。另外，固有免疫细胞和固有免疫分子也参与抗感染适应性免疫的效应阶段。因此，固有免疫缺陷可导致机体发生多种感染性疾病。

2. 参与炎症反应

固有免疫系统抗感染和清除组织损伤的主要方式是早期急性炎症反应，表现为炎症细胞浸润和炎症因子释放。炎症细胞指参与炎症反应、浸润炎症组织局部的细胞，如 MΦ、淋巴细胞、中性粒细胞和嗜酸性粒细胞以及参与炎症反应的血小板和内皮细胞等。炎症因子有 IL-1、TNF、前列腺素 E、5-羟色胺、缓激肽和组织胺等，引起发热、疼痛、血管通透性增加等生物学效应。

炎症是机体对各种理化、生物等有害刺激所产生的一种以防御为主的病理反应，是具有血管系统的活体组织对损伤因子的防御性反应。血管反应是炎症过程的中心环节。炎症的典型特征是红、肿、热、痛和功能障碍，伴有发热、末梢血白细胞计数改变等全身反应。炎症是损伤和抗损伤的统一过程，一方面损伤因子直接或间接造成组织和细胞的破坏，另一方面通过炎症充血和渗出反应，稀释、杀伤和包围损伤因子，并通过实质和间质细胞的再生使受损的组织得以修复和愈合，因此炎症的病理变化为局部组织的变质（变性和坏死）、渗出和增生。渗出性病变是炎症的重要标志，渗出的成分在局部具有重要的防御作用。急性炎症反应的特征是血管变化和渗出性改变，有三个相互关联的过程：炎性充血、炎性渗出、炎性浸润。急性炎症或炎症的早期，渗出性和变质性病变较显著；而慢性炎症或炎症的后期，则增生性病变较突出。致炎因子引起的损伤与机体抗损伤反应决定着炎症的发生、发展和结局。炎症的结局有痊愈、迁延不愈或转为慢性、蔓延播散三种。炎症局部的病原微生物可经组织间隙或自然管道向周围组织器官蔓延或向全身扩散。炎症灶内的病原微生物侵入血循环或其毒素被吸收入血，可引起菌血症、毒血症、败血症和脓毒败血症等。

免疫炎症可由不同的途径引发，因此参与反应的炎症细胞、炎症因子和反应机制不同。免疫介导的炎症应答至少有 4 种类型（见表 4-2）。

表 4-2 免疫炎症的分类

炎症类型	潜伏期	效应细胞	主要介质	应答机制
IgE 介导型	速发相，10min	肥大细胞、嗜酸性粒细胞、嗜碱性粒细胞	组胺、LTs	血管和平滑肌反应
	迟发相，6h	肥大细胞、嗜碱性、嗜酸性和中性粒细胞	PAF、PGD2、TNFα、LTs、IgE	肥大细胞后期介质和效应
免疫复合物型	8h	中性粒细胞等	补体产物	吞噬消化效应
细胞介导型	36h	淋巴细胞、MΦ	淋巴因子、IgG、IgM	T 细胞应答
皮肤嗜碱细胞型	36h	嗜碱性粒细胞	尚不清楚	尚不清楚

3. 启动并调节适应性免疫应答

固有免疫应答参与适应性免疫应答的全过程，并能影响适应性免疫应答的类型。详见第三节固有免疫与适应性免疫的关系。

4. 固有免疫与疾病

固有免疫应答功能异常会导致多种疾病发生，如肿瘤、超敏反应、移植排斥等。

肿瘤：固有免疫细胞中的 NK 细胞、激活的 MΦ、中性粒细胞、γδT 细胞、NK T 细胞都具有非特异性杀伤肿瘤细胞功能，并且其杀伤功能不受 MHC 限制。如 NK 细胞功能缺失时机体易发 EBV-相关的淋巴瘤。

过敏性疾病：腺苷、C3a、趋化因子、细胞因子、PAMP 等非过敏原也可直接导致肥大细胞脱颗粒，产生非 IgE 依赖性过敏样反应。

移植排斥反应：器官移植时发生的机械性损伤、缺血、缺氧引起炎症细胞活化，释放的细胞因子及非特异性效应分子，可导致 DC 成熟，启动同种特异性排斥反应。

第三节　固有免疫与适应性免疫的关系

当抗原入侵机体后，机体首先发挥作用的是固有免疫应答，而后产生适应性免疫应答。但适应性免疫应答离不开固有免疫应答，固有免疫应答是适应性免疫应答的基础，固有免疫应答与适应性免疫应答在具体的免疫应答过程中相互关联，共同发挥作用。

一、固有免疫应答启动适应性免疫应答

DC 为体内唯一能启动初始 T 细胞活化的 APC，是机体适应性免疫应答的始动者。MΦ 在吞噬、杀伤和清除病原微生物的同时，也具有抗原加工和提呈功能。上述两类固有免疫细胞直接参与适应性免疫应答的启动。

二、固有免疫应答影响适应性免疫应答的类型

固有免疫细胞通过识别不同种类病原微生物，产生不同类型细胞因子，从而决定适应性免疫细胞分化及适应性免疫应答的类型。例如 MΦ 和 mDC 接受某些病原微生物或抗原刺激后，产生 IL-12 为主的细胞因子，从而诱导 Th0 细胞分化为 Th1 细胞，并介导细胞免疫应

答；肥大细胞、NKT 细胞受胞外病原微生物或某些寄生虫刺激，pDC 在病毒感染刺激下，产生以 IL-4 为主的细胞因子，从而诱导 Th0 细胞分化为 Th2 细胞，并介导体液免疫应答。

三、固有免疫应答协助适应性免疫应答产物发挥免疫效应

B 细胞增殖分化为浆细胞，通过分泌抗体而发挥免疫效应。但抗体本身不具备直接杀菌和清除病原微生物的作用，仅在固有免疫细胞（如 MΦ 和 NK 细胞）和固有免疫分子（如补体）参与下，通过调理吞噬、ADCC 和补体介导的溶菌效应等机制，才能有效杀伤、清除病原微生物。另外，$CD4^+$ Th1 细胞和 $CD4^+$ Th2 细胞可通过分泌不同的细胞因子而发挥免疫效应。其中某些细胞因子可通过活化吞噬细胞和 NK 细胞等作用方式，促进其吞噬、杀伤功能，有效发挥免疫防御和监视功能。

固有免疫应答和适应性免疫应答的关系见图 4-1，主要特点见表 4-3。

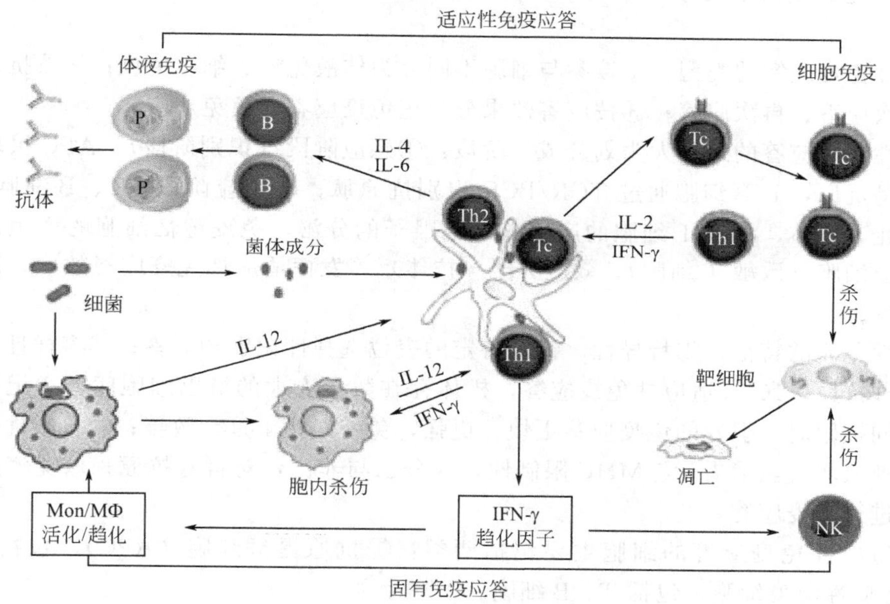

图 4-1　固有免疫应答与适应性免疫应答的关系

表 4-3　固有免疫应答和适应性免疫应答的主要特点

项目	固有免疫应答	适应性免疫应答
主要参与的细胞	黏膜上皮细胞、MΦ、DC、NK、NKT、γδT、B1	αβT、B2
主要参与的分子	补体、细胞因子、抗菌蛋白、酶类	特异性抗体、细胞因子
作用时相	即刻～96h	96h 后启动
识别受体	PRR，较少多样性	特异性抗原识别受体，胚系基因重排编码，具有高度多样性
识别特点	直接识别 PAMP，具有多反应性	识别 APC 提呈的抗原肽-MHC 分子复合物或 B 细胞表位，具有高度特异性
作用特点	未经克隆扩增和分化，迅速产生免疫作用，无免疫记忆功能	经克隆扩增和分化，成为效应细胞后发挥免疫作用，有免疫记忆功能
维持时间	维持时间较短	维持时间较长

第五章　适应性免疫应答

适应性免疫应答是指机体受抗原刺激后，体内特异性淋巴细胞（B细胞、T细胞）识别抗原，活化、增殖、分化，产生致敏淋巴细胞及抗体，进而发挥免疫应答效应的全过程。

适应性免疫应答的类型：①按参与细胞不同分为体液免疫、细胞免疫；②按抗原刺激顺序分为初次应答、再次应答；③按应答效果分为正免疫应答、负免疫应答。

适应性免疫应答的过程人为划分成三阶段：①感应阶段（识别阶段），APC 摄取、加工处理、提呈抗原，T/B 细胞通过 TCR/BCR 识别抗原肽；②反应阶段，T、B 细胞的活化、增殖和分化，抗体、致敏 T 细胞的产生，细胞因子的分泌，免疫记忆细胞的产生；③效应阶段，效应细胞（致敏 T 细胞）、效应分子（抗体）等发挥适应性免疫应答效应，产生细胞和体液免疫。

适应性免疫的特征：①特异性，针对特定的表位选择性识别和应答；②多样性，免疫系统可与多种抗原（10^9）适应性免疫应答，机体存在数量庞大的淋巴细胞库；③记忆性，再次接触相同抗原时，引发的免疫应答更快、更强，免疫期达 1 月～数年；④自限性，随着时间延长逐渐减弱直至消失；⑤MHC 限制性，区分己与非己，对自身抗原采取免疫耐受，对非己抗原进行免疫应答。

参与适应性免疫应答的细胞主要包括两类：①抗原提呈细胞（APC），包括 B、DC、MΦ；②适应性免疫细胞，包括 T、B 细胞。

适应性免疫应答的场所为外周淋巴器官，淋巴结和脾是免疫应答产生的主要场所。

第一节　抗原的加工与提呈

抗原加工与提呈是启动适应性免疫应答的基础，包括抗原加工和抗原提呈两个过程。

抗原加工是指 APC 在感染或炎症局部摄取抗原，然后在细胞内降解抗原并将其加工成抗原肽片段，再以抗原肽-MHC 复合物的形式表达于 APC 表面。

抗原提呈是指 APC 将抗原加工处理成抗原肽后，与 MHC 分子结合为抗原肽-MHC 分子复合物，转移至 APC 表面，并与 T 细胞的 TCR 结合，成为 TCR-抗原肽-MHC 分子三元体，提呈给 T 细胞的全过程。APC 提呈抗原主要采取 MHCⅡ类分子途径（外源性抗原由 APC 处理后与 MHCⅡ类分子结合，提呈给 $CD4^+$ Th 细胞）和 MHCⅠ类分子途径（内源性抗原由 APC 处理后与 MHCⅠ类分子结合，提呈给 $CD8^+$ T 细胞）。T 细胞通常只能识别细胞表面与 MHC 结合的抗原肽，不能识别可溶性的游离抗原。

一、内源性抗原与外源性抗原

根据来源不同，抗原分为内源性抗原和外源性抗原。内源性抗原和外源性抗原的区分是根据它们在进入加工途径前所处的位置（细胞内或细胞外）来确定的。任何抗原，无论是自己的还是非己的，凡是在胞质内加工的都称为内源性抗原，而进入内体加工的都称为外源性抗原。外源性抗原和内源性抗原在细胞内加工的部位、结合 MHC 分子种类以及与 MHC 分子发生结合的区室截然不同，加工过程中涉及的酶、细胞内转运过程中所需要的信号或伴随蛋白等也不同，内源性抗原和外源性抗原的产生见图 5-1。

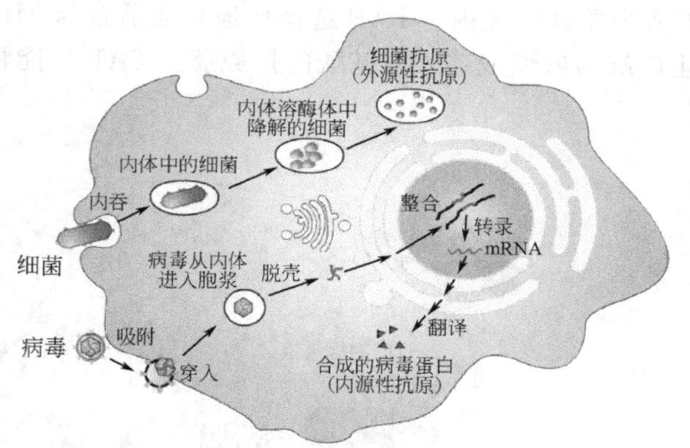

图 5-1　内源性抗原和外源性抗原的产生

内源性抗原是指在靶细胞内新合成的抗原，如病毒感染细胞合成的病毒蛋白、肿瘤细胞内合成的肿瘤抗原、某些细胞内的自身抗原等。内源性抗原以抗原肽-MHCⅠ类分子复合物形式提呈给 $CD8^+$ T 细胞。经蛋白酶体降解产生的内源性抗原肽必须进入内质网才能与 MHCⅠ类分子结合，该转运过程依赖抗原加工相关转运体（transporter associated with antigen processing，TAP）。TAP 是由两个 6 次跨膜蛋白（TAP1 和 TAP2）组成的异二聚体，二者共同在内质网上形成孔道。

外源性抗原是指 APC 从细胞外部摄取的，存在于细胞囊膜系统内的蛋白质抗原。该类抗原在被溶酶体降解成抗原肽后，通过 MHCⅡ类分子提呈给 $CD4^+$ T 细胞识别，诱导 $CD4^+$ Th 细胞参与的免疫应答。经专职 APC 摄取、加工、提呈的外源蛋白质均属于该类，抗原识别受 MHCⅡ类分子限制。

二、抗原的摄取

外源性抗原初次进入机体，在深皮质区（胸腺依赖区）和淋巴窦壁区被 MΦ 和 DC 捕获；再次应答中，抗原与体内初次应答产生的抗体结合形成抗原-抗体复合物，在浅皮质区淋巴滤泡内被滤泡 DC（FDC）捕获。

未成熟 DC 通过巨吞饮作用摄取可溶性抗原，通过受体介导的内吞作用摄取甘露糖化和岩藻糖化抗原，通过吞噬作用摄取大颗粒及微生物抗原。

单核 MΦ 采用吞噬、胞饮、受体介导的胞吞 3 种作用形式摄入抗原。摄入大分子、颗粒状或细胞类抗原时单核 MΦ 主要通过胞吞作用。

B 细胞摄入抗原有 2 种方式：通过胞饮或细胞膜表面 Ig 介导，或是以高亲和力受体使极低浓度的抗原浓集于 B 细胞表面后摄入。

三、MHCⅠ类分子途径处理、加工和提呈内源性抗原

内源性抗原（如病毒抗原、肿瘤抗原、组织抗原等）主要经 MHCⅠ类分子途径提呈。所有有核细胞均具有通过 MHCⅠ类分子途径加工处理抗原的能力。

（1）内源性抗原的加工　内源性抗原在多种酶和 ATP 作用下与泛素结合而解除折叠，

以线型多肽链进入蛋白酶体，在蛋白酶体内被酶解成6～30个氨基酸的抗原肽。

(2) 抗原肽的转运　抗原肽以ATP依赖方式与细胞质中的HSP70和HSP90结合，转移到内质网膜的表面，依赖其表面的TAP进入内质网腔内。胞质中经降解的抗原肽先与TAP结合，TAP发生构象改变，开放孔道，以ATP依赖的方式主动转运抗原肽通过孔道进入内质网体腔内。TAP选择性地转运适合与MHCⅠ类分子结合的含8～12个氨基酸残基且C端为碱性或疏水氨基酸的抗原肽。TAP也能将内质网中多余的抗原肽转运到胞质中。

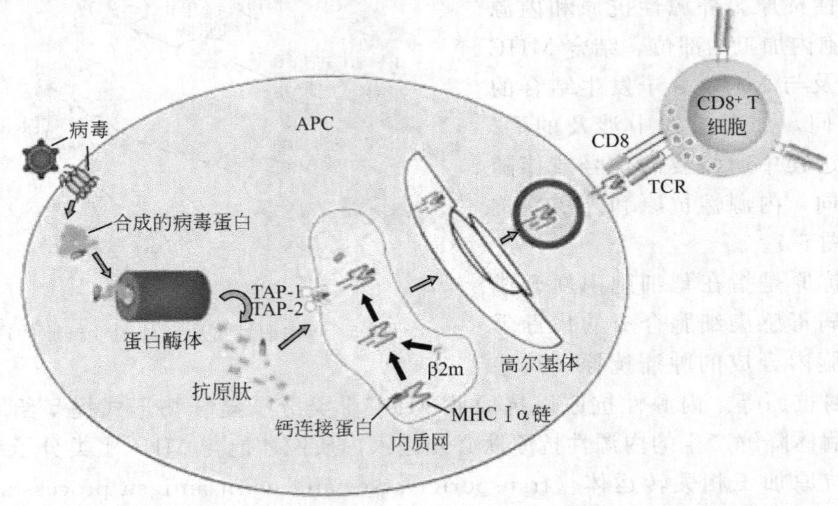

图5-2　MHCⅠ类分子途径提呈内源性抗原

(3) 抗原肽-MHCⅠ类分子复合物的形成　MHCⅠ类分子α链、β2m在内质网中合成，α链立即与伴侣蛋白（钙连接蛋白）结合，引起α链折叠并与β2m组装成完整的MHCⅠ类分子。MHCⅠ类分子的α链的α1、α2功能区构成抗原肽结合槽，可结合含8～12氨基酸残基的抗原肽。MHCⅠ类分子与经TAP转运至内质网的抗原肽结合形成抗原肽-MHCⅠ类分子复合物（pMHCⅠ类复合物）。

(4) 内源性抗原肽的提呈　pMHCⅠ类复合物离开内质网，经高尔基体转运至APC表面，提呈给$CD8^+$ T细胞识别，见图5-2。

四、MHCⅡ类分子途径处理、加工和提呈外源性抗原

专职APC表达MHCⅡ类分子，主要通过MHCⅡ类分子途径将摄取的外源性抗原处理、加工和提呈给$CD4^+$ T细胞。

(1) 外源性抗原的加工　外源性抗原进入机体，被专职APC识别和摄取，摄取方式有胞饮、吞噬、受体介导的胞吞。APC摄取的抗原由胞膜包裹，在胞质内形成内体（吞噬小体），内体为酸性环境，内含一系列蛋白酶，抗原被水解为多肽片段。内体与溶酶体融合形成吞噬溶酶体，蛋白抗原被进一步酶解、加工处理后降解为含有10～30个氨基酸的多肽，抗原肽被转运到MHCⅡ类小室（MHC class Ⅱ compartment，MⅡC）中，抗原肽与新生成的MHCⅡ类分子结合形成复合物。MⅡC和溶酶体是外源性抗原加工处理的主要场所。

(2) APC内MHCⅡ类分子的合成、转运　MHCⅡ类分子α、β链在粗面内质网中合成并折叠成异二聚体，在粗面内质网膜上与Ia相关恒定链（Ia-associated invariant chain，Ii）结合形成$(\alpha\beta Ii)_3$九聚体，然后被高尔基体转运到MⅡC，在MⅡC内Ii被降解，仅在

MHCⅡ类分子的抗原肽结合槽内留有一小段，称为 MHCⅡ类分子相关的恒定链多肽（MHC classⅡ-associated invariant chain peptide，CLIP）。

（3）抗原肽-MHCⅡ类分子复合物的形成　在 MⅡC 内，CLIP 在 HLA-DM 分子作用下，CLIP 与抗原肽结合槽解离，从而使抗原肽与 MHCⅡ类分子结合为抗原肽-MHCⅡ类分子复合物（pMHCⅡ类复合物），然后转运到 APC 细胞膜表面。

（4）抗原提呈　转运到 APC 细胞膜表面的抗原肽-MHCⅡ类分子复合物被 $CD4^+$ Th 细胞识别，$CD4^+$ Th 细胞在识别 MHC 分子的同时，与 MHC 分子结合槽中的抗原肽结合，传递抗原信息而致 $CD4^+$ Th 细胞活化。MHCⅡ类分子途径提呈外源性抗原如图 5-3 所示。

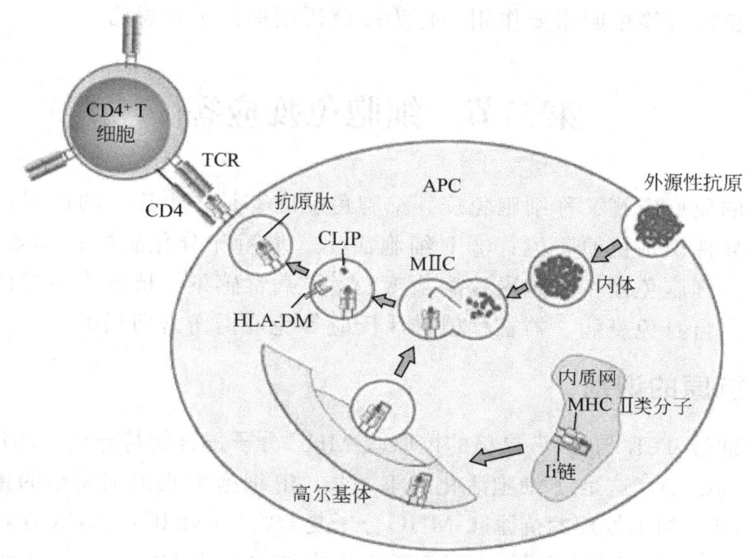

图 5-3　MHCⅡ类分子途径提呈外源性抗原

MHC 两类分子途径比较见表 5-1。

表 5-1　MHC 两类分子途径比较

项　目	MHCⅠ类分子途径	MHCⅡ类分子途径
抗原来源	内源性抗原	外源性抗原
降解抗原的胞内位置	蛋白酶体	内体、溶酶体
抗原与 MHC 分子结合部位	内质网	溶酶体及内体中 MⅡC
提呈抗原肽的 MHC 分子	MHCⅠ类分子	MHCⅡ类分子
伴侣分子	TAP、钙连接蛋白	Ii 链、钙连接蛋白
APC	所有有核细胞	专职 APC
识别和应答细胞	CTL	Th

五、MHC 分子的交叉提呈

APC 将某些外源性抗原（如胞内感染菌李斯特菌、疱疹病毒、多数肿瘤、原虫等）摄取、加工处理并以 MHCⅠ类分子途径提呈给 $CD8^+$ T 细胞。这是 APC（尤其是 DC）活化初始 Tc 细胞的主要方式。在某些情况下，内源性抗原也可被 MHCⅡ类分子途径提呈。交叉提呈是非经典的抗原提呈途径。

六、脂类抗原的 CD1 分子提呈途径

蛋白质抗原主要经 MHC 分子限制的途径提呈，脂类抗原不能形成与 MHC 分子结合的抗原肽，因而不能被 MHC 限制的 T 细胞识别。某些非 MHC 分子（如 CD1 分子、某些分子伴侣）可参与加工、提呈脂类抗原。典型的脂类抗原为结核分枝杆菌细胞壁成分（如分枝菌酸、磷酸肌醇等）。该类抗原在内体中与 CD1 分子结合并被提呈给 CD1 限制性 T 细胞。CD1 限制性 T 细胞主要包括 NK、TCRγδ、$CD4^-CD8^-$。CD1 途径类似 MHCⅡ类分子途径。CD1 途径能有效增强机体对某些病原微生物（尤其是分枝杆菌）的免疫应答，在抗感染免疫和脂类的免疫应答中起重要作用，也为疫苗研制提供了新思路。

第二节　细胞免疫应答

T 细胞介导的免疫应答又称细胞免疫。细胞免疫应答是一个连续的过程，可分成三个阶段：①T 细胞特异性识别抗原阶段；②T 细胞活化、增殖和分化阶段；③效应性 T 细胞的产生及效应阶段。细胞免疫在抗胞内致病菌感染、抗病毒感染、抗肿瘤中发挥重要作用，与迟发型超敏反应、自身免疫病、器官移植排斥反应等免疫损伤密切相关。

一、T 细胞对抗原的识别

初始 T 细胞通过 TCR 与 APC 提呈的抗原肽-MHC 分子复合物特异结合的过程称为抗原识别（antigen recognition），这是 T 细胞活化的第一步。T 细胞不能识别完整的蛋白质抗原，只能特异性识别经 APC 加工处理的抗原肽-MHC 分子复合物（pMHC）。TCR 在特异性识别 APC 提呈的 pMHC 时，还必须同时识别 pMHC 复合物中的自身 MHC 分子，这种识别特性称为 MHC 限制性（MHC restriction）（见图 5-4）。MHC 限制性决定了任何 T 细胞仅识别由同一个体的 APC 表面的 MHC 分子提呈的抗原肽。细胞免疫是由胸腺依赖性抗原（TD-Ag）引发。

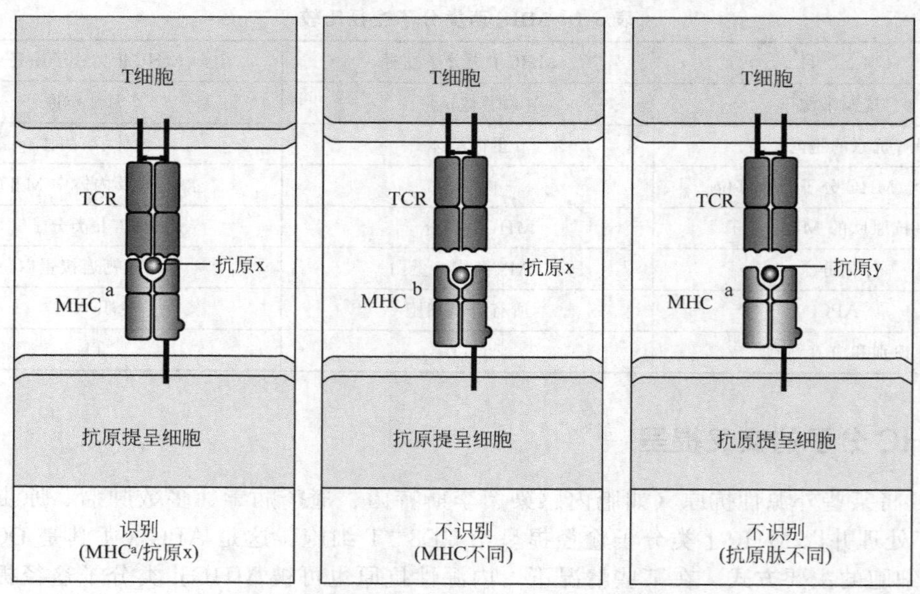

图 5-4　TCR 识别抗原肽的 MHC 限制性

外源性抗原以抗原肽-MHCⅡ类分子复合物（pMHCⅡ）的形式表达于 APC 表面，再将抗原肽有效提呈给 $CD4^+$ T 细胞识别。$CD4^+$ T 细胞通过产生、分泌细胞因子，发挥不同的功能，从而调节细胞和体液免疫应答。内源性抗原以抗原肽-MHCⅠ类分子复合物（pMHCⅠ）的形式表达于细胞表面，供特异性 $CD8^+$ T 细胞识别。$CD8^+$ T 细胞活化、增殖和分化为效应细胞后，针对病毒感染靶细胞和肿瘤细胞等发挥细胞毒性 T 细胞（cytotoxic T cell，CTL）的功能。

（1）T 细胞与 APC 的非特异结合

在胸腺中发育成熟的初始 T 细胞进入淋巴结的副皮质区（胸腺依赖区），利用其表面的黏附分子（LFA-1、CD2）与 APC 表面的相应配体（ICAM-1、LFA-3）发生短暂、可逆、非特异性结合，促进和增强 T 细胞表面 TCR 识别和结合特异性 pMHCⅡ的能力。如果 APC 表面不存在能被 TCR 识别的特异性 pMHCⅡ，T 细胞随即与 APC 分离，仍定居于胸腺依赖区或重新进入淋巴细胞再循环。T 细胞与 APC 的非特异结合为二者的特异性结合提供条件。

（2）T 细胞与 APC 的特异性结合——免疫突触的形成

T 细胞通过 TCR 特异性识别 APC 提呈的 pMHCⅡ是 T 细胞活化的先决条件（第一信号）。TCR 与 APC 表面的 pMHCⅡ特异性结合后，特异性识别信号通过 CD3 分子向 T 细胞胞内传递，引起 T 细胞表面的 LFA-1 表达增加及构型改变，提高其与 APC 表面的 ICAM-1 的亲和力，导致 TCR 与 APC 接触部位的 TCR-pMHCⅡ及各种黏附分子流动并重新分布，最终在 TCR 周围形成免疫突触。免疫突触是一种有序的同心圆方式排列的特殊环形结构，其形成是一种主动的瞬时性动态过程，在免疫突触形成初期，TCR-pMHC 分散在新形成的突触周围，然后向中央移动，最终形成 TCR-pMHC 位于中央，内环是 CD28-B7、CD2-CD58，最外圈是 LFA1-ICAM1 分子对。免疫突触增强了 TCR-pMHC 间的亲和力，有助于维持和加强 T 细胞与 APC 的直接接触，并为 T 细胞活化及增殖提供共刺激信号，是 T 细胞活化、增殖的必备条件。APC 通过免疫突触与 T 细胞相互作用见图 5-5。

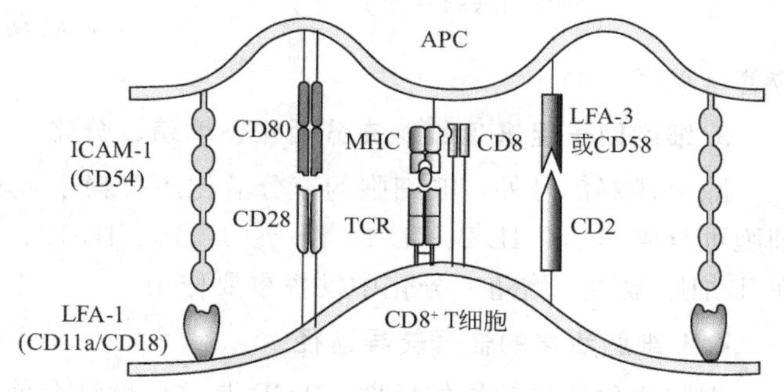

图 5-5　APC 通过免疫突触与 T 细胞相互作用

T 细胞与 APC 特异性结合后，T 细胞表面的 TCR 的共受体 CD4、CD8 可分别识别、结合 APC 表面的 MHCⅡ或靶细胞表面的 MHCⅠ分子，增强 TCR 与 pMHC 结合的亲和力，并辅助 TCR 的信号转导，提高 T 细胞对抗原刺激的敏感性。

二、T 细胞的活化、增殖和分化

（一）T 细胞的活化

T 细胞的完全活化依赖于双信号和细胞因子的作用。T 细胞活化的第一信号来自 TCR 与 pMHC 的特异性结合，第二信号来自共刺激分子。两个信号的转导均涉及一系列免疫分子。

1. T 细胞活化的第一信号

T 细胞活化的第一信号来自于 APC 提呈的 pMHC，是抗原特异性信号，涉及 pMHC 与

TCR-CD3 的相互作用。APC 将 pMHC 提呈给 T 细胞，TCR 特异性结合 pMHC，导致与 TCR 有关的膜蛋白 CD3、CD4 或 CD8 分子的胞浆尾部聚集在一起，激活蛋白酪氨酸激酶（protein tyrosine kinase，PTK），使 CD3 胞质段 ITAM 中的酪氨酸磷酸化，产生激酶活化的级联反应，将活化信号传递给下游的其他分子，使 T 细胞初步活化。同时，与 T 细胞接触的 APC 也被活化，增加其表面的共刺激分子的表达量。

2. T 细胞活化的第二信号

T 细胞与 APC 细胞表面多对共刺激分子相互作用产生 T 细胞活化的第二信号，是非特异性信号，是 T 细胞完全活化的必备条件。第二信号通过启动 T 细胞中的一系列信号途径，诱导其表达多种细胞因子及其受体，最终导致 T 细胞完全活化。如 T 细胞活化过程中缺乏共刺激信号，仅有第一信号不但不能激活 T 细胞反而会导致 T 细胞无能（anergy），这是机体维持自身耐受的重要机制。第二信号有 B7（CD80、CD86）与 CD28、CTLA-4，PD-L1、PD-L2 与 PD-1，ICOSL 与 ICOS，CD40L 与 CD40 等相互作用的共刺激分子对。其中 B7/CD28 是最重要的共刺激分子对。根据产生效应不同，可将共刺激分子分为正向共刺激分子和负向共刺激分子。CD28/B7 是重要的正向共刺激分子，主要作用是促进 IL-2 合成。与 CD28 分子具有高度同源性的 CTLA-4，其配体也是 B7，但 CTLA-4 与 B7 是重要的负向共刺激分子，启动抑制性信号从而有效调节适度的免疫应答（见图 5-6）。

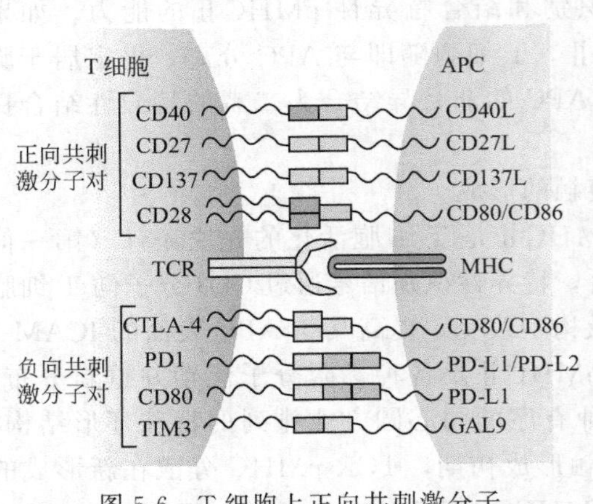

图 5-6 T 细胞上正向共刺激分子和负向共刺激分子

3. 细胞因子促进 T 细胞充分活化、增殖、分化

除上述双信号外，T 细胞的充分活化还有赖于多种细胞因子的参与。活化的 APC 和 T 细胞可分泌 IL-1、IL-2、IL-4、IL-6、IL-10、IL-12、IL-15 和 IFN-γ 等多种细胞因子，它们在 T 细胞激活、增殖、分化中发挥重要作用。

4. T 细胞活化的信号转导途径

细胞活化信号转导的早期，TCR 与抗原肽结合使均匀分布于细胞膜表面的 TCR 构象和位置发生改变。由于受体交联可分别激活与其偶联的不同家族的蛋白酪氨酸激酶（protein tyrosine kinase，PTK）。参与 T 细胞活化早期的 PTK 主要有 $p56^{Lck}$ 和 $p59^{fyn}$ 及 ZAP-70 等。$p56^{Lck}$ 主要与 CD4 或 CD8 胞内段的尾部相连，$p59^{fyn}$ 与 CD3 的 ζ 链相连，而 ZAP-70 存在于胞浆中。当 TCR 结合 pMHC 后，与 TCR 有关的膜蛋白（如 CD3、CD4 或 CD8 分子）的胞浆尾部聚集在一起，经 $p56^{Lck}$ 及 $p59^{fyn}$ 激酶作用促使具有酪氨酸的蛋白分子发生磷酸化而活化，产生激酶活化的级联反应，将活化信号传递给下游的其他分子（见图 5-7）。TCR 活化信号胞内转导的主要途径有 PLC-γ1 活化途径和 RAS-MAP 激酶活化途径。

T 细胞活化信号活化 T 细胞内的转录因子（DNA 结合蛋白）NFAT、NF-κB、AP-1 等转入细胞核内，与 T 细胞效应分子编码基因调控区部位结合，增强启动子的活性，促使某些基因转录。所有信号转导最终将作用于相应的转录因子，并通过转录因子调控涉及细胞增殖及分化的细胞基因。IL-2 作为 T 细胞自分泌生长因子，其基因的转录对于 T 细胞的活化

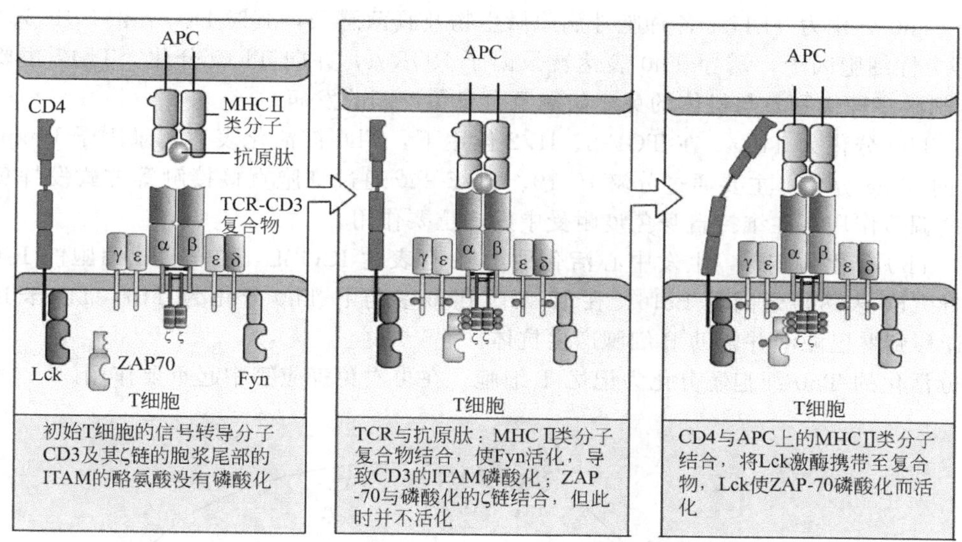

图 5-7　T 细胞早期活化信号转导

是必需的，因而 IL-2 基因的转录调节可作为 T 细胞活化期间细胞因子转录调节的重要代表。T 细胞胞质内信号转导经级联反应后，转录因子 NFAT 发生磷酸化而去抑制，并穿过核膜进入核内，结合到 IL-2 基因调控区的增强子上，启动 IL-2 基因的表达。在不同细胞因子的作用下，活化的 T 细胞分化成为具有不同功能的效应细胞，部分细胞分化成为记忆细胞。

（二）T 细胞的增殖和分化

被活化的 T 细胞迅速进入细胞周期，通过有丝分裂而发生克隆扩增，并进一步分化成效应细胞，然后离开淋巴器官随血液循环到达特异性抗原聚集部位。多种细胞因子参与 T 细胞增殖和分化过程，其中最重要的是 IL-2。IL-2 受体由 α、β、γ 链组成，静止 T 细胞仅表达低亲和力 IL-2R（βγ），激活的 T 细胞可表达高亲和力 IL-2R（αβγ）并分泌 IL-2。通过自分泌和旁分泌作用，IL-2 与活化 T 细胞表面 IL-2R 结合，诱导 T 细胞增殖和分化。活化后的 T 细胞高水平表达高亲和力 IL-2R，所以 IL-2 可选择性促进抗原活化的 T 细胞增殖。此外，IL-4、IL-6、IL-7、IL-10、IL-12、IL-15、IL-18、IL-23、IFN-γ 等细胞因子在 T 细胞增殖和分化中也发挥重要作用。

1. $CD4^+$ T 细胞的增殖分化

$CD4^+$ 初始 T 细胞在 APC 提呈的 pMHCⅡ及共刺激分子刺激下活化为 Th0，在局部微环境中受不同细胞因子调控向不同 T 细胞亚群分化（Th1、Th2、Th17、Treg、Tfh 等），如图 5-8 所示，其分化方向决定了免疫应答的类型。

（1）Th0 分化为 Th1　胞内病原微生物感染时（如病毒、结核杆菌、原虫等），首先启动固有免疫，活化的 MΦ 和 NK 细胞产生 IL-12、IFN-γ 等细胞因子，与 Th0 细胞表面的 IL-12R、IFN-γR 结合，活化转录因子 T-bet，诱导 Th0 分化为 Th1。活化的 Th1 高表达 IL-2R 为主的多种细胞因子受体，同时分泌 IL-2 和 IFN-γ 为主的 Th1 型细胞因子，主要介导细胞免疫应答。

（2）Th0 分化为 Th2　变应原、胞外病原微生物感染可活化 pDC、肥大细胞、嗜碱性粒细胞、嗜酸性粒细胞等固有免疫细胞，分泌以 IL-4 为主的细胞因子，可活化转录因子 GATA-3，诱导 Th0 分化为 Th2，主要辅助体液免疫应答。

（3）Th0 分化为 Th17　各种胞外病原微生物及真菌感染，刺激 DC 分泌 TGF-β、IL-6、IL-23 等炎性细胞因子，诱导 Th0 表达转录因子 RORγt，并向 Th17 分化。Th17 主要分泌 IL-17，刺激多种细胞参与机体的免疫防御及自身免疫病的发病。

（4）Th0 分化为 Treg　在 TGF-β、IL-2 作用下，Th0 被活化表达转录因子 Foxp3，诱导 Th0 向 Treg 分化，主要通过分泌 IL-10、TGF-β 或通过细胞直接接触等方式发挥免疫抑制和免疫调节作用，在维持自身免疫耐受中发挥重要作用。

（5）Th0 分化为 Tfh　生发中心活化的 B 细胞表达 ICOSL，可与 Th 细胞的 ICOS 结合，诱导 Th0 表达转录因子 Bc16，在 IL-21、IL-6 参与下 Th0 分化为 Tfh。Tfh 表达 CX-CR5，迁移到淋巴滤泡并辅助 B 细胞产生抗体。

部分活化的 Th0 细胞还分化为记忆 T 细胞，在再次免疫应答中起重要作用。

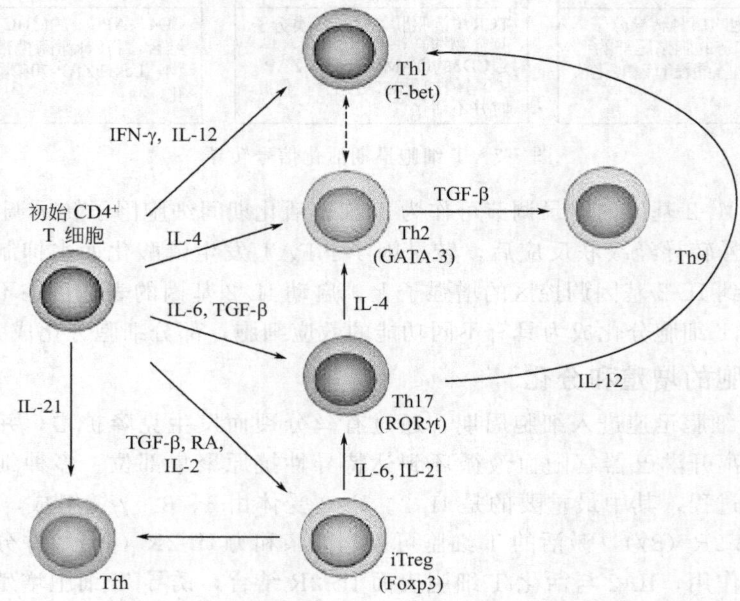

图 5-8　细胞因子参与 CD4⁺ T 细胞亚群的分化

2. CD8⁺ T 细胞的增殖、分化

初始 CD8⁺ T 细胞活化为效应性 CTL（CD8⁺ CTL）的过程需要 APC 提呈的 pMHCⅠ信号和共刺激信号，和/或 Th 细胞的辅助。根据是否需要 Th 细胞的辅助，初始 CD8⁺ T 细胞的活化方式分为 Th 细胞非依赖性活化（直接活化）和 Th 细胞依赖性活化（间接活化）两种。

（1）CD8⁺ T 细胞的直接活化　被病毒感染的成熟 DC 高表达 B7 等共刺激分子，可不需要 Th 细胞的辅助而直接向初始 CD8⁺ T 细胞提呈第一信号（pMHCⅠ）和足够强度的第二信号（共刺激分子），刺激 CD8⁺ T 细胞活化。活化的 CD8⁺ T 细胞分泌 IL-2 和高表达 IL-2R，诱导 CD8⁺ T 细胞自身增殖并分化为效应性 CTL。

（2）CD8⁺ T 细胞的间接活化　CD8⁺ T 细胞作用的靶细胞（病毒感染细胞或肿瘤细胞）低表达或不表达共刺激分子 B7，不能有效激活初始 CD8⁺ T 细胞，需要 CD4⁺ Th1 细胞的辅助。

低表达共刺激分子 B7 的病毒感染细胞，初始 CD8⁺ T 细胞识别其提呈的 pMHCⅠ信号并表达 IL-2R，由于不能获得足够强度的共刺激分子 B7 而无法活化。CD4⁺ Th1 细胞不仅可识别同一 APC 提呈的 pMHCⅡ，而且其表面的 CD28 可与非专职 APC（靶细胞）表面低表达的 B7 结合而活化（因为 Th1 活化所需的共刺激信号强度低于初始 $CD8^+$ T 细胞）。活化的 $CD4^+$ Th1 细胞产生 IL-2，在 IL-2 诱导下，初始 $CD8^+$ T 细胞活化、增殖、分化为效应性 CTL。

不表达共刺激分子 B7 的病毒感染细胞和肿瘤细胞，不能活化初始 $CD8^+$ T 细胞。这些靶细胞可被 DC 摄取，经抗原加工处理后形成 pMHCⅠ、pMHCⅡ，其中 pMHCⅠ经交叉提呈途径提呈给初始 $CD8^+$ T 细胞，pMHCⅡ被提呈给 $CD4^+$ Th1。$CD4^+$ Th1 被活化后表达 CD40L，CD40L 与 DC 表面的 CD40 相互作用，促进 DC 高表达 B7，并向初始 $CD8^+$ T 细胞提呈共刺激信号，活化初始 $CD8^+$ T 细胞。初始 $CD8^+$ T 细胞被活化后高表达 IL-2R 和分泌 IL-2，然后初始 $CD8^+$ T 细胞在 IL-2 诱导下活化、增殖、分化为效应性 CTL。

三、T 细胞的免疫效应

（一）$CD4^+$ T 细胞亚群（Th1、Th2、Th17、Treg、Tfh）的效应功能

1. Th1 细胞的效应

（1）Th1 细胞对 MΦ 的作用　Th1 细胞在抗胞内病原微生物感染中起重要作用，通过活化 MΦ 及释放多种细胞因子而清除胞内病原微生物。Th1 细胞通过分泌 IFN-γ 等细胞因子及表达 CD40L，激活 MΦ。活化 MΦ 反过来高表达免疫分子（如 B7 和 MHCⅡ类分子）和分泌细胞因子（如 IL-12 等）增强 Th1 细胞的效应。Th1 细胞可诱生并募集 MΦ，并激活 MΦ 使之产生 IL-1、IL-6、血小板活化因子、前列腺素等炎性介质，诱发急性炎症反应。

（2）Th1 细胞对淋巴细胞的作用　Th1 细胞分泌 IL-2 等细胞因子，诱导 APC 表达共刺激分子，为 CTL 活化提供第二信号，辅助细胞免疫应答；Th1 细胞分泌 IL-2 等细胞因子，可促进 Th1、Th2、CTL、NK、中性粒细胞等活化和增殖，扩大细胞免疫效应；Th1 细胞分泌 IFN-γ 可促进 B 细胞的 Ig 类别转换，产生具有调理作用的抗体（IgG1、IgG3），增强 MΦ 对病原微生物的吞噬杀伤。

（3）Th1 细胞对中性粒细胞的作用　Th1 细胞分泌的淋巴毒素、TNF-α 可活化中性粒细胞，增强其吞噬和杀伤病原微生物的能力，也可促进血管内皮细胞表达黏附分子（如 ICAM-1、VCAM 等）或分泌 IL-8、MCP-1 等趋化因子，使血液中的中性粒细胞等与血管内皮细胞黏附，进而迁移和外渗到局部组织引起炎症反应。

2. Th2 细胞的效应

① 产生 IL-4、IL-5、IL-10、IL-13 等细胞因子，以及与 B 细胞建立 CD40-CD40L 连接，协助和促进 B 细胞的增殖和分化为浆细胞，产生抗体，辅助体液免疫。

② 分泌 IL-4、IL-5 等细胞因子，激活肥大细胞、嗜碱性粒细胞和嗜酸性粒细胞，参与超敏反应的发生和抗寄生虫感染。

③ 分泌 IL-4、IL-13，下调 MΦ 表达 FcγR，阻断 ADCC。诱导 MΦ 分泌 TGF-β、IL-10 等抗炎性因子，促进胶原蛋白合成，参与组织修复和纤维化。

3. Th17 细胞的生物学活性

Th17 细胞分泌 IL-17、IL-22、IL-21 等，刺激上皮细胞、内皮细胞、成纤维细胞和 MΦ 等分泌多种细胞因子（IL-6、IL-1、TNF、GM-CSF、CXCL1、CXCL8、CXCL10 等），趋化和募集中性粒细胞和单核细胞，诱导局部炎症反应，参与炎症反应、感染性疾病以及自身免疫性疾病的发生；另一方面，IL-17 刺激上皮细胞、角朊细胞分泌防御素等抗菌物质，以

及募集和活化中性粒细胞等，在清除胞外病原菌及真菌的固有免疫中发挥重要作用。

4. Treg 细胞的效应

Treg 细胞能直接或间接抑制免疫细胞活化和增殖，维持机体自身稳定，防治自身免疫性疾病和抑制排斥反应，并参与肿瘤的免疫逃避。Treg 细胞的免疫抑制机制为：①与效应性 T 细胞或 APC 直接接触，以颗粒酶 B 或穿孔素依赖的方式介导效应性 T 细胞或 APC 裂解或凋亡；②释放抑制性细胞因子（IL-10、IL-35、TGF-β），抑制效应性 T 细胞表达 IL-2 及其他细胞因子，从而发挥免疫抑制效应；③组成性表达 CTLA-4 和膜型 TGF-β，下调效应性 T 细胞或 APC 表面的 IL-2Rα，抑制其细胞增殖；④下调 APC 表达 CD80、CD86 等共刺激分子，干扰 T 细胞活化。

5. Tfh 细胞的效应

Tfh 细胞分泌 IL-21，并通过表达的 CD40L 和 ICOS 与 B 细胞 CD40 和 ICOSL 相互作用，辅助 B 细胞在生发中心的存活、增殖及分化为浆细胞，促进抗体产生、抗体类别转换、抗体亲和力成熟。

（二）CTL 细胞的效应

初始 $CD8^+$ T 细胞只有被活化、分化为效应性 CTL 才能对靶细胞产生特异性细胞毒作用。效应性 CTL 只需要特异性的 pMHCⅠ信号即可杀伤靶细胞，无需共刺激信号和 $CD4^+$ Th1 细胞的辅助。CTL 主要杀伤胞内病原微生物（病毒和某些胞内致病菌等）感染细胞、肿瘤细胞等。CTL 特异性杀伤靶细胞，不损害正常组织细胞。CTL 的杀伤作用具有高效性，一个 CTL 在几小时内可连续杀伤数十个靶细胞。CTL 细胞的效应过程包括识别与结合靶细胞、胞内细胞器重新定向、颗粒外胞吐和靶细胞崩解。不同效应性 CTL 亚群的免疫效应及其作用机制不同。

1. 效-靶细胞结合

效应性 CTL 在趋化因子作用下离开淋巴组织向感染或肿瘤部位集聚，通过其表面高表达的黏附分子 LFA-1 与靶细胞表面的黏附分子 ICAM-1 结合，使效-靶细胞接近。TCR 识别靶细胞表面的 pMHCⅠ，特异性识别信号可增强 T 细胞与 APC 表面的黏附分子的亲和力，形成免疫突触。免疫突触使效-靶细胞更紧密结合，有利于 CTL 分泌的效应分子集中于效-靶细胞接触面，从而选择性杀伤靶细胞，而不影响邻近的正常细胞。

2. CTL 的极化

CTL 的 TCR 识别靶细胞表面 pMHCⅠ复合物后，TCR 及共受体向效-靶细胞接触部位聚集，导致 CTL 极化，表现为细胞骨架系统（肌动蛋白、微管等）、高尔基体、胞质颗粒等向效-靶细胞接触部位重新排列和分布，从而保证 CTL 储存的胞质颗粒中的效应分子定向释放并有效作用于所接触的靶细胞。

3. 致死性攻击

效应性 CTL 攻击靶细胞造成靶细胞的不可逆损伤，使之发生细胞裂解或凋亡。该过程是 Ca^{2+} 依赖性的，历时约 1h 或更长。CTL 与 NK 细胞杀伤靶细胞的机制相似，主要通过下列途径杀伤靶细胞。

（1）穿孔素/颗粒酶途径　效应性 CTL 与靶细胞结合后，通过释放穿孔素和颗粒酶而直接杀伤靶细胞。穿孔素（perforin）是储存于胞浆颗粒中的细胞毒素，结构类似于补体 C9，生物学效应类似于补体攻膜复合物（MAC）。穿孔素单体可插入靶细胞膜，在 Ca^{2+} 存在时，多个穿孔素聚合成多聚体，在靶细胞膜上形成许多直径为 5～20 nm 的孔道，使水、电解质迅速进入细胞，导致靶细胞崩解死亡。颗粒酶（granzyme）是一类丝氨酸蛋白酶，随 CTL 脱颗粒而分泌到细胞外，通过穿孔素在靶细胞膜形成的孔道进入靶细胞，激活凋亡相关的酶系统而介导靶细胞凋亡。

（2）Fas/FasL 途径　效应 CTL 高表达膜型 FasL，FasL 以三聚体形式与靶细胞表面的 Fas（CD95）结合形成 Fas 三聚体，使其胞质区的死亡结构域（death domain，DD）相聚成簇，通过 FADD 激活胞内 caspase 8 参与的胱天蛋白酶级联反应，诱导靶细胞凋亡。

（3）TNF/TNFR 途径　效应性 CTL 还可分泌 TNF-α，TNF-α 可与靶细胞表面的 TNF 受体（TNFR1）结合，形成 TNFR1 三聚体，使其胞质区的死亡结构域（DD）相聚成簇，募集胞质内 TNF 受体相关死亡结构域蛋白（TNF-receptor-associated death domain，TRADD），并通过接头蛋白 Fas 相关死亡结构域蛋白（Fas-associated death domain protein，FADD）激活胱天蛋白酶（caspase）级联反应，最终导致靶细胞凋亡。

（三）记忆性 T 细胞

免疫记忆是适应性免疫应答的重要特征之一，表现为免疫系统对接触过的抗原能启动更快、更强、更有效的免疫应答。记忆性 T 细胞（memory T cell，Tm）是指对特异性抗原有记忆能力、寿命较长的 T 细胞。一般 T 细胞克隆性扩增后，有部分细胞分化为有记忆能力的细胞，当再次遇到相同抗原后，可迅速活化、增殖，分化为效应细胞。

Tm 细胞与初始 T 细胞表达不同的 CD45 异构体，Tm 细胞为 $CD45RA^{-}CD45RO^{+}$，初始 T 细胞是 $CD45RA^{+}CD45RO^{-}$。Tm 细胞比初始 T 细胞更易被激活，相对较低浓度的抗原即可激活 Tm 细胞，Tm 细胞的再活化对共刺激信号（如 CD28/B7）的依赖性较低，Tm 细胞分泌更多的细胞因子，且对细胞因子作用的敏感性更高。

四、细胞免疫应答的生物学作用

（1）抗肿瘤、抗感染　细胞免疫是抵抗胞内病原微生物（如胞内病原菌、病毒、真菌、寄生虫等）感染、抗肿瘤的主要机制。

（2）免疫损伤　细胞免疫与迟发型超敏反应、移植排斥反应密切相关，并参与某些自身免疫病的发生发展。

第三节　体液免疫应答

抗原进入机体后诱导特异性 B 细胞活化、增殖，并最终分化为浆细胞，产生特异性抗体，由抗体介导发挥免疫效应作用。因抗体存在于体液中，因此将 B 细胞介导的适应性免疫应答称为体液免疫应答（humoral immune response）。根据 B 细胞识别抗原时是否需要 Th 细胞的辅助将抗原分为 T 细胞依赖性抗原（TD-Ag）和 T 细胞非依赖性抗原（TI-Ag）。B 细胞对 TD-Ag 免疫应答时需要 Th 细胞辅助。

一、B 细胞对 TD-Ag 的免疫应答

（一）B 细胞对 TD-Ag 的识别和提呈

B 细胞通过 BCR 识别特异性抗原。BCR 识别抗原与 TCR 不同：①BCR 不仅能识别蛋

白质抗原，还能识别多肽、核酸、多糖类、脂类和小分子化合物；②BCR 能识别抗原的线性表位和构象表位；③BCR 识别的抗原无需经 APC 加工和处理，也无 MHC 限制性。

BCR 特异性识别抗原（B 细胞表位）并摄取抗原，并进行内化与加工处理，形成的抗原肽（T 细胞表位）与 MHCⅡ类分子结合形成抗原肽-MHCⅡ类分子复合物（pMHCⅡ），转运至 B 细胞表面，并提呈给抗原特异性 Th 细胞。在抗原浓度很低时，B 细胞是最有效的 APC。

（二）B 细胞的活化

B 细胞活化与 T 细胞相似，也需要双信号激活，即特异性抗原传递的第一信号和共刺激分子提供的第二信号。B 细胞活化后的信号转导途径也与 T 细胞相似。

1. B 细胞活化的第一信号

（1）第一活化信号经 Igα/Igβ 转导进入胞内　BCR 直接识别特异性的 B 细胞抗原表位并与之结合，产生 B 细胞活化的抗原刺激信号（第一信号）。由于 BCR 的 H 链的胞浆区短，自身不能传递信号，需经 BCR 复合物中的 Igα/Igβ（CD79a/CD79b）将信号转入 B 细胞内。BCR 被多价抗原交联后，活化 Blk、Fyn 或 Lyn 等酪氨酸激酶，使 Igα/Igβ 胞浆区的 ITAM 基序中的酪氨酸磷酸化，从而募集并活化 Syk（类似于 TCR 信号转导中的 ZAP-70），进而活化细胞内信号转导的级联反应，最后经 PKC、MAPK 及钙调蛋白三条途径激活转录因子（NF-κB、AP-1 和 NFAT 等），参与并调控 B 细胞激活、增殖相关基因的表达（见图 5-9）。

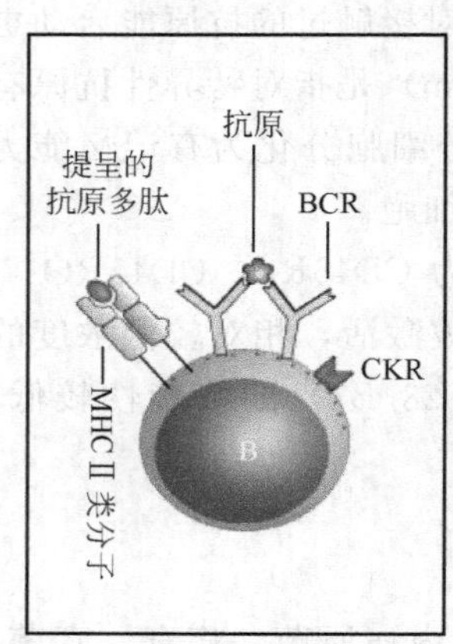

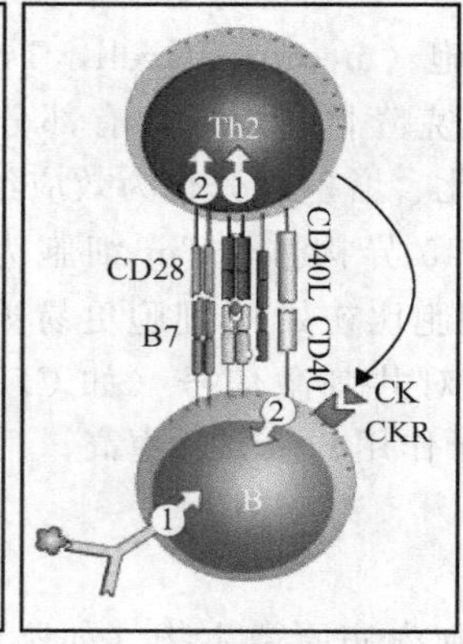

图 5-9　BCR 复合体介导的胞内信号转导

（2）B 细胞活化中共受体的作用　在成熟 B 细胞表面，CD19、CD21、CD81 以非共价键形式组成 B 细胞活化共受体复合物。CD21 能识别结合于抗原的补体成分 C3d，CD21 分子本身不能转导信号，但可通过共受体中的 CD19 向胞内传递信号。结合抗原的补体成分 C3d 与 CD21 的结合使 CD19/CD21 交联。CD19 的胞浆区有多个保守的酪氨酸残基，能募集含有 SH2 结构域的信号分子，包括 Lyn、Fyn、Vav、Grb2、PI-3 激酶、PLC-γ 和 cAB1 等。共受体中的 CD81 分子为 4 次跨膜分子，主要作用可能是连接 CD19 和 CD21，稳定 CD19-CD21-CD81 复合物。CD19 分子转导信号加强了 BCR 复合物转导的信号，明显降低了抗原激活 B 细胞的阈值，从而大大提高 B 细胞对抗原刺激的敏感性。BCR 共受体复合物（CD19-CD21-CD81）与附着于抗原表面的 C3d 结合，介导 BCR 与共受体复合物的交联，参与增强 BCR 的抗原识别信号的转导。

2. B 细胞活化的第二信号

B 细胞活化的第二信号来自 Th 细胞与 B 细胞表面多对共刺激分子的相互作用，其中最重要的是 CD40/CD40L。CD40L 与 B 细胞表面表达的 CD40 相互作用，向 B 细胞传递活化的第二信号。CD40 主要表达于 B 细胞、单核细胞和 DC 表面，而 CD40L 主要表达于活化的 $CD4^+$ Th 细胞和肥大细胞表面。静息 $CD4^+$ Th 细胞不表达 CD40L，活化 $CD4^+$ Th 细胞迅速表达 CD40L。

而Th细胞活化需要B细胞提供双信号。B细胞作为APC将pMHCⅡ提呈给Th细胞，为Th细胞活化提供第一信号；B细胞表面B7与Th细胞表面的CD28相互作用，为Th细胞提供第二信号。

B细胞对TD-Ag的免疫应答需要Th细胞的辅助，这种协助是通过Th、B细胞间的相互作用来完成。一方面，B细胞作为APC活化T细胞，另一方面活化的Th细胞提供B细胞活化的第二信号，并分泌多种细胞因子协助B细胞进一步分化（见图5-10）。Th细胞在生发中心的暗区形成、B细胞克隆分化成生发中心细胞、抗体类别转换及Bm生成中起重要作用。

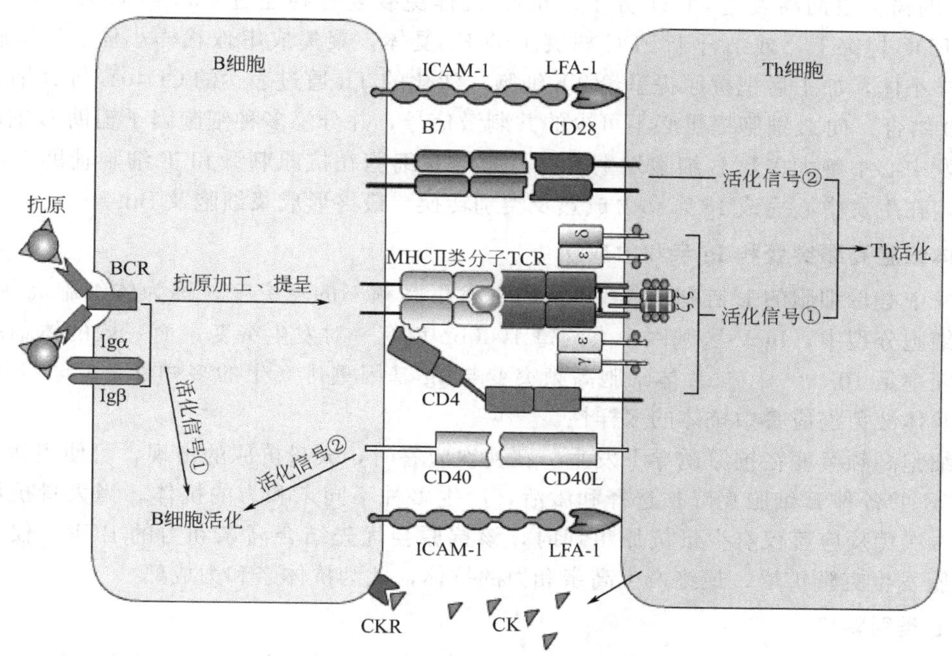

图5-10　B细胞与Th细胞间的相互作用

3. 细胞因子的作用

细胞因子也称B细胞活化的第三信号。活化的Th细胞分泌多种细胞因子，与活化的B细胞表达的细胞因子受体作用，刺激B细胞大量增殖。B细胞增殖是B细胞形成生发中心和继续分化的基础。如IL-4促进B细胞激活，IL-2、IL-4、IL-5促进B细胞增殖，IL-4、IL-5、IL-6促进B细胞分化为浆细胞。

（三）B细胞的增殖

被TD-Ag诱导活化的B细胞迅速大量增殖、分化并最终形成浆细胞和记忆性B细胞。在B细胞激活、增殖与分化过程中均需Th细胞辅助。活化的Th细胞能分泌多种细胞因子，作用于B细胞。Th1细胞分泌IL-2和IFN-γ等，Th2细胞则分泌IL-4、IL-5及IL-6等。不同的细胞因子在诱导B细胞的增殖、分化中发挥不同的作用。

Th细胞对B细胞的辅助作用发生于外周淋巴器官的T细胞区和生发中心。血循环中的B细胞穿过高内皮小静脉进入T细胞区，抗原特异性B细胞与抗原特异性Th细胞在该部位相遇，B细胞在Th细胞辅助下活化，然后进入淋巴小结。进入淋巴小结的B细胞分裂增殖，形成生发中心。B细胞在这里进一步分化成浆细胞，产生抗体，或分化成Bm。

（四）B 细胞在生发中心的分化、成熟

在外周淋巴器官的 T 细胞区激活的部分 B 细胞进入初级淋巴小结，分裂增殖，形成生发中心。生发中心在抗原刺激后一周左右形成。生发中心的 B 细胞每 6～8h 分裂一次，分裂增殖的 B 细胞称为生发中心母细胞。生发中心母细胞分裂增殖产生的子代细胞体积小，称为生发中心细胞。随着生发中心细胞增加，生发中心分为暗区和明区两个区域，暗区中分裂增殖的生发中心母细胞紧密集聚，滤泡 DC（FDC）很少；而明区中生发中心细胞聚集不甚紧密，但与众多的 FDC 接触。

DC 的树突表面高表达 CD21 分子，抗原-抗体免疫复合物通过 C3d 与 CD21 分子结合，附着在 FDC 树突上，或结合于 FDC 树突上的 Fc 受体，聚集成串珠状样小体。B 细胞可内化串珠样小体，加工后把抗原提呈给 Th 细胞。活化的 Th 通过表达的 CD40L 与 B 细胞表面的 CD40 结合，向 B 细胞提供必不可少的共刺激信号，并分泌多种细胞因子辅助 B 细胞。

生发中心中绝大多数 B 细胞发生凋亡，部分 B 细胞在抗原刺激和 T 细胞辅助下继续分化发育，在生发中心完成 Ig 亲和力成熟及类别转换，最终形成浆细胞及 Bm。

1. 体细胞高频突变和 Ig 亲和力成熟

生发中心母细胞的 L 链和 H 链 V 基因可发生高频率的点突变，称为体细胞高频突变。在每次细胞分裂中，Ig V 区基因中大约每 1000bp 就有一对发生突变，而一般的体细胞自发突变的频率是 10^{-10}～10^{-7}。体细胞高频突变与 Ig 基因重排产生的多样性一起，导致 BCR 多样性及体液免疫应答中抗体的多样性。

体细胞高频突变在抗原诱导下发生。在初次应答时，大量抗原的出现，可使表达不同亲和力 BCR 的各种 B 细胞克隆被选择和激活，产生多种不同亲和力的抗体。当大量抗原被清除，或再次免疫应答仅有少量抗原出现时，该抗原会优先结合高亲和力的 BCR，仅仅使相应 B 细胞发生克隆扩增，最终产生高亲和力的抗体，此为抗体亲和力成熟。

2. Ig 类别转换

B 细胞在 IgV 区基因重排完成后，其子代细胞均表达同一个 Ig V 区基因，但 Ig C 区基因的表达在子代细胞受抗原刺激而成熟并增殖的过程中是可变的。每个 B 细胞开始时一般均表达 IgM，在免疫应答中首先分泌 IgM，随后可表达 IgG、IgA 或 IgE，而其 IgV 区不发生改变，这种 V 区相同而 Ig 类别发生变化的过程称为 Ig 类别转换（class switching）或同种型转换（isotype switching）。类别转换的遗传学基础是同一 V 区基因与不同 H 链 C 基因重排。在 C 基因的 5′端内含子中含有一段称为转换区的序列，不同的转换区之间可发生重组（见图 5-11）。

Ig 类别转换在抗原诱导下发生，而 Th 细胞分泌的多种细胞因子则直接调节 Ig 转换的类别。如小鼠 Th2 细胞分泌的 IL-4 诱导 Ig 类别转换成 IgG1 和 IgE，TGF-β 诱导转换成 IgG2b 和 IgA；Th1 细胞分泌 IFN-γ 诱导转换成 IgG2a 和 IgG3。

3. 浆细胞的形成

浆细胞又称抗体形成细胞，是 B 细胞分化的终末细胞，浆细胞胞质中除少量线粒体，几乎全部为粗面内质网，能合成和分泌特异性抗体，同时表面的 BCR 表达减少。与初始 B 细胞不同，浆细胞的主要特点是能够分泌大量抗体，而不能再与抗原起反应，也失去了与 Th 相互作用的能力，因为浆细胞表面不再表达 BCR 和 MHCⅡ类分子。生发中心产生的浆细胞大部分迁入骨髓，并在较长时间内持续产生抗体。

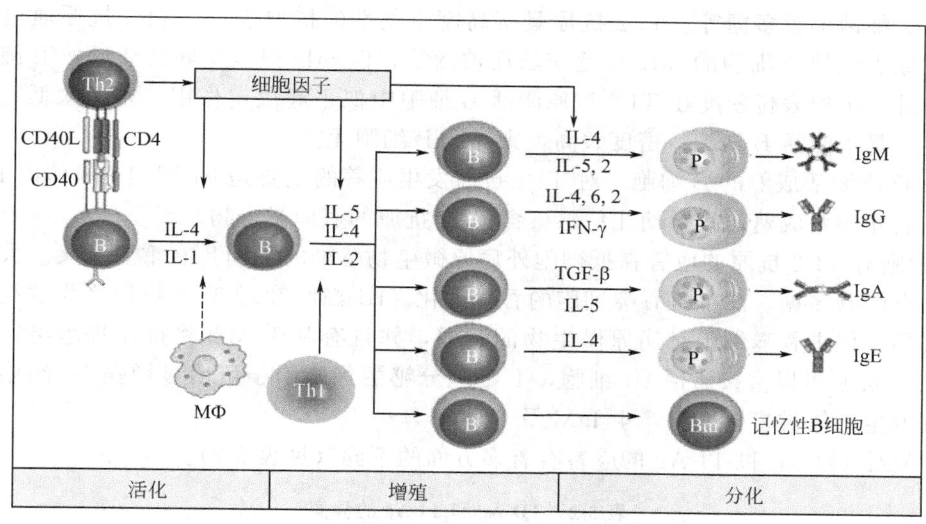

图 5-11　Ig 类别转换

4. 记忆性 B 细胞的产生

生发中心中存活下来的 B 细胞，或分化发育成浆细胞，或成为记忆性 B 细胞（memory B cell，Bm），大部分 Bm 离开生发中心进入血液参与再循环。Bm 不产生 Ig，但再次与同一抗原相遇时可迅速活化，产生大量抗原特异的 Ig。Bm 表达 CD27，比初始 B 细胞表达较高水平的 CD44。Bm 的特异性表面标志尚不清楚。一般认为 Bm 为长寿细胞，但长寿机制不清楚。

二、B 细胞对 TI-Ag 的免疫应答

细菌多糖、多聚蛋白质及 LPS 等 TI-Ag 能直接激活初始 B 细胞而无需 Th 细胞的辅助。TI-Ag 主要激活 B1 细胞，只产生 IgM 抗体，不能诱导抗体亲和力成熟，不能产生免疫记忆。根据激活 B 细胞方式的不同，TI-Ag 又分为 TI-1 抗原和 TI-2 抗原两类。

（一）B 细胞对 TI-1 抗原的应答

TI-1 抗原又称 B 细胞丝裂原，如 G^- 菌的 LPS、G^+ 菌的磷壁酸等，是具有丝裂原性质的多克隆激活剂。

TI-1 抗原不仅能与 BCR 结合，还能通过其丝裂原成分与 B 细胞上的丝裂原受体结合，引起 B 细胞的增殖和分化。成熟或不成熟的 B 细胞均可被 TI-1 抗原激活，诱导产生低亲和力的 IgM。由于无需 Th 细胞预先致敏与克隆性扩增，机体对 TI-1 抗原刺激所产生的应答发生较早，在抗胞外病原微生物感染中发挥重要作用。但单独 TI-1 抗原不足以诱导 Ig 类别转换、抗体亲和力成熟及 Bm 形成。

不同剂量的 TI-1 抗原激活 B1 细胞时结合的 B 细胞受体不同，激活的途径不同。高浓度 TI-1 抗原经丝裂原受体与 B 细胞结合，非特异性诱导多克隆 B 细胞增殖和分化。如 LPS 与 LPS 结合蛋白结合，再与 B 细胞表面的 CD14 结合，启动 B 细胞的增殖与分化；低浓度 TI-1 抗原能与 BCR 结合而激活抗原特异性 B 细胞，只能激活少量表达特异性 BCR 的 B 细胞。

（二）B 细胞对 TI-2 抗原的应答

TI-2 抗原多为细菌的胞壁与荚膜的多糖、多聚化合物，如肺炎球菌多糖、沙门氏菌多

聚鞭毛素、细菌荚膜多糖等。TI-2 抗原具有高度重复性的抗原表位。TI-2 抗原通过其高度重复的抗原表位使 B 细胞的 mIg 广泛交联而被激活，但 mIg 过度交联会使成熟 B 细胞产生耐受。因此，抗原表位密度在 TI-2 抗原激活 B 细胞中似乎起决定作用。密度太低，mIg 交联的程度不足于激活 B 细胞；密度太高，则导致 B 细胞无能。

TI-2 仅能激活成熟的 B 细胞。对 TI-2 抗原发生应答的主要是 B1 细胞。人体内 B1 细胞至 5 岁左右才发育成熟，故婴幼儿易感染含 TI-2 抗原的病原微生物。

B1 细胞对 TI-2 抗原的应答在抵御胞外病原微生物感染的早期具有重要意义。大多数胞外致病菌有胞壁多糖，能抵抗吞噬细胞的吞噬消化。B1 细胞针对 TI-2 抗原产生的抗体，发挥调理作用，促进吞噬细胞对病原微生物的吞噬，并且有利于 MΦ 将抗原提呈给特异性 T 细胞。TI-2 抗原可以直接激活 B1 细胞，T 细胞分泌的细胞因子可明显增强 B1 细胞的免疫应答，并发生抗体类型转换，产生 IgM 及 IgG。

B 细胞对 TD-Ag 和 TI-Ag 的应答有着多方面的不同（见表 5-2）。

表 5-2　TD-Ag 和 TI-Ag 的异同

	TD-Ag	TI-1 抗原	TI-2 抗原
诱导婴幼儿抗体应答	＋	＋	－
刺激无胸腺小鼠产生抗体	－	＋	＋
无 T 细胞条件下的抗体应答	－	＋	－
T 细胞辅助	＋	－	－
多克隆 B 细胞激活	－	＋	－
对重复序列的需要	－	－	＋
举例	白喉毒素、PPD、病毒血凝素	细菌多糖、多聚蛋白、LPS	肺炎球菌 LPS、沙门菌多聚鞭毛素

三、体液免疫应答的一般规律

外来抗原进入机体后诱导 B 细胞活化并产生特异性抗体，发挥重要的体液免疫作用。特定抗原初次刺激机体引发的应答称为初次应答（primary response）；初次应答中所形成的记忆淋巴细胞当再次接触相同抗原刺激后可迅速、高效、持久应答，即再次应答（secondary response）。初次及再次免疫应答抗体产生的一般规律见图 5-12。

（一）初次应答

在初次应答中，机体产生抗体的过程可依次分为四个阶段。

（1）潜伏期（lag phase）　指抗原刺激后至血清中能检测到特异抗体前的阶段，可持续数小时至数周，时间长短取决于抗原的性质、抗原进入机体的途径、使用佐剂类型及宿主的状态等。

（2）对数期（log phase）　此期抗体量呈指数增长，抗原的剂量及性质决定抗体增长速度。

（3）平台期（plateau phase）　此期血清中抗体浓度基本维持在一个相当稳定的较高水平。到达平台期所需的时间、平台的高度及维持时间，依抗原不同而异，有的平台期只有数天，有的达数周。

（4）下降期（decline phase）　由于抗体被降解或与抗原结合而被清除，血清中抗体浓度慢慢下降，这个阶段可持续几天或几周。

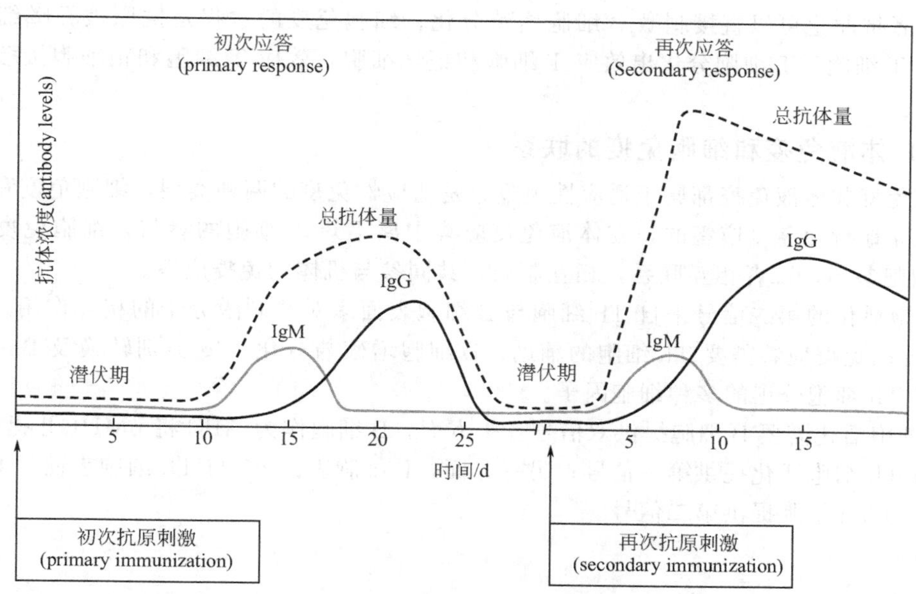

图 5-12　初次及再次免疫应答抗体产生的一般规律

（二）再次应答

同一抗原再次侵入机体，由于初次应答后免疫记忆细胞的存在，机体可迅速产生高效、特异的再次应答。与初次应答比较，再次应答时抗体的产生过程有如下特征：①潜伏期短，大约为初次应答潜伏期的一半；②抗体浓度增长快，快速到达平台期，平台高（可比初次应答高 10 倍以上）；③抗体维持时间长；④诱发再次应答所需抗原剂量小；⑤再次应答主要产生高亲和力的 IgG 抗体，而初次应答中主要产生低亲和力的 IgM（见图 5-12）。

再次应答的强弱主要取决于两次抗原刺激的间隔长短：间隔短则应答弱，因为初次应答后存留的抗体可与再次刺激的抗原结合，形成抗原-抗体复合物而被迅速清除；间隔太长反应也弱，因为记忆细胞只有一定的寿命。再次应答的效应可持续数月或数年，因此机体被病原微生物感染后，可在相当长时间内具有防御该病原微生物的免疫力。

四、体液免疫与细胞免疫的关系

（一）体液免疫与细胞免疫的区别

（1）发挥作用的细胞不同　体液免疫中主要是 B 细胞发挥作用，细胞免疫以 T 细胞为主。

（2）效应物不同　体液免疫的效应物质是特异性抗体，细胞免疫是效应 T 细胞和细胞因子。

（3）作用对象不同　体液免疫针对对象是侵入的抗原，细胞免疫针对的是被抗原侵入的宿主细胞（即靶细胞）。

（4）作用方式不同　体液免疫的作用方式是浆细胞产生的抗体与相应的抗原特异性结合，细胞免疫的作用方式是效应 T 细胞与靶细胞密切接触，促其裂解；或细胞因子，促进免疫细胞发挥作用。

（5）免疫过程不同　体液免疫的过程是抗原被吞噬细胞处理后提呈给 T 细胞，T 细胞再将抗原提呈给 B 细胞，同时 T 细胞产生淋巴因子促进 B 细胞增殖分化产生浆细胞和记忆细胞，或者抗原也可以直接刺激B细胞增殖分化；细胞免疫的过程是抗原被吞噬细胞处理后提呈给T细胞，T细胞分化出效应T细胞和记忆细胞，效应T细胞和靶细胞接触，使其裂解死亡。

（二）体液免疫和细胞免疫的联系

细胞免疫和体液免疫都属于适应性免疫，是适应性免疫的两种类型，细胞免疫和体液免疫不是孤立地行使免疫应答的，在体液免疫应答中离不开T细胞的参与，细胞免疫应答中也有B细胞参与，二者相互联系，相互制约，共同参与机体的免疫应答。

B细胞活化的第二信号来自Th细胞与B细胞表面多对共刺激分子的相互作用。B细胞对TD-Ag的免疫应答需要Th细胞的辅助。B细胞增殖与分化、Ig类别转换及Bm生成中都离不开Th细胞分泌的多种细胞因子。

Th细胞活化需要B细胞提供双信号：一方面，B细胞作为APC将pMHCⅡ提呈给Th细胞，为Th细胞活化提供第一信号；另一方面，B细胞表面B7与Th细胞表面的CD28相互作用，为Th细胞提供第二信号。

第六章　免疫调节

免疫调节是机体本身对免疫应答过程作出的生理性反馈，是免疫系统对免疫细胞的发育、活化、分化及效应在基因、分子、细胞、整体层面进行精密调控，使免疫应答强度维持在适当水平，从而使机体识别和排除异物性抗原，对自身成分产生免疫耐受，维持机体内环境的稳定。免疫调节决定免疫应答是否发生及其强弱。免疫调节是多因素参与的正常生理活动，是维持机体内环境稳定的关键。免疫调节是精细的、复杂的、多层次的，并贯穿于免疫应答的全过程。

免疫调节包括正调控和负调控两个方面，其中负调控占主导地位。免疫调控涉及的任何一个环节功能异常，将导致局部或全身免疫功能障碍，发生持续性感染、肿瘤、自身免疫病、免疫缺陷病、超敏反应等疾病。

免疫调节依靠免疫系统的免疫细胞间、免疫分子间、免疫细胞与免疫分子间、免疫系统与神经-内分泌系统间的相互协调与制约来实现。免疫应答中基因水平、蛋白质水平和细胞水平的调节相互联系，互为因果，因而不是孤立的调节。免疫调节的层次包括：(1) 自身调节，即免疫系统内部的免疫细胞、免疫分子的相互作用；(2) 整体调节，即神经内分泌系统和免疫系统的相互作用；(3) 群体调节，即 MHC 的种群适应性。

第一节　基因水平的免疫调节

不同个体对同一种抗原刺激产生的免疫应答存在差异，是否发生免疫应答以及免疫应答的强度受遗传因素控制。如人变态反应性疾病的发生与遗传因素有关，90%以上的强直性脊柱炎患者携带 HLA-B27 抗原等，5%～10%的人群接种乙肝病毒基因工程疫苗后表现出弱应答或无应答，不能有效产生保护性抗体。遗传背景是免疫调节的基础。

多个基因系统参与调控免疫应答。调节免疫应答的基因主要有免疫应答基因和抗原分子识别基因。免疫应答基因包括调节免疫细胞间相互作用的基因和调节机体对特定抗原发生免疫应答能力的基因（如 MHC 基因）。抗原分子识别基因包括 TCR、BCR 基因。

一、MHC 基因的免疫调节作用

MHC 等位基因不同的个体，其免疫应答能力存在差异。免疫应答能力受常染色体上单个显性基因控制。

MHC 基因中最重要的是免疫应答基因（immune respones gene，*Ir* 基因）。*Ir* 是控制免疫应答的基因，是特定的 MHC 等位基因，人的 *Ir* 基因位于 HLAⅡ基因区。不同 *Ir* 基因编码不同分子构象的多肽结合部位，与相应的结构各异的抗原表位结合，引发不同的免疫应答反应。免疫应答能力高低不但与 *Ir* 基因结构有关，也与抗原构象有关。具有 *Ir* 基因的物种对相应抗原呈高应答，缺乏 *Ir* 基因则呈无应答或低应答。如果 *Ir* 基因缺陷，*Ir* 基因编码的 Ia 抗原不能与外来抗原分子有效结合，对抗原的提呈能力低，不能激活 Th，导致无应答或低免疫应答。

Ir 基因决定个体免疫系统提呈抗原的能力，同时也制约 T 细胞的活化和杀伤效应，从而决定不同个体之间对同一抗原是否产生免疫应答及应答的强度。APC 向 Th 细胞提呈抗原肽-MHCⅡ类分子复合物（pMHCⅡ）是启动细胞免疫应答的首要阶段，*Ir* 基因在该过程中起决定作用。Tc 对靶细胞的杀伤受 *Ir* 基因限制，只有 MHC 抗原或病毒抗原的靶细胞，Tc 均不起杀伤作用。刺激 MΦ 或 DC，上调其表面 MHCⅠ、MHCⅡ类分子表达后，抗原提呈能力显著增强，Tc 细胞对靶细胞的杀伤作用也增强；而抑制 MHCⅡ类分子表达时，免疫应答也受明显抑制。*Ir* 基因控制 Th 与 B 细胞间的协作，只有两种细胞的 MHC 基因相同时才能发生细胞间的协同应答。

二、非 MHC 基因的免疫调节作用

MHC 基因区域外的一些基因也可制约免疫应答，这些基因的多态型较少，不像 MHC 基因那样在群体中产生大量的变异，造成对疾病的易感性。如在一些具有过敏倾向的家族中，高水平 IgE 的产生与染色体 11q 上的特异性基因有关。MΦ、B 细胞通过人 HLA-DQ 分子在体外能诱导自身 T 细胞增殖，增殖的 T 细胞表达人 HLA-DR 抗原分子，进一步激活其他初始 T 细胞活化，调节免疫应答，维持机体免疫自身稳定。

第二节　分子水平的免疫调节

一、MHC 分子对 T 细胞的调节作用

MHC 分子控制 T 细胞的发育。骨髓来源的 T 细胞前体进入胸腺后，在胸腺中经历阳性选择和阴性选择。在阳性选择的过程中，不能识别和结合自身的 MHCⅠ或 MHCⅡ类分子的 T 细胞克隆被清除，获得 MHC 限制性识别能力的 T 细胞继续发育成熟。在阴性选择的过程中，能识别 MHC 分子-自身抗原肽的 T 细胞（自身反应性 T 细胞）克隆被清除，从而保证免疫系统对自身抗原耐受。

MHC 分子限制 T 细胞对抗原的识别，如 Th 细胞与 APC 的 MHC 基因型一致时，Th 细胞才能被激活。

MHC 分子限制 CTL 对靶细胞的杀伤，CTL 仅杀伤 MHC 分子基因型相同的靶细胞。

二、抗原分子的免疫调节作用

抗原的类型、结构、性质、剂量、接种途径等直接或间接调节免疫应答的类型或强度，尤其是在免疫应答的起始阶段发挥关键作用。

不同性质的抗原所诱导的免疫应答类型不同。蛋白质等 TD-Ag 既可激发体液免疫又可激发细胞免疫，能刺激抗体类别转换及亲和力成熟的发生并诱导记忆性细胞。多糖、脂类等 TI-Ag 一般不能诱导 MHC 限制性的 T 细胞应答，诱导体液免疫应答时不依赖于 T 细胞的辅助，产生的抗体多为 IgM，无免疫记忆。一般亲缘关系越远的抗原，抗原性越强，引起的免疫应答反应越强烈。

抗原分子的结构决定异质性，影响免疫应答。异种物质、同种异体物质、被暴露或改变的自身物质能激发机体免疫应答。如眼晶体蛋白、精子等隐蔽的自身物质遭到破坏可成为抗原，激发免疫应答。利用结构类似的人工合成肽可调节免疫应答的起始。结构相似的不同抗原之间有竞争，先进入机体的抗原抑制后进入的结构相似的其他抗原产生的免疫应答，使机体对其无应答或弱应答。

不同剂量和接种途径可改变免疫应答的性质和强度。抗原剂量太小或太大易引起特异性T细胞耐受，只有剂量适宜的抗原才能有效诱导免疫应答。皮内或皮下接种常能激发免疫应答，而静脉、喷雾或口服接种则易诱导免疫耐受。

三、抗体及抗原抗体免疫复合物的免疫调节作用

抗体本身及抗原-抗体免疫复合物分子均可正向或负向调节免疫应答反应的强度和时限。

抗体本身具有对适应性免疫应答反馈调节作用。免疫应答早期，主要产生IgM抗体，IgM可通过激活补体、持续性激活B细胞、调理APC吞噬，促进免疫调理作用，正调节免疫应答。免疫应答后期，主要产生IgG抗体，IgG与抗原结合，通过封闭抗原表位以减少抗原对B细胞的刺激与活化、促进吞噬细胞吞噬抗原而加速清除抗原，负调节免疫应答。在抗原免疫前或免疫初期输入特异性抗体可使机体产生相同特异性抗体的能力下降。这种负反馈调节能与抗体中和相应抗原移去抗原对免疫细胞的刺激、诱生抗独特型抗体有关。

抗原-抗体免疫复合物分子具有免疫调节作用。免疫复合物中的多价抗原被BCR结合，同时复合物的IgG Fc结构域与同一B细胞表面的FcγⅡB受体特异性结合，促进APC摄取抗原，正调节免疫应答；另一方面，免疫复合物与FcγⅡB受体结合后，与BCR交联形成BCR-Ag-Ab-FcγⅡB受体，阻断抗原与B细胞结合，使特异性B细胞处于抑制状态，负调节免疫应答。低浓度的IgG抗体与相应抗原结合形成的小分子免疫复合物具有抑制作用。通常IgM抗体与抗原形成的免疫复合物具有正调节作用，而IgG抗体与抗原形成的免疫复合物具有负调节作用。

四、补体分子的免疫调节作用

血清中的补体经抗原抗体复合物或其他因子激活后，产生的补体活化片段（C3a、C5a、C567等），能够调节免疫应答。

不同补体组分与免疫细胞表面的特异性受体结合，通过补体的调理作用来调节免疫细胞的功能。细菌或病毒表面的C3b可与单核/MΦ表面的CR1结合，促进吞噬细胞的吞噬作用和抗原提呈能力。滤泡DC通过表面的C3b受体捕获C3b-抗原抗体复合物，持续性活化B细胞。B细胞表面的CD21是C3d的受体，抗原和C3d的共价结合物可高效活化B细胞。

补体抑制因子可下调免疫应答。补体系统自身存在多种抑制补体激活的负反馈调节机制，严格控制补体激活的强度和持续时间，使之既能有效杀灭病原微生物又能防止补体激活过度而造成补体消耗和组织损伤，维持补体成分的生理稳定状态。补体调节蛋白通过调节补体激活途径的关键酶，调控补体活化的强度和范围。C1INH可与C1r、C1s共价结合，使C1解聚，丧失对C4、C2的酶解作用，阻断补体经典激活途径。C4结合蛋白、CR1、H因子、I因子等通过抑制或灭活C3转化酶而调节补体激活。C8结合蛋白和C59通过抑制MAC形成而对补体效应发挥负调节，保证正常组织细胞免遭补体激活所致溶细胞效应。

五、受体分子的免疫调节作用

免疫细胞可表达激活性受体、抑制性受体两类功能相反的受体，调节免疫应答。激活性

受体的胞内区通常携带免疫受体酪氨酸激活基序（Immunoreceptor tyrosine-based activation motif，ITAM），基本结构为 YxxL 或 YxxV（Y 为酪氨酸，L/V 为亮氨酸或缬氨酸，x 代表任意氨基酸）。激活性受体与相应配体结合后，在胞膜相连的蛋白酪氨酸激酶（Protein tyrosine kinase，PTK）作用下，ITAM 中的酪氨酸发生磷酸化，招募游离于胞浆中带 SH2 结构域的 PTK 分子或衔接蛋白到胞膜内侧。信号通路为：激活性受体→带有 ITAM→招募 PTK→启动激活信号的转导。

抑制性受体分子胞内段携带免疫受体酪氨酸抑制基序（Immunoreceptor tyrosine-based inhibitory motif，ITIM），基本结构也是 YxxL，但其酪氨酸残基一侧相隔一个任意氨基酸后必须是异亮氨酸（I）或缬氨酸（V）等疏水性氨基酸，即 I/VxYxxL。由此造成带有 SH2 结构域的蛋白酪氨酸磷酸酶（Protein tyrosine phosphatase，PTP）对 ITIM 中发生磷酸化的酪氨酸进行识别，PTP 被招募并进一步活化，阻断由 PTK 参与的激活信号转导通路。信号通路为：抑制性受体→带有 ITIM→招募 PTP→抑制激活信号的转导。

抑制性受体要发挥负向调节作用，需要和激活性受体同时被配体分子（如抗抗体或抗原抗体复合物）交联。这是因为抑制性受体分子胞内段 ITIM 中的酪氨酸发生磷酸化，依赖于 PTK 激活后提供磷酸根，这些与激活性受体分子相连的 PTK 只有在交联时才能接近 ITIM，而且 PTP 的招募和活化通常是在上述交联发生后。这种慢一拍发挥作用的格局，往往是生理性反馈调节的特点，既保证了激活信号有时间充分发挥作用（引起免疫细胞活化），又使免疫应答保持在适度的时空范围内。

各种免疫细胞的激活性受体和抑制性受体如下所示。

1. T 细胞表面的 CTLA-4 和 PD-1

T 细胞的激活需要双信号，第一信号（识别信号）通过 TCR 和抗原肽-MHC 复合物的结合，第二信号（激活信号）通过共刺激受体与其配体的结合，共刺激受体有 CD28、CTLA-4 等。CD28、CTLA-4 拥有共同的配体 B7，但由于 CD28 胞内段带有 ITAM，而 CTLA-4 胞内段带有 ITIM，因此二者的作用相反，即 CD28 和配体 B7 结合提供 T 细胞激活第二信号，而 CTLA-4 和 B7 结合提供 T 细胞抑制信号。由于 CTLA-4 的表达是在 T 细胞活化约 24h 后，因而没有激活就没有抑制，这一抑制是严格地针对已激活的 T 细胞，目标是下调已经出现的高强度适应性免疫应答。应用 CTLA4-Ig 融合蛋白或抗 CD28（或抗 CTLA-4）抗体能抑制或增强特异性 T 细胞活性，用于防治肿瘤、器官移植和自身免疫病。

能够抑制 T 细胞活化的受体除 CTLA-4 外，还有 PD-1，其胞内段也带有 ITIM，其配体是 B7 家族的另一个成员 PD-1L（又称 B7-H1）。

2. B 细胞表面的 FcγRⅡB

抗体本身对适应性免疫应答具有反馈调节作用。其机制是因为所产生的结构均一的抗体分子，一旦数量达到一定水平，能诱发产生抗抗体（二抗）或称抗独特型抗体。这些 IgG 类的抗抗体分子，一方面通过它们的抗原结合部位识别并结合 B 细胞表面的抗原受体 BCR，另一方面通过其 Fc 段结合 B 细胞表面的 Fc 受体（称为 FcγRⅡB），FcγRⅡB 分子胞内段带有 ITIM。由 FcγRⅡB 引发抑制性信号，终止 B 细胞的分化和进一步分泌抗体。反馈性抑制的实现需要 BCR 和 Fc 受体同时被交联。除抗抗体分子，抗原抗体复合物也能完成这一任务。抑制性受体 FcγRⅡB 发挥作用在时相上相对滞后，因为结合 FcγRⅡB 的抗抗体和抗原抗体复合物的出现，需等待抗体分子或携带相应 BCR 的 B 细胞克隆数量增多并达到一定的阈值。类风湿关节炎患者中由于存在病理性抗 Fc 抗体，封闭了 IgG 分子上的 Fc 段，使 B

细胞表面的 FcγRⅡB 得不到与相应配体结合的机会，造成抑制性信号通路不畅，引起自身抗体含量增高。负反馈调节机制缺陷在免疫性疾病的发病中可能起重要作用。

3. NK 细胞表面的 KIR 和 KLR

NK 细胞和某些 $CD8^+$ CTL 的抑制性受体胞内段都带有 ITIM，分成两种类型：一类称杀伤细胞 Ig 样受体（KIR），属 Ig 超家族，受体分子的胞外部分由 2～3 个 Ig 结构域组成，配体是一些特定的 HLA Ⅰ类分子和非经典的 HLA-G 分子；另一类属杀伤细胞凝集素样受体（KLR），在人体中称 CD94/NKG2A，主要识别由Ⅰ类分子 HLA-E 及其提呈的肽段。抑制性受体一旦被激活，由杀伤性（激活性）受体转导的信号失效，NK 细胞难以显示细胞毒性活性。生理条件下，胎盘滋养层细胞高表达 HLA-G/HLA-E，从而使抑制性受体激活，有利于保护胎儿在分娩前不被母体排斥。在病理条件下，抑制性受体的过度激活，可能造成感染病毒的细胞不易被杀伤，使病毒逃脱免疫监视。

4. 其他免疫细胞的抑制性受体

肥大细胞的抑制性受体为 FcγRⅡB，同 B 细胞抑制性受体。该受体通过和肥大细胞激活性受体 FcεRⅠ交联，发挥负向调节作用。

人体 γδT 细胞中有一个效应细胞亚群，可通过颗粒胞吐杀伤靶细胞。该类细胞称为 Vγ9Vδ2 CTL。它的激活性受体是由 Vγ9 和 Vδ2 基因片段编码的 TCR，识别来自支原体、细菌和寄生虫的磷酸化代谢产物。该类 γδT 细胞的抑制性受体为 CD94/NKG2，同 NK 细胞。

免疫细胞的激活性受体和抑制性受体如表 6-1 所示。

表 6-1　免疫细胞的激活性受体和抑制性受体

免疫细胞	激活性受体	抑制性受体
B 细胞	BCR	FcγRⅡB,CD22,CD72
T 细胞	TCR,CD28	CTLA-4,PD-1,KIR *
NK 细胞	NCR,CD16	KIR,CD94/NKG2A
肥大细胞	FcεRⅠ	FcγRⅡB,gp49B1
γδT 细胞	Vγ9Vδ2TCR	CD94/NKG2A

注：* T 细胞中 KIR 仅表达于某些 $CD8^+$ CTL。

六、细胞因子的免疫调节

免疫细胞通过分泌不同的细胞因子发挥正向或负向免疫调节功能。IL-2 可促进 T、B 细胞的增殖，IFN-γ 可通过增强 MΦ 的吞噬和杀伤功能而增强免疫反应；IL-10、TGF-β 可通过抑制效应性 T 细胞、B 细胞或 MΦ 功能，发挥免疫负调节作用，保持机体免疫平衡。细胞因子调节免疫应答具有多能性、协同性、重叠性及拮抗效应、网络调节、级联效应等特点。在免疫应答过程中，免疫细胞间的相互作用除通过直接接触外，更需要细胞因子参与。细胞因子通过合成分泌、受体表达、生物学效应的相互影响与调节而组成细胞因子网络，该网络是免疫细胞间相互影响与调节的重要方式。如在 T、B 细胞之间，T 细胞产生 IL-2、IL-4、IL-5、IL-6、IL-10、IL-13、IFN-γ 等细胞因子刺激 B 细胞的分化、增殖和抗体产生，而 B 细胞又可产生 IL-12 调节 Th1 细胞活性和 Tc 细胞活性。

七、独特型网络的免疫调节

抗原进入体内后，选择表达特定 BCR 的 B 细胞发生克隆扩增，大量分泌特异性抗体（Ab1），当数量足够大时，Ab1 可以作为抗原在体内诱发产生抗抗体（Ab2）。抗抗体针对的抗原表位只能是抗体分子上的独特型，因而 Ab2 称抗独特型抗体（anti-idiotype antibody，AId）。独特型主要位于抗体分子的抗原结合部位即互补决定区（CDR），还有一些分布在接近 CDR 的非抗原结合部分。因此抗独特型抗体有两种，分别针对抗体分子 V 区的支架部分（α 型，称 Ab2α）和抗原结合部位（β 型，称 Ab2β）。Ab2β 的结构和抗原表位相似，并能与抗原竞争性结合 Ab1，因而 β 型的抗独特型抗体被称为体内的抗原内影像。抗抗体中的 Ab2α 和 Ab2β 都可作为负反馈因素，对 Ab1 的分泌起抑制作用。然后，大量抗抗体的产生，又可诱发出抗抗抗体（Ab3）。如此反复，构成独特型网络，如图 6-1 所示为细胞因子

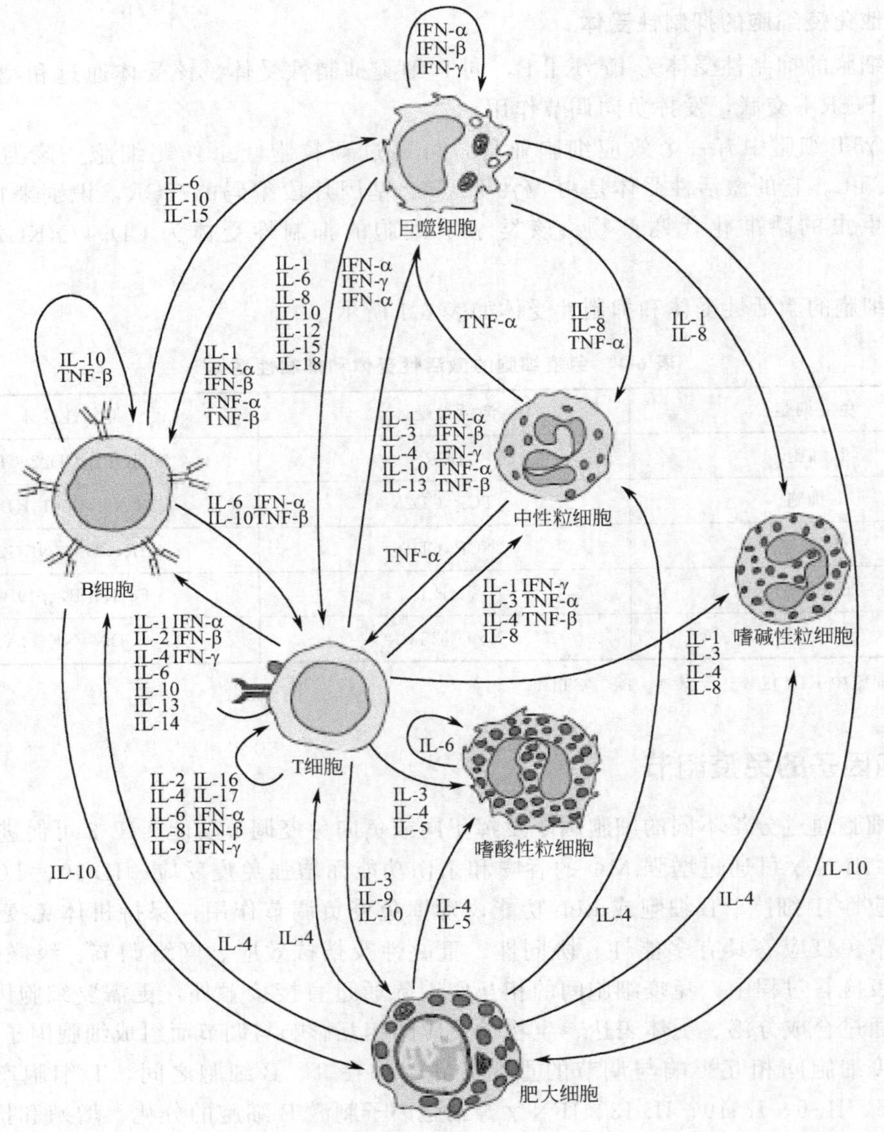

图 6-1　细胞因子网络

网络示意图。事实上，该网络在抗原进入前已存在，只是针对某一特定抗原的Ab1及相应的Ab2、Ab3等，在数量上并未达到能引起应答性连锁反应的阈值。抗原一旦出现，Ab1的数量上升，突破原有的阈值和平衡，呈现特异性独特型网络应答。如果抗原持续存在，网络将暂时维持在一个新的平衡点。

应用抗原内影像（Ab2β）的结构特点，通过诱导产生Ab3（与Ab1有相同独特型）增强机体对抗原的特异性应答，用于抗感染免疫，特别针对那些不宜直接对人体进行接种的病原微生物。利用独特型网络诱导Ab2的产生，以最终减弱或清除体内原有Ab1介导的抗原特异性应答，用于防治自身免疫病。

第三节 细胞水平的免疫调节

一、T细胞的免疫调节作用

发挥调节作用的T细胞在反馈性免疫调节中居核心地位。调节性T细胞分成自然调节T细胞和适应性调节T细胞两类，自然调节T细胞和适应性调节T细胞的比较如表6-2所示。

表6-2 自然调节T细胞和适应性调节T细胞的比较

特点	自然调节T细胞	适应性调节T细胞
诱导部位	胸腺	外周
对CD28-B7的依赖性	+	−
对IL-2的依赖性	+	+
CD25表达	+++	−或+
抗原特异性	自身抗原(胸腺中)	组织特异性抗原和外来抗原
发挥效应作用的机制	细胞接触,不依赖细胞因子	细胞接触,依赖于细胞因子
功能	抑制自身反应性T细胞介导	抑制自身损伤性炎症反应、阻遏的局部应答、病原微生物和移植物引起的病理性应答
举例	$CD4^+CD25^+$T、NKT、γδT	Th1*、Th2*、TR1、Th3、$CD8^+$T

注：*指Th1和Th2的抑制作用一般限于针对另一亚群介导的免疫应答和相关疾病。

（一）自然调节T细胞（nTreg）

主要为$CD4^+CD25^+$T细胞，组成性高表达IL-2受体α链（即CD25分子），有时还表达CD62L、CTLA-4或肿瘤坏死因子受体超家族成员GITR，具有阻遏自身免疫性$CD4^+CD25^-$T细胞增殖的活性。人体中$CD4^+CD25^+$T细胞占外周血$CD4^+$细胞的5%～10%，除遏制自身免疫病的发生，还可诱导移植耐受。并非$CD4^+CD25^+$T细胞均为调节性T细胞（Treg），只有$foxp3^+CD4^+CD25^+$T细胞才是Treg。调节性$CD4^+CD25^+$T细胞的激活，除由TCR和抗原肽提供识别信号外，还需要CD28分子提供共刺激信号。该类细胞行使抑制功能时依赖细胞间（T细胞与T细胞、T细胞与APC）的接触，一般无需细胞因子的参与。

（二）适应性调节T细胞（iTreg）

适应性调节T细胞一般在外周淋巴器官由抗原诱导产生，从自然调节性T细胞或其他初始T细胞分化而来，其激活一般不依赖CD28-B7提供的共刺激，是否表达CD25因细胞亚群和抗原的不同而异。但发挥功能时必须有特定细胞因子的参与（见表6-3），这一点不

同于 $CD4^+CD25^+$T 细胞。

表 6-3 适应性调节 T 细胞及其与调节有关的细胞因子

T 细胞亚群	IL-2	IFN-γ	IL-4	IL-10	TGF-β
$CD4^+$Th1	++	++	−	−	±
$CD4^+$Th2	−	−	++	+	−
$CD4^+$TR1	−	−	−	++	±
$CD4^+$Th3	−	−	−	−	++

Th1 分泌的 IFN-γ 可诱导 Th0 细胞向 Th1 细胞分化而抑制 Th0 细胞向 Th2 细胞分化，而 Th2 细胞分泌的 IL-10 可增强 Th0 细胞向 Th2 细胞分化而抑制 Th1 细胞的生成。IFN-γ 与 IL-10 的相互拮抗，使 Th1 和 Th2 成为功能上相互抑制的 iTreg 亚群。

$CD4^+$Th0 细胞在 IL-12 和 IL-4 的作用下，可分化为 Th1 或 Th2 细胞，Th1 主要介导细胞免疫和炎症反应、抗病毒和抗胞内致病菌感染、移植物排斥，Th2 主要介导体液免疫，辅助 B 细胞分化、产生抗体和超敏反应。两亚群细胞分泌的细胞因子不同，其中关键性细胞因子为 Th1 分泌的 IFN-γ、Th2 分泌的 IL-4。这两种细胞因子相互拮抗，使得 Th1 和 Th2 也成为功能上相互抑制的适应性调节 T 细胞亚群，Th1 和 Th2 两个亚群相互以对方为靶标发挥抑制性细胞的作用，即 Th1 可抑制 Th2 细胞及其介导的体液免疫应答，Th2 细胞可抑制 Th1 细胞及其介导的细胞免疫应答。利用 IFN-γ 和 IL-4（亦即 Th1 和 Th2）相互拮抗的特点，对相关疾病进行免疫干预。

更具有普遍意义的适应性调节 T 细胞，是分别分泌 IL-10 和 TGF-β 的亚群 $CD4^+$TR1 细胞和 $CD4^+$Th3 细胞。细胞因子 IL-10 和 TGF-β 以发挥抑制作用见长，因而 TR1 和 Th3 具有下调免疫应答的活性。Th3 通常在口服耐受和黏膜免疫中发挥作用，而 TR1 则是近年来发现可调控炎症性自身免疫反应和诱导移植耐受的一类抑制性 T 细胞。

还存在其他类型的调节性 T 细胞，如 NK T 细胞、γδT 细胞等。

二、MΦ 的免疫调节

吞噬消化能力强的 MΦ，尤其是不表达 MHCⅡ类分子的 MΦ 能将抗原物质完全降解，消除或削弱抗原的刺激作用，从而抑制免疫应答。表达 MHCⅡ类分子的 MΦ 对吞入的抗原，在加工处理中既可消化过多的抗原避免引起过高的免疫应答或高剂量免疫耐受性，又可浓集有效抗原表位使免疫应答恰如其分；机体对抗原产生的适应性免疫应答强度，在一定程度上取决于 MHCⅡ类分子阳性 MΦ 存在的数量和比例。同时，MΦ 能分泌 50 多种生物活性分子，包括各种生长因子、前列腺素、白细胞介素、干扰素、补体、水解酶、TNF、毒性氧代谢物等，这些分子各自对免疫应答实施正、负调节效应。如 MΦ 与 T 细胞相互作用后，大量分泌 IL-1 等细胞因子，在抗原刺激和 IL-1 共同作用下，T 细胞活化，进而介导免疫应答的发生。

三、NK 细胞的免疫调节作用

NK 细胞除抗肿瘤、抗病毒感染外，还具有广泛的免疫调节作用。早期可清除与抗原接触的 APC，以维持适宜的适应性免疫应答。某些 B 细胞增生性自身免疫病，常伴有 NK 细胞数量下降，可能由于 NK 细胞的活性低下时，B 细胞等失去调控而过度增生，故 NK 细胞对 B 细胞有负调节作用，NK 细胞可显著抑制 B 细胞分化及抗体产生。NK 细胞还可通过产生的淋巴因子实现免疫调节作用，在致瘤病毒、肿瘤细胞、丝裂原等刺激下，NK 细胞可产生 IL-1、IL-2、IFN-γ 等细胞因子，既能调节 T、B 细胞的功能，又能增强 NK 活性。某些 NK 细胞株可溶解 LPS 激活的 B 细胞。NK 细胞也可通过释放 IL-2、IFN-γ、TNF-α 和 GM-CSF 等细胞因子增强 T 细胞功能，调节机体免疫应答。IL-2 存在时，NK 细胞自身也分泌 IFN-γ，进而激活更多的 NK 细胞，构成调节环路，调节免疫监视功能。

四、B 细胞的免疫调节

B 细胞也有功能不同的亚群，通过提呈抗原和分泌细胞因子两种方式调节免疫应答。B 细胞提呈抗原的范围广，包括大分子蛋白、微生物抗原、自身抗原等。B 细胞摄取和处理抗原后，由 MHCⅡ类分子将经过处理的抗原肽提呈给 T 细胞引发免疫应答，即使抗原浓度极低（0.01μg/mL），B 细胞也有高效提呈作用。B 细胞能产生多种促进 B 细胞发育的淋巴因子，还可通过提呈抗原、分泌 IL-1 等激活 T 细胞，从而构成一个单独由 T、B 细胞组成的环形免疫调节网。

五、DC 的免疫调节

作为专职 APC 的 DC 能识别、捕获、处理、提呈抗原，激活初始 T 细胞，启动适应性免疫应答。成熟 DC 高表达 MHCⅡ类分子、共刺激分子（B7、ICAM），极大增强提呈抗原、启动免疫应答能力；而未成熟 DC 不能有效表达共刺激分子，不能有效激活 T 细胞，易诱发 T 细胞的耐受。DC 还可通过分泌不同的细胞因子调节免疫应答。如 DC1 亚群分泌 IL-12，诱导 Th0 分化为 Th1；DC2 亚群分泌 IL-4，诱导 Th0 分化为 Th2；DC3 亚群分泌 IL-10，诱导免疫耐受。

第四节　整体水平的免疫调节

一、神经-内分泌-免疫网络的调节

生物体是一个有机整体，免疫系统行使功能时，往往与其他系统相互作用，其中影响最大的是神经、内分泌系统。神经系统、内分泌系统、免疫系统通过神经递质、内分泌激素及其受体、免疫细胞及免疫分子，相互作用，相互影响，构成神经-内分泌-免疫调节网络，共同维持机体的正常生理稳定，行使免疫功能。

（一）神经、内分泌系统对免疫系统的调节

几乎所有免疫细胞都带有不同的神经递质及内分泌激素的受体，因此内分泌激素和神经递质具有免疫调节功能。

肾上腺皮质激素（adrenal cortex hormone，ACTH）是最早发现的具有调节免疫功能的激素，几乎对所有免疫细胞（包括淋巴细胞、固有免疫细胞）都有抑制作用。多数情况下，皮质类固醇和雄激素等内分泌激素可通过相应受体下调免疫应答；而雌激素、生长激素、甲状腺素、胰岛素等可增强免疫应答。

神经细胞与免疫细胞通过产生神经介质（如内啡呔、神经肽 Y 等）及其相应受体相互作用。机体存在下丘脑-垂体-肾上腺轴和非垂体-肾上腺轴。刺激下丘脑可通过促肾上腺皮质激素释放因子（corticotropin-releasing factor，CRF）引起垂体释放 ACTH，通过血液循环

促进肾上腺皮质释放糖皮质激素，形成下丘脑-垂体-肾上腺轴。应激可使血中肾上腺皮质激素含量增高，引起免疫抑制。机体还存在非垂体-肾上腺轴的免疫调节作用，包括生长激素、生乳素和阿片肽等。生长激素和生乳素对多种免疫细胞有促进分化和增强功能的作用。

（二）免疫系统对神经、内泌系统的调节作用

免疫系统可通过多种途径影响神经内分泌功能。免疫细胞本身可产生和释放内分泌激素，也可通过其产生的细胞因子作用于神经内分泌及全身各系统。

1. 免疫细胞产生的内分泌激素

人白细胞干扰素有 ACTH 和 β-内啡肽的活性片段，胃蛋白酶消化人白细胞干扰素得到具有 ACTH 活性的小分子片段。人 IFN-α 能与双氢吗啡竞争受体，且比吗啡强 300 倍以上。免疫细胞可以产生某些内分泌激素，如 Th 细胞能合成和释放脑啡肽。至今已发现免疫细胞合成的神经递质和激素达十余种。

2. 免疫细胞产生的细胞因子对神经内分泌系统的作用

免疫细胞产生的细胞因子除调节自身活动外，还作用于神经-内分泌系统，从而影响全身系统的功能，研究较多的有 IL-1、IL-2 及干扰素等。IL-1 是内源性致热原，可刺激下丘脑使体温升高。神经系统的星形胶质细胞和小胶质细胞也可产生 IL-1，在神经细胞发育和修复中发挥作用。IL-1 还可引起慢波睡眠，在外周可抑制食欲。机体在对抗原刺激发生反应的高峰阶段，多种细胞因子（如 IL-1、IL-6 和 TNF-α）通过下丘脑-垂体-肾上腺轴，刺激皮质激素合成，从而下调 Th1 和 MΦ 的活性，使细胞因子的含量降低，导致皮质激素合成减少，解除对免疫细胞的抑制，然后细胞因子含量又会增加，再促进皮质激素的合成，如此循环，构成调节网络。

二、群体水平的免疫调节

淋巴细胞克隆的多样性是免疫应答特异性产生的基础，也是适应性免疫调节发生的条件。抗原进入机体后，表达相应 BCR/TCR 的细胞克隆选择性地扩增，产生特异性的效应分子和效应细胞。由此区分针对该抗原的高反应性淋巴细胞克隆和与该抗原无关的淋巴细胞克隆。要保证所有进入机体的抗原都有高反应性的细胞克隆被选择出来发生扩增，必须有一个很大的克隆储备，主要体现在 BCR/TCR 基因多样性构成的受体库。没有显示多样性的受体库，就不会有克隆性独特型网络以及活化诱导的细胞死亡（activation-induced cell death, ACID）对特异性应答的反馈调节。

（一）MHC 多态性和群体水平的免疫调节

在群体水平，对应于细胞克隆的是个体。种群是由对抗原具有不同应答能力的个体组成。个体间免疫应答能力的差异由免疫应答基因（*Ir* 基因）决定。*Ir* 基因是特定的 MHC 等位基因。MHC 不同的等位基因是个体免疫应答能力差异的主要决定者。MHC 的多态性是群体水平免疫调节得以产生的条件。

（二）群体水平的免疫调节增强种群的应变能力

BCR/TCR 受体库多样性提供的调节，得益者是整个个体，而不是细胞克隆；MHC 多态性在群体水平提供的调节，得益者是整个物种，而不是个体。因为 MHC 多态性造就的是免疫应答能力不同的个体，有时这部分个体生存力强，有时那部分个体适应性好，其总体效应是在群体水平赋予物种极大的应变能力，这是长期自然选择的结果。

第七章　抗感染免疫

抗感染免疫是免疫系统识别并清除病原微生物及其代谢产物的一系列生理、病理过程，是免疫系统行使免疫防御功能的体现。抗感染免疫的过程是免疫系统与病原微生物相互斗争的过程，结局取决于机体的遗传因素、免疫状态（如年龄、营养状态、抗体水平等）、病原微生物的毒力等。抗感染免疫由固有免疫和适应性免疫组成。在抗感染防御机制中，补体是固有免疫和适应性免疫间的桥梁。根据致病微生物的种类不同，抗感染免疫分为抗细菌免疫、抗病毒免疫、抗真菌免疫、抗寄生虫免疫等。不同种类的病原微生物的致病机理不同，机体针对不同病原微生物的抗感染免疫过程也有差别。

第一节　抗细菌感染免疫

病原菌分为胞外致病菌和胞内致病菌，二者的感染机制不同，机体针对这两类病原菌的免疫应答机制也有明显区别。

一、抗胞外致病菌感染免疫

绝大多数病原菌为胞外致病菌，如金黄色葡萄球菌、致病性大肠杆菌、霍乱弧菌等。胞外致病菌侵入机体后在组织间隙、体液中繁殖与扩散，建立感染。

（一）抗胞外致病菌感染固有免疫

固有免疫在抗胞外致病菌感染的早期发挥重要作用。

（1）皮肤黏膜的屏障作用　健康完整的皮肤和黏膜是阻止病原菌侵入的强有力的天然屏障。呼吸道、消化道、泌尿生殖道等黏膜有丰富的黏膜相关淋巴样组织和腺体，能分泌溶菌酶以及在胃酸、唾液、泪液等体液内均有 SIgA 等抗菌物质。汗腺分泌的乳酸、皮脂腺分泌的脂肪酸等有一定的抗菌作用。呼吸道上皮的纤毛定向运动及尿液冲洗也能阻止病原菌的吸附和定植。

（2）共生菌的拮抗作用　数量众多的各种正常菌群在人体皮肤、黏膜表面特定部位黏附和繁殖，形成一层天然的菌膜，是非特异性的局部保护膜，可抵御致病菌的侵袭。正常菌群在生物体的特定部位生长后，对病原菌有生物拮抗作用。拮抗机制是竞争营养物质和生存空间、降低 pH 值、产生抗菌物质（如过氧化氢、乳酸盐、低分子肽、挥发性脂肪酸、戊酮、异丁酸和丁酸及醋酸）等。产生生物屏障作用的往往是厌氧菌，如皮肤上的痤疮丙酸菌产生的抗菌性脂类能抑制金黄色葡萄球菌和化脓性链球菌在皮肤上生长，肠道中的某些厌氧菌能产生脂肪酸阻止沙门氏菌在局部生存，肠道中大肠杆菌产生的大肠菌素和酸性产物能抑制痢疾杆菌、金黄色葡萄球菌等。拮抗作用受影响时，则可发生菌群失调症。

（3）吞噬作用及炎症反应　病原微生物穿过体表屏障向机体内部入侵、扩散时，组织中的吞噬细胞及体液中的抗微生物因子会发挥抗感染作用。行使吞噬功能的细胞主要是中性粒细胞、嗜酸性粒细胞、血液中的单核细胞、组织中的MΦ、神经系统内的小胶质细胞等。当病原菌通过皮肤或黏膜侵入组织后，吞噬细胞吞噬杀菌的主要步骤为趋化与黏附、调理与吞入、杀菌和消化。中性粒细胞首先从毛细血管游出并集聚到病原菌侵入部位。吞噬细胞在发挥其功能时，首先黏附于血管内皮细胞，并穿过细胞间隙到达血管外，由趋化因子的作用使其作定向运动，到达病原微生物所在部位。体液中的具有调理作用的抗体IgG1、IgG2和补体C3，覆盖于细菌表面，有利于吞噬细胞的调理作用。经调理的病原菌易被吞噬细胞吞噬进入吞噬体，随后与溶酶体融合形成吞噬溶酶体，溶酶体内的多种酶类杀灭和消化细菌。病原菌被吞噬后经杀死、消化而排出。

（4）补体的溶菌作用　病原菌感染早期，特异性抗体产生之前，血浆中的甘露糖结合凝集素可以直接识别细菌表面的甘露糖、*N*-乙酰葡糖胺、D-葡萄糖、L-岩藻糖等，通过凝集素途径激活补体。同时，G^+菌的肽聚糖、G^-菌的LPS可以通过旁路途径激活补体。补体激活后，最终形成攻膜复合物裂解病原菌，同时补体激活过程中产生的C3a、C4a、C5a还可诱导肥大细胞脱颗粒，释放组胺等生物活性物质，引起血管扩张，毛细血管通透性增加，从而促进中性粒细胞渗出和迁移，促进局部炎症反应。C3b、C4b与中性粒细胞和MΦ表面相应的受体结合，通过调理作用促进吞噬细胞对胞外致病菌的吞噬和杀伤作用，是机体抗胞外致病菌感染的重要机制。

（二）抗胞外致病菌感染特异性免疫

仅仅依靠固有免疫通常不能彻底清除病原菌。吞噬细胞在杀伤病原菌的同时，还会对胞外致病菌抗原进行加工处理，提呈抗原肽，活化T、B细胞，启动适应性免疫。对胞外致病菌的适应性免疫以体液免疫为主。胞外致病菌感染的致病机制主要是引起感染部位的组织破坏（炎症）和产生毒素，因此抗胞外致病菌感染的免疫应答在于排除细菌及中和其毒素。

（1）抑制病原菌的吸附　病原菌对黏膜上皮细胞的吸附是感染的先决条件，该吸附作用可被正常菌群阻挡，也可由某些局部因素（如糖蛋白或酸碱度等）抑制，尤其是分布在黏膜表面的SIgA对阻止病原菌的吸附具有明显的作用。

（2）调理吞噬作用　中性粒细胞是杀灭和清除胞外致病菌的主要力量，抗体和补体具有免疫调理作用，能显著增强吞噬细胞的吞噬效应，对化脓性细菌的清除尤为重要。

（3）溶菌作用　细菌与特异性抗体（IgG或IgM）结合后，能激活补体的经典途径，最终导致细菌的裂解死亡。

（4）中和毒素作用　抗毒素主要为IgG类，可与相应毒素结合，中和其毒性，能阻止外毒素与易感细胞上的特异性受体结合，使外毒素不表现毒性作用。抗毒素与外毒素结合形成的免疫复合物随血液循环最终被吞噬细胞吞噬。

二、抗胞内致病菌感染免疫

侵入机体后主要停留在宿主细胞内的病原菌称为胞内致病菌，如结核分枝杆菌、麻风分枝杆菌、布氏杆菌、伤寒沙门氏菌、单核增生性李斯特菌、嗜肺军团菌、立克次体、衣原体等，这些细菌被吞噬后可抵抗吞噬细胞的杀菌作用而寄居下来，主要寄居在宿主内皮细胞、上皮细胞及单核巨噬细胞内。麻风杆菌寄居在包括神经鞘细胞在内的多种细胞内，单核增生性李斯特菌常感染肝细胞，结核杆菌在体内只寄居在MΦ内，但在体外可感染多种哺乳动物细胞。胞内致病菌感染的特征是细胞内寄生、低毒性、呈慢性过程、往往形成肉芽肿，并伴有迟发型超敏反应。宿主对胞内致病菌主要靠细胞免疫发挥防御功能。

（一）抗胞内致病菌感染的固有免疫

胞内致病菌能够侵入宿主细胞并在细胞内繁殖。补体无法进入细胞，所以无法对胞内致病菌发挥溶菌作用。对胞内致病菌的固有免疫主要依赖吞噬细胞及NK细胞的杀伤作用。

MΦ可吞噬胞内致病菌，但由于胞内致病菌大都具有逃逸吞噬杀伤功能，MΦ无法裂解胞内致病菌，反而导致细菌的隐蔽和扩散。MΦ通过TLR、NLR等受体识别胞内致病菌的PAMP而被活化，并作为APC将胞内致病菌的抗原表位提呈给Th1，Th1分泌IFN-γ等细胞因子，进一步激活MΦ，增强MΦ的杀伤力。经胞内致病菌活化的MΦ可分泌IL-12、IL-15，激活NK细胞，NK细胞担负着重要的抗胞内致病菌感染早期防御功能，可有效杀伤和控制胞内致病菌感染。活化的NK细胞产生IFN-γ，又可进一步激活MΦ，增强MΦ的杀菌功能。

（二）抗胞内致病菌感染的特异性免疫

胞内致病菌感染早期主要依赖NK细胞、MΦ发挥杀伤作用，但彻底清除需要依靠T细胞产生的细胞免疫应答。因特异性抗体不能进入细胞内中和胞内致病菌，清除胞内致病菌的适应性免疫应答主要依赖于细胞免疫。参与细胞免疫的T细胞主要是TD（$CD4^+$）细胞和Tc（$CD8^+$）细胞，以及分布在黏膜、皮下组织和小肠绒毛上皮间数量众多的上皮细胞间淋巴细胞（IEL）。$CD4^+$ T细胞、$CD8^+$ T细胞互相协作，共同参与对胞内致病菌的免疫应答。IFN-γ和TNF对抗胞内致病菌感染非常重要。

① $CD4^+$T细胞在抗胞内致病菌感染中起主要作用，APC摄取胞内致病菌抗原，加工处理后将抗原肽通过MHCⅡ类分子途径提呈给$CD4^+$ T细胞，同时分泌IL-12作用于$CD4^+$ T细胞，使其活化为$CD4^+$ Th1细胞。$CD4^+$ Th1细胞分泌IL-1、IFN-γ等细胞因子，活化MΦ，同时T细胞表面表达的CD40L分子与MΦ表面的CD40结合，进一步激活MΦ，产生一系列杀菌物质，对吞噬体中的胞内致病菌进行有效杀伤。

② $CD8^+$T细胞通过释放穿孔素和颗粒酶杀伤和破坏胞内致病菌感染细胞，有些胞内致病菌被MΦ吞噬后，可以从吞噬体中逃出并进入细胞质中，MΦ可以经MHCⅠ类分子途径将抗原肽提呈给$CD8^+$T细胞，在Th1细胞分泌IL-2的作用下，$CD8^+$T细胞活化成为细胞毒性T细胞（CTL），通过释放穿孔素和颗粒酶等细胞毒性物质，使细菌散出，再经抗体或补体的调理作用，被吞噬细胞消灭，发挥抗胞内致病菌感染作用。

在特定条件下感染机体发生的适应性免疫应答也可造成免疫性病理损伤。在抗胞内致病菌免疫应答中，活化MΦ分泌的细胞因子、Thl的激活也可诱导迟发型超敏反应，导致宿主组织损伤，形成慢性肉芽肿。肉芽肿能使炎症反应局限化，并控制病菌的扩散，但造成组织坏死和纤维化，严重损伤组织。

第二节　抗病毒感染免疫

病毒是一类严格的细胞内寄生的微生物，要借助宿主细胞的酶系统进行复制和子代病毒粒子的组装，最终导致宿主细胞死亡，释放出病毒，感染周围的正常细胞。有些病毒不直接造成感染细胞死亡，在细胞中潜伏形成持续性感染。抗病毒感染免疫包括固有免疫和适应性免疫，阻止病毒侵入细胞或清除病毒感染细胞，但有些抗病毒感染免疫的效果差。

一、抗病毒感染固有免疫应答

抗病毒感染固有免疫应答包括病毒入侵部位的皮肤黏膜系统的屏障作用、吞噬细胞的吞噬作用、NK 细胞的杀伤作用、体液中的抗病毒物质（如补体、备解素、干扰素和溶菌酶等），在病毒侵入和感染早期，尤其是适应性免疫应答建立前，对阻止病毒入侵、杀灭和清除病毒、终止感染发挥重要作用。

(1) 屏障作用　皮肤黏膜、血脑屏障、胎盘屏障在抗病毒感染中发挥重要的屏障作用。

完整的皮肤和黏膜是抗病毒感染的第一道防线，发挥机械屏障作用。皮肤和黏膜分泌的分泌物，如汗液（含乳酸）和皮脂腺（含脂肪酸）等，有杀灭病毒或防止病毒接触敏感细胞的作用。黏膜是多种病毒进入机体的门户，如 AIDS、流感和肝炎等疾病。黏膜细胞表面具有某些病毒的受体，这些受体一旦消失或破坏，即对病毒不易感。黏膜的防御机制对保护黏膜的完整性及其正常功能的运转，维持内外环境平衡及自稳具有重要性。黏膜部位集中了全身 80%以上的免疫细胞和免疫分子，黏膜也是神经细胞、神经介质及内分泌细胞和激素集中的部位，在神经-内分泌-免疫调节网络中具有重要地位，黏膜的防御机制受严密调控。

血脑屏障和胎盘屏障分别是血-脑循环和母-胎血液循环的特殊生理解剖结构，具有滤过病毒的作用。血脑屏障能阻挡病毒从血流进入中枢神经系统，胎盘屏障能保护胎儿免受母体感染的病毒侵害。只有在血脑屏障遭受破坏的情况下，病毒才能侵入脑组织，引起脑部炎症。幼儿血脑屏障不全，所以易患脑炎。

正常血清中含有非特异的杀病毒因子，如备解素、DNA 酶和 RNA 酶。核酸酶可分解、破坏游离于胞外的感染性核酸，但由于病毒的核酸都包在蛋白质外膜内，因此核酸酶的抗病毒感染作用不强。

(2) 细胞吞噬杀伤作用　NK、MΦ 是主要的抗病毒感染的非特异性杀伤细胞。MΦ 对阻止病毒感染和促进感染的恢复具有重要作用。血流中的单核细胞也能吞噬和清除病毒。中性粒细胞只能吞噬病毒，不能将其消灭。如果被吞噬的病毒不能被消灭则可被带到全身，引起散播。NK 细胞不需抗体参与，可直接杀伤病毒感染的靶细胞。

① NK 细胞能直接杀伤许多病毒感染的靶细胞，其活性可被 IFN 增强，是抗病毒感染中主要的非特异性杀伤细胞。只有带 MHCⅡ类分子的细胞产生的 IFN-α 才能激活 NK 细胞。IFN 增强 NK 细胞活性的机制可能是：a. 诱导 NK 前体细胞，使之产生识别受体，分化为成熟的 NK 细胞；b. 激活 NK 细胞释放更多的可溶性细胞溶解因子（NKCF）。病毒感染后 NK 活性的增强还可不依赖 IFN。病毒感染细胞的胞膜表达的病毒糖蛋白是 NK 细胞识别的基础。IL-6 能增强 NK 细胞溶解人乳头状瘤病毒（HPV）感染细胞。

② MΦ 抗病毒感染包括内在性和外在性抵抗力，内在性抵抗力指对吞入病毒的抑制或杀死，与遗传有关；外在性抵抗力指灭活胞外游离病毒或降低邻近细胞内病毒增殖的能力。

MΦ 抗病毒感染作用复杂，随病毒种类和机体的生理、免疫状态等不同而不同。病毒粒子越大，越易被吞噬细胞吞噬。MΦ 吞噬和破坏病毒抗体复合物比吞噬破坏单纯的病毒粒子更加容易和迅速。吞噬过程能激发溶酶体大量产生酶类。这些因素显然对吞噬作用有影响。

血液中病毒的消除主要依靠 MΦ。如虫媒披膜病毒被媒介昆虫直接注入血液循环后，经常被肝窦中的 MΦ 清除。给小鼠静脉注射痘病毒，病毒迅速在血流中消失，却在肝脏的 MΦ（主要是星状细胞）内发现大量吞噬的病毒，肝细胞等敏感细胞常不被感染，病毒似乎被 MΦ 吞入和消灭了。静脉注射流感病毒和黏液瘤病毒后，小鼠肝脏 MΦ 内发现病毒。健康马皮下接种马传染性贫血病毒，几天后脾、淋巴结等脏器的MΦ内发现病毒抗原。MΦ是摄入病毒粒子或者病毒首先侵犯的细胞。MΦ是否支持病毒增殖，是机体能否发生病毒感染的重要因素，如某些虫媒披膜病毒和鼠肝炎病毒。有的病毒进入MΦ被破坏和消灭，MΦ的吞噬（饮）作用呈现明显的抗感染过程，如痘病毒；有的病毒继续存活甚至在MΦ内增殖，MΦ却是保护病毒使之不被特异性抗体破坏的“窝藏所”，甚至是病毒增殖的理想场所，如马传染性贫血病毒，血液MΦ把病毒携带和散布至全身，甚至可能引起细胞结合性病毒血症。还存在第三种情况，如裂谷热病毒，小鼠静脉注射1h后可在肝细胞内发现典型的核变化，病毒似乎无损伤地通过肝脏MΦ而迅速侵入敏感的肝细胞。MΦ对虫媒披膜病毒的敏感性受一个隐性基因控制，对鼠肝炎病毒的敏感性受一个显性基因控制。

③ 中性粒细胞：血液中的中性粒细胞抗病毒作用弱。中性粒细胞的脱颗粒液（DF）或髓过氧化物酶（MPO）在H_2O_2存在下能灭活流感病毒，其作用机制为：MPO使血凝素氨基酸顺序改变，引起其活性丧失；MPO渗进病毒内部，改变RNA结构；MPO使病毒蛋白凝聚成不溶性物质。

（3）病毒抑制物　正常血清、体液中含有能抑制病毒感染的物质，称为病毒抑制物，如补体、干扰素等。

① 干扰素（IFN）　IFN是一类在同种细胞上具有广谱抗病毒活性的蛋白质，其活性受基因调控。IFN具有显著抗病毒功能，是早期中断病毒复制、阻止病毒扩散的重要因素。除此之外，IFN还有抑制肿瘤细胞生长和免疫调节功能。

IFN主要从三个方面发挥抗病毒作用：a.增加细胞表面MHCⅠ或Ⅱ类分子的表达，促进免疫系统对病毒抗原的识别；b.激活NK和MΦ，加强杀伤病毒感染细胞的能力；c.刺激B细胞，使抗体生成细胞数增加，抑制病毒增殖。IFN不直接灭活病毒，而是通过细胞诱生抗病毒蛋白（AVP）发挥作用。当IFN与细胞膜相应受体结合后，AVP基因即去抑制而开始合成AVP。在3种IFN中，IFN-α和IFN-β抗病毒作用比IFN-γ强，而IFN-γ的免疫调节作用比其他两种强。IFN-γ能特异地诱导某些细胞产生IFN-α和IFN-β。

正常情况下，IFN基因受抑制物的作用，表达处于抑制状态。在诱生剂的诱导下可以表达。目前发现的IFN诱生剂主要有以下几类：病毒诱生剂、双链RNA诱生剂、代谢物诱导剂及其他IFN诱生剂。

病毒是最重要的IFN诱生剂。RNA病毒诱生IFN的能力比DNA病毒强，带囊膜的病毒比无囊膜的病毒的IFN诱生能力强，如DNA病毒中痘病毒比腺病毒的IFN诱生能力强，RNA病毒中正黏病毒比呼肠孤病毒强。病毒毒力与IFN诱生能力也有一定关系，多数弱毒株比野毒株的IFN诱生能力强（如新城疫病毒和口蹄疫病毒），但痘病毒的强、弱毒株间的IFN诱生能力无明显差异，而淋巴细胞性脉络丛脑膜炎病毒和脊髓灰质炎病毒的强毒株反比致弱株诱生能力强，有些病毒灭活后也能诱生IFN甚至比活病毒的IFN诱生能力更强（如新城疫病毒和Rous肉瘤病毒等）。IFN产生与病毒感染过程相平行，病毒感染4h后IFN开始产生，病毒蛋白合成速率达最大时，IFN产量达最高峰，然后逐渐下降。

双链RNA也是重要的IFN诱生剂，所有天然的双链RNA，如呼肠孤病毒、单链RNA病毒的复制形式以及噬菌体的双链RNA均是IFN诱生剂。人工合成的双链多聚核糖核苷酸，如聚肌胞（polyIC），也是好的IFN诱生剂。但是单链RNA和DNA、双链DNA或RNA-DNA杂合子不是IFN诱生剂。

IFN具有广谱的抗病毒作用，表现在病毒增殖量减少，细胞损伤程度降低。IFN的抗病毒活性较高，1mg纯IFN约有2×10^8IU，每10个分子就可以使1个细胞产生抗病毒状态。

IFN 的抗病毒作用是抑制病毒的增殖，而不是将病毒杀灭。一旦从培养细胞中除去 IFN，病毒会再度增殖起来，只有用足够浓度的 IFN 反复处理，才能从培养细胞中将病毒消除。干扰素对病毒增殖的抑制作用与 IFN 的浓度成正比。

IFN 的抗病毒活性具有种属特异性，一般在同种细胞中活性高，对异种细胞无活性。如鸡的 IFN 只对鸡细胞发挥作用。但在某些不同种属动物间也存在交叉活性，如牛和兔之间，人、猴和兔之间，家兔、小白鼠和地鼠之间，人、牛和猪之间，鸭和其他水禽等之间均存在不同程度的交叉活性。在 3 种 IFN 中，IFN-γ 的种属特异性较高，IFN-α、IFN-β 相对较低。同一个体的不同类型细胞对于 IFN 的抗病毒活性的敏感作用不同，如小鼠胚胎原代成纤维细胞对小鼠 IFN 的敏感性不及小鼠的 L 细胞系。

不同病毒对 IFN 的敏感性不同。在同种机体或细胞内，RNA 病毒对 IFN 较敏感，而 DNA 病毒相对不敏感。RNA 病毒中，披膜病毒对 IFN 最敏感，禽流感病毒、水泡性口炎病毒（VSV）中等敏感。同种病毒的不同变种和不同毒株之间对 IFN 的敏感性也不同。天然 IFN 与基因工程 IFN 的抗病毒活性基本一致。

IFN 对急性病毒感染和慢病毒感染的作用也不同。如用 IFN 对 VSV 感染细胞反复处理，可使 VSV 最终消失；而用 IFN 对小鼠白血病病毒感染的 ADR 细胞反复处理，病毒的活性在有 IFN 存在时受抑制，当 IFN 去除后病毒会重新复制。

IFN 对人鼻病毒、带状疱疹病毒、流感病毒、巨细胞病毒、乳头瘤病毒等感染均具有明显治疗效果。IFN 对病毒以外的微生物，如衣原体、支原体、原虫及其他胞内寄生菌等具有抑制作用。

在病毒感染的早期应用 IFN 才有效，而且需要反复多次应用。

② 其他细胞因子　除干扰素外，机体内还有大量的其他细胞因子（如 IL、集落刺激因子、补体、趋化因子和生长因子等），在调节机体的免疫功能和抵抗病毒感染中也发挥重要作用。

补体具有中和病毒、溶解病毒感染靶细胞作用，补体经过三条激活途径被激活后，通过调理作用、ADCC、CDC 发挥抗病毒作用。

IL-12 在 Th1 细胞的发育和控制感染方面起重要作用，MΦ 和 NK、肥大细胞早期分泌的细胞因子与 T 细胞极化有关。

CTL 及其分泌的细胞因子是抗病毒免疫的重要成员。CTL 是唯一具有特异识别病毒感染细胞潜能的细胞。CTL 识别抗原后，被活化，CTL 通过颗粒体介导溶解病毒感染细胞，同时释放 TNF-α 和 IFN-γ 等具有广谱抗病毒效应的细胞因子，还分泌多种趋化因子并在感染部位迅速建立趋化梯度。趋化因子与细胞溶解功能有关。CTL 分泌的趋化因子的趋化特性能募集适当效应细胞（如淋巴细胞和单核 MΦ）选择性地转内皮迁移和涌入感染部位，能确保经 CTL 溶解或直接的病毒致病变释放的病毒碎片或 APC 有效提呈抗原的快速运输，以及使具有协同作用的白细胞在感染部位聚集，快速消除病原，使 CTL 达到最佳抗病毒效应。

TNF 与 IFN 有相似的抗病毒作用，未感染细胞经 TNF 处理后，即能抗病毒感染，但其作用机制与 IFN-γ 不同。在病毒感染后，用 TNF 处理细胞，同样有抗病毒作用，表现为选择性杀死病毒感染细胞。病毒感染或某种病毒蛋白质的表达是 TNF 介导细胞溶解的先决条件。

（4）炎症反应　病毒感染能引起炎症反应，炎症反应能限制病毒感染。

机体感染病毒后出现的炎症反应，产生酸性代谢产物以及局部组织中氧化-还原势能降低，因而造成不利于病毒增殖的环境条件。血管外大量集聚 MΦ、淋巴细胞以及组织内纤维素网样构造的形成等，也有防止病毒扩散以及提供抗病毒物质等作用。炎症区域的温度增高，也不利于某些病毒增殖。发热是病毒感染后普遍存在的症状，是一种非特异性防御机能，可抑制病毒增殖，并能全面增强机体免疫反应，有利于病毒的清除。

埃博拉病毒、高致病性禽流感病毒、SARSV等病毒感染后，免疫系统受攻击被激活到极限程度或者失去控制，引起体液中多种细胞因子（如TNF-α、IL-1、IL-6、IL-2、IFN-α、IFN-β、IFN-γ、MCP-1和IL-8等）迅速大量产生的现象，称为炎症因子风暴或细胞因子风暴（cytokine storm)，大量细胞因子令免疫细胞趋化到感染部位、吞噬受损伤的细胞，引发炎症及一氧化氮的大量释放，进一步稀释血液并破坏血管，令被破坏的机体肿胀、发热以及疼痛，导致机体急性呼吸窘迫综合征和多器官衰竭，是一种致死性的免疫反应。

二、抗病毒感染特异性免疫

病毒是一种良好抗原，能引起适应性免疫应答。受病毒感染的靶细胞表面抗原发生改变后能被宿主的免疫系统识别而产生适应性免疫应答。抗病毒免疫因感染病毒的种类、致病性不同，在体液免疫和细胞免疫方面侧重性不同，二者在抗病毒感染中各有特定作用。特异性抗体可以中和存在于宿主细胞外的病毒，抗体与病毒结合后，病毒不能与易感细胞表面的相应受体结合而进入细胞，随后抗体和病毒的结合物被吞噬细胞吞噬降解。对已进入易感细胞内的病毒，像胞内致病菌一样，抗体进不去，需要$CD8^+$ CTL细胞进行细胞免疫清除。

（一）抗病毒体液免疫

特异性体液免疫对抗肠道病毒等感染尤为重要，在病毒血症期间抗体如能充分发挥作用，则可防止严重症状产生。特异性抗体主要作用于游离病毒，也可作用于病毒感染靶细胞。

（1）中和病毒作用　病毒的表面抗原刺激机体产生特异性抗体（IgG、IgM、IgA），其中有些抗体为中和抗体，能与病毒结合而清除感染。IgG是主要的中和抗体，能通过胎盘由母体传递给胎儿，对新生儿有防御病毒感染的作用。SIgA产生于病毒感染的局部黏膜表面，是中和局部病毒的重要抗体。中和抗体与病毒结合，可阻止病毒吸附于易感细胞或穿入细胞内，对于抑制病毒血症、限制病毒扩散及抵抗再感染起重要作用。病毒中和的机制是抗体与病毒包膜或衣壳结合后，覆盖病毒的吸附位点，从而阻止病毒对易感靶细胞的吸附。如A型流感病毒，100个血凝素中约有20～40个与中和相关的血凝素。

（2）ADCC作用和补体依赖的细胞毒（complement-dependent cytotoxicity，CDC）作用　对病毒颗粒吞噬和促进病毒颗粒溶解。非中和抗体与病毒形成抗原抗体复合物可与MΦ Fc受体结合，加强MΦ对病毒颗粒吞噬，包膜病毒在特异性抗体与病毒形成复合物后可吸附补体，引起类似溶细胞样的溶解作用，使病毒破坏，丧失感染性。抗体对感染靶细胞的破坏是通过抗体和补体的协同作用，使病毒感染细胞溶解，或通过ADCC作用杀伤靶细胞。抗体与效应细胞协同发挥ADCC作用，破坏病毒感染的靶细胞。抗体与病毒感染的细胞结合后可激活补体，使病毒感染细胞溶解。ADCC作用需要的抗体量比CDC少，因而是病毒感染初期的重要防御机制。

（二）抗病毒细胞免疫

清除感染细胞内的病毒主要依赖细胞免疫，参与抗病毒细胞免疫的效应细胞主要是Tc细胞和TD细胞。涉及的免疫细胞有$CD8^+$ CTL、$CD4^+CD8^+$ Ts和$CD4^+$ Th以及$CD8^-CD4^-$ NKT细胞，主要是CTL和DTHT（或TD)。病毒特异的CTL细胞必须与靶细胞接触才能发生杀伤作用。CTL细胞分泌穿孔素、颗粒蛋白酶两种分子。穿孔素使靶细胞膜形成孔道，致胶体渗透，杀死感染的靶细胞。颗粒蛋白酶能降解靶细胞的细胞核。CTL细胞的杀伤效率高，可连续杀伤多个细胞。$CD8^+$ Tc细胞受MHCⅠ类分子限制，是发挥细胞毒作用的主要细胞。病毒特异性DTHT（或TD）细胞，能释放多种淋巴因子。

第三节　黏膜免疫应答

黏膜免疫应答是局部黏膜组织在病原、食物抗原、变应原等刺激下诱导的免疫应答反应，包括黏膜固有免疫应答和黏膜适应性免疫应答。

黏膜组织是人体最大的免疫器官，含有约占全身50%的淋巴组织，GALT含有全身总淋巴细胞的70%，体液免疫中的各种Ig有80%来自于肠道黏膜。黏膜免疫系统主要分布在呼吸道、消化道、泌尿生殖道以及外分泌腺（眼结膜、泪腺、唾液腺、泌乳期的乳腺）等部位，由黏膜组织内的黏膜相关淋巴组织、免疫细胞和免疫分子共同组成，是一个相对独立的免疫应答网络，是机体系统免疫的重要组成部分，属于外周免疫器官，是机体最重要的局部免疫屏障。

黏膜表面与管腔内大量病原微生物及其毒素等抗原直接接触，是机体受威胁最大的部位，人和动物机体95%以上的感染发生于黏膜或从黏膜入侵。多数病原微生物主要通过消化道、呼吸道、泌尿生殖道等黏膜组织，并突破黏膜屏障后进入血液循环并造成全身性疾病。常见的经黏膜感染的霍乱弧菌、幽门螺杆菌、肠毒素大肠杆菌、鼠伤寒沙门氏菌、志贺氏菌、空肠弯曲杆菌、结核分枝杆菌、流感嗜血杆菌、肺炎支原体、肺炎链球菌、衣原体、淋病双球菌、轮状病毒、流感病毒、呼吸道合胞体病毒、SARS冠状病毒、麻疹病毒、腮腺炎病毒、风疹病毒、水痘病毒、人类缺陷综合征病毒、单纯疱疹病毒等以及感染动物的新城疫病毒、禽流感病毒、口蹄疫病毒、猪蓝耳病病毒、猪传染性胃肠炎病毒、猪流行性腹泻病毒等病原微生物，主要通过突破消化道、呼吸道、泌尿生殖道等黏膜组织屏障后进入血液循环并造成全身性疾病。为预防局部黏膜疾病的发生，黏膜组织形成了严密的黏膜免疫系统，构成机体抵抗病原微生物入侵的第一道免疫屏障。通过黏膜免疫，黏膜局部的抗体比血清抗体出现早、效价高、维持时间长。SIgA的产生与黏膜免疫系统及其免疫功能有十分密切的关系。

黏膜也是大量非致病物质进入机体的主要部位，如大量食物来源的蛋白质通过黏膜表面进入机体，每人每年约摄入30～35kg食物蛋白。健康机体的肠道等黏膜组织内还存在上千种非致病菌，机体并不产生对这些非致病菌的有害免疫应答。非致病菌与宿主互利共生，肠道共生菌可辅助摄取、代谢营养物质、降解毒素，通过竞争作用（如竞争空间及养料）、产生抗菌物质等方式抑制致病菌。近年来，肠道菌群与黏膜免疫、黏膜疫苗、黏膜佐剂等的关系成为免疫学研究的热点。提高消化道的黏膜免疫功能，可有效减少肠道感染的发生。

一、黏膜固有免疫应答

（一）黏膜固有免疫系统

黏膜固有免疫系统由黏膜屏障、黏膜固有免疫细胞、黏膜固有免疫分子组成。

1. 黏膜屏障

包括物理屏障、化学屏障、微生物屏障。黏膜屏障构成机体抵御病原微生物入侵的第一道防线。在黏膜免疫应答中固有免疫应答发挥极其重要的作用。

（1）物理屏障　黏膜上皮组织构成了机体腔体内表面的物理屏障。黏膜上皮组织由黏液层和上皮层组成，上皮层由上皮细胞组成，以肠道上皮为例，肠上皮细胞（Intestinal epithelial cell，IEC）包括肠细胞、肠内分泌细胞、杯状细胞、M细胞（microfold cell）和潘氏细胞（Paneth cell）等。上皮细胞之间由连接蛋白相互连接在一起。黏膜上皮层的杯状细胞分泌的黏液构成黏液层，覆盖于黏膜的表面，形成重要的物理屏障。

呼吸道和肠道上皮细胞带有纤毛或绒毛，在其拍打下可使杯状细胞分泌的黏液向一定方向流动，阻止病原微生物和大分子附着，加快病原微生物的排出。

（2）化学屏障　黏膜上皮细胞可分泌多种抗感染效应分子，如防御素、胃酸、溶菌酶类（溶菌酶、PLA2、过氧化物酶、乳铁蛋白等）等物质，构成机体抵御病原微生物入侵的化学屏障。

防御素：由黏膜上皮细胞分泌，其中呼吸道、泌尿生殖道黏膜上皮细胞可产生β-防御素，小肠潘氏细胞产生α-防御素。防御素具有广谱抗菌活性，对细菌、真菌和某些有囊膜病毒具有直接杀伤作用。防御素随黏液在黏膜表面游动，构成防御病原微生物入侵的重要分子屏障。

溶菌酶：小肠潘氏细胞、小肠隐窝处的上皮细胞产生溶菌酶。溶菌酶能够裂解G^+菌细胞壁中重要组分肽聚糖，从而导致细菌溶解、破坏。在生理条件下，溶菌酶的主要作用是杀死肠道共生菌，维持机体肠道共生菌的稳态；当病原微生物入侵时，溶菌酶能直接杀死致病菌，在机体防御病原微生物入侵中发挥重要作用。

（3）微生物屏障

人和动物的共生菌主要由聚集在皮肤表面、消化道、呼吸道、泌尿生殖道等黏膜组织的具有特征性分布的共生菌群组成，其中绝大多数存在于肠道黏膜表面，健康机体肠道内的共生菌群多达1000种以上，数量高达10^{14}，数量为人体细胞总数的10倍以上，正常成人体内的肠道细菌总重量达1～1.5kg。肠道菌中99%为厌氧菌，以双歧杆菌属、类杆菌属、乳杆菌属和梭菌属等为主。肠道共生菌是肠黏膜的优势菌群，参与调控宿主的生理、代谢、免疫、神经内分泌等功能，通过竞争排斥、拮抗、产生抗菌物质等方式抵御病原微生物的入侵，构成机体抵御病原微生物入侵的微生物屏障。肠道菌群紊乱会导致宿主将出现消化、免疫、内分泌、神经系统等机能障碍。近年来，肠道菌群与慢性疾病的相关性研究成为热点，美国、欧盟因此还启动了人类微生物组计划。

2. 黏膜固有免疫细胞

黏膜固有层含有多种固有免疫细胞，包括M细胞、MΦ、DC、少量嗜酸性粒细胞和肥大细胞等。肠上皮细胞（Intestinal epithelial cell，IEC）发挥生理屏障功能，参与肠道固有免疫及适应性免疫应答。正常情况下抑制性MΦ和诱导耐受的DC维持机体对无害抗原的耐受状态，当病原微生物突破黏膜屏障入侵机体时，黏膜固有免疫细胞、效应分子迅速应答，引起局部炎症反应，最终清除病原微生物。

3. 黏膜固有免疫分子

包括抗菌肽、溶菌酶、细胞因子（如IL-1α、IL-1β、IL-6、TNF-α、IL-15等炎性因子）乳铁蛋白、肠三叶肽因子等。肠隐窝处的潘氏细胞的胞质内充满嗜酸性的分泌颗粒，内含α-防御素、溶菌酶、磷脂酶等，对侵入肠道的病原微生物具有防御屏障的功能。

（二）病原微生物入侵黏膜组织的途径

虽然完整的黏膜屏障通常能够抵御病原微生物的入侵，但当机体的黏膜屏障受损伤或病原微生物的毒力太强时，病原微生物可通过多种途径入侵黏膜组织：①黏附并进入 M 细胞，杀伤 M 细胞，感染 IEC 并进入固有层；②直接感染 IEC 进入固有层；③吞噬细胞伸出伪足穿越上皮细胞间隙捕获抗原时被肠道内的细菌感染。伤寒沙门氏菌可通过上述三种途径穿过肠道上皮层，志贺氏菌主要通过 M 细胞进入而感染上皮细胞。

（三）黏膜固有免疫应答机制

1. 黏膜固有免疫应答引起局部炎症反应

病原微生物入侵黏膜后，其表面的 PAMP 被黏膜上皮细胞、吞噬细胞、DC 等的 PRR 识别，触发抗感染固有免疫应答。被 PAMP 活化的上皮细胞可分泌抗菌肽、溶菌酶等生物活性物质，溶解病原微生物。IEC 内的 NALP3 活化产生 IL-1、IL-18，促进 IEC 抵抗细菌的入侵，IL-18 可刺激 IEC 更新和修复。活化的 IEC、DC、MΦ 产生 CXCL8，招募中性粒细胞和单核细胞到达感染部位；细胞内的 PRR（TLR、NOD1/2、RIG-1 等）可识别病原微生物的某些成分及其产物，产生一系列促炎性细胞因子和 IFN-I，引起局部炎症反应，IFN-I 可活化 NK 细胞，产生 IFN-γ，发挥免疫调节作用。活化的 MΦ 产生 TNF-α、IL-1β、IL-6，引起机体发热，诱导肝脏产生急性期蛋白，抑制病原微生物增殖和增强对其免疫应答。

有时机体对病原微生物的固有免疫应答反过来会促进病原微生物的入侵，如抗病原微生物的免疫应答产生的 IL-1β、TNF-α 可改变正常的黏膜上皮屏障结构，使病原微生物容易从肠腔进入肠黏膜组织，造成感染扩散。

IEC 在固有性免疫中发挥重要的作用。IEC 可表达多种 PRR，能够识别肠道共生菌或致病菌及其分泌的毒素，产生固有免疫应答，促进对病原微生物的杀伤和清除作用。其中 TLR、NLR 在 IEC 免疫应答中发挥重要作用。TLR 识别病原分子后，分泌大量的抗菌肽和产生炎症反应，发挥免疫作用。由于肠道内大量微生物的存在，TLR 在肠道内分布不均匀。不同的 TLR 识别不同的病原体，如 TLR2 识别 G^+ 菌肽聚糖，TLR4 识别 G^- 菌的 LPS，TLR3 识别病毒的双链 RNA 等。NLR 受体主要包括 NOD1 和 NOD2，存在于上皮细胞的胞浆内，专门识别胞内寄生菌，引起炎症反应。IEC 可分泌多种细胞因子，促进炎症反应，调节黏膜 T 细胞增殖和活化，调节 B 细胞产生 Ig，直接或间接调控黏膜的功能。如调节免疫应答的因子（IL-10 和 TGF-β 等）和诱导炎症反应的因子（IL-1α、IL-1β、IL-6、TNF-α 和 IL-15 等）。NLR 还可诱导潘氏细胞分泌 α-防御素，调控肠道菌群的组成。

2. 黏膜固有免疫应答启动黏膜适应性免疫应答

黏膜组织中的 DC 摄取病原微生物及其产物后，高表达共刺激分子，活化的 MΦ 产生 IL-12 和 TNF-α 促进 DC 的成熟和活化，DC 将抗原信息提呈给黏膜免疫系统的 T 细胞，启动适应性免疫应答，最终清除病原微生物。

二、黏膜适应性免疫应答

（一）黏膜适应性免疫系统的组成

黏膜适应性免疫系统包括 MALT（如 GALT、NALT、BALT、CALT 和 UALT 等）、黏膜免疫细胞（上皮内淋巴细胞、黏膜固有层 T 细胞、肠道调节 T 细胞、固有淋巴样细胞、黏膜 B 细胞、黏膜 DC、M 细胞、IEC 和 MΦ）和黏膜免疫分子（SIgA 和细胞因子等），详见黏膜免疫系统。

（二）黏膜适应性免疫应答机制

肠道黏膜适应性免疫应答的诱导部位在IEC和肠黏膜下集合淋巴结（PP）。肠道黏膜的各种细胞完成对肠腔内的食物、微生物等抗原的识别、摄取、提呈。位于肠黏膜下的PP是诱导肠黏膜组织内适应性免疫应答的主要场所。肠道免疫的效应部位主要有肠上皮细胞间淋巴细胞（Intestinal epithelial lymphocyte，IEL）和黏膜固有层淋巴细胞（lamina propria lymphocyte，LPL）。

1. 抗原摄取、处理与提呈

黏膜免疫应答中负责摄取、处理与提呈抗原的细胞有M细胞、IEC、DC、MΦ等。

（1）M细胞对抗原的转运　黏膜表面覆盖有一层上皮细胞，正常情况下抗原无法直接接触到肠黏膜下淋巴组织而诱导免疫应答反应，需要借助M细胞完成抗原的转运。

M细胞（microfold cell）是滤泡相关上皮细胞（follicle-associated epithelium，FAE），在PP处肠黏膜向肠腔隆起，由一层FAE将肠黏膜与肠腔隔开。M细胞与其他肠上皮细胞不同，其肠腔面具有很多皱褶而不是绒毛，不能分泌消化酶或黏液，基底膜向肠腔方向凹陷形成上皮内袋样结构，袋内聚集T和B细胞及少量MΦ，基底膜是不连续的，淋巴细胞能自由通过。M细胞特殊的形态结构和定位有利于抗原转运。M细胞顶膜面的糖萼是由糖复合物构成，其糖基排列和构成与邻近的IEC不同，存在物种和部位的差异，这种差异有助于M细胞黏附摄取各种微生物，增加M细胞的抗原摄取效率。M细胞可以通过吸附、胞饮和内吞等方式非特异性摄取肠腔内抗原性异物（如蛋白质及颗粒物质），并以囊泡形式转运给黏膜下的MΦ和DC。MΦ和DC识别抗原后进入PP，激活T、B细胞，启动黏膜免疫应答。M细胞可高效摄取并转运抗原，但M细胞不表达MHCⅡ类分子，因此无抗原加工及提呈能力，是在摄取并转运抗原方面发挥重要作用。在人的腭和鼻咽部的扁桃体及增殖腺部位，由鳞状上皮细胞覆盖，其隐窝深处也存在M细胞，将呼吸道的抗原物质转运给局部免疫细胞。另外M细胞可以表达一些微生物受体（如大肠杆菌吸附因子、侵袭素等），再加上M细胞特殊的生理结构，许多能与这些受体结合的病原微生物（如细菌、病毒）也利用M细胞作为感染宿主的途径。M细胞是最重要的抗原摄取细胞，在诱导黏膜和系统免疫应答中起重要作用，是设计黏膜疫苗的传递途径。

（2）肠上皮细胞（IEC）对黏膜表面的抗原摄取、处理、提呈　IEC能吸收肠腔内各种抗原，行使摄取和释放sIgA、提呈抗原、分泌细胞因子等免疫功能。IEC通过内吞作用摄取肠腔黏膜表面的分子和颗粒成分，以囊泡形式转运到细胞基底面，释放到细胞外空间；或通过转吞作用将细胞基底面的蛋白质分子转运到黏膜表面，并释放到黏液中。IgG Fc受体（neonatal FcR，FcRn）、多聚Ig受体（poly-Ig receptor，pIgR）参与转吞作用。正常情况下IEC不表达共刺激分子B7或细胞间黏附分子（ICAM-1），但能摄入可溶性抗原肽，活化$CD8^+$ T细胞。IEC表达的gp180分子是Ig超基因家族成员，是T细胞表面分子CD8的配体，所以缺乏共刺激信号刺激的IEC将抗原提呈给$CD8^+$ T细胞，引起免疫抑制或耐受。感染时，IEC表达共刺激分子ICAM-1，将抗原提呈给$CD4^+$ T细胞，触发黏膜免疫反应。IEC表达各种非传统的MHCⅠ类分子，这些分子可被IEC利用直接提呈细菌性抗原，也可作为共刺激分子或黏附分子降低黏膜免疫反应，MHCⅠ类分子在IEC的表达能产生从免疫耐受到炎症的一系列反应。通过非传统的MHCⅠ类分子的表达，IEC成为肠腔抗原与黏膜免疫系统相互作用的关键媒介。固有层细胞能刺激各种免疫细胞反应和提呈可溶性蛋白抗原给未致敏的T细胞。

(3) APC对抗原的摄取、处理和提呈　DC、MΦ是PP的专职APC，以DC为主。DC能积极转运共生菌从肠腔到肠系膜淋巴结，肠DC能保持共生菌数天，这使DC能选择性诱导IgA的产生，帮助黏膜阻止共生菌的渗入。载有共生菌的DC被肠系膜淋巴结限制在黏膜淋巴组织，以确保针对共生菌特异的IgA免疫应答局限在肠黏膜，而不激发系统性免疫应答。小肠黏膜固有层DC通过依赖于趋化因子受体CX3CR1的表达，形成跨上皮细胞的树突，摄取肠腔中的细菌。DC能直接从肠腔中摄取抗原。

2. 黏膜体液免疫应答

体液免疫是黏膜免疫的主要过程。IgA和IgM是参与黏膜免疫的主要Ig，而分泌性IgA（SIgA）在黏膜免疫系统中占据主要地位。可溶性蛋白质或细菌、病毒、原虫等颗粒物质作为抗原接触黏膜淋巴组织的M细胞，抗原与M细胞结合，随后被摄入M细胞的吞饮泡，被转送至细胞内，最后未被降解的抗原释放至上皮深区淋巴组织，由APC提呈抗原，将黏膜结合淋巴组织内的B、T细胞致敏，致敏B、T细胞通过淋巴导管离开黏膜结合淋巴组织，随后通过胸导管进入血液循环，到达消化道、呼吸道等处的黏膜固有层和腺体。黏膜固有层是重要的黏膜效应部位，B细胞在固有层定居下来，并在抗原、T细胞和细胞因子的刺激下增殖变为成熟的IgA浆细胞，产生SIgA。该过程受IL-10、TGF-β和IL-4等细胞因子以及PP中的DC和T细胞携带的细胞信号影响。人体每天分泌SIgA的量为30～60mg/kg，超过其他Ig的量。IgA在浆细胞内产生，由J链连接成二聚体分泌出来。当IgA通过黏膜或浆膜上皮细胞向外分泌时，与上皮细胞产生的分泌片连接成完整的SIgA，释放到分泌液中，与上皮细胞紧密结合在一起，分布在黏膜或浆膜表面发挥免疫作用。由于外分泌液中SIgA含量多，又不容易被蛋白酶破坏，故成为抗感染、抗过敏的主要屏障。SlgA是黏膜免疫应答的主要效应因子，SlgA可与病原微生物、毒素等抗原结合，阻止病原菌入侵和抗原的渗透，而不激发强烈的炎症反应和细胞毒反应。

黏膜表面对抗微生物侵害的过程包括免疫排除和炎性防护。机体分泌的抗体到达腔面通过抗原抗体结合而发挥防护作用。IgA和IgM能够与穿过上皮层的抗原结合，然后将之排入肠腔，避免上皮细胞的损害。分泌性免疫依赖于黏膜抗体分泌细胞和分泌片段（SC，即pIgR）的共同作用。黏膜B细胞被活化后，经外周血循环归巢到全身各处的外分泌腺及黏膜部位，构成共同黏膜免疫系统。其中肠道固有层拥有机体80%的Ig分泌细胞（B细胞及浆细胞）。正常情况下，黏膜T细胞对B细胞的免疫调节倾向于下调免疫炎性反应，导致黏膜免疫耐受。

SIgA的功能：①阻止病原微生物黏附于黏膜上皮细胞表面，SIgA能使病原微生物凝集，丧失活动能力；或SIgA与微生物表面的特异结合点结合后，使其丧失结合能力；或SIgA与微生物抗原结合成复合物，刺激黏膜杯状细胞分泌大量黏液，黏液冲洗作用阻碍微生物黏附；②免疫排除作用，SIgA对由食物摄入或空气吸入的某些抗原具有封闭作用，使这些抗原游离于分泌物，便于排除，或使抗原物质局限于黏膜表面，难以进入机体，避免过敏反应（如食物过敏反应）；③溶解细菌，SIgA虽无直接杀菌作用，但可与溶菌酶、补体共同作用，引起细菌溶解；④中和病毒，存在于黏膜局部的特异性SIgA不需要补体参与，即能中和肠道等部位的病毒，使其不能吸附于易感细胞；⑤介导ADCC作用，小肠淋巴细胞表达IgA FcR，与IgA结合进行ADCC作用，该效应可能导致上皮细胞损伤。

3. 黏膜细胞免疫

肠道黏膜免疫示意图见图7-1所示。

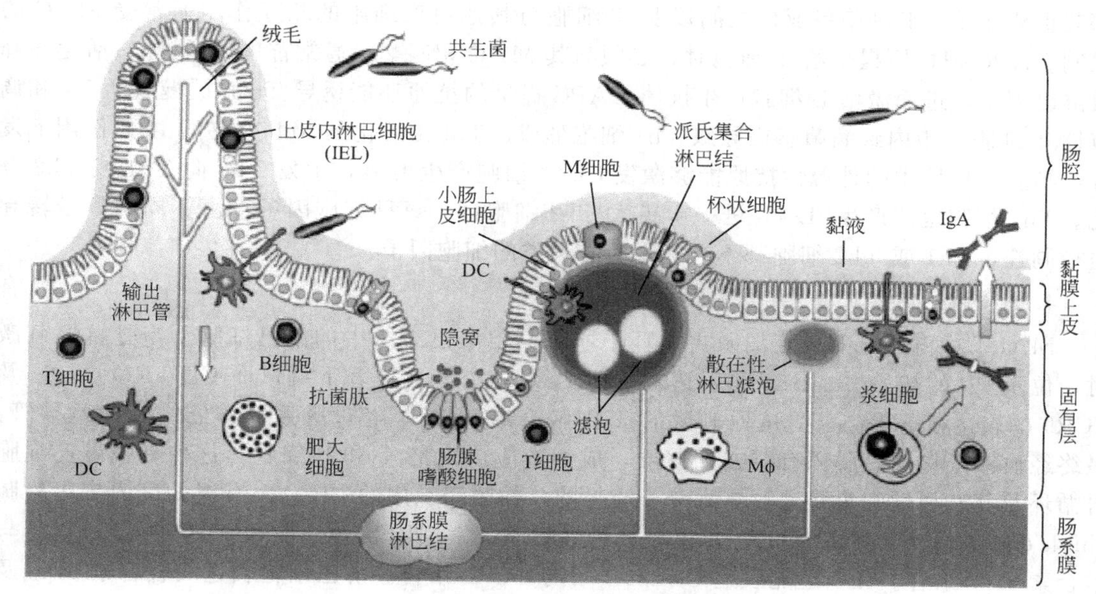

图 7-1 肠道黏膜免疫示意图

固有层淋巴细胞中 40%～90%为 T 细胞，T 细胞按表型及功能分四个主要亚群：杀伤性 T 细胞（cytotoxic T lymphocyte，CTL 或 Tc)、抑制性 T 细胞（suppressor T lymphocyte，Ts)、迟发型超敏反应性 T 细胞（delayed type hypersensitivity T，DTT)、辅助性 T 细胞（Th)，其中 CTL 和 DTHT 为效应性 T 细胞，Ts 和 Th 为调节性 T 细胞。活化的 TeCTL 含毒性物质（如细胞毒素和穿孔蛋白)，对 Th 细胞发起致死性攻击，未受损害的 CTL 与靶细胞分离后能再次攻击新的特异性靶细胞。T 细胞中 65%～80%的 $CD3^+$ 细胞和 $CD4^+$ 细胞。$CD4^+$ 固有层 T 细胞能促进 IgA 合成，$CD8^+$ 固有层 T 细胞可抑制 IgA 合成。

IEL 是一类分布在肠道、呼吸道、生殖道、皮肤的上皮细胞之间的效应或记忆淋巴细胞，是体内最大的淋巴细胞群，因离肠腔近而成为黏膜免疫系统中最先与细菌、食物抗原接触的部位。90%以上的 IEL 为 $CD3^+$ T 细胞，其中 80%为 $CD8^+$ T 细胞，$SIgA^+$ B 细胞少于 6%。IEL 具有特异的免疫效应功能，包括 NK 活性、特异细胞毒性、分泌 IFN-γ，使上皮细胞的 MHCⅡ类分子表达增加，产生与 Th1、Th2 功能相关的因子，调节其他淋巴细胞和上皮细胞的功能，还具有对食物抗原耐受和刺激上皮细胞更新功能。IEL 的主要功能是病原微生物入侵及上皮细胞变性时作出快速溶细胞反应。最主要的 IEL 分布在小肠与大肠黏膜上皮细胞间，表达肠道归巢受体——趋化因子受体 CCR9 及 $\alpha_E\beta_7$ 整合素（CD103)，使其与 IEC 表达的 CCL25 及 E-钙黏蛋白结合，定位于肠道上皮间。肠道 IEL 分为 aIEL 和 bIEL 两类。aIEL 是抗原活化的传统的 $CD8^+$ CTL，表达 αβTCR 和 CD8αβ 异源二聚体，TCR 的多样性有限，可被特异性 MHCⅠ类分子-抗原肽复合物直接活化，通过穿孔素/颗粒酶或 Fas/FasL 途径杀死靶细胞，发挥抗黏膜感染作用；bIEL 属固有免疫淋巴细胞，由胸腺直接迁入，表达 αβTCR 或 γδTCR 和 CD8αα 同源二聚体，高水平表达 C-型凝集素受体 NKG2D，直接识别由于上皮细胞损伤、应激、突变、病毒感染及某些食物肽而上调表达的非经典 MHCⅠ类分子，通过释放穿孔素和颗粒酶杀死上皮细胞。IL-15 可促进 bIEL 的功能。

黏膜免疫需要 T 细胞的参与，在炎症发生、免疫耐受的诱导、SIgA 的产生中，T 细胞都起重要作用。T 细胞各亚群之间以及 T 细胞与其他免疫细胞的相互作用通常受 MHC 的限制。APC 把抗原提呈给 T 细胞时，必须与其 MHC 相匹配。通常首先激活 Th，活化并释放淋巴因子，进而激活 B 细胞产生抗体。APC 提呈的抗原还能诱导 Tc 并缓慢激活 Ts 和调节性 T 细胞。胞内致病菌感染导致 Th1 细胞形成，Thl 在活化的 MΦ 分泌的 IL-2 作用下发育，黏膜微环境中的外源性抗原能够激发 $CD4^+$ 细胞产生 IL-4，引发 Th0 向 Th1 或 Th2 分化。Th2 细胞也能产生 IL-4，进一步扩大 Th2 细胞群。每种细胞因子都由不同的信号转导途径调控，Th1 或 Th2 细胞都不会产生所有种类的细胞因子。

4. 黏膜淋巴细胞归巢/共同黏膜免疫系统

MALT 中淋巴细胞的定居及再循环不同于其他淋巴组织中的淋巴细胞。当受抗原刺激时，位于 PP 的初始 T、B 细胞表达的 CCR7 及 L-选择素显著下调，而 CD45RO、$\alpha_4\beta_7$ 及 CCR9 的表达显著提高，受抗原刺激的 T 细胞会离开 PP，经过肠系膜淋巴结到达胸导管，最终经血液迁移回黏膜固有层或上皮层，成为效应或记忆 T 和 B 细胞。这种黏膜淋巴细胞再循环及其选择性归巢是通过黏附分子介导的。黏膜组织中的 PP 及固有层的高内皮小静脉（high endothelial venule，HEV）主要表达黏膜地址素细胞黏附分子（MAdCAM-1），可与整合素 $\alpha_4\beta_7$ 结合。IEC 还能表达 CCL25，可与 CCR9 结合。淋巴细胞表达的整合素 $\alpha_4\beta_7$ 及趋化因子受体 CCR9，与黏膜组织表达的 MadCAM-1 及 CCL25 结合后进入小肠黏膜固有层。肠黏膜固有层聚集了大量效应 T、B 细胞，因此将该部位称为黏膜免疫效应部位。

黏膜淋巴细胞从诱导部位归巢到效应部位，受一系列表达于淋巴细胞和高内皮静脉（HEV）上的受体与配体之间的相互作用调控。特异的黏附分子、趋化因子和受体参与介导淋巴细胞在黏膜组织的移行和归巢。黏膜相关淋巴细胞表达的归巢受体不同，黏附分子在血管内皮细胞上的表达也呈组织特异性。在归巢受体介导下，PP 中致敏的淋巴细胞移行到致敏部位的肠黏膜上皮和固有层，或肠黏膜外效应部位。如淋巴细胞表达的 $\alpha_E\beta_7$ 整合素与 IEC 上的 E-钙依赖黏附素相互作用，介导致敏淋巴细胞移行并定位在肠黏膜上皮；淋巴细胞表达的 $\alpha_4\beta_7$ 整合素与表达在肠黏膜固有层扁平静脉上的 MAdCAM-1 相互作用，介导致敏淋巴细胞移行并定位在肠黏膜固有层；表达 $\alpha_4\beta_7$ 的未致敏淋巴细胞要在 L-选择素的参与下移行到 PP 中；淋巴细胞表达的 $\alpha_4\beta_7{}^{low}\beta_1{}^{high}$ 与不同黏膜效应部位的血管内皮细胞表达的血管细胞黏附分子（VCAM-1）相互作用，介导致敏淋巴细胞移行到支气管腺、泪腺、唾液腺、乳腺等部位发生效应反应。

LPL 归巢到黏膜固有层的效应或记忆性 T 细胞，表达 CD45RO、肠道归巢受体 CCR9 及 $\alpha_4\beta_7$ 整合素，在血管内皮细胞表达的 CCL25 趋化下，迁移到黏膜固有层的静脉血管，$\alpha_4\beta_7$ 整合素与黏膜血管内皮细胞表达的 MAdCAM-1 结合，使其穿过血管内皮。CCR9 与 IEC 表达的 CCL25 结合，使 $\alpha_4\beta_7$ 整合素活化，$\alpha_4\beta_7$ 与 MAdCAM-1 结合使 T 细胞稳定黏附于血管内皮，并穿过血管内皮归巢、定位于小肠固有层。

致敏的淋巴细胞经体循环可以回流到多个效应部位，发挥针对同一抗原的免疫反应，与起始的诱导部位无关。黏膜免疫从 IgA 诱导部位（BALT 或 GALT）到黏膜免疫的效应部位（消化道、呼吸道、泌尿生殖道的固有层和分泌腺体），在功能上相互联系，使不同的黏膜部位的免疫应答相互关联形成一个免疫网络，被称为共同黏膜免疫系统。它使不同黏膜部位的免疫反应相互关联，表明黏膜免疫既有局部免疫，又有共同黏膜免疫，一个部位的局部黏膜免疫应答抗原能扩散到其他黏膜部位，共同黏膜免疫系统能独立于系统免疫而发挥作用。这些黏膜特异性与非特异性黏附分子的表达是黏膜免疫局部反应与共同黏膜免疫反应的分子基础。

（三）黏膜特异性免疫应答的功能

黏膜免疫应答主要依靠分泌至黏膜表面及管腔中的 SIgA 和黏膜内以淋巴细胞为主体的免疫活性细胞，共同完成黏膜的局部免疫功能。

黏膜免疫应答的主要功能有：①阻断病原体对黏膜的黏附，使其不能形成集落，从而达到免疫排除病菌的目的；或封闭摄入和空气吸入的某些抗原物质，使这些抗原游离于黏膜表面，不致进入机体，避免全身性的免疫反应；②中和病毒；③中和毒素；④激活补体的旁路途径，并参与补体和溶菌酶协同抗菌作用；⑤阻止机体对管腔内的共生菌群产生免疫应答；⑥促进天然抗菌因子。肠黏膜免疫屏障的损害可能与肠外细菌、内毒素移位及诱导全身过度、失控、自毁的炎症反应密切相关。

三、黏膜免疫的特点

（1）免疫反应迅速　接触抗原后数秒至半小时后即出现免疫反应。

（2）分布范围广　消化道、呼吸道、泌尿生殖道、外部腺体等所有覆盖黏膜的部位。

（3）以固有免疫应答为主　参与黏膜免疫的有效成分除特异性 SIgA 外，还有溶菌酶、抗菌肽、白介素等非特异性抗微生物成分。

四、黏膜免疫的生物学意义

（一）黏膜免疫在抗细菌感染中的重要作用

黏膜免疫应答在机体防御通过破坏黏膜方式进入机体的病原菌感染中发挥重要作用。

1. 抗胞外致病菌感染

经黏膜侵入机体引起感染的胞外致病菌很多，如霍乱、幽门螺杆菌、梅毒螺旋体、淋病奈瑟菌等。胞外致病菌感染可引起消化道、呼吸道、泌尿生殖道疾病及食物中毒甚至休克。

大量的胞外致病菌可通过 FAE 的 M 细胞进入肠道黏膜组织，活化 IEC、DC、MΦ，产生 IL-1、IL-6、IL-23，诱导 Th17 细胞分化，活化和招募中性粒细胞。Th17 细胞产生的 IL-22、小肠潘氏细胞产生的抗菌肽、G^- 菌的 LPS 可激活 MΦ，诱导大量促炎性细胞因子和趋化因子产生，诱发高热和内毒素休克。体液免疫应答和补体在抗胞外致病菌感染中发挥重要作用。病原菌的 TI-Aq、TD-Ag 均可活化 B 细胞产生抗体，抗体通过中和作用、调理作用、激活补体等方式清除胞外致病菌。

2. 抗胞内致病菌感染

伤寒沙门菌、志贺菌、结核分枝杆菌等胞内致病菌感染可引起严重的食物中毒、肠道疾病、呼吸道疾病等。黏膜免疫对胞内致病菌的防御主要是中性粒细胞的活化，产生毒性物质和分泌防御素。胞内致病菌感染也可使 DC 产生 IL-18、IL-12，诱导抗原特异性的 Th1 细胞、NK 细胞、CTL 细胞直接杀伤感染细胞和分泌 IFN-γ，IFN-γ 使 MΦ 过度活化，提高 MΦ 杀死摄入的病原菌的能力。

（二）抗病毒感染

人的 SARS 病毒、流感病毒、麻疹病毒、肠道病毒（如脊髓灰质炎病毒、柯萨奇病毒、致肠细胞病变人孤儿病毒等）以及动物的新城疫病毒、猪瘟病毒等可通过黏膜入侵机体，黏膜系统的细胞免疫、体液免疫、补体均参与抗病毒作用。在病毒入侵早期，IFN-α/β 使机体呈现抗病毒状态并活化 NK 细胞，NK 细胞直接杀伤病毒感染细胞并分泌 IFN-γ，活化 MΦ，分泌一系列细胞因子和趋化因子，促进DC成熟并启动抗病毒适应性免疫应答，肠道Th1细胞产生IFN-γ能有效抑制肠道巨细胞病毒的复制。黏膜固有层的$CD8^+$效应性T细胞可有效地杀死病毒感染细胞和产生IFN-γ，在抗病毒感染的免疫防御中发挥重要作用。$CD4^+$T细胞分泌一系列细胞因子，活化B细胞诱导体液免疫应答，浆细胞产生大量特异性抗体，激活补体，通过调理作用、ADCC、CDC发挥抗病毒作用。

（三）黏膜稳态的维持

黏膜调节性T细胞（Treg）在黏膜稳态的维持中发挥重要作用。肠系膜淋巴结（mesenteric lymphnodes，MLN）是诱导Treg产生的主要场所，摄取抗原的$CD103^+$ DC在MLN诱导$CD4^+$T细胞分化为$Foxp3^+$ Treg或Th3，这些细胞再循环返回到肠道局部，对无害抗原维持免疫耐受。Treg产生的TGF-β具有多种抑制免疫应答的方式，可刺激B细胞的IgA类别转换，通过诱导效应细胞耐受及非炎性IgA产生，防止针对食物蛋白和共生菌的炎症反应发生。Treg产生的IL-10对Th1、Th2、Th17活化及其功能起制约及平衡作用。Treg具有很强的调节肠道炎症反应的能力。

黏膜固有层效应性淋巴细胞通过产生细胞因子负调控黏膜免疫应答。健康肠道黏膜固有层效应性$CD4^+$ T细胞可产生细胞因子IL-4、IL-5、IL-6、IL-21、IL-17、IL-22、IL-10、TGF-β等，负调控免疫应答，促进B细胞的IgA类别转换和黏膜组织的修复和再生。Th17分泌的IL-17、IL-22可促进上皮细胞间紧密结合、黏液分泌、抗菌肽产生、黏膜上皮损伤后修复及再生。固有层的浆细胞产生的SIgA可抑制局部效应T细胞的应答，参与维持黏膜免疫系统的免疫耐受、宿主与共生菌的互利共存状态。

IEC参与黏膜稳态的维持。IEC表达IL-17受体和IL-22受体，分泌免疫抑制细胞因子（如IL-10、TGF-β、TSLP、PEG2、RA等），通过抑制黏膜局部T细胞的增殖及活化、辅助B细胞产生非炎性SIgA以及抑制DC成熟来维持肠道的耐受状态。

黏膜免疫系统对肠道共生菌的异常免疫应答导致炎症性肠病。由于外界环境因素变化（如饮食、感染及抗生素等）造成肠道共生菌群发生变化或肠道黏膜损伤，导致遗传易感者对肠道共生菌的病理性免疫应答，出现慢性、持续性炎症性反应，导致炎症性肠病的发生。

（四）对食物抗原的免疫耐受

肠道内存在大量共生菌和食物性抗原，黏膜系统能区分无害抗原和有害抗原，对大量的无害抗原处于免疫耐受状态，只针对有害抗原进行保护性免疫应答反应。黏膜系统在保护性免疫应答与免疫稳态之间的平衡中发挥关键作用。在黏膜稳态维持和黏膜免疫耐受方面起主要作用的免疫细胞有黏膜组织中的DC、MΦ、Treg，细胞因子有IL-4、IL-5、IL-6、IL-21、IL-17、IL-22、IL-10、TGF-β等。正常情况下黏膜免疫系统中炎症反应和免疫负调并存，黏膜免疫系统中存在大量的负调细胞，使正常黏膜组织的抑制环境处于优势，使效应和记忆T细胞对无害抗原保持低应答或无应答状态。当病原菌或大量共生菌侵入黏膜固有层时，打破抑制环境，使DC活化并产生针对入侵微生物的保护性免疫应答。

黏膜组织中存在大量的DC，具有诱导黏膜免疫耐受和调节肠道免疫应答的功能，是维持机体对无害抗原的耐受状态和启动黏膜免疫系统对有害抗原适应性免疫应答的重要细胞，黏膜局部微环境赋予DC不同的特征，决定不同形式的黏膜免疫应答。PP的DC主要分布于穹窿部和T细胞区域，功能不同。穹窿部的DC主要为$CD8^-CD11b^+CCR6^+$DC亚群，静息状态下主要位于黏膜下，摄取无害抗原后产生IL-10，抑制T细胞活化。T细胞区的DC主要为$CD8^+CD11b^-$或$CCR6^-$ DC亚群，产生促炎性细胞因子IL-12，参与炎症反应。

当病原微生物感染时，FAE产生CCL20招募DC加入PP的上皮层，摄取抗原后迁移至PP的T细胞区，病原微生物及其产物导致DC完全活化，上调共刺激分子的表达，活化抗原特异的初始T细胞，使其分化为效应T细胞。黏膜固有层DC主要作用是维持机体对无害抗原的耐受，特别是食物抗原。多数黏膜固有层DC为$CD103^+$DC，正常情况下，IEC产生的TGF-β、视黄酸、PEG2、胸腺基质淋巴细胞生成素以及MΦ产生的IL-10，均可抑制DC的成熟，使DC处于非炎性的静息状态，$CD103^+$DC可以从食物或共生菌获得抗原，离开黏膜并通过输入淋巴管迁移到MLN的T细胞区，弱表达共刺激信号，分泌IL-10，局部MΦ、基质细胞产生的TGF-β诱导$CD4^+$T细胞分化为Treq。产生的RA诱导T、B细胞表达肠归巢受体，这些细胞再循环返回到肠道，T细胞迁移至肠黏膜固有层和肠上皮间，成为LPL和IEL，在维持肠道对无害食物蛋白的耐受及与共生菌的共存中起重要作用。

黏膜抑制性MΦ可诱导黏膜免疫耐受。在正常肠道的抑制性微环境中，MΦ下调PRR和CD14的表达，不表达共刺激分子和趋化因子，下调促炎性细胞因子的产生，表现为炎症无能状态，但保留吞噬和杀伤能力，可以迅速清除入侵黏膜组织的病原微生物而不引起局部炎症反应。其中位于肠道固有层的$CD103^-$$CX3CR1^+$MΦ，在肠道免疫耐受中发挥重要作用。正常情况下$CD103^-$$CX3CR1^+$MΦ可分泌IL-10和TGF-β，发挥肠道免疫耐受作用；病原微生物入侵时可分泌IL-6、IL-23、TNF-α、NO，促进效应T细胞向Th17分化，促进B细胞向IgA类别转换，发挥免疫防御功能。$CD103^-$$CX3CR1^+$MΦ可将抗原转运给固有层$CD103^+$DC，荷载抗原的$CD103^+$DC迁移到MLN，在诱导免疫耐受中发挥重要作用。

黏膜免疫系统对食物抗原的免疫耐受被打破，食物蛋白（鸡蛋、牛奶、海鲜等）触发黏膜免疫应答，多种免疫细胞参与，释放大量活性介质，会引起食物过敏（Ⅰ型超敏反应）。

五、黏膜免疫与疫苗免疫接种

95%的病原微生物都是由黏膜入侵机体的，黏膜免疫对阻止由黏膜入侵的病原微生物效果最好。黏膜免疫最大的优点是可以模拟自然感染途径，直接刺激天然管腔黏膜相关淋巴组织产生大量的免疫活性细胞和SIgA，直接切断病原微生物入侵机体的途径。

人类最早使用的人痘苗就是通过鼻腔免疫接种来预防天花的。目前国外批准的人用黏膜免疫疫苗有口服脊髓灰质炎疫苗、霍乱弧菌疫苗、伤寒沙门氏菌苗、口服腺病毒苗、轮状病毒疫苗、流感疫苗，其中轮状病毒疫苗和灭活流感病毒疫苗在短期应用之后由于毒副作用而暂停使用。兽医上使用的黏膜免疫疫苗有鸡新城疫疫苗（Ⅳ系苗）和猪伪狂犬疫苗。

黏膜免疫接种包括消化道免疫途径有口服或饲喂、饮水等，呼吸道免疫途径有滴鼻、喷雾或肺内接种等，眼结膜免疫途径有点眼（只适用于家禽）等接种方式，通过诱导局部产生黏膜免疫应答和适当的全身免疫应答来发挥免疫防御作用。家禽用的新城疫疫苗、传染性法氏囊炎疫苗等通常采用点眼、滴鼻或饮水等途径免疫接种，也是通过黏膜免疫来防御传染病。

黏膜免疫接种的优点：(1) 免疫接种简便，操作技术要求低，劳动强度小，节省大量人力、物力、财力，尤其适合规模化养殖业的免疫接种；(2) 不用注射，无疼痛，对机体损伤小，不妨碍畜禽的生长，不影响畜禽的肉品质量；(3) 模拟自然感染途径，可诱导局部黏膜免疫和适度的全身免疫应答；(4) 降低因注射接种造成的交叉感染风险。

目前绝大多数疫苗都是针对系统免疫器官研制的，针对黏膜免疫组织建立局部免疫防御的疫苗很少。原因有：(1) 黏膜部位存在蛋白水解酶，会降解抗原（对多肽疫苗影响尤其

大），降低免疫效果；（2）黏膜表面存在黏液层，影响抗原的吸收；（3）数量众多的安全性好的灭活疫苗不能在黏膜上皮中增殖，无法通过黏膜免疫接种；（4）黏膜表面微生物的分解作用影响；（5）免疫耐受的影响。

尽管黏膜免疫存在诸多问题，但黏膜免疫仍然存在巨大优势和发展潜力。目前黏膜免疫的发展方向是发展黏膜免疫佐剂和抗原递送系统。黏膜递送系统有：（1）减毒或无毒微生物载体（包括细菌、病毒、益生菌），如沙门氏菌、腺病毒、痘病毒、乳酸菌、芽孢杆菌等；（2）植物（烟草、马铃薯、西红柿、苜蓿等）；（3）以脂质为基础的脂质体和生物可降解聚合物（如葡聚糖、淀粉、壳聚糖、乳酸等）。

第三篇

免疫学技术——免疫检测技术

知识导图

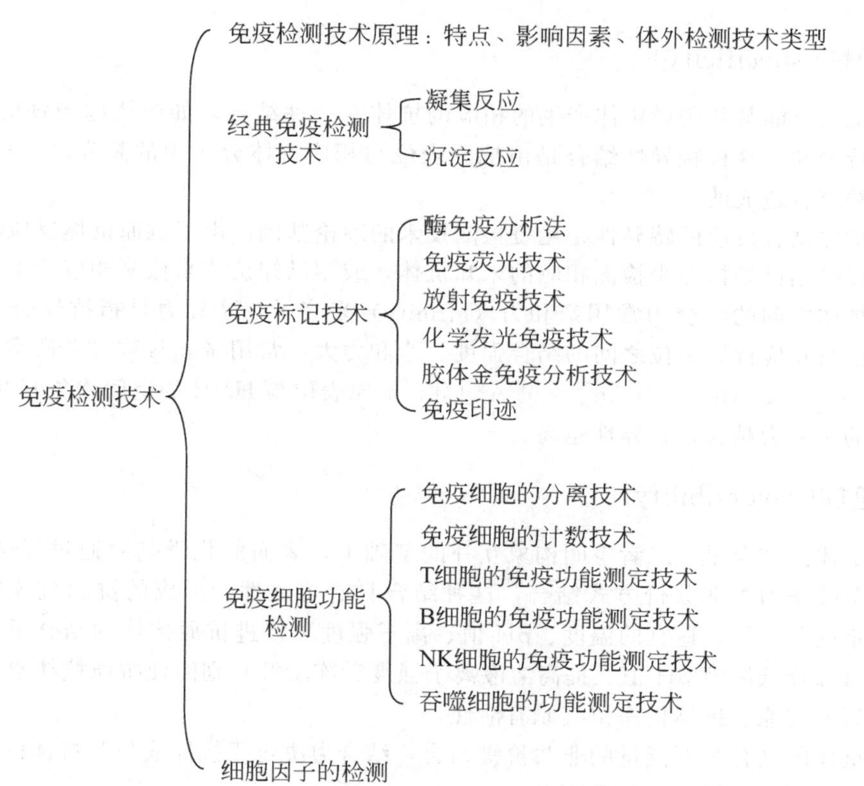

免疫学检测技术是以抗原抗体的特异性结合反应为基础，用已知抗原或抗体检测样品中相应的抗体或抗原，对免疫细胞及其膜分子、免疫分子（如抗体、补体、细胞因子等）、抗原（微生物、激素、毒素、酶、药物等）等免疫相关物质，进行体外定性、定量或定位检测的技术或方法。

免疫学检测技术种类繁多，发展迅速。随着现代免疫学技术与细胞生物学、分子生物学、生物化学、微生物学等学科的交叉、渗透和融合，免疫学检测新技术不断涌现，并广泛应用于生命科学研究和医学临床诊断中。本篇着重介绍常用的免疫学检测技术的原理及其应用。

第八章 免疫检测技术的原理

第一节 抗原抗体结合反应的特点

一、特异性(specificity)

一种抗原只能与其刺激机体产生的相应的抗体专一性结合，如同钥匙与锁的匹配一样，具有高度特异性。这种特异性结合是由抗原表位与相应抗体分子中的高变区（HVR）空间构象的互补结合造成的。

抗原抗体结合反应的特异性是免疫检测技术的理论基础。由于抗原抗体反应具有高度特异性，所以可用已知抗原来检测相应的未知抗体，或用已知抗体来检测相应的未知抗原。

抗原抗体之间的结合力常用亲和力（affinity）来表示。亲和力是指抗体分子上一个抗原结合部位与相应抗原表位之间的结合强度。亲和力大小常用亲和常数（平衡常数）K_{eq} 来表示。$K_{eq}=[Ag\text{-}Ab]/\{[Ag]\times[Ab]\}$。抗原表位与 HVR 的空间构象互补程度越高，二者结合的亲和力越大，特异性越高。

二、可逆性(reversibility)

抗原抗体的结合是在二者空间构象互补的基础上，表面的化学基团通过氢键、离子键、疏水键和范德华力等非共价方式结合，这种结合具有可逆性，形成的抗原抗体复合物不牢固。在一定的条件下，适宜的温度、pH 值、离子强度可促进抗原抗体的结合反应，而改变反应条件（如降低溶液 pH 值、提高溶液离子强度、冻融等）则能使抗原抗体复合物发生解离。解离后的抗原、抗体仍保留其原有活性。

抗原抗体的结合为弱能量的非共价键结合，结合力决定于抗原表位与抗体的结合点之间形成的非共价键的数量、性质和距离。

抗体的亲和力影响抗原抗体复合物的解离，抗体对相应抗原的亲和力越高，抗原抗体复合物的解离度越低；反之，亲和力越低则抗原抗体复合物的解离度越高。因此，可以利用抗原抗体非共价可逆性结合的性质，应用亲和色谱技术对抗原或抗体进行分离、纯化。

三、比例性(proportionality)

抗原抗体反应体系中，抗原或抗体的浓度过低时，形成肉眼不可见的小分子抗原抗体复合物，无法直接观察结果，需要用指示系统或标记物才能进行检测，反应体系中有过剩的游离的抗体或抗原。只有抗原抗体的比例恰当，抗原分子的特异性表位与抗体的 HVR 呈等价状态，抗原抗体分子之间交叉结合，形成网格状大分子抗原抗体复合物，反应体系可见沉淀物，可直接观察结果（可见性），溶液中的免疫沉淀反应见图 8-1。

只有在抗原抗体分子的比例合适时才会形成大量抗原抗体复合物，抗原抗体结合反应出现的可见现象叫可见性，此时反应体系中几乎没有游离的抗原或抗体存在。如果二者比例不合适，抗原或抗体过剩，抗原抗体反应不完全，形成的复合物少，这种现象叫带现象（zone phenomenon）。如将抗体定量，逐渐增加抗原量，早期抗原量低，抗体过剩，此时称为前带现象；抗原量增加到与抗体匹配时，称为抗原抗体反应的等价带；抗原量继续增加至过剩时称为后带现象。因此，检测抗原或抗体时，应注意调整反应体系中的抗原与抗体的比例，避免带现象的干扰而导致假阴性结果。

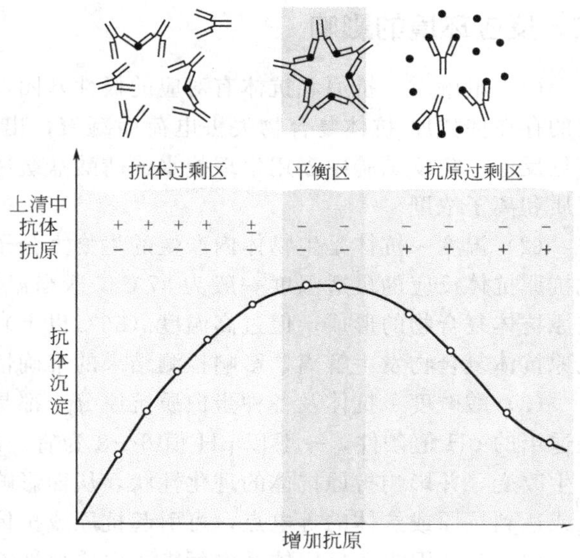

图 8-1　溶液中的免疫沉淀反应

Marrack 的网格学说（lattice theory）是目前普遍接受的解释抗原抗体反应形成复合物沉淀现象的理论。抗原抗体的结合是许多抗原与抗体相互连接形成网格，当这些聚合物达到一定大小时，便从溶液中沉淀出来。抗体分子多为二价（IgG），而抗原分子一般是多价的，一个抗体可以与两个抗原上的相同抗原表位结合，一个抗原分子也能与多个抗体分子结合，从而形成相互交联的网格发生沉淀。而抗原或抗体过量时，不能形成网格，故不发生沉淀。

四、阶段性

抗原抗体反应分为二个阶段：①初级阶段：抗原抗体特异性结合阶段。抗原抗体相遇时，不管二者比例如何，很快发生特异性结合，特点是反应快，可在数秒至几分钟内完成，一般不形成肉眼可见的沉淀现象；②次级反应阶段：从特异性结合到可见沉淀现象形成，为反应可见阶段，次级反应阶段所需时间较长，从数分钟、数小时到数日不等，且受抗原抗体浓度、比例及电解质、温度、酸碱度、补体存在等因素影响。根据参加反应的抗原的物理性状不同，抗原抗体的结合反应可出现凝集、沉淀和细胞溶解等现象。

第二节　抗原抗体反应的影响因素

一、抗原抗体自身的影响

抗原抗体的理化性质、生物学活性及浓度直接影响抗原抗体的结合反应。抗原的理化性状、相对分子质量、抗原表位的种类及数量影响抗原抗体反应的结果。抗体的特异性和亲和力是影响抗原抗体反应的关键因素，特异性高、亲和力强的抗体与相应抗原发生结合时，反应结果出现得迅速、准确。

抗原、抗体分子以适当的比例和浓度结合是出现可见反应的决定性因素。因此，确定抗原抗体的最适比例十分重要，在试验中常将抗原或抗体作适当的稀释，以避免假阴性的发生。

二、反应环境的影响

（1）电解质　抗原和抗体有对应的极性基团，能相互吸附并由亲水性变为疏水性。电解质的存在使抗原-抗体复合物失去电荷而凝聚，出现可见反应。若无电解质存在，则不发生可见反应。免疫试验中多用生理盐水或磷酸盐缓冲液作为稀释液，使反应体系保持适当的电解质和离子浓度。

（2）温度　抗体是生物体内产生的生物大分子，一般在体温条件下抗体的活性最佳，因此抗原抗体反应的最适温度一般为37℃。适当温度可增加抗原抗体分子的碰撞机会，加速抗原抗体复合物的形成，但过高温度（56℃以上）会使抗原、抗体变性和失活，导致形成的抗原抗体复合物发生解离，影响检测结果的准确性。

（3）酸碱度　抗体及各种蛋白质抗原分子都具有两性解离的特性，因此抗原抗体反应需要适当的pH值条件，一般以pH值6～8为宜。超出此范围可使抗原抗体分子所带的电荷发生改变，并影响抗原抗体的理化性状，从而影响抗原抗体的结合反应。反应体系的pH接近或达到抗原或抗体的等电点，可引起抗原或抗体非特异性凝聚，导致检测结果假阳性。

（4）其他因素　反应体系中污染蛋白质变性剂等因素也会影响抗原抗体反应的强弱。

第三节　体外抗原抗体检测技术

抗原抗体结合反应中的抗体主要是指IgG抗体，而IgG抗体主要存在于血清中，因此体外抗原抗体反应通常又叫血清学检测。

血清学检测的特点：①微量，仅需几微升样品；②特异性强，一个氨基酸的差异也可用单克隆抗体检测出来；③灵敏度高，达ng、pg水平；④快速，几小时、几分钟甚至更短的时间内反应即出现结果；⑤可定性、定量、定位检测，用途广泛。

血清学检测方法有多种。经典的血清学检测方法有凝集反应、沉淀反应、中和反应、补体结合反应等，表8-1为抗原与抗体的结合作用。现代免疫检测技术以灵敏度更高的免疫标记技术为代表。根据标记物的不同，将免疫标记技术分为：酶免疫分析法、荧光免疫技术、放射免疫技术、化学发光法、免疫胶体金标记、免疫印迹法等。

表8-1　抗原与抗体的结合作用

类　型	反应成分	作用结果
凝集作用	颗粒性抗原＋特异抗体	颗粒凝集
沉淀作用	可溶性抗原＋特异抗体	晶格形成和沉淀
补体活化作用	溶液中或颗粒上的抗原＋特异抗体	补体活化
细胞溶解	细胞＋抗细胞抗体＋补体	细胞溶解
调理作用	颗粒抗原＋抗体＋补体	增强单核MΦ的吞噬作用
中和作用	毒素、病毒、酶等＋特异抗体	抗原失活

第九章　经典免疫检测技术

第一节　凝集反应

颗粒性抗原（如细菌、细胞等）与相应抗体结合反应后形成肉眼可见的凝集团块，称为凝集反应（agglution）。凝集反应分直接凝集反应、间接凝集反应、间接凝集抑制反应三种，如图 9-1 所示，灵敏度可达 1μg/mL 水平。

一、直接凝集反应

将颗粒性抗原与相应抗体直接混合，观察反应体系是否出现凝集团块。根据使用的固相支持物不同，直接凝集反应分玻片凝集反应、试管凝集反应和微量反应板凝集反应。

玻片凝集反应：在玻片上进行抗原抗体的凝集反应，常用已知抗体检测样品中的相应抗原，主要用于抗原的定性分析，如人类 ABO 血型鉴定、微生物的分型鉴定。

试管凝集反应：在试管中进行的凝集反应，可对抗体进行半定量分析，常用于抗体的效价测定。先将待检血清在试管中进行系列倍比稀释，然后加入定量的已知颗粒性抗原进行反应，抗原抗体结合反应形成的凝集物沉淀在试管底部，反应上清液呈清亮透明，随着抗体稀释度增大，试管底部的凝集物沉淀逐渐减少而反应上清液呈浑浊状态，以试管底部出现可见凝集物沉淀的最大稀释度作为被检血清的效价。如诊断伤寒或副伤寒的肥达试验（Widal′s test)、布鲁氏菌病的瑞特试验（Wright′s test)等。

微量反应板凝集反应：随着反应体系微量化的发展，现在多采用 96 孔微量反应板进行凝集反应。其操作步骤与试管凝集反应类似。用 96 孔微量反应板代替试管，使凝集反应效率更高，结果更准确，更节约试剂和样品（仅需几微升）。

二、间接凝集反应

先将可溶性抗原或抗体吸附到颗粒性载体上，再与相应的抗体或抗原结合反应，形成特异性凝集物，肉眼可见的反应凝集物由吸附有抗原或抗体的颗粒性载体所形成。常用的颗粒性载体有人 O 型红细胞或绵羊红细胞、乳胶颗粒、活性炭颗粒等，对应的间接凝集反应分别称为间接血凝反应、间接乳胶凝集反应、间接炭粒凝集反应。可用于类风湿性关节炎的诊断、甲状腺球蛋白抗体检测、新生儿溶血症或药物相关免疫性溶血性贫血的库姆斯试验(Coombs test) 等。

协同凝集反应　由于葡萄球菌蛋白 A（SPA）能与 IgG 的 Fc 片段非特异性结合，同时不影响 Fab 片段的活性，所以当带有 SPA 的金黄色葡萄球菌与抗体混合，再加入适量的相应抗原，结果会使出现的凝集反应更易于观察。SPA 对颗粒性抗原和可溶性抗原与抗体反应都有协同凝集作用。该法简便、快速、便于推广应用。

三、间接凝集抑制反应

在反应体系中先加入已知抗体与样品反应，再加入吸附已知抗原的载体颗粒进行反应，如果载体颗粒出现凝集现象，表明被检样品中不存在已知抗体相对应的抗原，由吸附在载体颗粒上的已知抗原与抗体结合反应而导致了载体颗粒发生凝集；反之，如果载体颗粒不发生凝集，表明被检样品中存在对应的抗原，并与加入的已知抗体发生特异性结合反应，使后加入的吸附有已知抗原的载体颗粒不能与相应抗体反应，从而抑制了载体颗粒凝集。因此，间接凝集抑制试验的结果判定，以出现凝集现象为阴性，不出现凝集现象为阳性。

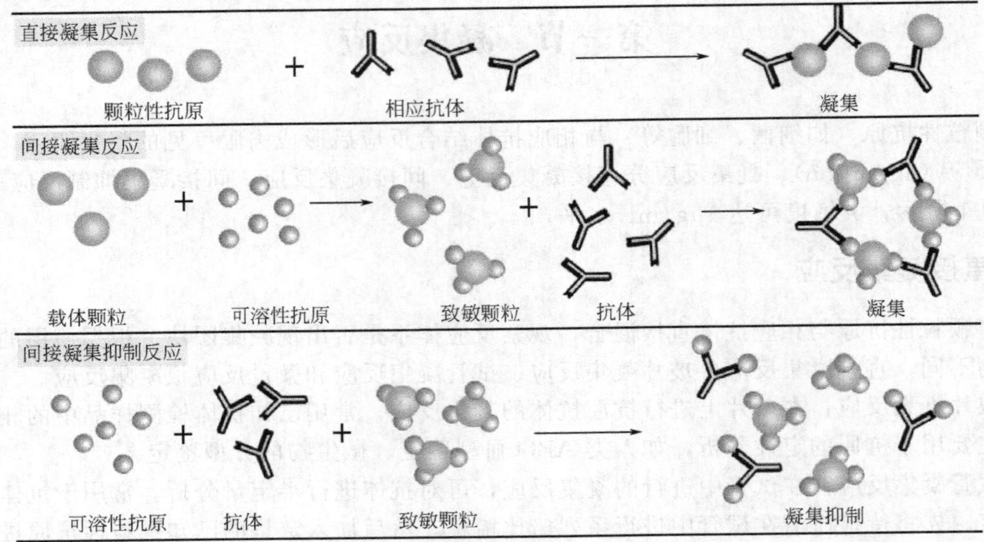

图 9-1　凝集反应示意图

第二节　沉淀反应

可溶性抗原（毒素、组织浸出液、血清蛋白等）与相应抗体特异性结合反应，反应体系出现可见的沉淀物，称为沉淀反应。沉淀反应可用于定性或定量测定。

一、免疫比浊法

可溶性抗原与相应抗体特异性结合反应形成免疫复合物，使反应体系的浊度增加，反应体系中免疫复合物的含量与浊度在一定范围内呈线性关系。可用浊度计测定反应液的浊度，通过标准曲线法对样品中的抗原进行定量，可利用仪器进行自动化检测。临床上应用全自动生化分析仪定量分析体液中各种蛋白成分，如酸性蛋白酶、巨球蛋白、转铁蛋白、尿微量蛋白、肿瘤抗原、激素、补体、C-反应蛋白、抗体等。

二、琼脂扩散试验

在液态反应体系中，可溶性抗原与相应抗体特异性结合形成的免疫复合物，往往不能直接观察结果，常用琼脂凝胶作为沉淀反应的介质，使可溶性抗原与抗体在琼脂凝胶中扩散，二者相遇后发生特异性结合，形成的免疫复合物在琼脂凝胶中不再扩散，出现可见的乳白色沉淀。常用方法有单向琼脂扩散试验、双向琼脂扩散试验等，灵敏度达 20～2000μg/mL。

（一）单向琼脂扩散试验

在融化的琼脂中加入一定量的已知抗体，混匀后制成琼脂凝胶板，在凝胶上打孔，在孔内加入待测样品（抗原），琼脂凝胶板置湿盒内，于 37℃温育一段时间后观察结果。加入孔内的抗原在琼脂板中向孔周围扩散，遇到相应抗体会发生特异性结合反应，在二者比例适宜处形成白色沉淀环。在一定条件下，沉淀环的直径与抗原含量呈线性关系，可用已知抗原制作标准曲线，对样品中的抗原进行定量测定。常用于血清中抗体、补体的定量测定。

（二）双向琼脂扩散试验

制备琼脂凝胶板，在琼脂凝胶板上打孔，在相应孔中分别加入抗原和抗体，将琼脂凝胶板放置湿盒内，于 37℃扩散一段时间后观察结果。对应两孔中的抗原、抗体各自向孔周围琼脂中扩散，二者相遇即发生特异性结合反应，在二者比例适当、有电解质存在及一定的温度条件下，可形成肉眼可见的沉淀线。当沉淀线靠近抗原点样孔，意味抗体含量多；靠近抗体点样孔时，则意味抗原含量多；不出现沉淀线则表明缺乏抗体/抗原或抗原过剩；反应体系中如果存在多对相应的抗原和抗体，可出现多条沉淀线［见图 9-2（a）］。该法用于抗原或抗体的定性测定、样品中抗原组分及其相关性的分析，可用于鉴定抗原或抗体的纯度，也可将待测样品倍比稀释，在梅花形孔中定量测定含量［见图 9-2（b）］。主要用于检测各种蛋白成分，如甲胎蛋白、乙肝表面抗原、鸡传染性法氏囊病毒的抗原或抗体等。

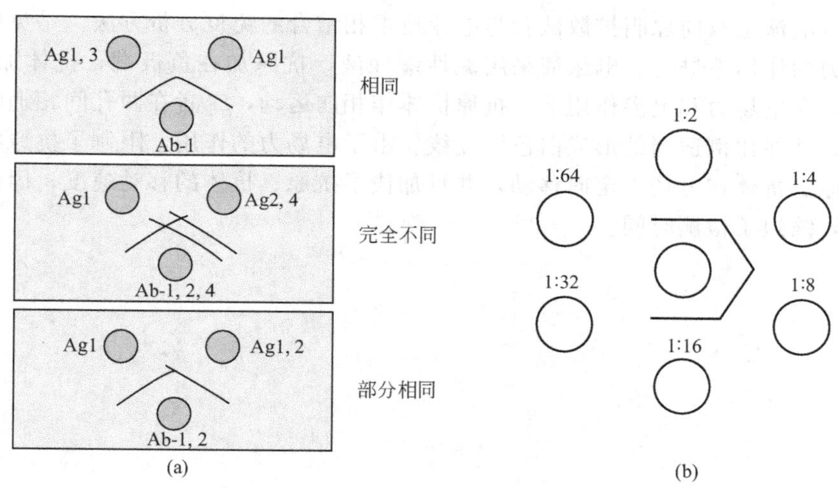

图 9-2　双向琼脂扩散试验

三、免疫电泳

免疫电泳是将双向琼脂扩散试验与电泳技术相结合的免疫分析方法，被检样品先在琼脂凝胶板上进行电泳，使相对分子质量不同的抗原组分在电场力作用下分开，再在琼脂凝胶板上挖一条与电泳方向平行的沟槽，在槽内加入相应抗体进行双向琼脂扩散，电泳分离的抗原组分与相应抗体在比例适当处特异性结合，形成沉淀线。以沉淀线的数量、位置、形状与已知标准品比较，可分析被检样品中的抗原组分及其性质，常用于分析血清蛋白质组分，免疫电泳的类型如图 9-3 所示。

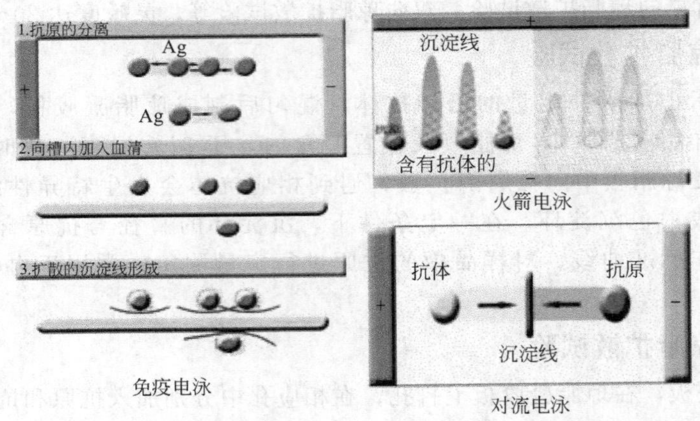

图 9-3　免疫电泳的类型

（一）火箭免疫电泳

单向琼脂扩散试验与电泳技术相结合，以加快抗原抗体反应的速度，用于快速诊断。在适宜条件下，通电后抗原由负极泳向正极，与琼脂凝胶中的抗体结合形成火箭形的沉淀峰，在抗体浓度不变的情况下，火箭峰的高度与抗原浓度成正比，样品中抗原的浓度可用标准曲线法求得。本法比单向琼脂扩散更快、更灵敏。

（二）对流免疫电泳

对流免疫电泳是双向琼脂扩散试验与电泳技术相结合的免疫分析方法，是免疫扩散试验在外加电场力的作用下进行。电泳液采用碱性缓冲液，抗原加在负极端，抗体加在正极端，电泳过程中，在电场力和电渗作用下，抗原抗体作相向运动，二者在两孔间相遇时发生特异性结合反应，并在比例适当处形成白色沉淀线。由于电场力的作用，限制了抗原抗体的自由扩散，使抗原、抗体在电场中定向移动，并且加快了抗原、抗体的移动速度，因而提高了检测的灵敏度，缩短了检测时间。

第十章　免疫标记技术

免疫标记技术是用酶、荧光素、放射性核素、化学发光物、胶体金等物质标记抗原或抗体，进行抗原抗体反应，利用标记物的特性检测样品中的相应抗体或抗原，灵敏度达 ng～pg 级水平，用于微量物质的定性、定量或定位检测，是目前应用最广泛的免疫分析技术。

根据标记物的不同，免疫标记技术分为酶免疫分析法、免疫荧光技术、放射免疫技术、化学发光法、免疫胶体金标记、免疫印迹法等。免疫标记物的类别及用途见表 10-1。

表 10-1　免疫标记物的类别及用途

类　别	标记物	用　途
荧光素	FITC、RB200、TRITC、PE、镧系元素螯合物	免疫组化、免疫分析测定
放射性核素	^{3}H、^{14}C、^{32}P、^{57}Gr、^{125}I、^{131}I	免疫分析测定
酶	HRP、AP	免疫组化、免疫分析测定
化学发光物	鲁米诺、光泽精	免疫分析测定
金属颗粒	胶体金、铁蛋白	免疫组化、免疫分析测定

第一节　酶免疫分析法

酶免疫分析法（enzyme immunoassay，EIA）是将抗原抗体反应的特异性与酶催化反应的高效性相结合的免疫分析技术。用交联剂将酶与已知抗体或抗原连接形成酶标记物，既有抗体或抗原的免疫学活性，又有酶的催化活性。酶标记抗原或抗体与被检样品中的相应抗体或抗原特异性结合，形成酶标记免疫复合物，在反应体系中加入酶的底物即出现显色反应，根据反应产物的颜色有无及其深浅，对样品中的抗原或抗体进行定性或定量分析。

表 10-2　常用于标记的酶及其底物

酶	来源	底物	检测波长/nm
碱性磷酸酶	牛小肠黏膜	对硝基酚磷酸盐	405
辣根过氧化物酶	辣根	邻苯二胺/过氧化氢	492
β半乳糖苷酶	大肠杆菌	对硝基酚β半乳糖苷	405

酶免疫分析法中常用于标记的酶有辣根过氧化物酶（horseradish peroxidase，HRP）、碱性磷酸酶（alkaline phosphatase，ALP 或 AKP）等。酶与抗原或抗体的交联方法有戊二醛法和过碘酸法等。

常用的EIA有酶联免疫吸附试验（enzyme linked immunosorbent assay，ELISA）和酶免疫组织化学技术（enzyme immunohistochemistry technique，EIH）。

一、ELISA

ELISA是将已知抗原或抗体吸附在固相载体（常用聚苯乙烯材料制备的酶标反应板）上，使抗原抗体反应在固相载体的表面进行，通过洗涤去除反应体系中未结合的游离抗原或抗体，最后加入标记酶的抗体及底物进行显色反应，根据反应产物颜色的深浅对样品中的抗原或抗体进行定性或定量分析。颜色深浅可以目测，也可以用酶标测定仪测定光密度值（OD值）。ELISA的原理见图10-1。

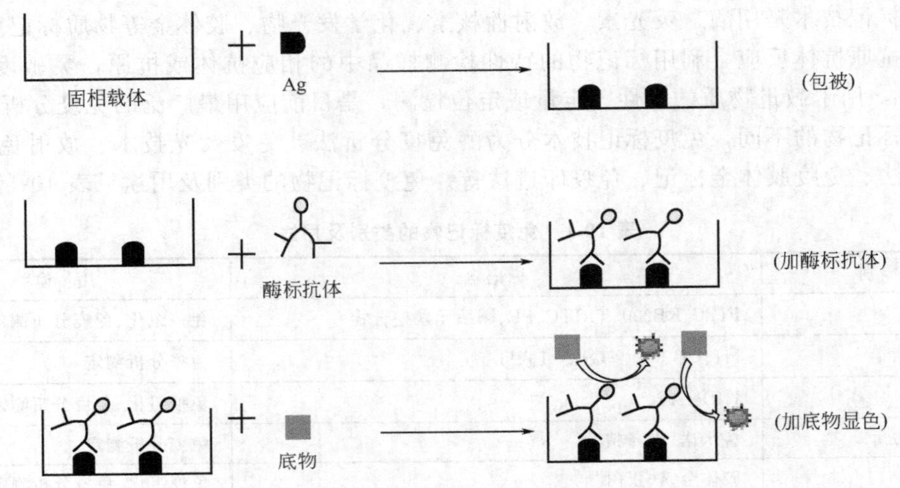

图10-1　ELISA的原理

固相载体有微量反应板、微球、膜片和试管等，材质有聚苯乙烯、纤维素、聚丙烯酰胺、聚乙烯、聚丙烯、交联葡聚糖、玻璃、硅胶和琼脂凝胶等。常用固相载体是聚苯乙烯微量反应板，优点是对蛋白质有强吸附能力，需要的样品少，使用方便，敏感性、重复性好。

（一）ELISA的原理

将抗原或抗体固定在载体表面称为包被，又名包埋、致敏、涂敷。包被可采用共价交联法或物理吸附法。包被的质量影响ELISA检测的灵敏度。包被缓冲液宜用低离子强度和偏碱性的缓冲液，该条件下蛋白质易被吸附。常用的离子强度范围为0.01～0.05mol/L，常用缓冲液有pH 9.6碳酸缓冲液、pH 8.0 Tris-HCL缓冲液、pH 7.4磷酸缓冲液。缓冲液pH小于6时，非特异性吸附增加。在包被蛋白质过程中，为减少非特异性吸附，一般在洗涤液或待测样品稀释液中加0.5%牛血清蛋白或0.1%明胶，并在洗涤液中加入0.05%的Tween-20。包被的蛋白质必须是可溶性的，浓度一般在1～100μg/mL，最适浓度应预先用棋盘滴定来确定。固相载体吸附蛋白质的多少与温育的温度、时间有关。一般采用37℃温育2～3h或4℃温育过夜。低温可提高抗原抗体反应的结合率，高温可加速抗原抗体结合反应，一般选用室温18～22℃温育2h。抗原抗体反应时间和温度应根据经验和试验对象来选择。

ELISA操作简便，常用于液态样品中抗原或抗体的检测，是目前生物学、医学领域应用最广泛的免疫分析技术，灵敏度可达ng/mL。

（二）ELISA的类型

ELISA包括双抗体夹心法、间接法、竞争法、捕获法、BAS-ELISA、Dot-ELISA、微粒捕获酶免疫分析技术等，如图 10-2 所示。

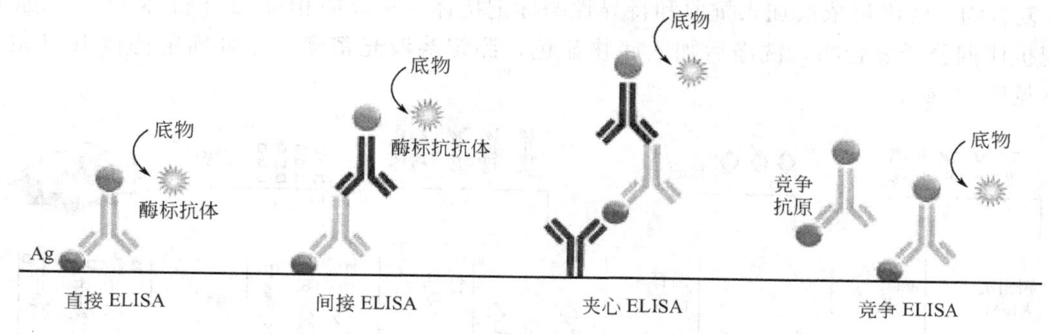

图 10-2　ELISA 的类型

1. 双抗体夹心 ELISA

双抗体夹心 ELISA 常用于检测可溶性抗原，将已知的特异性抗体包被固相载体，加入待检样品，充分作用后，样品中的抗原与载体上的抗体相结合，洗涤去除未结合的抗原后，加入酶标记的已知特异性抗体，洗涤去除未结合的酶标记抗体，加底物，酶分解底物产生显色反应。

以人血清中的乙肝抗原检测为例说明。采用双抗夹心法进行测定的原理如图 10-3。

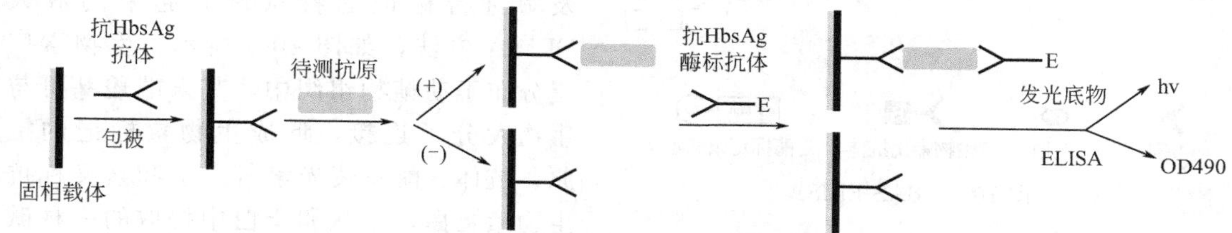

图 10-3　双抗体夹心法 ELISA（以 HBsAg 检测为例）

从图 10-3 中可以看出，血清中 HBsAg 含量越高，结合的酶标抗体越多，则耦合放大化学发光强度越强；反之亦然。根据检测的光强度来间接定量人血清中 HBsAg 的水平。

2. 间接 ELISA

间接 ELISA 用于检测液相中的未知抗体，先将已知特异性抗原包被固相载体，加待检样品，若含有相应抗体，可与固相载体上的抗原结合，洗涤去除未结合的多余抗体，加入酶标记二抗，洗涤去除游离的酶标记二抗，加底物显色。

间接 ELISA 使用的是酶标记二抗，而非酶标记一抗，避免了夹心法检测时需要针对每种抗原或抗体制备特异性酶标记抗原或抗体的麻烦，因此间接 ELISA 比双抗体夹心法应用更广泛，而且检测灵敏度更高、更方便。有商品化的各种酶标记二抗。

3. 竞争 ELISA

竞争 ELISA 用于抗原、半抗原、抗体的定量测定，将定量抗体包被固相载体，洗涤后加入待测抗原和酶标记抗原，待测抗原可与酶标记抗原竞争性结合固相载体上包被的抗体，洗涤后加入底物显色，测定溶液的光密度即可确定待检抗原的含量。结合于固相抗体的酶标抗原量与样品中待测抗原浓度呈负相关。

4. 捕获 ELISA

捕获 ELISA 以测定血清中特异性 IgM 抗体为例，将抗 IgM 抗体包被固相载体，洗涤后加入待检样品，样品中的IgM与固相载体上包被的抗IgM抗体结合，形成固相抗IgM抗体-IgM复合物，洗涤后依次加入抗原和特异性酶标记抗体，形成固相抗IgM抗体-IgM-抗原-酶标记抗体四分子复合物，洗涤后加入底物显色，测定溶液光密度，即可确定待检IgM的含量（见图10-4）。

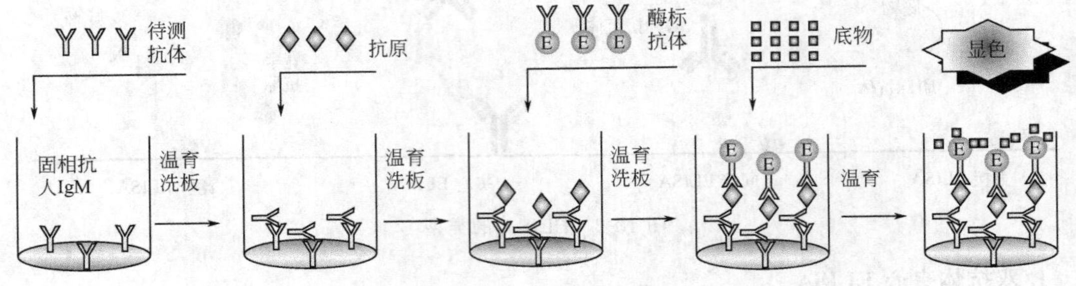

图10-4　捕获ELISA检测步骤

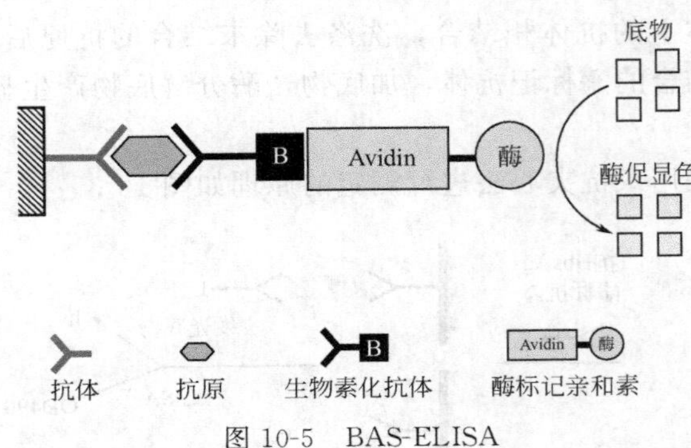

图10-5　BAS-ELISA

5. BAS-ELISA

生物素-亲和素系统（biotin-avidin-system，BAS）是利用生物素与亲和素之间具有高度亲和力以及可以同抗原、抗体及酶进行标记的特点建立起来的放大ELISA方法，如图10-5所示。生物素广泛分布于动植物组织中，其末端羧基可与生物大分子连接，形成生物素标记的抗原、抗体、酶及荧光素等。亲和素又称抗生物素蛋白，是从卵蛋白中提取的一种碱性糖蛋白，由4个相同亚基组成的四聚体糖蛋白，一个亲和素分子上有四个生物素结合位点，这种结合特性赋予生物素-亲和素系统的放大效应，生物素与亲和素结合反应具有极高的亲和力，二者一旦结合很难分离。在一定条件下，生物素、亲和素均能与抗原、抗体或HRP偶联，而不影响其生物学活性。在BAS中，利用生物素-亲和素-酶三分子复合物追踪生物素标记的抗原或抗体，通过酶催化底物显色，可检出相应的抗体或抗原。

如检测抗原时，先用已知特异性抗体包被固相载体，依次加入待检样品、生物素标记的抗体、生物素化酶-亲和素复合物，最后加底物显色。生物素也能结合核苷酸，因此BAS可用于DNA、RNA的检测。

其他标记物BAS法，如荧光BAS法、铁蛋白BAS法、BAS血凝检测法等，是分别以荧光素、铁蛋白、红细胞代替酶作为标记物的方法。

另外地高辛等也可用于标记。

6. Dot-ELISA

Dot-ELISA的原理与普通ELISA相同，区别在于Dot-ELISA的固相载体为膜，而不是聚苯乙烯酶标板，因此它不是在液相中进行的酶底物显色反应，不能用光吸收法测定反应强度。抗原抗体反应在载体膜上进行，酶分解的底物在载体膜上显色形成斑点。常用的载体膜有硝酸纤维素膜（nitrocellulose，NC）、聚偏氟乙烯（polyvinylidene difluoride，PVDF）等。最后的显色反应用另外一类底物，这类底物反应的产物是不溶于水的有色沉淀物，如碱性磷酸酶的底物要用BCIP/NBT，而不能用pNPP，根据膜上沉淀物颜色有无与深浅判断反应的阴性或阳性及量的多少。借助斑点扫描仪可以进行定量测定。Dot-ELISA 比普通 ELISA 灵敏度高 10～100 倍。

7. 微粒捕获酶免疫分析技术（microparticle enzyme immunoassay，MEIA）

将已知特异性抗体致敏的免疫微粒与生物素-亲和素-酶放大系统相结合，最后酶作用于底物使之发荧光，通过检测荧光强度定量测定未知的抗原。常用于检测肿瘤标志物、性激素、甲状腺素、绒毛膜促性腺激素等微量可溶性抗原。

二、免疫组化法

用酶标记抗体或抗原检测组织切片或细胞涂片中的相应抗原或抗体，可定性或定位分析，广泛用于病理诊断和研究。常用 BAS 生物放大系统，以提高检测灵敏度。BAS 还可与免疫荧光法、放射免疫测定法等技术相结合用于免疫组织化学分析。除酶免疫组化法，还有免疫金组化、免疫电镜技术（铁蛋白、胶体金、过氧化物酶标记）等。

第二节　免疫荧光技术

免疫荧光技术（immunoflurescence technique）又称荧光抗体技术（Fluorescent antibody technique，FAT）。用荧光染料标记已知抗体（一抗或二抗），荧光抗体与相应的抗原特异性结合形成免疫复合物，在激发光照射下发出明亮的荧光，从而分辨出抗原抗体复合物及其存在位置，对待检样品中的抗原或抗体进行定性、定量、定位分析，常用于疾病诊断、基因测序、生物学研究等。

常用的荧光染料有异硫氰酸荧光素（fluorescein isothiocyanate，FITC）、四乙基罗丹明（rhodamine，B200R）、四甲基异硫氰酸罗丹明（tetramethyl rhodamine isothiocynate，TRITC）、藻红蛋白（phycoerythrin，PE）、别藻蓝蛋白（allophycocyanin）、绿色荧光蛋白（green fluorescent protein，GFP）、镧系稀土元素（如铕、钐、铽等）的螯合物、量子点等，如表 10-3 所示。

表 10-3　常用荧光标记物

荧光物质	最大吸收光谱	最大发射光谱	应　用
异硫氰酸荧光素	490～495nm	520～530nm（黄绿色）	FAT、荧光偏振免疫测定
GFP	488nm	507nm(绿色)	FAT、流式细胞术
四乙基罗丹明	570～575nm	595～600nm(橙红色)	FAT
四甲基异硫氰酸罗丹明	550nm	620nm(橙红色)	FAT
藻红蛋白	490～560nm	575nm(橘黄色)	FAT、流式细胞术
7-氨基-4-甲基香豆素	354nm	430nm(蓝色)	双标记或多标记 FAT
Eu^{3+} 螯合物	340nm	613nm	时间分辨荧光免疫测定
别藻蓝蛋白	650nm	660nm(红色)	FAT、流式细胞术
Cy5	650nm	670nm(红色)	FAT、流式细胞术
Cy7	740nm	760nm(紫红)	FAT、流式细胞术
Alexa 488	490nm	520nm(黄绿色)	FAT、流式细胞术

常用的荧光检测装置有荧光显微镜、流式细胞仪、激光共聚焦显微镜、荧光光度计和时间分辨荧光测定仪等。

根据不同的分类方法，免疫荧光技术可分为免疫荧光显微技术和免疫荧光测定技术、直接免疫荧光技术和间接免疫荧光技术、单色免疫荧光技术和多色免疫荧光技术等。

一、免疫荧光显微技术

免疫荧光显微技术是用荧光标记抗体或抗抗体，对细胞、组织切片等固体标本中的抗原或抗体进行定性或定位检测，在荧光显微镜、激光共聚焦、流式细胞仪等荧光装置下观察结果。常用方法有直接免疫荧光法，间接免疫荧光法，如图 10-6 所示。

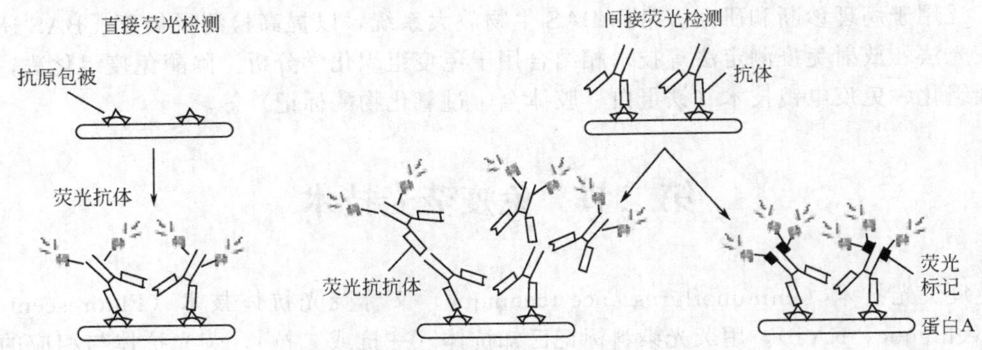

图 10-6 直接荧光检测与间接荧光检测

1. 直接免疫荧光法

用荧光染料直接标记已知抗体成为特异性荧光抗体，检测标本（组织切片或细胞等）中的相应抗原，观察到荧光的部位即表明有相应的抗原存在。该法主要用于抗原的定性或定位检测，常用于活检组织的免疫病理分析、病原微生物快速检测。优点是简便快速、特异性高，缺点是检测每种抗原时都需要制备针对性的荧光抗体、灵敏度较低。

2. 间接免疫荧光法

荧光染料标记二抗成为荧光抗抗体，用于检测抗原或抗体。(1) 检测抗原时，将待测标本直接与未标记荧光染料的一抗结合，充分洗涤后加入荧光标记二抗进行结合反应，置荧光检测装置下观察，如有荧光则表示有抗原抗体复合物存在。该法主要用于检测组织或细胞上的抗原（如 T 细胞亚群检测）；(2) 检测抗体时，将待测标本与已知抗原结合，洗涤后再加荧光标记二抗，如观察到荧光则表示被检标本中有特异性抗体存在。间接免疫荧光法使用荧光染料标记抗抗体（二抗），只需制备一种荧光标记二抗就可用于多种抗原或抗体的检测，检测灵敏度比直接免疫荧光法更高，但特异性降低。

二、免疫荧光测定技术

免疫荧光测定技术用于液态样品中抗原或抗体的定量检测，包括时间分辨荧光免疫测定、荧光酶免疫测定。

1. 时间分辨荧光免疫测定 (time-resolved fluorescence immunoassay, TRFIA)

利用具有独特荧光特性的镧系稀土元素及其螯合物（如铕、钐、铽等）标记抗体或抗原，检测标本中的相应抗原或抗体，根据产物荧光强度的变化定量分析反应体系中分析物的浓度。镧系稀土元素离子在紫外脉冲光源激发下，可发射高强度荧光，荧光的衰变时间达微秒级，而普通荧光的衰变时间只有纳秒级，因此用镧系稀土元素离子螯合物标记抗体或抗原，与被检样品反应后，采用延缓测定时间的方法，待被检样品自然产生的非特异性普通荧光全部衰变后，再用时间分辨荧光测量仪进行测定，测得的荧光信号完全是镧系稀土元素离子螯合物的特异性荧光，从而有效排除了反应体系中非特异性本底荧光的干扰，显著提高检测的特异性和灵敏度。该法特异性强、灵敏度高、检测范围宽（跨越 4～5 个数量级）、分析速度快、标记物制备简便且使用期长、无放射性污染，是应用前景广阔的超微量免疫分析技术。

2. 荧光酶免疫测定（fluorescence enzyme immunoassay，FEIA）

用能催化底物发光的酶来标记抗原或抗体，在抗原抗体反应结束后，加入底物，通过酶催化底物发光反应，发出的荧光用荧光读数仪测定。如碱性磷酸酶标记抗体中的碱性磷酸酶能将底物 4-甲基伞型酮-磷酸盐分解，形成 4-甲基伞型酮，在 360nm 激发光的照射下，可发出 448nm 的荧光。

三、多色免疫荧光分析

多重标记是利用免疫学和细胞化学原理，在同一张组织切片上原位示踪组织或细胞内不同抗原的一项多重免疫组化染色技术。示踪剂有荧光素、酶、胶体金、量子点等。

针对样品中存在多种不同的抗原，使用 2 种以上发射不同波长的荧光染料分别标记不同的特异性抗体，可以同时检测同一样品中的多种抗原。如使用红色荧光染料（如别藻蓝蛋白、Cy5 等）、橘黄色荧光染料（如藻红蛋白等）、绿色荧光染料（如 FITC、Alexa 488、GFP 等）和蓝色荧光染料（如 DAPI 等）进行多重荧光染色，如图 10-7 所示。现在已经可以做到同时进行十几种多色荧光分析。荧光显微镜或激光共聚焦下可以观察到多种荧光，主要用于细胞表面抗原或受体的研究及某些疾病的诊断，可以对一份样品中的十几种物质同时进行多色免疫荧光分析。

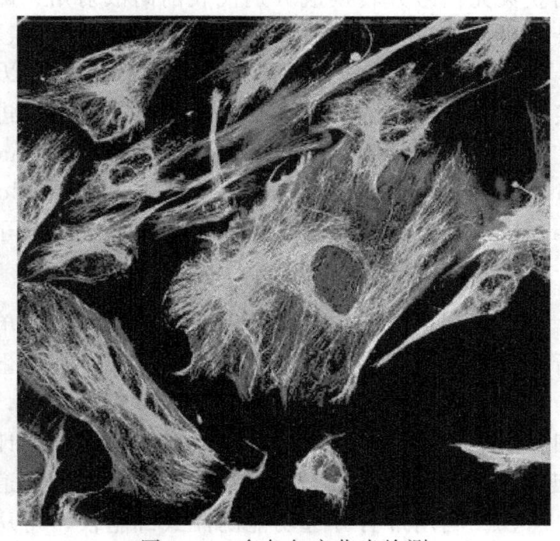

图 10-7　多色免疫荧光检测

（荧光染料分别为 FITC、Cy5、DAPI）

操作的原则和要求与单色免疫组化法类似。优点是不同抗原成分位置、功能关系更直观，缺点是耗时长、脱片机率高、不同荧光染料间有交叉干扰。

可用于多色免疫荧光分析的仪器有：荧光显微镜、激光共聚焦、流式细胞仪等。荧光显微镜、激光共聚焦用于检测切片或涂片的免疫荧光，流式细胞仪用于检测细胞悬液的多色免疫荧光。

四、流式细胞术（flow cytometry，FCM）

FCM 是利用流式细胞仪测量处于流动状态的单个细胞发射出的散射光或/和荧光，对样品进行定性、定量或分选的技术。被检细胞经荧光染色后，在流式细胞仪内经高压作用使细胞悬液以单细胞流的状态流过激光照射源，每个细胞经过激光照射源焦点时，会发出一束散射光或/和荧光，通过光电检测器测量发射出的散射光或/和荧光并转化成电信号，再经数字转换器进行数字化处理后形成检测数据。FCM是单克隆抗体及免疫细胞化学、激光和电子计算机科学等高度融合发展的高技术产物，能实现在细胞、分子水平上通过单克隆抗体对单个细胞或其他生物粒子进行多参数、快速定量分析，可以高速分析上万个细胞，并能同时从一个细胞中测得多个参数，具有速度快、精度高、准确性好的优点，是当代最先进的细胞定量分析技术之一。

（一）流式细胞仪的结构与工作原理

1. 流式细胞仪的结构

流式细胞仪（flow cytometer）是对细胞进行自动分析和分选的装置。它可以快速测量、存贮、显示悬浮在液体中的分散细胞的一系列重要的生物物理、生物化学方面的特征参量，并可以根据预选的参量范围把指定的细胞亚群从中分选出来。流式细胞仪主要由三部分组成：（1）液流系统，包括流动室和液流驱动系统；（2）光学系统，包括激发光源和光束收集系统；（3）信号检测传输和数据分析系统，包括光电转换器和数据处理系统。

2. 流式细胞仪的工作原理

使悬浮在液体中的分散的经荧光标记的细胞或微粒逐个通过样品池，同时由荧光探测器捕获荧光信号并转换成分别代表前向散射角、侧向散射角和不同荧光强度的电脉冲信号，经计算机处理分析，形成相应的散点图、直方图、等高线图和密度图等流式图。

用于FCM分析的样品是单细胞悬液，可以是血液、悬浮细胞培养液、各种体液、新鲜实体瘤的单细胞悬液等。临床常用流式细胞仪进行外周血、骨髓细胞以及肿瘤细胞等检测。

生产流式细胞仪的国际知名企业有Beckman-Coulter、Becton-Dickinson、Partec、Amnis、Stratedigm、EMDmillipore、Life technologies、CytoBuoy、Accuri Cytometers、Guava、Union Biometrica等公司，其中前三家公司的产品在国际上市场占有率高。

（二）流式细胞术的应用

（1）利用流式细胞仪和荧光染色技术，对单细胞悬液进行逐个细胞检测，定性或定量分析，检测细胞表面分子和细胞内的抗原，进行蛋白质和核酸的定量研究。

（2）用不同荧光染料标记不同单克隆抗体，对细胞进行多色荧光染色，可同时分析单个细胞的多种特征，使细胞种类或亚群的鉴定和计数更准确。现在的流细胞仪最多可配置4色（蓝、红、黄或绿、紫外）激光和16个检测通道。

（3）利用带有分选功能的流式细胞仪，可从细胞悬液中直接分离具有特定性状或功能的细胞亚群，快速进行细胞分选和细胞收集。

（4）用于医学及生物学研究：干细胞的免疫功能检测、癌症细胞的多重耐药性、细胞功能及代谢动力学研究、血小板分析（心血管疾病）、外周血内皮细胞测定、调节性T细胞测定等。

流式细胞术的优势有：①在单细胞水平定量分析和分选；②从一个细胞中同时测量多个参数；③速度快，每秒可高速分析上万个细胞，分选速度＞1000个/秒，分选细胞纯度达99％以上；④精度高、准确性好，变异系数＜2.0％，能测定单个细胞上＜600个荧光分子，两个细胞间的荧光差＞5％即可区分，能够测量到0.2～0.5μm的粒子。

流式细胞分析的发展趋势：①从相对细胞计数到绝对细胞计数；②从相对定量到绝对定量分析；③从单色荧光分析到多色荧光分析；④从细胞膜成分到细胞内成分分析；⑤液体中可溶性成分的分析；⑥分子表型分析。

五、微流控芯片(micro-chip)

又称芯片试验室（lab-on-a-chip）或微整合分析芯片（micrototal analytical systems），是微流控技术（Microfluidics）实现的主要平台。微流控芯片技术是把样品制备、反应、分离、检测等基本操作单元集成到一块微米尺度的芯片上，自动完成分析全过程。

微流控芯片采用类似半导体的微机电加工技术在芯片上构建微流路系统，将分析过程转载到由彼此联系的路径和液相小室组成的芯片结构上，加载生物样品和反应液后，采用微机械泵、电水力泵和电渗流等方法驱动芯片中缓冲液的流动，形成微流路，于芯片上进行一种或连续多种反应。激光诱导荧光、电化学和化学等多种检测系统以及与质谱等分析手段结合的多种检测手段已被用于微流控芯片中，对样品进行快速、准确和高通量分析。微流控芯片的最大特点是在一个芯片上形成多功能集成体系和数目众多的复合体系的微型全分析系统。微型反应器（如毛细管电泳、聚合酶链反应、酶反应和DNA杂交反应等）是芯片试验室中常用的生物化学反应结构，其中电压驱动的毛细管电泳（Capillary Electrophoresis，CE）微流控芯片发展最快，它是在芯片上蚀刻毛细管通道，在电渗流的作用下样品液在通道中泳动，完成对样品的检测分析，如果在芯片上构建毛细管阵列，可在数分钟内完成对数百种样品的平行分析。第一台商品化微流控芯片是Aglient公司生产的微流控生化分析仪，可用于核酸及蛋白质分析。

随着芯片集成的单元部件越来越多，集成的规模越来越大，微流控芯片的集成性越来越强大，可以同时平行处理大量样品，具有全自动、高通量、分析速度快、微量、经济、安全等特点，应用前景极为广阔。

第三节　放射免疫测定技术

放射免疫测定技术（radioimmunoassay，RIA）是用放射性核素（^{125}I、^{131}I、^{3}H、^{14}C等）标记抗原或抗体作为示踪物，将核素分析的高灵敏度与抗原抗体反应的特异性相结合的免疫标记分析技术，分固相放射免疫测定技术和液相放射免疫测定技术。液相放射免疫测定技术用于检测可溶性抗原或抗体，抗原抗体反应在溶液中进行，反应结果用γ计数仪测定反应体系中带有标记核素免疫复合物的放射性强度，根据放射性强度计算标本中抗原或抗体的含量。固相放射免疫测定技术用于测定组织中微量抗原的分布和定位，反应结果用放射自显影技术进行分析。放射免疫分析技术的灵敏度极高，达ng～pg级别，常用于各种痕量激素(如胰岛素、甲状腺素、生长激素、孕酮)、血药浓度（地高辛、吗啡等)、IgE、维生素等测定。由于同位素存在放射性污染，放射性辐射对人体有一定的危害，需要特殊的检测设备和一定的防护条件，因此RIA应用受到一定限制。

第四节　化学发光免疫技术

化学发光是在常温下由化学反应产生的光的发射。其发光机理是反应体系中的某些物质分子，如反应物、中间体或者荧光物质，吸收了反应释放的能量而由基态跃迁到激发态，当中间体由激发态回到基态时会释放等能级的光子，对光子进行测定而实现定量分析。

化学发光免疫技术（chemiluminescence immunoassay，CLIA）是将化学发光与免疫反应相结合的一种免疫分析技术，包含免疫反应和化学发光反应两部分。免疫分析系统是将化学发光物质或酶标记在抗原或抗体上，经过抗原与抗体特异性反应形成 IC。化学发光分析系统是在免疫反应结束后，加入氧化剂或酶的发光底物，化学发光物质经氧化剂的氧化后，形成一个处于激发态的中间体，会发射光子释放能量以回到稳定的基态，发光强度可以用发光信号测量仪器进行检测。待测物质浓度因为与发光强度呈正相关而实现检测目的。因化学发光由化学反应产生光强度，并不需要激发光，从而避免了荧光分析中激发光杂散光的影响。

根据发光剂的不同，化学发光免疫技术分为发光酶免疫测定技术、化学发光免疫测定技术和电化学发光免疫测定技术等类型，常用于血清中超微量化学物质（如甲状腺激素）的检测。用于定量检测抗原或抗体。具有高灵敏度（10^{-15}g/mL）、高特异性、操作简便、标记物稳定（有效期长达 1 年）、无污染、反应快（20min 内完成）、易实现自动化分析等优点，可用于激素、药物、肿瘤、感染、过敏、代谢病等诊断。

一、化学发光免疫分析

化学发光免疫分析是用化学发光剂直接标记抗体或抗原的一类免疫测定方法。目前常见的标记物有酰肼类（如鲁米诺 luminol）、吖啶酯类（如光泽精 lucigenin）和咪唑类（如洛酚碱 lophine）等化学发光剂。

（1）鲁米诺标记的化学发光免疫分析　鲁米诺为氧化反应发光。在碱性溶液中，鲁米诺可被许多氧化剂（其中 H_2O_2 最常用）氧化发光。因发光反应速度较慢，需添加某些酶类（如 HRP）或无机催化剂（包括 O_3、卤素及 Fe^{3+}、Cu^{2+}、Co^{2+} 及其配合物）。鲁米诺在碱性溶液中，可在催化剂作用下，被 H_2O_2 等氧化剂氧化成 3-氨基邻苯二酸的激发态中间体，当其回到基态时发出光子。鲁米诺的发光光子产率约为 0.01，最大发射波长为 425nm。

（2）吖啶酯类标记的化学发光免疫分析　光泽精（lucigenin）是第一个被发现具有化学发光性质同时也是应用最广泛的吖啶酯类化合物。在含有 H_2O_2 的碱性条件下，吖啶酯类化合物能生成一个有张力的不稳定的二氧乙烷，二氧乙烷分解为 CO_2 和电子激发态的 *N*-甲基吖啶酮，当其回到基态时发出一最大波长为 430nm 的光子，量子产率高达 0.05。吖啶酯作为标记物用于免疫分析，发光体系简单、快速，不需要加入催化剂，且标记效率高，本底低。由于吖啶酯的热稳定性不好，化学发光免疫分析时常用更稳定的吖啶酯衍生物。吖啶酯或吖啶磺酰胺类化合物应用于 CLIA，通常采用 $HNO_3+H_2O_2$ 和 NaOH 作为发光启动试剂，在发光启动试剂中加入 Triton X-100、CTAC、Tween-20 等表面活性剂以增强发光。

二、化学发光酶免疫分析

化学发光酶免疫分析是以酶标记生物活性物质进行免疫反应，免疫反应复合物上的酶再作用于发光底物，在信号试剂作用下发光，用发光信号测定仪进行发光测定。目前常用的标记酶为 HRP 和 ALP。

（1）HRP 的作用底物有鲁米诺和对羟基苯乙酸（HPA），最常用的发光底物是鲁米诺及其衍生物。使用 HRP 标记抗体，免疫反应后，利用鲁米诺作为发光底物，在过氧化物酶和启动发光试剂（NaOH 和 H_2O_2）作用下鲁米诺发光，酶免疫反应物中酶的浓度决定化学发光的强度。化学发光体系（HRP-H_2O_2-luminol）为几秒内瞬时闪光，存在发光强度低、不易测量等缺点。在发光系统中加入增强发光剂（如对碘苯酚、四苯硼钠等），可增强发光信号，并在较长时间内保持稳定，便于重复测量，从而提高分析灵敏度和准确性。

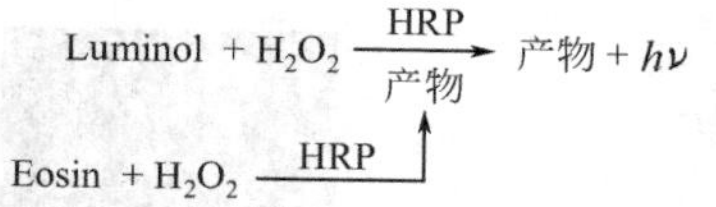

HRP 可以催化 luminol-H_2O_2 反应体系产生化学发光，但该体系的检测灵敏度不高，不能满足酶联免疫测定的要求。为提高体系的检测灵敏度，将 HRP 催化 H_2O_2-曙红（Eosin）的氧化反应与该反应产物增强 HRP 催化 luminol-H_2O_2 的化学发光反应耦合，建立耦合放大化学发光酶联免疫分析法。

$$\text{Luminol} + H_2O_2 \xrightarrow[\text{产物}]{\text{HRP}} \text{产物} + h\nu$$
$$\text{Eosin} + H_2O_2 \xrightarrow{\text{HRP}} \text{产物}$$

图 10-8 鲁米诺发光法检测的原理

(2) ALP 已广泛用于酶联免疫分析和核酸杂交分析 ALP 的作用底物有 AMPPD 和 4-MUP。ALP 和 1,2-二氧环己烷构成的发光体系是目前最重要、最灵敏的化学发光体系，这类体系中具有代表性的是 ALP-AMPPD 发光体系。AMPPD 为金刚烷-1,2-二氧环己烷及其衍生物，是一种超灵敏的碱性磷酸酶底物，其特点是反应速度快，结果可靠。AMPPD 分子结构中有两个重要基团，一个是联接苯环和金刚烷的二氧四节环，可以断裂并发射光子（$\lambda_{max}=477$nm）；另一个是磷酸根基团，维持着整个分子结构的稳定。ALP-AMPPD 发光体系的最适 pH 为 9，在发光体系中加入牛血清白蛋白（BSA）、十四烷酰氨基荧光素、十六烷基三甲基溴化铵（CTAB）等构成水溶性胶粒，可使发光强度增强 400 倍。

三、电化学发光免疫分析方法

电化学发光是指由电化学反应引起的化学发光过程。三联吡啶钌体系的电化学发光机理：电化学发光的反应在电极表面进行，发光底物为三联吡啶钌 $[Ru(bpy)_3]^{2+}$，三丙胺（TPA）用来激发光反应。在阳极表面，两种物质同时失去电子。在电极板上 $[Ru(bpy)_3]^{2+}$ 被氧化成 $[Ru(bpy)_3]^{3+}$，TPA 也被氧化成阳离子自由基 TPA^{+*}，TPA^{+*} 自发地释放一个质子而变成非稳定分子 TPA^*，将一个电子递给 $[Ru(bpy)_3]^{3+}$，形成激发态的 $[Ru(bpy)_3]^{2+*}$。$[Ru(bpy)_3]^{2+*}$ 在衰减的同时发射一个波长为 620 nm 的光子，重新回到基态 $[Ru(bpy)_3]^{2+}$。该过程在电极表面反复进行，产生高效、稳定的连续发光，并不断增强。

第五节 胶体金免疫分析技术

胶体金免疫分析技术（immunological colloidal gold technique）是用胶体金颗粒标记抗体或抗原，检测相应抗原或抗体的免疫标记分析技术。氯金酸（$HAuCl_4$）在还原剂（维生素 C、白磷、枸橼酸钠、鞣酸等）作用下生成一定大小的胶体金颗粒，形成带负电荷的疏水胶溶液，由于静电作用呈稳定的胶体状态，故称胶体金。胶体金在碱性环境中带负电荷，与蛋白质分子的正电荷基团靠静电吸引而牢固结合。除抗原抗体外，胶体金还可与血清蛋白、糖蛋白、激素、脂蛋白、植物血凝素、亲和素等生物大分子结合，结合物具有免疫学特性，广泛应用于免疫学、病理学、细胞生物学分析。胶体金具有一些物理特性，如高电子密度，可形成不同颗粒大小等，大于 20nm 的胶体金颗粒呈砖红色。胶体金标记的抗体或抗原与被检样品反应后，聚集在相应的抗原或抗体部位而显色，形成可见的红色或砖红色斑点，从而达到检测目的。胶体金标记抗体如图 10-9 所示。根据检测装置不同，胶体金免疫沉淀方法分为金免疫渗滤试验和金免疫色谱试验，可用于抗原或抗体的液相或固相免疫分析，如病原微生物、毒品、激素、药物和某些肿瘤标记物的检测。

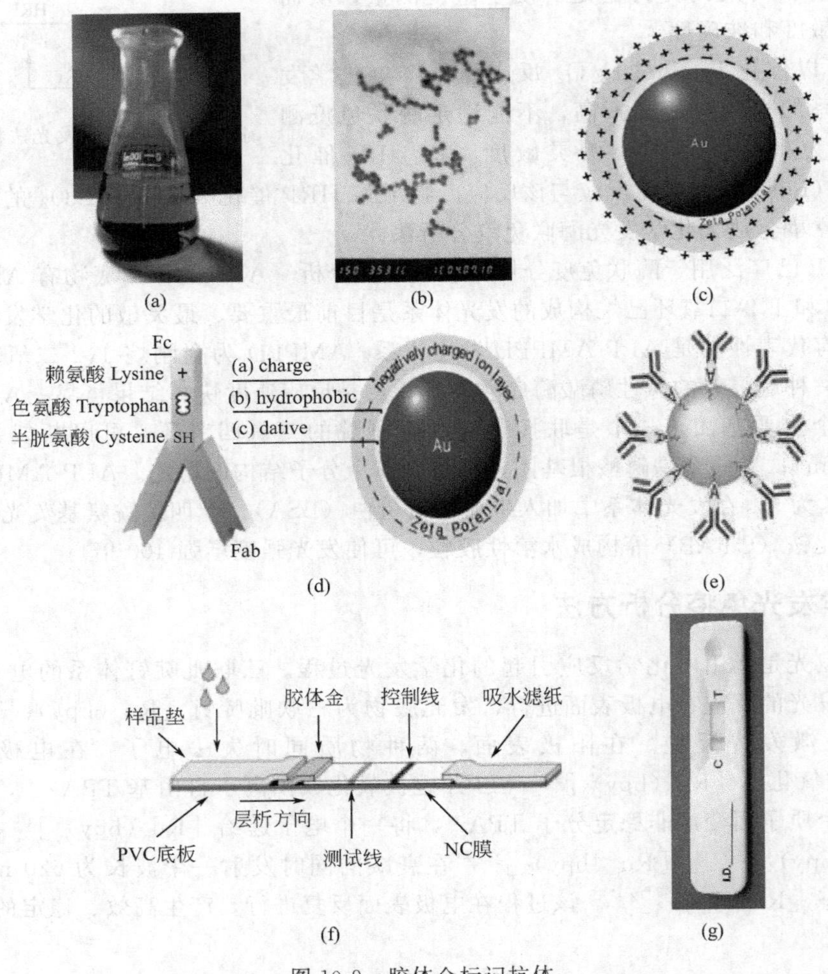

(a) (b) (c) (d) (e) (f) (g)

图 10-9 胶体金标记抗体

金免疫色谱试验是将各种反应试剂以条带状附着在硝酸纤维素膜上，被检液态样品加在膜条的一端，样品中的抗原随溶液通过毛细作用在膜条上渗滤、移行并与膜上的金标记抗体接触，如果二者发生特异性结合反应，形成免疫复合物被截留、聚集在膜条的一定区域而显色，形成砖红色条带。金免疫色谱试剂可制备成试纸条形式，检测操作简便，显示结果快速直观，常用于快速定性检测，如早孕诊断、肾出血热病毒抗体检测、黄曲霉毒素检测、有机磷农药残留检测、瘦肉精残留检测等。

第六节 免疫印迹

免疫印迹（immunoblotting），又称蛋白质印迹（western blotting），是在电场的作用下将电泳分离的蛋白质从凝胶转移至一种固相支持物上，然后用该种蛋白质的标记抗体来检测。该技术结合了凝胶电泳的高分辨率和免疫标记技术的高特异性、高敏感性等优点，灵敏度达 1～5ng，用于检测可溶性抗原、病毒及其抗体、细胞成分鉴定与分析（如蛋白质表达情况）。该法是 HIV 感染的确诊方法之一。

免疫印迹的操作步骤包括以下几点。

（1）SDS-PAGE 在聚丙烯酰胺凝胶系统中，加入十二烷基硫酸钠（SDS），使蛋白样品与SDS结合形成带大量负电荷的复合物，从而消除了不同蛋白质分子间的电荷差异，此时蛋白质的电泳迁移率取决于分子量大小。蛋白质分子量不同，在电泳中的迁移率不同。据此可将不同分子量大小的蛋白质分开。

（2）蛋白转印 SDS-PAGE结束后，将凝胶上分离的蛋白条带通过转移电泳转印至固相支持物（膜）上。

（3）印迹的免疫检测 蛋白质条带可用酶、化学发光物等标记的抗体或抗抗体进行特异性反应，如果抗原抗体相对应，则在抗原印迹部位形成免疫复合物沉淀，加入显色底物或放射自显影以显示结果。

第十一章　免疫细胞的功能检测

对免疫细胞的功能进行检测通常要先从外周血中分离出免疫细胞，然后在体外对免疫细胞进行数量、功能测定。流式细胞术省去了免疫细胞的分离步骤，可直接检测全血样品中免疫细胞的功能。动物的免疫细胞还可从胸腺、脾、淋巴结等免疫器官分离。

第一节　免疫细胞的分离

一、外周血单个核细胞的分离

外周血单个核细胞（Peripheral blood mononuclear cell，PBMC），即外周血中具有单个核的细胞，包括淋巴细胞和单核细胞。获取 PBMC 是进一步分离 T、B 细胞及单核细胞功能测定的前提。分离 PBMC 目前主要采用密度梯度离心法，使用介质是聚蔗糖-泛影葡胺溶液（Ficoll-hypaque，商品名淋巴细胞分层液）。因为血液中各种细胞的密度存在差异，在离心力作用下，不同密度的细胞在淋巴细胞分层液中呈梯度分布。红细胞和粒细胞密度大于分层液，同时因红细胞遇到 Ficoll 而凝集成串状而沉积于管底。血小板则因密度小而悬浮于血浆中，唯有与分层液密度相当的 PBMC 密集分布在血浆层和分层液的界面中，呈白膜状，吸取该层细胞再经洗涤、离心、重悬，得 PBMC 悬液。该法分离 PBMC 的纯度可达 95%，其中淋巴细胞占 90%～95%，细胞得率可达 80%以上，室温超过 25℃时会影响细胞得率。

二、淋巴细胞的分离

从外周血中分离的 PBMC 是混合细胞群，要根据各类细胞的特性及其表面标记物进一步分离。在 PBMC 中淋巴细胞占 80%～90%，单核细胞占 10%～20%，还有少量粒细胞、红细胞、血小板等。将 PBMC 悬液离心洗涤 2～3 次，可去除混杂的绝大部分血小板。用 0.83%氯化铵处理或低渗裂解法去除红细胞。单核细胞具有黏附玻璃、塑料、尼龙毛、葡聚糖凝胶的特性，而淋巴细胞无黏附特性，在 37℃和 Ca^{2+} 存在条件下，将 PBMC 置于玻璃培养皿中，单核细胞黏附于玻璃培养皿表面，收获未黏附细胞即为高纯度的淋巴细胞群。

1. Percoll 密度梯度离心法

Percoll 液是经聚乙烯吡咯烷酮处理的大小不一的硅胶颗粒混合悬液，相对密度为 1.135，对细胞无毒性和刺激性。先将 Percoll 原液与等量 PBS 混匀，高速水平离心使其分层，形成一个从管底到液面密度逐渐递减的连续密度梯度。在液面上轻轻加入 PBMC 悬液或抗凝全血，水平离心使密度不等的细胞分层。从上到下依次为死细胞层、单核细胞层、淋巴细胞层、红细胞和粒细胞层。该法分离淋巴细胞、单核细胞的效果较好，淋巴细胞的纯度可达98%，单核细胞纯度可达78%。

2. 黏附贴壁法

PBMC悬液倾注于玻璃或塑料平皿或扁平小瓶中，37℃温箱静置1h左右，单核细胞和粒细胞均贴于平皿壁上，而未贴壁的非黏附细胞为纯的淋巴细胞，用橡皮刮刮下贴壁的细胞即为纯的单核细胞群。因B细胞也有贴壁现象，本法分离的淋巴细胞群中B细胞有所损失。

3. 吸附柱过滤法

将PBMC悬液注入装有玻璃纤维或葡聚糖凝胶Sephadex G10的色谱柱中，有黏附能力的单核细胞绝大部分被吸附而黏滞在柱中，从柱上洗脱下来的细胞主要是淋巴细胞。该法简单易行，对细胞损害小。

4. 磁铁吸引法

利用单核细胞具有吞噬特性，在PBMC悬液中加直径为3μm的羰基铁颗粒，置37℃温箱内短时旋转摇动，待单核细胞充分吞噬羰基铁颗粒后，用磁铁将细胞吸至管底，上层液中含较纯的淋巴细胞。

三、淋巴细胞亚群的分离

1. E花环分离法

成熟的T细胞表面有E受体（即CD2），能与绵羊红细胞结合，将淋巴细胞与一定比例的绵羊红细胞混合，绵羊红细胞吸附在T细胞表面形成玫瑰花样细胞团，称为E玫瑰花环。再经淋巴细胞分层液分离，形成E玫瑰花环的T细胞位于试管底部，而不形成E玫瑰花环的B细胞留在分层液界面。取出形成E玫瑰花环的T细胞，用低渗溶液溶解吸附在T细胞周围的绵羊红细胞，获得纯T细胞，而B细胞可直接取自分层液的界面，从而将T、B细胞分离开。E玫瑰花环试验常用于T细胞分离及其数量、活性检测。

2. 尼龙纤维黏附分离法

利用B细胞、单核细胞、粒细胞具有黏附玻璃、塑料器皿表面、尼龙纤维（聚酰胺纤维）的特性，将淋巴细胞悬液通过尼龙纤维柱，流出的细胞均为T细胞，利用这一特性将T细胞从单个核细胞中分离出来，该法分离T细胞的纯度达90%以上。

操作步骤：取松散而经过处理的尼龙毛（聚酰胺纤维），均匀充填在内径5～6mm的聚乙烯塑料管（饮料管也可）内，经Hanks液浸透保温，将PBMC悬液加入柱内，放37℃温箱中静置1～2h。用预温的含10%～20%小牛血清细胞培养液灌洗，洗脱液内含有非黏附的T细胞，重复灌洗几次以除去管内残留的T细胞，再用冷或温培养液边冲边洗边挤压塑料管，此时洗脱液内富含B细胞。该法得到的T细胞纯度达90%以上，B细胞纯度达80%。

3. 免疫吸附分离法——亲和板结合分离法

用于分离淋巴细胞亚群，原理是各种淋巴细胞亚群具有不同的抗原性，用相应抗体包被塑料平板，PBMC细胞悬液中抗原性各异的细胞只与其相应抗体结合，抗原阴性的细胞可从未吸附的细胞悬液中获取。同样用特异性抗原包被塑料板，可分离具有特异抗原受体的淋巴细胞。淋巴细胞受体与特异抗原或抗体接触，引起细胞激活，因此该法更适于去除细胞悬液内某一细胞亚群。如分离$CD4^+$或$CD8^+$细胞，则可用抗CD4或CD8单克隆抗体吸附；

用抗 Ig 抗体则可分离 B 细胞；用活化的 C3 包被，可分离带 C3 受体的细胞。

淘选法（Panning）分离 T 细胞亚群：聚苯乙烯表面可用作亲和性试剂的不溶性基质，以分离淋巴细胞亚群。聚苯乙烯培养皿首先用纯化的羊抗鼠 IgG 抗体包被，然后将鼠抗人（如抗 CD4 或抗 CD8 单抗）与 T 细胞反应的细胞悬液加入培养皿中，孵育一段时间后，对 CD4 或 CD8 抗原特异的 T 细胞即结合到平皿表面，而 $CD8^+$ 或 $CD4^+$ 细胞不结合，轻轻吸出未贴壁的细胞悬液，洗下黏附细胞。该法分离的细胞活力大于 98%，用直接或间接免疫荧光法检测分离细胞的纯度。

4. 免疫磁珠分离技术（Immunomagnetic beads separation techniques，IMB）

是将免疫反应的高特异性与磁珠特有的磁响应性相结合的一种分离技术，是一种特异性强、产物纯度高的免疫学检测和抗原纯化手段。

以人工合成的磁珠作为载体，因内含铁成分可被磁铁磁力吸引，磁珠外层包被的抗体与相应的微生物或特异性抗原结合则形成抗原-抗体-磁珠免疫复合物，该复合物具有较高的磁响应性，在磁铁磁力的作用下定向移动，使复合物与其他物质分离，从而实现分离、浓缩、纯化微生物或特异性抗原的目的。

该法分离细胞有两种方式：①直接从细胞混合液中分离靶细胞的方法，称为阳性分离；②用免疫磁珠去除无关细胞，使靶细胞得以纯化的方法称为阴性分离。可用于分离各种细胞（如红细胞、外周血嗜酸/碱性粒细胞、神经干细胞、造血细胞、T 细胞、γδT 细胞、人类关节滑膜细胞、DC、内皮细胞及多种肿瘤细胞等）。

5. 流式细胞仪分选技术

用于分离、鉴定细胞及其亚群的流式细胞仪又称荧光激活细胞分离仪（fluorescence activated cell sorter，FACS），主要由 4 部分组成：细胞流动系统及气压流速控制系统、激光系统、检测与讯号处理系统、细胞分选系统。原理是细胞经荧光染色后，通过高速流动系统，细胞排成单行，逐个流经检测区进行测定。当细胞从流动室喷嘴处流出时，超声振荡搅动液流，使液流断裂成一连串的均匀小滴（40000 个/s），每小滴内最多含一个细胞（其中只有百分之几的液滴中含细胞），细胞经激光束照射产生荧光和散射光，由光电倍增管接收，转换成脉冲信号，数据经计算机处理，分辨细胞的类型。在识别到所需细胞时（如 T、B 细胞及其亚群），在细胞样品流断裂成小滴时，使液滴瞬即感应正、负电荷或不带电荷，使所需的细胞在电场偏转下进入不同的收集管。用 FACS 分离细胞准确、快速，能保持细胞活力，并可在无菌条件下进行，但仪器昂贵。

抗原肽-MHC 分子四聚体（Tetramer）技术：MHC 单体分子与 TCR 的亲和力低，解离快，而多价 MHC 分子与 1 个特异性 T 细胞上的多个 TCR 结合后，解离速度大大减慢，因此，可借助生物素-亲和素级联反应放大原理构建 MHC Ⅰ类分子四聚体。通过基因工程技术把长度为 15 个氨基酸残基的生物素酶底物肽（Bio A substrate peptide，BSP）加在 MHC Ⅰ类分子 α 链的羧基端形成融合蛋白，在体外按一定比例与 β2m 及特异抗原肽共孵育，使其折叠成正确的构象，生成 pMHC 复合物。将生物素标记在底物肽的赖氨酸残基上，使得 1 个标记荧光素的亲和素与 4 个生物素标记的 pMHC 复合物结合形成 MHC-抗原肽四聚体，四聚体与抗原特异性补体因子Ⅰ上的 TCR 结合后，可通过流式细胞仪定量检测体内抗原特异性 CTL，并能将其分选出供体外培养和功能分析用。四聚体技术使抗原特异性 CTL 活性检测具备特异、高效和直接定量分析的特点，可用于免疫学研究和检测、特异性免疫治疗以及疫苗疗效监测。

第二节 免疫细胞的数量与功能测定

一、免疫细胞的种类、数量检测

正常情况下，体内各类免疫细胞的含量与分布保持相对稳定；生病时，免疫细胞的数量与分布发生变化。各种原因引起的免疫细胞数量变化多数会在血液中有所反映，因此血液是免疫细胞检测时常用的样品，只有必要时才从骨髓或其他免疫器官取材。

免疫细胞数量检测项目有全血细胞计数、白细胞分类计数、T 细胞与 B 细胞的分类计数等。试验室可借助血球计数板进行计数，批量检测借助血细胞分析仪计数。

免疫细胞数量检测方法有 T 细胞 E 玫瑰花环试验、B 细胞的 EAC 玫瑰花环试验、ELISPOT 试验、酸性醋酸萘酯酶（ANAE）试验等，T 细胞亚群检测可通过对其表面的 CD 抗原检测来界定 T 细胞的亚群，可采用间接免疫荧光法或用免疫荧光激活细胞分检仪（FACS）检测。

二、免疫细胞的功能检测

① 在自然条件下，免疫细胞行使免疫功能都是在体内完成的。但在进行免疫细胞功能检查时，主要采用体外试验的方法。根据所用刺激物的性质不同，检测分为特异性免疫功能和非特异性免疫功能检测两类。淋巴细胞转化试验是淋巴细胞功能检测最基本的方法，此外还有淋巴因子产生试验、细胞介导的细胞毒试验、抗体分泌细胞的检测、嗜中性粒细胞吞噬功能的检测、嗜中性粒细胞 NBT 还原试验、MΦ 吞噬功能测定。

② 细胞免疫功能体内测定技术：如延缓型皮肤变态反应（又称迟发型超过敏反应），包括结核菌素试验、二硝基氯苯或二硝基氟苯皮肤试验。

第三节 T 细胞的功能测定

一、淋巴细胞转化试验

T、B 细胞表面具有识别抗原的受体和丝裂原受体，在特异性抗原刺激下可使相应淋巴细胞克隆增殖。植物血凝素（PHA）、刀豆蛋白 A（ConA）及抗 CD2、抗 CD3 单克隆抗体作为多克隆刺激剂可选择性刺激 T 细胞增殖；而抗 IgM、含葡萄球菌蛋白 A（SPA）的菌体（SAC）、LPS（对小鼠有作用）则刺激 B 细胞增殖；美洲商陆（PWM）、肿瘤刺激剂 PMA 对 T、B 细胞的增殖均有刺激作用。整合素家族中 VLA 组中某些受体与相应配体结合后也能活化 T 细胞。临床上常用 PHA 刺激 PBMC，根据形态学或氚标记胸腺嘧啶核苷（^{3}H-TdR）掺入率测定 T 细胞的增殖水平。淋巴细胞转化情况的判定有形态法、同位素法和 MTT 比色法。

（一）形态法

将外周血或分离的 PMBC 与适量 PHA 或其他刺激物混合，置 37℃培养 72h，取培养细胞涂片、染色、镜检。PHA 可与 T 细胞膜上的受体结合，使腺苷酸环化酶活化，导致 cAMP 增多，从而使 T 细胞发生转化，出现细胞变大、胞浆扩大、空泡、核仁明显和核染色质疏松等变化。根据细胞的大小、核与胞浆的比例、胞浆的染色性及核结构、有无核仁等特征，分别计数淋巴母细胞、过渡型母细胞和核有丝分裂相以及成熟的小淋巴细胞，以前三者为转化细胞，每份标本计数200个细胞，计算转化率。

（二）同位素法

大多数外周血中T细胞通常处于细胞周期的G0期，受刺激物刺激后，T细胞从G0相进入G1相，并合成蛋白质、RNA和DNA等前体物质，为DNA复制准备物质基础，然后进入S期，细胞合成DNA量倍增，此时若在培养液中加入^{3}H标记的DNA前体，即^{3}H-胸腺嘧啶核苷［（^{3}H-methyl）aaidine，^{3}H-TdR］，后者将掺入新合成的DNA中，掺入的多少可用细胞内的放射强度表示，用液体闪烁器测量，记录每分钟脉冲数（cpm），通常以刺激指数（SI）表示转化能力。$SI=\frac{\text{PHA刺激管脉冲数均值}}{\text{空白对照管脉冲数均值}}$。根据掺入的多少可推测细胞的增殖程度。

（三）MTT比色法

外周血淋巴细胞与PHA混合培养70h后，加入四甲基偶氮唑盐［3-(4,5-dimethylthiazol-2-y1)-5-diphenyl telrazolium bromide，MTT］，混匀后，再培养4～6h，MTT在活细胞线粒体的琥珀酸脱氢酶作用下，被还原成蓝黑色的MTT-甲臜，形成MTT-甲臜的量与细胞增殖程度呈正比，比色法测OD值，以刺激指数SI作为判断淋巴细胞转化率的指标。$SI=\frac{\text{试验孔OD均值}}{\text{对照孔OD均值}}$。

二、T细胞分泌细胞因子的功能测定——流式细胞术

在单细胞水平研究细胞因子的表达能力对研究细胞因子在疾病中的作用很重要。检测单个细胞特定细胞因子表达的方法有：ELISPOT、原位杂交、免疫细胞化学、限制性稀释分析和单细胞PCR等。应用原位杂交技术和免疫组化方法观察细胞因子蛋白表达及mRNA表达可以识别细胞因子分泌细胞，该方法可获得较强的细胞内信号，缺点是工作量大、主观性强、难以高通量检测、人眼识别能力有局限性。而ELISPOT及单细胞PCR技术的技术性强、劳动强度大，难以推广。

随着多重标记及胞内细胞因子标记流式细胞术的出现，细胞内细胞因子的研究达到了新高度。细胞内流式分析法是用抗细胞因子抗体与细胞表面或胞内特定亚群标志结合，检测不同细胞亚群细胞因子的分泌，同时选择特殊标记物与抗体，确保静止与无细胞因子分泌细胞的最小荧光背景。自然状态下T细胞产生少量的细胞因子，研究时通常要对T细胞体外活化。在体外刺激过程中，T细胞产生的细胞因子释放出来，胞内细胞因子信号较弱，难以进行检测。Jung与Picker采用了莫能霉素（monensin）、佛波酯（Phorbol-12-myristate-13-acetate，PMA）等药物预孵，用布雷菲德菌素（Brefeldin，BFA）、莫能霉素阻断胞内高尔基体介导转运的方法使细胞因子聚集、蓄积，增强的细胞因子信号可被流式细胞仪检测。该法可检测单个细胞内多个细胞因子，并区分表达特定细胞因子的细胞亚群。该方法在细胞水平证明了T细胞存在Th1型与Th2型分化，且这些分化在特定细胞因子增强时可逆转。只有激活的细胞亚群可以表达细胞因子，静止的正常淋巴细胞（T、B、NK）不能分泌细胞因子。

三、细胞毒试验

CTL、NK细胞可通过细胞毒作用直接杀伤靶细胞，因此利用细胞毒性试验可检测免疫

效应细胞的杀伤活性。用传代培养的肿瘤细胞作为靶细胞，将PMBC与肿瘤细胞共同培养，肿瘤细胞的存活情况可以反映NK细胞的活性。肿瘤细胞存活率低，NK细胞的活性则高。测定人、小鼠NK细胞活性多以K562细胞株、YAC细胞株作为靶细胞。常用方法有酶释法、同位素法和荧光分析法。

（一）^{51}Cr释放法

用放射性核素^{51}Cr（Na_2-$^{51}CrO_4$，铬酸钠）标记靶细胞，^{51}Cr可进入靶细胞，与胞浆蛋白结合，然后将^{51}Cr标记的靶细胞与待检细胞（效应细胞）共同孵育一段时间。若待检细胞能够杀伤靶细胞，则^{51}Cr从靶细胞释放出来，^{51}Cr的释放量与效应细胞的活性成正相关，即靶细胞被杀伤的越多，释放到上清中的游离^{51}Cr越多，用γ计数仪测定上清中^{51}Cr的放射活性（cpm）值，计算待检细胞的细胞毒活性。

（二）CFSE法

根据CFSE（琥珀酰亚胺酯）和PI（碘化丙啶）两种荧光染料的光谱不重叠的特性，用流式细胞仪在FL1和FL3通道可区分CFSE和PI，用CFSE和PI同时标记靶细胞，CFSE标记靶细胞，PI标记DNA，细胞膜破坏的靶细胞则PI染色阳性。流式细胞仪收集1000个靶细胞并测定被杀细胞的百分率。优点：避免使用放射性试剂、敏感性增强、单细胞水平分析。

（三）酶释法

原理是靶细胞被破坏后将释放乳酸脱氢酶或碱性磷酸酶至培养液中，检测培养液中的酶的含量即可反映靶细胞遭破坏的情况，间接反映NK细胞的活性。

乳酸脱氢酶（loctate dehydrogenase，LDH）是存在于细胞浆内的酶，正常情况下不通过细胞膜，只有靶细胞受到攻击而损伤时，细胞膜通透性改变，LDH释放到介质中，催化乳酸生成丙酮酸，使氧化型辅酶Ⅰ变成还原型辅酶Ⅰ。还原型辅酶Ⅰ通过递氢体-吩嗪二甲酯硫酸盐还原硝基氯化四氮唑蓝（NBT），生成有色的甲臜（formazan）类化合物。用酶标测定仪在490nm或570nm处测OD值，来反映NK细胞活性，LDH浓度与NK细胞毒活性正相关。

（四）凋亡细胞检测法

细胞凋亡是受基因控制的一种主动性细胞自杀过程，在形态学和生化特性有明显变化，是有别于细胞坏死的细胞死亡方式。细胞凋亡的检测方法有形态学检测、生化特性检测、流式细胞术等。

1. 形态学检测

凋亡的细胞体积变小，细胞浆和细胞器密度增高。细胞膜在凋亡早期保持完整，在凋亡晚期膜皱折、卷曲。细胞核固缩，边集，在核膜内呈新月形，核碎裂。形成膜包裹的凋亡小体，内含完整的细胞器和核碎片。凋亡小体被邻近细胞吞噬，细胞内容物不外溢，周围组织中无炎症反应。线粒体正常或轻微肿胀。而细胞坏死时，细胞体积变大，线粒体明显肿胀，细胞膜的完整性被破坏，胞浆内容物外泄，引起局部炎症反应或组织损伤，细胞核的变化发生较晚，主要是核溶解和消失，无凋亡小体形成。

形态学是鉴定细胞凋亡最可靠的方法，主要有光学显微镜观察法（如HE染色法）、荧光显微镜观察法（如啶橙染色法、吖啶橙/EB染色法）和透射电子显微镜观察法等。

（1）光学显微镜观察法（HE染色法、组织化学法） 苏木素容易被氧化，其氧化产物苏木红与铝结合形成一种带正电荷的蓝色物质，与带负电荷的脱氧核糖核酸酸根吸附而使细胞核染色。染色后必须进行分化（differenciation）和蓝化（bluing）处理。分化是用盐酸、乙醇等试剂将过度染色或不需着色的组织上的颜色除去，蓝化是把分化后的切片从酸性环境中（切片呈红褐色）转移至流水中使之变蓝的过程。伊红 Y（四嗅荧光素二钠盐）是一种酸性染料，可把细胞的胞浆染成粉红色。光学显微镜下细胞核呈蓝黑色，胞浆呈粉红色。正常细胞染色体呈均匀淡蓝色或蓝色，凋亡细胞核固缩、碎裂、染色变深，而坏死细胞肿胀，细胞膜的连续性破坏，核染色体染成很淡的蓝色，甚至核染色消失而呈均一红染的无结构物质。

（2）荧光显微镜观察法　如吖啶橙染色法和吖啶橙/EB 双染色法。

吖啶橙染色法：吖啶橙是经典的荧光染料，通过与 DNA 和 RNA 的碱基对连接和磷酸盐基团结合，使细胞中的 DNA 和 RNA 同时染色而显示不同颜色的荧光。吖啶橙在稀溶液中呈绿色，在浓溶液中因出现二聚体和多聚体而呈现橙红色。DNA 聚合度高，吸收荧光物质的位置较少，发绿色荧光；而 RNA 聚合度低，能和荧光物质结合的位置多，发红色荧光。在荧光显微镜下，细胞核 DNA 为黄绿色均匀荧光，细胞质和核仁的 RNA 为橘黄或橘红色荧光。细胞凋亡时，细胞核或细胞质内可见致密浓染的黄绿色，或核染色呈新月形聚集于核膜一边，晚期可见黄绿色圆形的凋亡小体。细胞坏死时，细胞质内黄绿色或橘黄色荧光减弱或消失。

吖啶橙/EB 双染色法：用吖啶橙染色可以检测细胞凋亡，但不能区别活细胞和死细胞。溴化乙锭（EB）仅着染死细胞，可使 DNA 染成橘红色，而微弱结合 RNA 使之呈红色。因此吖啶橙和溴化乙锭联合使用，可鉴定死细胞和活细胞。在荧光显微镜或激光共聚焦下观察，活细胞呈红色胞浆和黄绿色胞核，而死细胞无红色胞浆，胞核呈明亮的橘红色。有凋亡核的细胞（活或死），其核染色质均高度聚集或断裂。

2. 生化特性检测

（1）DNA ladder 测定法　又称琼脂糖凝胶电泳法。细胞凋亡过程中，内源性核酸内切酶被激活，从连接 DNA 的核小体间将 DNA 链切割成 180～200bp 或其整倍数的片段。抽提 DNA 进行琼脂糖凝胶电泳，出现梯状电泳图谱；坏死细胞的 DNA 随机降解，并伴随组蛋白降解，DNA 在琼脂糖凝胶电泳时呈连续、弥散状条带；正常活细胞的 DNA 不降解，琼脂糖凝胶电泳时基因组条带位于加样孔附近。

（2）原位末端标记技术　细胞凋亡中，染色体 DNA 双链或单链断裂产生大量的黏性 3′—OH 末端，在脱氧核糖核苷酸末端转移酶（Terminal deoxynucleotidyl transferase，TdT）的作用下，可将荧光素、过氧化物酶、碱性磷酸酶或生物素标记的脱氧核糖核苷酸连接到 DNA 的 3′-末端，通过一定的显示系统使之显示出来，从而对完整的单个凋亡细胞或凋亡小体进行原位染色，这类方法称为脱氧核糖核苷酸末端转移酶介导的缺口末端标记法（terminal deoxynucleotidyl transferase mediated nick end labeling，TUNEL）。正常或正在增殖的细胞没有 DNA 断裂，没有 3′-OH 形成，所以很少被染色。TUNEL 是分子生物学与形态学相结合的检测方法，能精确定位凋亡细胞，可检测出极少量的凋亡细胞，灵敏度远高于组织化学法和 DNA ladder 测定法，且能早期显示尚未发生典型形态变化的凋亡细胞，是检测单个细胞早期凋亡的好方法，可用于石蜡包埋组织切片、冰冻组织切片、培养细胞和从组织中分离细胞的凋亡检测，在细胞凋亡研究中被广泛采用。在普通光学显微镜下即可观察和计数凋亡细胞，凋亡细胞的核呈棕色或棕褐色着染，细胞核形态呈碎点状，不规则，大小不一致；正常非凋亡细胞和阴性对照细胞的细胞核被苏木素复染呈蓝色，核相对较大，形态大小一致。

3. 流式细胞术检测

流式细胞术在检测凋亡细胞的同时能测定其光散射及荧光参数。细胞穿过流式细胞仪的激光束焦点时使激光发生光散射，分析光散射情况能反映细胞大小及结构的信息。前散射光的强度与细胞大小、体积相关，侧散射光的强度与细胞结构的折射性、颗粒性有关。细胞凋亡过程中出现的形态改变（如细胞皱缩、胞膜起泡、核浓缩和碎裂等）可使光散射特性发生改变，早期凋亡细胞的皱缩主要表现为前散射光减弱，细胞的核浓缩及碎裂表现为侧散射光增强或不变；晚期凋亡细胞的前散射光和侧散射光均减弱。但细胞的机械性损伤和细胞坏死也可以使前散射光减弱，因此必须将光散射特性与荧光参数的检测结合起来才能准确辨认凋亡细胞。

流式细胞仪能够进行凋亡细胞的形态鉴定、准确计数、定性分析和定量分析。细胞凋亡时在细胞、亚细胞和分子水平发生特征性改变，包括细胞形态的改变、细胞核的改变、细胞器的改变、细胞膜成分的改变等，其中细胞核的改变最具特征性，主要体现在DNA可染性降低和前散射光降低。(1) DNA可染性降低是凋亡细胞的标志之一。凋亡细胞的核发生改变，用荧光染料对固定后的凋亡细胞进行染色，荧光显微镜下观察其DNA可染性降低；(2) 凋亡细胞的前散射光降低是其特点之一。凋亡细胞形态上的改变影响其光散射特性。流式细胞术中的前散射光与细胞的大小有关，而侧散射光反映的是光在细胞内的折射作用，与细胞内的颗粒多少有关。细胞凋亡时，细胞固缩，体积变小，故前散射光降低。此外细胞凋亡时由于染色体降解，核破裂形成，细胞内颗粒往往增多，故凋亡细胞侧散射光增加。细胞坏死时，由于细胞肿胀，前散射光增大，侧散射光也增大，因此可根据前散射光和侧散射光区别凋亡细胞和坏死细胞。但该法的可靠性受被检测细胞形态均一性和核胞浆比率影响，如某些淋巴细胞凋亡时，用光散射特性检测可靠性较好；而肿瘤细胞凋亡时，该法的可靠性较差。优点：将光散射特性与免疫荧光分析结合，可用于凋亡的淋巴细胞亚型鉴定及活细胞的分类。

(1) 亚G1峰检测法　处于增殖不同周期时相（Go/G1、S、G2/M）的细胞，其DNA含量分布在2n～4n之间。凋亡细胞的重要特点是细胞凋亡过程中核酸内切酶将DNA分子降解。在乙醇固定和去垢剂处理后，凋亡细胞的细胞膜通透性增加，导致DNA降解片段漏出，核DNA含量下降，以DNA特异性荧光染料（如PI）染色后，形成一个DNA含量小于2n（即小于G0/G1期细胞）的分布区。用流式细胞仪分析，可以发现在DNA直方图上正常二倍体细胞的Go/G1峰前出现一个亚二倍体峰（Sub-G1峰），即AP峰（apoptotic peak）、凋亡峰，代表凋亡细胞。根据亚二倍体峰面积可以计算凋亡细胞的百分率。

(2) Annexin V-FITC凋亡检测　正常活细胞带负电荷的磷脂酰丝氨酸（Phosphatidylserine，PS）位于细胞膜的内侧，但在细胞凋亡的早期，PS可从细胞膜的内侧翻转到细胞膜的表面，暴露在细胞外环境中。Annexin Ⅴ是分子量为35～36kDa的Ca^{2+}依赖性磷脂结合蛋白，能与磷脂酰丝氨酸高亲和力特异性结合。以标记FITC的AnnexinⅤ为荧光探针，利用流式细胞仪或荧光显微镜可检测细胞凋亡的发生。

碘化丙啶（propidine iodide，PI）是一种核酸染料，不能透过完整的细胞膜，但能够透过凋亡中晚期和继发坏死细胞的细胞膜而使细胞核红染。将Annexin Ⅴ与PI联合使用，可将凋亡早期的细胞和晚期的细胞以及继发坏死的细胞区分开，活细胞和凋亡早期细胞的胞膜完整，对PI有拒染性，坏死细胞的胞膜有损伤，DNA可被PI着染，即Annexin V-FITC和PI阴性细胞为活细胞，Annexin V-FITC单阳性细胞为早期凋亡细胞，Annexin V-FITC和PI双阳性细胞为凋亡晚期细胞，PI单阳性细胞为坏死细胞。

第四节 B细胞的功能测定

B细胞的主要免疫功能是产生抗体，通过检测血清中各类抗体的水平可判定B细胞的功能。临床上很少进行B细胞功能的体外测定，对免疫缺陷病或科研需要时，常采用反向溶血空斑试验和酶联免疫斑点试验进行B细胞功能的体外测定。

一、反向溶血空斑试验

反向溶血空斑试验（reversed hemolytic plaque assay，RHPA）是一种体外检测Ig分泌细胞的方法。原理：抗体生成细胞分泌的Ig与绵羊红细胞（SRBC）表面的抗原结合，在补体参与下出现溶血反应。方法：将吸附有已知抗原的SPA致敏的SRBC、待检B细胞、补体及适量溶化的0.5%琼脂糖混合，倾注平皿，37℃温育1～3h，IgG Fc段与SPA-SRBC结合，抗体形成细胞分泌的IgG与抗原结合后，活化补体，介导SPA-SRBC溶解。在分泌Ig的细胞周围形成圆形的溶血区（即溶血空斑），每个溶血空斑即代表一个Ig分泌细胞，空斑数目即为抗体形成细胞的数量。

二、酶联免疫斑点试验(enzyme-linked immunospot test，ELISPOT)

ELISPOT结合了ELISA和细胞培养技术，是一种既能够在单细胞水平检测抗体、细胞因子的分泌量，又能检测抗体分泌细胞或细胞因子分泌细胞的方法。检测步骤如图11-1所示。原理：用抗原包被固相载体，加入抗体产生细胞，诱导抗体的分泌，分泌的抗体与包被抗原结合，在抗体分泌细胞周围形成抗原-抗体复合物，然后加入相应的酶标二抗，通过与底物显色反应的深浅，测定抗体量，并可在光镜下观察以酶联斑点显色方式表现出来抗体形成细胞。该法也可用于测定细胞因子分泌细胞及其分泌量。ELISPOT的优点：(1) 灵敏度高，比ELISA的灵敏度高2～3个数量级，达10^{-6}，是目前最灵敏的检测技术之一；(2) 在单细胞水平进行活细胞功能检测；(3) 操作简便、经济；(4) 高通量筛选。现有商品化的ELISPOT反应板。

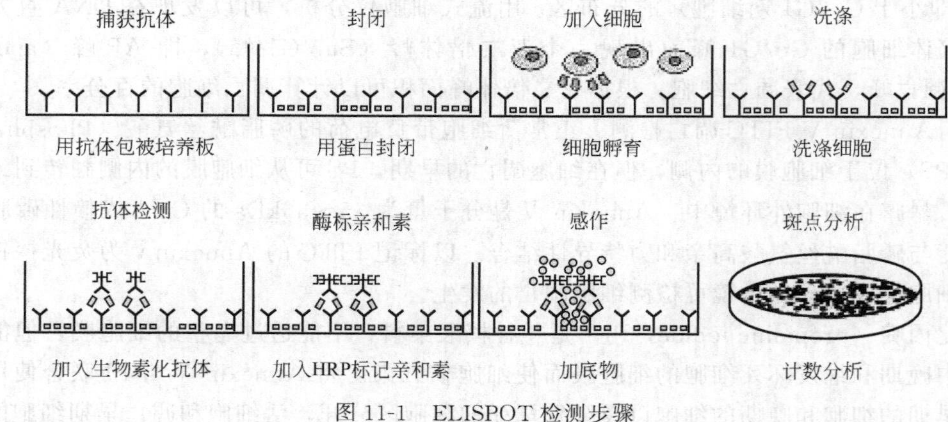

图11-1 ELISPOT检测步骤

三、B细胞转化试验

将B细胞和金黄色葡萄球菌（细菌LPS是B细胞的分裂原）一起培养，以^{3}H-胸腺嘧啶掺入试验测定B细胞发生转化的程度。

四、抗体含量测定

利用ELISA、琼脂扩散试验、凝集试验等免疫检测技术测定液态样品中的IgG、IgM、IgA的含量。

第五节 NK细胞的功能测定

NK细胞的细胞毒效应不依赖于抗体与补体，能直接杀伤肿瘤细胞。将NK细胞作为效应细胞与相应的靶细胞作用，测定靶细胞的生长情况即可判断NK细胞的活性。

用传代培养的肿瘤细胞作为靶细胞，将NK细胞与肿瘤细胞共同培养，肿瘤细胞的存活情况反映NK细胞的活性。肿瘤细胞存活率低，则反映NK细胞的活性高。测定人NK细胞活性多以K562细胞株作为靶细胞，测小鼠NK细胞活性则用YAC细胞株作为靶细胞。常用方法有酶释法、同位素法、荧光分析法、MTT法和ADCC法等。

一、酶释法

乳酸脱氢酶（LDH）是存在于细胞浆内的酶，正常情况下不通过细胞膜，当靶细胞受攻击而损伤，细胞膜的通透性改变，LDH释放到胞浆中，催化乳酸生成丙酮酸，使氧化型辅酶Ⅰ变成还原型辅酶Ⅰ，还原型辅酶Ⅰ通过递氢体——吩嗪二甲酯硫酸盐还原硝基氯化四氮唑蓝（NBT），生成有色的甲臜（formazan）类化合物。用酶标测定仪在490nm或570nm处测定OD值。LDH浓度与NK细胞毒活性正相关。

检测培养液中的乳酸脱氢酶或碱性磷酸酶的含量即可反映靶细胞遭破坏的情况，间接反映NK细胞的活性。

二、同位素法

原理：用放射性同位素（如^{51}Cr）标记靶细胞，将标记的肿瘤细胞与NK细胞共孵育一段时间，靶细胞^{51}Cr释放量与效应细胞活性成正比，当靶细胞遭破坏后放射性同位素即游离于上清液中，经离心分离，测定上清液或剩余靶细胞放射性的量可间接反映NK细胞的活性。

1. 胞浆释放法

^{51}Cr可透过细胞膜与胞浆中小分子蛋白质结合，一旦细胞膜遭破坏，同位素随蛋白质外溢，并且不会被完整的细胞再度摄入。

2. 胞核释放法

采用^{3}H-TdR或^{125}I-UdR作为DNA合成的前体物，先将其与靶细胞共育，^{3}H-TdR或^{125}I-UdR将被摄入靶细胞的细胞核内，再将NK细胞与靶细胞共育，用胰酶和DNA酶处理可使遭破坏的靶细胞的胞核内容物释放。

三、MTT比色法

细胞生长旺盛时线粒体对MTT的代谢增强，生成的甲臜（formazan）颗粒增多，显色深；而细胞生长受抑制时，则对MTT的代谢降低，细胞内形成的甲臜颗粒减少，显色浅。

通过测定 OD 值，计算 NK 细胞对靶细胞生长的抑制率即为细胞毒活性。

四、荧光分析法

用荧光染料标记靶细胞，经与 NK 细胞共育后，离心去上清液，用流式细胞仪、荧光计等检测剩余的活靶细胞的荧光，其强度与 NK 细胞的活性成反比。

五、ADCC 试验

选用适当的靶细胞，加相应的免疫血清，再加入 NK 细胞，作用一段时间后，观察靶细胞被破坏的程度从而推测 NK 细胞的 ADCC 作用。该法常用的靶细胞为鸡、鸭、羊红细胞，也可用 HeLa 等传代细胞。检测方法有形态学检测法或^{51}Cr释放试验。ADCC 试验用于检测 NK、MΦ 及中性粒细胞的细胞毒作用。

第六节　吞噬细胞的功能测定

吞噬细胞按大小分为大吞噬细胞（单核/巨噬细胞）、小吞噬细胞（即中性粒细胞），两类细胞在形态上各有其特征。外周血中白细胞的分类和计数、中性粒细胞的数量对诊断感染性疾病具有重要参考价值。

吞噬细胞的吞噬杀伤过程包括趋化、吞噬和胞内杀灭三个阶段，各阶段都有相应的检测方法。

一、中性粒细胞的功能测定

（一）运动功能检测

（1）随机运动功能检测　将白细胞悬液滴加于玻片上，在光学显微镜下直接观察细胞运动。也可将细胞悬液装入硅化毛细管中，离心，使细胞沉积在一端，切去无细胞的毛细管段，移放在含细胞培养液的培养小瓶中，37℃温育 18～20h，能游动的细胞将从毛细管内外移，在管口形成细胞团，根据细胞团的面积判断中性粒细胞活动能力的强弱。

（2）定向运动功能检测　定向运动表现为趋化运动，测定方法有多种，但原理相同。

① Boyden 小室法：又称滤膜小室法，采用特殊的小盒装置，盒中以一片 3～5μm 孔径的微孔滤膜将盒分为上下两个小室，上室加受检的白细胞悬液，下室加细菌菌体或其产物、酵母菌活化的血清等趋化因子，置 37℃温育数小时，上室中的中性粒细胞因受下室内趋化因子的招引，使细胞由滤膜微孔进入滤膜内，最后取滤膜，经固定、干燥、染色、脱色等步骤，将透明化处理的滤膜置油镜下检测细胞在滤膜内通过的距离，计算趋化单位。

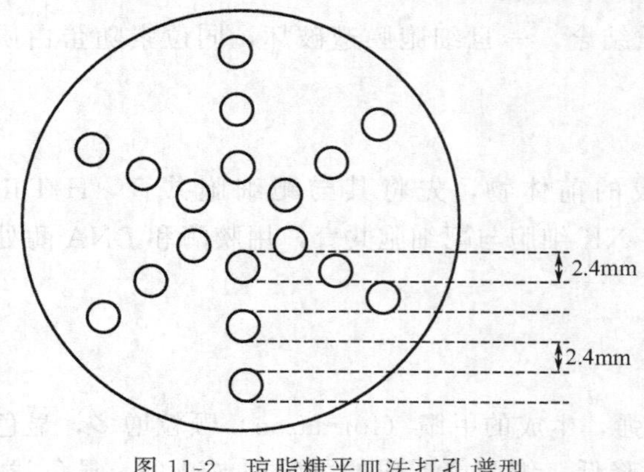

图 11-2　琼脂糖平皿法打孔谱型

② 琼脂糖凝胶平板法：将含小牛血清的 1%琼脂糖倾到在玻片或平皿中制成凝胶平板，按图 11-2 打孔，孔直径为 2.4mm，孔间距为 4.8mm，每三孔为一组，每组的中间孔内加细胞悬液，两侧孔分别加趋化因

子或对照培养液，经37℃温育2～3h，用2%戊二醛固定，染色，测量细胞运动的距离，计算移动指数。

$$移动指数=\frac{趋化移动距离}{任意移动距离}$$

（二）吞噬和杀菌功能检测

（1）染色法　将待检细胞悬液与活的白色念珠菌悬液按一定比例混合，保温，加美蓝溶液染色，涂片，镜检。如细胞内的白色念珠菌呈蓝色，表示该菌已被杀死。共计100～200个细胞，计算吞噬率和杀菌率。吞噬率%=（吞噬细菌的细胞数/计数的细胞总数）×100%，杀菌率%=（胞内含染色菌体的细胞数/计数的细胞总数）×100%。

（2）溶细胞法　能更直接反映细胞杀菌的情况。将待检的细胞悬液与一定量的用新鲜血清调理的大肠杆菌或金黄色葡萄球菌悬液混合，置37℃温育，每隔一段时间取一定量的培养物，稀释后接种固体培养基平板，37℃培养18h后，计算菌落数，按公式计算中性粒细胞的杀菌能力。杀菌率%=[1-(30、60、90min的菌落数/0时的菌落数)]×100%。正常情况下，中性粒细胞对大肠杆菌、金黄色葡萄球菌的杀菌率分别约为90%、85%。

（3）硝基四氮唑蓝（NBT）还原试验　检测中性粒细胞的胞内杀菌能力。中性粒细胞在杀菌过程中能量消耗剧增、耗氧量增加、糖代谢增强，致使糖代谢的中间产物6-磷酸葡萄糖增多，并在己糖途径中氧化脱氢，脱下的氢可被胞浆中的NBT接受，使原来淡黄色的NBT还原成蓝黑色的沉淀物，沉积在胞浆内。

试验时，取抗凝血与等体积的NBT混合，37℃温育一段时间后，细胞推片，瑞氏染色，镜检，计数百分率，正常人为10%左右，细菌感染时可升高。根据细胞的吞噬作用，将抗凝血与等量5×10^7/mL的菌液混合，经37℃温育一段时间后，细胞推片、染色，于油镜下观察细胞吞噬细菌的情况，并计算吞噬率和吞噬指数。吞噬率=（吞噬细菌的中性粒细胞数/中性粒细胞总数）×100%，吞噬指数=(200个中性粒细胞吞噬细菌总数/200)×100%。

（4）化学发光法　中性粒细胞在吞噬经调理的金黄色葡萄球菌过程中，伴有化学发光物的产生，可用化学发光仪测定中性粒细胞的吞噬功能及其代谢活性。全血化学发光试验可同时获得中性粒细胞的吞噬功能、代谢活性及受检血清的调理功能。由于中性粒细胞的氧代谢活性与对细胞的吞噬率密切相关，杀菌能力与发光强度相平行，因此化学发光法可检测细胞杀菌功能。在生理温度和中性环境下测定，该法能较好地反映生理条件下吞噬细胞的功能。该法具有准确、灵敏、样品用量少、简便快速等优点，敏感性高于NBT还原试验。

二、MΦ的功能测定

（一）MΦ吞噬功能测定

MΦ具有吞噬大颗粒异物的特性，常选用鸡红细胞、白色念珠菌、酵母菌等作为吞噬颗粒。将通过斑蝥发泡法获得的MΦ与鸡红细胞悬液于体外37℃温育一段时间，离心后取细胞推片，染色，镜检，计算吞噬百分率和吞噬指数，即可推定MΦ的吞噬功能。

① 小鼠腹腔内注射硫代乙醇酸钠，可刺激MΦ的聚集。4天后小鼠腹腔内注入羊红细胞悬液，1h后解剖收集腹腔吞噬细胞，推片，染色，镜检可观察MΦ对羊红细胞的吞噬现象。通过计算吞噬百分率或吞噬指数，可测定MΦ的吞噬功能。

② 用流式细胞术检测小鼠腹腔诱导的MΦ吞噬功能：用贴壁法筛选有活性的MΦ，再与用碳酸盐缓冲液制备的荧光素（FITC）标记的大肠杆菌混合，37℃孵育，每10min取少

量固定后加EB染色MΦ核，用流式细胞仪检测，计算MΦ对大肠杆菌的吞噬率。FITC能够有效标记大肠杆菌，腹腔诱导的MΦ能够吞噬大肠杆菌，并且在30min时达到最大峰值。用流式细胞术检测MΦ吞噬FITC标记大肠杆菌，能测定MΦ的吞噬功能。

（二）MΦ其他功能测定

MΦ具有多种胞内和胞外酶，也可分泌一些可溶性细胞因子，这些物质在一定程度上可反映该细胞的功能状态。胞内酶通过细胞化学染色法检测，如酸性磷酸酶及特异性酯酶的测定。溶菌酶是MΦ的一种胞外酶，可在体外溶解细菌，将血清与一定量细菌悬液混匀于比色杯内，比色，记录每分钟光密度变化百分率，标准曲线法计算血清溶菌酶的含量。

第十二章　细胞因子的检测

细胞因子是由细胞分泌的具有生物活性的小分子蛋白质的统称，在免疫调节、炎症反应肿瘤转移等生理和病理过程中起重要作用。细胞因子的检测是免疫研究的有效手段，在疾病诊断、病程观察、疗效判断及治疗监测方面具有重要价值。

细胞因子在体内的含量甚微，检测困难。细胞因子种类虽然众多，但检测方法大同小异，主要有生物活性检测法、免疫学检测法、分子生物学检测法等。三种方法各有优缺点，互为补充。生物活性检测法比较敏感，可直接测定生物学功能，是最可靠的方法，适用于各种检测目的，但需要长期培养依赖性细胞株，检测耗时长，步骤繁杂，影响因素多，不容易掌握。免疫学检测法具有简单、迅速、重复性好的特点，但测定的是细胞因子的量和抗原性，不代表生物活性，灵敏度低于生物活性检测法。分子生物学检测法只能检测基因表达情况，不能直接提供有关因子的浓度及活性等信息，主要用于机制探讨。在检测细胞因子时，必须考虑细胞因子的作用具有网络性的特点，需明确检测方法所测定的细胞因子成分，并考虑其抑制剂和可溶性受体的水平，将三种方法结合使用，才可能得到较为可靠的结果。

一、生物活性检测法

根据细胞因子特定的生物活性而设计的检测法。各种细胞因子具有不同的活性，例如 IL-2 能促进淋巴细胞增殖，TNF 能杀伤肿瘤细胞，CSF 能刺激造血细胞集落形成，IFN 能保护细胞免受病毒攻击，因此选择某一种细胞因子独特的生物活性，即可对其进行检测。生物活性检测法又可分为以下几类。

（一）细胞增殖法

许多细胞因子具有细胞生长因子活性，特别是 IL，如 IL-2 能刺激 T 细胞生长、IL-3 能刺激肥大细胞生长、IL-6 能刺激浆细胞生长等。利用这些特性，已筛选出一些对特定细胞因子反应的细胞，并建立了依赖细胞株（简称依赖株）。依赖株在通常情况下不能存活，只有在加入特定细胞因子后才能增殖。如 IL-2 依赖株 CTLL-2 在不含 IL-2 的培养基中很快死亡，而加入 IL-2 后则可在体外长期培养。在一定浓度范围内，细胞增殖与 IL-2 的量成正比，因此通过测定细胞增殖情况（如 ^{3}H-TdR 掺入法、MTT 法等）测定 IL-2 的含量。除依赖株外，还有一些短期培养的细胞，如胸腺细胞、骨髓细胞、促有丝分裂原刺激后的淋巴母细胞等，均可作为靶细胞来测定某种细胞因子活性。

（二）靶细胞杀伤法

是根据某些细胞因子（如 TNF）能在体外杀伤靶细胞而设计的检测方法。通常靶细胞多选择在体外能长期传代的肿瘤细胞株，利用同位素释放法或染色法判定细胞的杀伤率。

（三）细胞因子诱导的产物分析法

某些细胞因子可刺激特定细胞产生生物活性物质，如 IL-2、IL-3 能诱导骨髓细胞合成胺，IL-6 能诱导肝细胞合成 α1-抗糜蛋白酶等。通过测定诱生的相应产物的量，反映细胞因子的活性。

（四）细胞病变抑制法

病毒可造成靶细胞的损伤，干扰素等可抑制病毒所导致的细胞病变，因此可利用细胞病变抑制法检测干扰素。

二、免疫学检测法

细胞因子均为蛋白或多肽，具有较强的抗原性。随着重组细胞因子的出现，可方便地获得细胞因子的特异性血清或单克隆抗体，可利用免疫学技术定量检测细胞因子。常用的免疫学方法包括 ELISA、RIA 及免疫印迹法等。ELISA 法可直接测定样品中特定细胞因子的含量（用 ng/mL 表示），几乎所有的细胞因子都可以用 ELISA（如双抗体夹心法）检测，几乎所有常见的细胞因子均有商品化的检测试剂盒。利用酶标或荧光标记的抗细胞因子单克隆抗体，原位检测细胞因子在细胞内的合成及分布情况，如细胞内染色法和 ELISPOT 技术等。免疫学检测法仅测定细胞因子的抗原性，与该因子生物活性不一定平行，因此要了解细胞因子的生物学效应，必须结合生物学检测法。

三、基因检测法

免疫分子的分泌或表达主要决定于相应基因的激活和 mRNA 的表达，当免疫分子基因因某种原因发生突变，则可能会导致其分泌量减少或异常表达，进而参与疾病的发生、发展，因此免疫分子的基因水平检测对诊断具有一定的参考价值。如 PCR 检测 HLA-B27 分子可以辅助诊断强制性脊柱炎。

目前所有鉴定的细胞因子的基因均已克隆化，容易获得某一细胞因子的 cDNA 探针或根据已知的核苷酸序列人工合成寡聚核苷酸探针。利用基因探针检测细胞因子 mRNA 表达的方法有斑点杂交、Northern blot、逆转录 PCR、细胞或组织原位杂交等。检测的关键在于制备高质量的核酸探针和获得合格的待测物（提取的 mRNA 样品或细胞/组织标本)。核酸探针是指一段用放射性同位素或其他标记物（如生物素、地高辛等）标记并与目的基因互补的 DNA 片段或单链 DNA、RNA。根据来源分为 cDNA 探针、寡核核苷酸探针、基因组基因探针及 DNA 探针等。其中 cDNA 探针和人工合成寡核苷酸探针常用于斑点杂交及 Northern blot，而 RNA 探针因穿透性好更适用于原位杂交。核酸探针技术的应用已经程序化，以 cDNA 探针为例，主要包括质粒 DNA 的提取、靶 DNA 片段的分离、靶 DNA 片段标记、待测样品 mRNA 的提取、标记 cDNA 探针对待检样品的杂交、放射自显影或显色分析。RT-PCR 检测特异性 mRNA 的方法也广泛用于细胞因子研究，具有灵敏、快速等优点，甚至从 1～10 个细胞中就可检出其中的特异 mRNA。

第四篇

免疫学技术——免疫制备技术

知识导图

- 免疫制备技术
  - 抗原制备技术
    - 细菌性抗原制备
    - 病毒性抗原制备
    - 天然蛋白质抗原制备
    - 重组蛋白质抗原制备
    - 半抗原-载体制备
    - 多糖抗原制备
    - 抗原浓缩、鉴定、保存
  - 疫苗制备技术
    - 疫苗制备基础知识
    - 冻干活疫苗制备
    - 灭活疫苗制备
    - 类毒素的制备
    - 多糖结合疫苗的制备
    - 核酸疫苗制备
  - 抗体制备技术
    - 多克隆抗体的制备
    - 单克隆抗体的制备
    - 卵黄抗体的制备
  - 干扰素制备技术
    - 体外诱导法制备
    - 基因工程法制备
    - 干扰素的检定

第十三章　抗原制备技术

生物组织、细胞以及细胞中的组分均可作为抗原。抗原物质的组成、理化性质和结构不同，制备方法也不同。即使是同类生物大分子，选材不同，制备方法也有差别。针对所需要的抗原物质，选用合适的制备方法，才能最终获得符合要求的抗原。

一、抗原应具备的条件

(1) 足够大的分子量　对于多肽或蛋白质抗原来说，一个抗原表位通常由5～15个氨基酸残基组成，而平均每5～10kDa才有一个抗原表位，因此多肽的免疫原性较弱。

(2) 异物性强　抗原物质应与被免疫生物体内的同源物质存在较大的序列或结构差异，才能更好地产生免疫应答。一般亲缘关系越远，差异越大，异物性越强。

(3) 化学组成异质性强　化学组成比较简单的复合物，如淀粉、核酸、多聚赖氨酸等，即使具有较大的分子量，通常也不具有免疫原性。含较多直链氨基酸的蛋白在体内容易被降解，稳定性差，免疫原性较弱；而芳香族氨基酸有助于提高蛋白的免疫原性。

(4) 可降解性好　抗原必须是可降解的。D-型氨基酸组成的物质因不能降解而表现出较弱的免疫原性。

(5) 纯度越高越好　抗原纯度越高，非目的性免疫反应就越小，目的抗体在抗血清中占的比例就越高。

(6) 安全性好　抗原不能有太强的毒性，否则容易引起被免疫生物死亡。如抗原制备中经常用到去污剂，但是免疫动物之前必须确保抗原中不含去污剂，尤其是采用静脉注射免疫时，极低浓度的去污剂就能引起动物的死亡。

二、抗原的种类

(一) 颗粒性抗原

颗粒性抗原主要包括细胞抗原、细菌抗原和寄生虫抗原等，该类抗原的制备方法简单，制备的抗原为悬浊液或乳浊液。

(1) 细胞抗原　选择抗原含量高及制备工艺简便、成本低的材料，最好是新鲜或低温（<－40℃）保存的组织或人工培养的细胞。通常要对材料进行预处理，去除器官组织表面的筋膜及大血管，对脏器进行灌注以去除血管内的残留血液，人工培养的细胞需要冲洗去除残余的培养基。

经预处理的组织，用生理盐水洗去血迹及污染物，剪成小块，用滤网和研杵分离出单个细胞，或用胃蛋白酶或胰酶消化细胞间质蛋白，获得游离的单个细胞。细胞悬液用无菌生理盐水洗涤，低速离心收集细胞，用无菌生理盐水配成2%～5%细胞悬液，即可用于免疫注射。

(2) 菌体抗原　制备菌体表面抗原一般不需要裂解细菌，可用理化方法处理菌体制备。如加热法杀死细菌的同时破坏细胞壁表面的蛋白质，得到耐热的多糖类抗原（如O抗原）；或用甲醛等杀死细菌的同时使细胞壁表面的蛋白类抗原固定，从而获得蛋白类抗原。

（二）可溶性抗原

可溶性抗原材料一般为组织、细胞及血液，而这些材料中的组分构成复杂。除体液外，提取组织内、细胞内及膜上的生物活性物质，都须把组织和细胞破碎，使其中的生物活性物质充分释放。

可溶性抗原物质的制备包括：材料的选择和预处理、细胞破碎、提取、纯化、浓缩或干燥、保存等步骤。其中材料的选择和预处理同颗粒性抗原制备。

（1）细胞破碎　来源于不同组织的细胞，破碎难易度不同，应选择的破碎方法也不同。如脑、胰、肝等比较软嫩的组织，用普通匀浆器研磨即可；肌肉、心脏等则需绞碎后再匀浆。常用的细胞破碎方法有：①高速捣碎法，利用高速组织捣碎机粉碎，操作简单，成本较低，适用于内脏组织；②玻璃匀浆法，玻璃匀浆器由磨砂玻璃管和磨砂玻璃研杵组成，该法比高速组织捣碎机破碎程度高，对大分子的破坏程度低，适用于粉碎少量的软嫩材料（脑、胰、肝等）；③超声破碎法，利用超声波的机械振动产生压力使细胞破碎，不同组织采用不同频率的超声波，超声过程中产热，溶液内易存在气泡，故使用时应间歇开机，冰浴进行以避免不耐热的物质失活，该法操作简单，重复性好，适用于软嫩组织和细菌的破碎，但对于不耐热的核酸及某些酶，使用需谨慎；④反复冻融法，把样品置－20℃冰箱内冷冻，室温缓慢解冻，重复操作多次，使大部分动物性细胞及胞内的颗粒破碎，但可能使生物活性物质失活。该法适用于组织细胞，对细菌作用较差；⑤自溶法，新鲜材料置适宜的温度和 pH 值下，利用组织细胞自身的酶系统破坏组织，使细胞内容物释放，动物材料的自溶温度选 0～4℃，且需加少量防腐剂，因材料自溶时间较长，不易控制，故不常用；⑥酶处理法，常用酶类有溶菌酶、纤维素酶、蜗牛酶等，在一定条件下能消化细菌和组织细胞，溶菌酶主要针对 G^+ 菌，对 G^- 菌作用较小，优势是作用条件温和，胞内活性物质不易受破坏，且细胞壁破坏程度可以控制；⑦表面活性剂处理法，在适当温度、pH 值及低离子强度条件下，表面活性剂能与脂蛋白形成微泡，改变膜的渗透性或使之溶解，常用的表面活性剂有 SDS（阴离子型）、二乙胺十六烷基溴（阳离子型）、吐温-80（非离子型）、Triton X-100（非离子型）、新洁尔灭（阳离子型）等。

（2）提取纯化　细胞经预处理和破碎后，生物大分子释放到溶液中，选取合适的溶液体系使生物大分子得到充分释放，这就是提取过程。选择溶液时应充分考虑生物大分子的溶解度和稳定性，以及溶液自身性质（如离子浓度、pH 值、温度等）对生物大分子的影响。从细胞中提取出来的生物大分子多为粗品，需进一步分离纯化才能获得纯度较高的样品。在生物大分子制备中，分离纯化是重要而复杂的环节，需要了解粗品中主要杂质的性质，从而针对性地去除杂质。如提纯核酸时常混杂着蛋白质或多糖，提纯蛋白质时常混杂着核酸，一般可用酶解、有机溶剂抽提、选择性分步沉淀等方法处理。小分子物质可在制备过程中通过多次液相与固相转化被分离或最后用透析法去除。对于性质相似的物质，如酶和杂蛋白、RNA 和 DNA，可采用盐析法、等电点沉淀法、超速离心法、电泳法、柱色谱法、吸附法、结晶法、有机试剂抽提法等分离。其中盐析法、等电点法、结晶法多用于蛋白类的提纯，有机溶剂抽提和沉淀多用于核酸的提纯，柱色谱、密度梯度离心广泛应用于蛋白质和核酸的提纯。

第一节　细菌性抗原的制备

细菌性抗原的制备流程包括：菌种的筛选、纯化→种子液培养→细菌高密度发酵培养→

细菌浓缩→抗原分离纯化→灭活→半成品检验→保存。

一、菌种

菌种优劣是决定细菌性抗原质量的关键。制苗用菌种通常选用毒力强、免疫原性好的菌株，通常使用1～3个品系。制苗用菌种应为中国药典中规定的菌种，菌种通常由中国药品生物制品检定所或中国兽药监察所传代、鉴定、冻干保存和供应。疫苗企业拥有新药证书的新疫苗菌种由企业自行保存。菌种检定项目包括培养特性、血清学特性、毒力试验、抗原性试验、免疫效力试验等。用于制造菌苗的菌种应按规定定期复壮，并进行形态学、培养特性、菌型、抗原性、免疫原性鉴定，合格菌种准许用于制造疫苗。

菌种长期保藏方法有液氮保藏、冷冻真空干燥保藏、甘油管冷冻保存，短期保存主要采用斜面冷藏保藏。

二、种子液制备

经鉴定符合标准的菌种接种于菌苗生产规程中所规定的培养基进行增殖培养，经纯粹性检验、活菌计数达到标准后作为种子液，用于菌苗生产。菌种开启，接种于适宜培养基，适宜温度下培养至对数期，为一代培养物。一代菌种扩量培养，接种于适宜培养基，适宜温度下培养至对数期，为二代培养物。种子液保存于2～8℃，不得超过规程规定的菌苗使用期限。

三、细菌发酵培养

根据微生物代谢类型，细菌发酵分为好氧发酵与厌氧发酵。根据培养基的形态，细菌培养分为固体培养和液体培养，液体发酵法又分为静态发酵法、动态发酵法（如通气、搅拌、振荡等培养）和透析培养法（膜生物反应器培养法）。根据操作方式，细菌发酵分为连续发酵、分批发酵、补料分批发酵等。

一般固体培养易获得高浓度细菌悬液，含培养基成分少，易稀释成不同的浓度，但生产量较小。大规模制备细菌性抗原时常采用通气纯种深层液体培养法。

细菌抗原可分为菌体表面抗原、胞内组分抗原、胞外分泌组分抗原。根据抗原性质不同，调整细菌培养基成分、发酵条件，针对性诱导目的抗原的表达。一般制备菌体抗原时细菌发酵培养时间为18～24小时，制备细菌胞外分泌蛋白抗原时要摸索最适发酵时间。如制备A型产气荚膜梭菌外毒素抗原时要厌氧发酵5～8小时。

细菌全自动液体发酵培养需借助全自动细菌发酵罐。根据供氧方式，发酵罐分为机械搅拌通风发酵罐（包括通用式、自吸式、伍氏）和非机械搅拌通风发酵罐（包括气升式、喷射自吸式、塔式）。全自动细菌发酵罐包括罐体和控制系统两部分组成，控制系统包括电力控制系统、通气控制系统（含过滤器、冷凝器、传感器、调节器、空气压缩机、流量控制器等）、压力控制系统、搅拌系统、酸碱度控制系统、溶氧度控制系统、温度控制系统、补料系统、称重系统、管道自动清洗与灭菌系统等。

影响细菌抗原产量的发酵参数有培养基配方、种子液的接种比例、投料方式及流加补料的速率、发酵时间、发酵温度、pH、溶氧浓度、搅拌速度、通气方式等。可以采用正交试验或响应面分析法等对影响细菌性抗原产量的主要因素进行发酵条件优化。

液体发酵培养时，一般按培养基体积的1%～10%的比例接种种子液。

细菌发酵时要特别注意控制发酵时间，防止内毒素的产生。

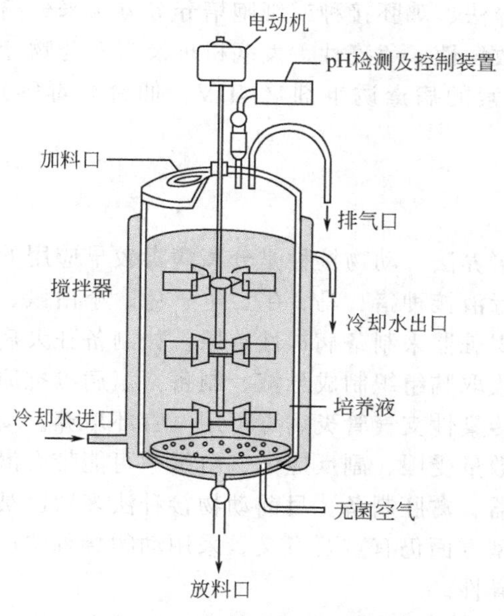

图 13-1　发酵罐结构示意图

四、细菌灭活与浓缩

菌液中加入一定浓度的灭活剂（如 0.5%甲醛溶液），置 37℃灭活 24～72h，以达到杀死细菌的目的。常用的浓缩方法有离心沉降法、氢氧化铝吸附沉淀法和羧甲基纤维沉淀法等。详见抗原浓缩技术一节。

五、半成品检验

检验内容包括纯粹性检验、细菌计数、抗原含量检验、纯度检验、灭活检验、安全性检验、效力检验等。

菌数计算多采用固体培养基平板活菌计数法或菌液比浊计数法，计算每毫升菌液中的细菌总数。

其他检验方法详见抗原鉴定一节。

六、 配苗与分装

配苗就是在菌苗的制备过程中加入佐剂，以增强免疫效果。使用的佐剂不同，配苗方法也不同。如大肠杆菌氢氧化铝菌苗，将菌液用灭菌生理盐水稀释成终浓度为 100 亿～400 亿个/mL，按每 5 份菌液加入 1 份氢氧化铝胶配苗，同时加入 0.01%硫柳汞，充分振荡，2～8℃静置 2～3d，弃上清液，浓缩成全量的 60%，分装，封口，贴签，注明菌苗名称。使用前充分摇匀。整个制备过程必须在无菌条件下无菌操作。

第二节　病毒性抗原的制备

病毒为严格细胞内寄生生物，只能在活的敏感细胞中才能增殖，因此可根据病毒不同采用易感动物接种及组织培养法、鸡胚接种或细胞培养等方法来分离、培养、鉴定病毒或制备病毒性抗原、研究病毒的致病性、免疫性、发病机理及有效药物疗法等。在制备病毒、抗病毒免疫血清（抗体）、干扰素的病毒诱生剂（NDV、仙台病毒等）时都需要大量制备病毒抗原。

一、病毒的制备方法

（1）动物接种及组织培养法　动物接种是分离病毒较早应用的方法，病毒能在易感动物体内增殖，因此可以用病毒液接种猪、马、牛、羊、兔、小白鼠、大白鼠、豚鼠及猴子等分离病毒，采集含病毒的组织脏器来制备病毒性抗原。如制备狂犬病毒、脑炎病毒抗原可采用鼠、兔脑内接种病毒液，收取脑组织制成悬液。制备猪瘟病毒抗原可用病毒液接种兔，收获脾、淋巴结制成悬液。鸡传染性支气管炎病毒可用气管环培养。动物接种法的缺点：来源困难、成本高、制作麻烦、数量受限、副反应大、组织中可能带有潜在致癌病毒和慢病毒。第一代病毒疫苗多用动物脏器、禽胚制备。目前动物接种法多数已被取代，但在某些强毒的分离或科研需要制作动物模型方面仍有重要意义。采用动物接种法应注意动物本身不能带有病毒、许多病毒具有种属特异性。

（2）鸡（鸭）胚接种　某些正黏病毒、副黏病毒、仙台病毒、冠状病毒、腺病毒、痘病毒、疱疹病毒等，能够在禽胚上增殖。接种途径有尿囊腔、绒毛尿囊膜、羊膜腔和卵黄囊等。常采用9～10日龄鸡胚，通过一定途径接种，37℃继续孵育3～5天，收获禽胚的尿囊液、尿囊膜、卵黄液、羊水或胚体，制备病毒性抗原。如流感病毒、单纯疱疹病毒、腮腺炎病毒、新城疫病毒、鸡传染性支气管炎病毒、鸡传染性法氏囊病病毒、鸡痘病毒、鸡产蛋下降综合征病毒等均可用鸡胚或鸭胚接种法制备病毒性抗原。Q热用7日龄鸭胚进行卵黄囊接种收获卵黄囊。马脑炎病毒常采用10日龄鸡胚体接种，收获全胚体制备抗原等。禽胚培养法的优点：禽胚来源充足、操作简便、管理容易、实现了病毒的规模化制备，显著降低了病毒性抗原的制备成本。缺点是组织中可能含潜在病毒。

（3）细胞培养法　病毒能够在敏感细胞上增殖，不同的病毒可选用其相应的敏感细胞培养。病毒培养的细胞分为原代细胞、传代细胞及二倍体细胞等不同种类。①原代细胞培养是指动物或人的组织直接用蛋白酶消化所获得的细胞，经培养后可贴壁或悬浮生长（如淋巴细胞）。原代细胞对病毒的易感性高，主要作为自标本中分离病毒的工具。常用的原代细胞有鸡胚成纤维胞、人胚肾细胞、猴肾细胞、兔肾细胞、狗肾细胞、肺细胞等；②传代细胞分为传代细胞系和二倍体细胞株，可连续传代的细胞系或来自肿瘤组织（如HeLa细胞）或来自发生自发转化的原代细胞系（如中国地鼠卵巢细胞系，CHO）。这些细胞系的染色体为多倍体，与正常细胞不同。这种细胞株多数用人胚肺组织建立，既可用于分离病毒，也是人用疫苗生产中首选的细胞株。在用真核表达基因工程产品时则常用CHO细胞。常用传代细胞系有：BHK-21（仓鼠肾传代细胞）、PK-15（猪肾传代细胞）、IBRS-2（猪肾传代细胞）、Hela（人子宫颈癌细胞）、Vero（非洲绿猴肾细胞）、Marc-145（来源于Vero细胞）、TK-143（人的胸苷激酶阴性细胞）、MDCK（犬肾细胞）、Sf9（昆虫细胞）等；③二倍体细胞则为在体外连续50～60代后仍保持其二倍染色体数目的细胞。经再连续传代，则二倍体细胞逐渐衰老而死亡。已建立的二倍体细胞有WI-38、HL-8、MRC-5、IMR-90、KMB17、2BS、SL-7等，已用于麻疹活疫苗、乙型脑炎疫苗、脊髓灰质炎疫苗、腮腺炎疫苗等疫苗的生产。用二倍体细胞制备疫苗有取代其他原代细胞和传代细胞的趋势。

按培养方式，细胞培养分为贴壁培养（如罗氏瓶培养、转瓶培养、中空纤维细胞培养法）、固定化培养（如微囊化培养）和悬浮培养（如微载体悬浮培养）。

病毒接种合适的细胞，可根据下列现象或指标判断细胞培养中是否有病毒的增殖：①细胞病变（cytopathogenic effect，CPE），包括细胞的裂解、聚集及融合；②不出现 CPE，但表现出红细胞吸附或病毒血凝性、代谢改变、干扰现象、包涵体或可用免疫标记技术检测。

细胞培养法制备病毒性抗原的流程：先增殖细胞，然后接种一定量的病毒种子液，继续培养适当时间，冻融细胞后，离心收获上清液即为病毒液。

表 13-1　细胞培养法生产病毒疫苗

疫苗名称	疫苗株	制备疫苗的细胞	培养方法
脊髓灰质炎疫苗	灭活（Salk 株）	猴肾细胞（原代或 2～3 代）	转瓶培养
	活（Sabin 株）	Vero 细胞	微载体培养
腮腺炎疫苗	活（ME 株）	幼地鼠、狗肾、豚鼠肾细胞	转瓶培养、罗氏瓶培养
麻疹活疫苗	Edomonste、L16、沪191、Moraten、Schwar2 株	原代鸡胚纤维母细胞、人二倍体、人羊膜、狗肾、羊肾、豚鼠肾细胞	罗氏瓶培养、转瓶培养
单纯疱疹病毒疫苗	死（72 株）	兔肾、豚鼠肾、豚鼠胚成纤维细胞	罗氏瓶培养、转瓶培养
巨细胞病毒疫苗	活（Towne 株）	WI-38 人胚肺细胞	转瓶培养
狂犬病毒疫苗	死（AV01/AV02 株）（CUS 株）	人二倍体细胞	微载体培养
流行性乙脑疫苗	灭活（53 株）	人二倍体细胞	多层滋养增殖器
森林脑炎病毒疫苗	灭活	鸡胚纤维母细胞、幼地鼠肾细胞	转瓶培养

第二代病毒疫苗采用细胞（原代或传代细胞）制备病毒抗原。目前多数采用细胞培养法制备病毒抗原。

传代细胞系制备病毒性抗原的优点：可以无限传代、不少细胞系对病毒很敏感、某些传代细胞系可以悬浮条件下大规模培养、生长旺盛、繁殖快、对营养条件不苛刻。缺点是在传代过程中遭到支原体和病毒的污染。

与原代细胞制备疫苗相比，二倍体细胞株制备疫苗更优越：①在细胞传代期间可进行全面检测，特别是对潜在病毒和致癌性的检测，能确保疫苗安全；②可逐渐适应于无血清（或无蛋白）培基中生产繁殖，以排除过敏因素；③可挑选对病毒敏感的细胞克隆，利于病毒在细胞中大量增殖，有助于疫苗产量的提高；④易于大量生产和连续自动化生产，满足量的需求。

二、病毒规模化细胞培养

病毒抗原制备规模取决于细胞培养的规模，可根据生产规模及生产条件来选用适宜培养装置。罗式瓶培养仅适用于试验室培养细胞，供生物学研究。转瓶培养因设备简单，投资小，被疫苗生产规模较小的企业采用。而细胞生物反应器和微载体悬浮培养是目前规模化疫苗生产企业采用的主流细胞培养方式。

（1）转瓶培养法　将细胞制备成悬液，加入转瓶中，置转瓶机上，37℃培养，使支架以 8～12 转/小时缓慢转动，当细胞贴壁后，加入病毒种子液继续培养一段时间后，待细胞出现＋＋＋以上细胞病变（CPE）或病毒滴度达到标准时，收获病毒。

（2）微载体悬浮培养　悬浮细胞培养法是利用旋转、振摇或搅拌的方法不让细胞贴壁，使其在培养液中呈悬浮状态生长。该法适用于淋巴细胞、肿瘤细胞、传代细胞系的培养。培养基为合成培养基添加 0.1%甲基纤维素，培养细胞密度 $5\sim7\times10^5$/mL，优点是细胞增殖快、产量高、培养过程简单，是大规模培养细胞的理想模式。

微载体细胞培养法是一种规模化培养细胞技术，是在细胞培养液中加入对细胞无毒害作用的材料制成的颗粒（微载体），使细胞在微载体表面附着和生长，并通过不断搅拌使微载体保持悬浮状态。培养液中大量的微载体为细胞提供了极大的附着表面，1g 微载体的比表面积可达 $6000cm^2$，可实现细胞的高密度培养。细胞悬浮培养生物反应器见图 13-2。

微载体的直径在 $60\sim250\mu m$，由天然葡聚糖（如 DEAE-交联葡聚糖微粒）、凝胶或各种合成的聚合物（如 DEAE-纤维素、聚苯乙烯、聚丙烯酰胺、无机玻璃基质微载体等）组成。微载体表面带有大量电荷及其他生长基质物质，有利于细胞黏附、铺展和增殖。微载体培养的优点：比表面积大，单位体积培养液的细胞产率高；采用均匀悬浮培养，无营养物或产物梯度；可用简单显微镜观察微载体表面的生长情况；细胞收获过程相对简单，劳动强度小；培养基利用率高，占地面积小；放大容易。缺点是搅拌桨及微珠间的碰撞易损伤细胞；接种密度高，微载体吸附力弱，不适合培养悬浮型细胞。

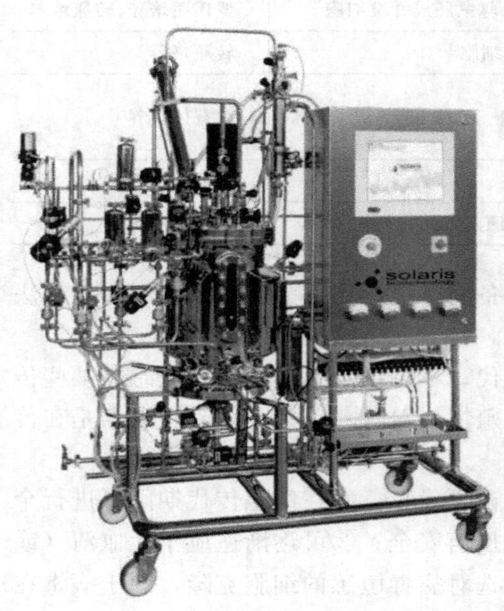

图 13-2　细胞生物反应器

为解决微载体培养系统中细胞易受机械损伤的缺陷以及最大限度扩大比表面积，开发了具有完全连通沟回的大孔微载体，大孔微载体将细胞固定在孔内生长。大孔微载体技术将成为细胞大规模培养的常用技术，逐步取代传统的实心微载体。优点：比表面积大，是实心微载体的几倍甚至几十倍；细胞在孔内生长，受到保护，剪切损伤小；与包埋法相比，传质尤其是传氧效果好；细胞三维生长，细胞密度是实心微载体的 10 倍以上，可达 10^8 个/mL；适用于细胞的长期、维持培养，大孔微载体在浓度较高时，表面碰撞增加，能促使细胞在孔内生长、克服了实心载体在培养液中浓渡增大到一定时细胞密度反而下降；适合蛋白质生产和产物分泌。

微载体培养系统培养细胞步骤：选择合适的微载体类型，获得最大量的细胞，以微载体能全部悬浮在培养液中为最好。浸泡水化及消毒，用无 Ca^{2+}、Mg^{2+} 的磷酸缓冲液浸泡 3h 以上，接种病毒种子液（根据细胞类型决定接种浓度），培养，观察与细胞计数，消化，分离细胞或传代培养。

（3）细胞生物反应器　悬浮细胞培养通常在细胞生物反应器中进行（见图 13-2）。用于细胞悬浮培养的生物反应器分为搅拌式、气升式、中空纤维管式、膜式、堆积床、流化床式、一次性、微载体型等类型。细胞培养过程中需要优化的工艺参数有培养基配方、培养时间、温度、pH、CO_2、溶氧、搅拌速率、进出液流量等。

三、病毒性抗原的制备流程

细胞培养⟶种毒稀释与接种⟶病毒培养⟶病毒收获⟶病毒浓缩⟶病毒纯化⟶病毒灭活⟶病毒检验⟶配苗。

第三节　天然蛋白质抗原的制备

天然蛋白由于存在化学修饰，且结构复杂（具有线性表位和构象表位），是很好的抗原。但是天然蛋白的纯化过程繁琐，而且只适合在细胞内表达量高的蛋白。完整的细胞可作为抗原，细胞内存在着许多性质不同的抗原物质，有时要从众多的物质中提取、纯化某种抗原物质。不同蛋白质因结构的差异，溶解度不同。大部分蛋白质可溶于极性溶剂，如水、稀盐、稀酸或稀碱溶液，少数脂蛋白则易溶于有机溶剂乙醇、丙酮、丁醇等。

由于大部分蛋白质溶于极性溶剂，因此提取蛋白质时多采用稀盐溶液和缓冲液，蛋白质在溶液中的稳定性好，溶解度大。选择溶液体系时应充分考虑：①离子浓度，主要在于溶质自身浓度以及其中氯化钠的浓度，缓冲液多为20～50mmol/L磷酸盐缓冲液、Tris盐酸缓冲液、碳酸盐缓冲液。氯化钠的常用浓度为0.1～0.2mol/L；②pH值，蛋白质的溶解度、稳定性与pH值关系密切，提取液的pH值通常在等电点两侧，酸性蛋白（如肌肉甘油醛-3-磷酸脱氢酶）应选在偏碱一侧，而碱性蛋白（如细胞色素C和溶菌酶）则应选在偏酸一侧；③温度，为防止蛋白变性、降解而失活，温度多选在5℃以下，最好在冷室、冷藏柜或冰浴中进行，对少数耐热蛋白质，适当提高温度有助于使杂蛋白变性分离，而对于胃蛋白酶、酵母醇脱氢酶以及部分多肽激素，则可选择37～50℃条件下提取，效果比低温提取更好。

对于水溶性差的蛋白质，多采用有机溶剂来提取。如用60%～70%的酸性乙醇提取胰岛素，既可抑制水解酶对胰岛素的降解，又可去除大量杂蛋白；一些与脂质结合牢固的蛋白质和酶用丁醇提取，效果较好，丁醇提取法对pH值（pH值3～10）及温度（2～40℃）的选择范围较宽。膜蛋白可通过加入去污剂的方式使其溶于极性溶剂中，效果较好，但成本较高。

制备高纯度的抗原，涉及物理学、化学和生理学等许多领域的知识。根据物理或化学特性建立起来的分离、纯化方法的主要原理有：①利用混合物中组分间分配率的差别，将他们分配到可用机械方法分离的两个或以上物相中，如盐析、有机溶剂抽提、色谱和结晶等；②把混合物置于单一物相中，通过物理力场的作用使各组分分配于不同的区域而达到分离的目的，如电泳、超速离心和超滤等。组织细胞内存在许多分子结构和理化性质不同的抗原物质，其分离方法不同。即使同一类大分子物质，选材不同，所使用的方法也有很大差别，因此没有通用的提取任何生物活性物质的标准方法，在提取前必须针对所提取的物质，选用合适的方法，才能获得预期的效果。

一、抗原物质制备的一般流程

材料的选择和预处理⟶细胞的破碎⟶浓缩、抽提⟶分离与纯化⟶保存。

二、蛋白质分离纯化的要求

（1）纯度　取决于制备目的。

（2）活性　保持天然构象状态，保留其生物活性。

（3）得率　得率越高越好，但分离纯化过程中提纯步骤越多，损失越大，得率越低。

三、蛋白质分离纯化的方法

（1）根据分子大小分离　透析、超滤、密度梯度离心、凝胶过滤等。

（2）根据蛋白质的溶解度分离　等电点沉淀、盐析、有机溶剂沉淀等。

（3）根据电荷差异分离　等电聚焦电泳、离子交换色谱等。

（4）根据配体特异性分离　亲和色谱等。

（5）选择性吸附分离（物理吸附）羟基磷灰石色谱、疏水作用色谱等。

四、材料的选择及预处理

选择材料主要根据试验目的而定，通常选含量高、工艺简便、成本低的材料。材料选定后，通常要进行预处理，剔除结缔组织、脂肪组织等，把组织块剪碎。若取材后不立即进行提取，则应冷冻保存，动物组织要超低温保存。易失活的物质一般宜采用新鲜材料。

五、细胞破碎技术

（1）机械破碎　通过机械运动产生的剪切力，使组织、细胞破碎，如研磨、匀浆、超声法。

（2）物理破碎　通过各种物理因素的作用，破坏组织、细胞的外层结构而使细胞破碎，如冻融法、渗透压法。

（3）化学破碎　通过各种化学试剂对细胞膜的作用，使细胞破碎，如有机溶剂、表面活性剂、酸碱。

（4）酶促破碎　通过细胞本身的酶系或外加酶制剂的催化作用，使细胞外层结构受到破坏，而达到细胞破碎，如自溶法、外加酶制剂法。

六、蛋白质分离纯化常用方法

（1）盐析法　该法被广泛使用。在低盐浓度下蛋白质的溶解度随盐浓度的升高而增加（即盐溶）；当盐浓度继续升高时，蛋白质的溶解度又呈不同程度下降并先后析出（即盐析）。利用不同蛋白质在盐溶液浓度变化过程中的溶解度的差异，来实现不同蛋白彼此分离。分离混合样品时，一般采用逐渐增加盐的饱和度的方式，每析出一种蛋白质，需将样品离心或过滤分离后再继续增加盐的饱和度，使后续蛋白质依次沉淀。盐析时盐的饱和度的梯度至关重要，pH 值和蛋白质浓度对盐析效果有影响。盐析法简单方便，但获得样品的纯度不高，适于大量粗提。常用的盐有硫酸铵、硫酸钠、硫酸镁、氯化钠等，应用最多的是硫酸铵，其优点在于温度系数小、溶解度高、价廉、分段效果好、不易引起蛋白质变性。磷酸钠的盐析作用比硫酸铵好，但溶解度低，受温度影响大，故应用范围受限。盐析法沉淀分离的蛋白质常需脱盐处理，常用的脱盐方法有透析法和超滤法。

（2）等电点沉淀法　蛋白质在等电点时溶解度最低，利用不同蛋白质具有不同等电点的特性，对蛋白质进行分离。即使处于等电点时，蛋白质仍有一定的溶解度而使其沉淀不完全，同时很多蛋白质的等电点接近，故单独使用该法效果不理想，分辨力较差，因此该法多用于提取后去除杂蛋白，即改变样品溶液的 pH 值，使与目的蛋白的等电点差别较大的杂蛋白从溶液中沉淀。

（3）吸附法　利用不同蛋白质对同一吸附剂的吸附结合能力的差异而将蛋白质分开。吸附法可选择性应用，即根据吸附剂的特性选择吸附目的蛋白或杂蛋白。当目的蛋白较易与吸附剂结合时，可选择适当条件吸附目的蛋白而去除杂蛋白；当目的蛋白不易与吸附剂结合时，可选择吸附杂蛋白将其分离。以上方法可先后使用，以获得较好的提纯效果。吸附条件通常在弱酸性条件（pH 值 5～6）及稀盐溶液中进行，盐浓度过高会影响蛋白质的吸附。根据吸附方式，选择收集穿过的样品部分或洗脱的样品部分。洗脱时一般在弱碱条件或适当提高洗脱溶液的离子强度，多次洗脱可将吸附的蛋白质完全洗脱下来。常用吸附剂多为凝胶性吸附剂，可用静态吸附，或将凝胶装柱吸附。如蓝藻中常见的藻蓝蛋白和别藻蓝蛋白，利用二者与羟基磷灰石结合能力的差异可将二者分开。

（4）超速离心法　是分离亚细胞结构及蛋白质的有效手段，分为差速离心和密度梯度离心。差速离心是指不同离心加速度交替进行，用于分离大小差别较大的颗粒；密度梯度离心是一种区带分离法，通过加入化学惰性材料作为梯度介质制作连续或不连续的密度梯度，通过密度梯度来维持重力的稳定性，梯度介质多用甘油、蔗糖、氯化铯或氯化铷等，当梯度层密度与目的物质密度一致时，经过较长时间离心，抗原物质可停留在该密度层。用超速离心分离和纯化抗原是根据抗原的比重特点分离的方法，除个别组分外，很难将某一抗原成分分离出来。仅适用于少数大分子抗原，如 IgM、C1q、甲状腺球蛋白等，以及一些比重较轻的抗原物质，如载脂蛋白 A 等。多数中、小分子量蛋白质不适用于该法。但提取某些细胞器中的蛋白质时，常利用密度梯度离心先分离不同细胞器。当细胞器的密度接近时，可添加去污剂改变细胞器比重或配制更精细的密度梯度。

（5）凝胶过滤色谱　又称分子筛过滤、排阻色谱，主要是根据蛋白质的分子和形状区分，是分离蛋白质混合物的有效方法之一。优点在于设备简单、操作简便、适用范围广。由于凝胶具有多孔网状结构，大于凝胶孔径的蛋白分子无法进入凝胶内部，只能在凝胶颗粒间流动，洗脱时间较短；较小蛋白分子则进入凝胶内部，通行距离较长，洗脱时间长，使不同分子量的分子得以分离。优良的凝胶介质是获得良好分离效果的前提，介质不能与溶液化学反应，不能吸附待分离的蛋白样品，凝胶孔径大小应均一。当混合样品中组分较多时，应选择分离范围广的介质；成分简单的样品应选择分辨率高的凝胶；需要精细分离时，应选择粒度小、分辨率高的介质。凝胶介质商品化程度高，选择范围广，常见的有葡聚糖和琼脂糖系列。

（6）离子交换色谱　利用带离子基团的色谱介质，吸附交换带相反电荷的蛋白质抗原，达到分离纯化的目的。各种蛋白质的等电点不同，所带电荷不同，与凝胶颗粒结合的能力有差别。当梯度洗脱时，逐步增加流动相的离子强度，使加入的离子与蛋白质竞争凝胶颗粒上的电荷位置，从而使混合物中的蛋白被洗脱下来。离子交换色谱具有交换当量高、条件温和、操作简便等优点，还兼具分子筛性能，分辨力较高。离子交换色谱介质多为商品化的凝胶介质，可根据目的蛋白特性选择合适的凝胶介质，常见的有阴离子交换介质和阳离子交换介质两种。离子交换色谱梯度洗脱有离子强度梯度、pH 梯度。

（7）亲和色谱　亲和色谱是蛋白质分离纯化过程中最有效的方法之一，通常只需经过一步亲和色谱即可将目的蛋白从复杂的蛋白质混合物中分离出来，而且纯度很高。原理：生物分子中的某些特定结构部位能够同其他分子相互识别并结合，如酶与底物、受体与配体、抗体与抗原等，这种结合既具有特异性又具有可逆性，改变条件可以使这种结合解除。将具有特殊结构的亲和分子制成固相吸附剂放置在色谱柱中，当要被分离的蛋白混合液通过色谱柱时，与吸附剂具有亲和能力的蛋白质就会被吸附而滞留在色谱柱中。没有亲和力的蛋白质不被吸附，直接流出，从而与被分离的蛋白质分开，然后选用适当的洗脱液，改变结合条件将被结合的蛋白质洗脱下来。配基与蛋白质的高亲和性决定了亲和色谱的高选择性，利用亲和色谱可实现蛋白质的高效分离纯化，同时具有富集和浓缩低浓度蛋白的功能。亲和色谱法包括：免疫亲和色谱、固定化金属亲和色谱、蛋白A亲和色谱、凝集素亲和色谱、核苷酸亲和色谱、染料亲和色谱等。重组蛋白抗原常带有标签，可用金属离子亲和色谱进行分离纯化。多克隆抗体、单克隆抗体可用SPA亲和色谱法分离纯化。亲和色谱纯化的优点：高效、快速、简便、纯度高、蛋白不易失活等。

第四节　重组蛋白抗原的制备

一、基因工程用酶和载体

酶是基因操作不可缺少的试剂。用于基因工程的工具酶主要是限制性核酸内切酶（简称限制酶）和DNA修饰酶（简称连接酶）。限制酶是一类水解DNA的磷酸二酯酶，能专一性识别4～6个核苷酸序列，并有专一的断裂位置或切点的酶，如EcoRⅠ、HindⅢ、PstⅠ、BamHⅠ等。连接酶是将目的基因的DNA片段与载体DNA分子在体外连接起来，构成重组体DNA分子，如T4 DNA连接酶。

基因工程载体可携带外源DNA片段，进入宿主细胞进行增殖和表达。基因载体应具有以下特征：能在宿主细胞中自我复制，即使有外源DNA片段与其共价连接也不影响其复制；具有合适的限制酶识别位点，便于与外源DNA片段连接；具有某些遗传标记，便于重组体的选择。常用的载体有质粒（如大肠杆菌质粒pBR322、pSC101、ColEⅠ）、噬菌体（λ噬菌体和M13噬菌体）、黏性质粒（由质粒DNA和λ噬菌体的COS区域构建而成，兼有以上两种载体的优点，且能与大片段的外源DNA连接构成重组体DNA分子）及病毒（如牛痘苗病毒、禽痘病毒、腺病毒、乳多空病毒等）。

二、重组抗原制备的基本流程

重组抗原制备基本流程：目的基因制备⟶体外基因重组⟶基因表达⟶重组蛋白分离纯化。

（一）分离目的基因

获得目的DNA片段的方法主要有两种：从细胞基因组中分离和人工合成。

（二）目的DNA和载体体外重组

DNA片段和载体在体外连接成为重组DNA分子，多采用连接酶连接。

（1）基因克隆　基因克隆是指在体外将目的基因同能够自我复制的载体DNA连接，然后将其转入宿主细胞内，在宿主细胞内目的基因被大量的复制的分子操作过程。基因克隆涉及一系列的分子生物学技术，如目的基因片段的获得、载体的选择、工具酶的选择、体外重组、导入宿主细胞技术和重组子筛选技术等。基因克隆过程包括分、切、连、转、选。“分”是指分离制备合格的载体DNA和欲克隆的目的基因DNA。“切”是指用序列特异的限制性内切酶切开载体DNA和目的基因。“连”是指用DNA连接酶将目的DNA同载体DNA连接起来，形成重组DNA分子。“转”是指通过特殊的方法将重组DNA分子送入宿主细胞中进行复制和扩增；“选”是从宿主群体中挑选出携带有重组DNA分子的个体。将重组体DNA分子引进合适的宿主细胞（如大肠杆菌、酵母等）中增殖。根据所用载体的不同，选用转化（以质粒作载体时，重组体DNA分子以此种方式进入感受态的宿主细胞，以获得转化子菌落)、转染(λ噬菌体作载体时，构成的重组体DNA分子，以此种方式进入宿主细胞，可转染得到噬菌斑)、转导(λ噬菌体DNA与外源DNA组成的重组体DNA分子，与噬菌体蛋白组装成具有感染力的噬菌体颗粒，即人工包装的噬菌体颗粒，引入宿主细胞)的方法，向宿主细胞引入重组体DNA分子。

(2) 目的基因克隆的筛选与鉴定　从大量携带重组体DNA分子的细胞中分离出带目的基因的细胞。因为不是所有的细胞都能获得重组体DNA分子，需经筛选才能将摄取了重组体DNA分子的细胞与未摄取重组体DNA分子的细胞区别开，并进一步鉴定。常用筛选方法是以载体DNA及目的基因的遗传标记及分子特征为依据，并结合受体细胞的基因表型而建立起来的。由于许多质粒具有抗生素等药物的抗性标记，在含有一定浓度抗生素的选择培养基上，很容易把摄取了重组体DNA分子同时获得抗生素抗性的细胞筛选出来。但依据药物筛选只能判断质粒载体是否进入了受体细胞，还不能确定受体细胞是否摄取了含有目的基因的重组体DNA分子。

对重组体DNA分子的鉴别通常是抽提出重组质粒DNA后，用凝胶电泳法或电镜观察其分子大小，或用限制酶酶解，观察其酶切图谱，还可采用菌落原位杂交法鉴定，即将菌落从最初生长的平板上转移到硝酸纤维素滤膜上，用碱裂解滤膜上的菌落，使DNA分子游离、变性并固定在滤膜上，用同位素标记的与目的基因互补的DNA或RNA探针杂交，通过滤膜的放射自显影鉴定菌落，并从最初生长的平皿上挑选出放射自显影呈阳性的菌落。

(三) 基因表达

是指宿主细胞在大量繁殖过程中外源DNA在宿主细胞中的转录、翻译、表达，生成产物(蛋白质)，表达产物最好在细胞内不被分解，而分泌到细胞外。表达产物若为较小的多肽，或是对细菌蛋白酶极为敏感的蛋白质，形成后，通常即被迅速降解。为了保证外源基因表达产物能分泌到细胞外而不被降解，通常可以把外源基因插入在载体的某些结构基因中间，表达产物是融合蛋白质，融合蛋白质可以抵抗内源蛋白酶的降解，又可以在细胞信号肽的引导下分泌到细胞外。

(四) 重组蛋白的分离纯化

重组蛋白的分离纯化是制备重组蛋白抗原的关键步骤，也是比较困难的环节。基因工程产品的分离纯化成本约占全部成本的60%～80%。

重组蛋白质的表达系统决定了细胞培养过程中产物的性质以及可能产生的杂蛋白，纯化重组蛋白的主要目的是去除杂蛋白。重组蛋白有几种不同的表达形式，如细胞外的分泌表达、细胞内可溶性表达以及包涵体形式存在，因此对于重组蛋白的纯化要依据其表达形式的不同，采取不同的纯化工艺。

与传统方式相似，重组蛋白的分离纯化也是利用其物理和化学性质的差异，即以分子的大小、形状、溶解度、等电点、亲/疏水性以及与其他分子的亲和性等性质建立起来的。目前主要纯化方法有浓缩、沉淀、色谱和电泳。

重组蛋白质在分离纯化的过程中，必须维持一定的浓度和生物活性形式以及防止被降解。因此从生物体中有效分离纯化重组蛋白质一直是个难题。

1. 带有融合标签的融合蛋白的纯化

为方便纯化，重组蛋白通常在其氮端或碳端插入不同的标签(如6×His、GST、MBP、Flag、Fc等)。目前流行的融合标签有6×His、GST、MBP、CBP等，如表13-2所示。与天然蛋白对比，重组蛋白比较容易获得高纯度，而且鉴定方便。带有融合标签的表达产物—

融合蛋白的纯化首选亲和色谱纯化，有种类丰富的商品化的亲和色谱试剂盒。但用带标签的融合蛋白免疫时常会产生针对这些标签的特异性抗体，因此在后续的纯化过程中需要除去这些标签。重组蛋白多不存在翻译后修饰，也不存在高级结构，因此其诱生的抗体可能无法识别结合天然蛋白，应用范围有限。

表 13-2 常用的基因表达融合标签

标签	纯化用的填料或配基	洗脱方法
多聚组氨酸(6xHis)	螯合镍、铜、钴离子的填料	咪唑或降低 pH 值
谷胱甘肽硫转酶(GST)	键合谷胱甘肽的亲和填料	10～20mmol/L 还原谷胱甘肽
麦芽糖结合蛋白(MBP)	淀粉琼脂糖凝胶	麦芽糖
金黄色葡萄球菌蛋白 A	IgG 琼脂糖凝胶	低 pH 值
Flag 肽	抗 Flag 抗体，M1，M2	低 pH 值或 EDTA
多聚精氨酸(Poly-Arg)	SP 琼脂糖凝胶	高盐
多聚半胱氨酸(Poly-Cys)	活化巯基琼脂糖凝胶	DTT
多聚苯丙氨酸(Poly-Phe)	苯基琼脂糖凝胶	乙二醇
钙调蛋白结合肽	钙调蛋白	EGTA
纤维素结合域	纤维素	盐酸胍或脲
几丁质结合域	几丁质	巯基乙醇，半胱氨酸

2. 包涵体的分离纯化

包涵体纯化的一般流程：菌体破碎，释放包涵体，包涵体经多次不同溶液洗涤后，溶解，然后利用柱色谱或其他方法纯化，纯化后的蛋白用复性剂恢复蛋白活性。

用机械或超声等方法破碎细菌，离心后取沉淀。由于包涵体相对稳定，可在去垢剂溶液或低浓度变性剂（如尿素）中初步洗涤纯化，进一步纯化多用凝胶电泳（如 SDS-PAGE、微过滤电泳等）、超滤/透析及各种色谱方法（如 Ni-NTA 固定金属离子亲和色谱、Sepharose 离子交换色谱、HPLC、SephadexoG-10 分子筛凝胶柱色谱等）。

选用何种工艺需根据重组蛋白的不同而定，尽可能选择效率高、得率高的分离方法，把比较费事的和能有效提高纯度的步骤放到最后。

包涵体蛋白的溶解与还原：为使包涵体中非天然折叠的多肽链打开，用高浓度的尿素和盐酸胍结合还原剂还原并溶解包涵体蛋白，但高浓度的尿素和盐酸胍会使蛋白质完全变性，不利于随后的复性。Tris 缓冲液、Triton X-100、表面活性剂（*N*-十六烷基吡啶氧化物、十六烷基三甲基氯化铵等）能使包涵体蛋白保持部分活性，提高重组蛋白的复性率。

包涵体蛋白的复性：蛋白质复性过程同时受动力学及热力学因素的影响。形成天然活性蛋白质要求形成正确的二硫键及相互作用的结构域单元。常在复性液中加入还原/氧化的巯基促进正确二硫键的形成。复性前通常用稀释、透析、凝胶过滤色谱等方法除去变性剂以促进复性，低浓度变性剂有助于提高活性蛋白的最终产量，故复性液中常加入一定浓度的变性剂。复性时加入低分子量添加剂（如 L-精氨酸、去垢剂、Ca^{2+} 等）抑制蛋白聚集或利用基质结合技术提高复性率。一般的复性方法是在低浓度蛋白质的条件下，用空气氧化或还原/氧化谷胱甘肽法促进变性蛋白质复性，复性率低。使用含有还原剂的阳离子表面活性剂（*N*-十六烷基吡啶氧化物）可一步法溶解及复性包涵体蛋白，不需进一步的快速稀释或透析即能提高复性率。用碱性溶液溶解包涵体并用强阴离子交换剂固定蛋白，可在相当高的浓度下一步纯化与复性蛋白，克服了复性必须在低蛋白浓度下进行的限制。反相微团是表面活性剂在有机溶剂中形成的纳米水平（1～10nm）的水相液滴，能在接近中性、低盐浓度的条件下纯化、抽提蛋白质，反相微团的水相中溶解的蛋白质可保持部分活性，是一种快速、可连续操作、有潜力的液相提取技术，适用于重组蛋白的大批量生产。

第五节　半抗原-载体的制备

一、半抗原

半抗原主要是分子量小于1kDa的小分子物质，如药物或人工合成的短肽，免疫原性较弱，免疫机体后不易产生抗体，因此免疫时需将半抗原与大分子物质（载体）连接，形成完全抗原。人工合成肽在设计上应注意序列同源性、氨基酸种类、多肽长度等，尽量选择同源性低的片段、包含MHCⅡ类分子偏好的氨基酸Asp、Tyr、Phe，避免容易发生糖基化和磷酸化的位点处的氨基酸，短肽长度一般为8～20个氨基酸。

二、载体

大分子载体物质本身就是一种抗原，免疫机体后可激活免疫系统，从而使机体针对半抗原也产生抗体。半抗原与载体结合后，可延长其在体内停留的时间，延缓其降解和排出体外的速度，从而使免疫效果更持久。而半抗原与无免疫原性的载体结合后，不能使机体产生抗体。

载体多为蛋白类、多肽聚合物、大分子聚合物和某些颗粒，常用的有明胶、牛血清白蛋白（BSA）、人血清白蛋白（HSA）、兔血清白蛋白（RSA）、卵清白蛋白（OVA）、血蓝蛋白（keyhole limpet hemocyanin，KLH）等。选择载体时要综合考虑分子量、溶解度、活性基团、来源及价格等因素。明胶作为载体的免疫原性较差，需多次免疫；血蓝蛋白价格昂贵，免疫原性强，但特异性差，针对半抗原自身的免疫应答较弱。选用与免疫动物亲缘关系较远的蛋白作为载体效果更好，BSA、OVA与HSA都是良好的载体蛋白，均能刺激免疫机体产生特异性抗体，并且分子量适中、价格便宜、来源容易、溶解度高，还含有大量的反应基团（如氨基、羧基等），故常作为半抗原载体。多肽聚合物（人工合成的多聚赖氨酸、多聚谷氨酸、多聚混合氨基酸等）也可与半抗原结合，形成的免疫原可产生高滴度、高亲和力的抗血清。大分子有机化合物和某些粉末（如聚乙烯吡咯酮、羧甲基纤维素、聚甲基丙酸酯微粒、乳胶和炭末等）可吸附半抗原，也可用作载体，但用这类载体合成的免疫原免疫机体，获得的抗血清质量不稳定。

三、偶联

半抗原与载体的偶联比较简单，但对反应条件有一定的要求，在反应过程中既要保留半抗原的免疫原性，又不能引起载体变性。常用方法是利用偶联剂把半抗原和载体联接起来，常用偶联剂有碳化二亚胺类、二异氰酸化合物、二卤化二硝基苯和戊二醛等，这些偶联剂能使半抗原与载体的—COOH、—NH_2或—SH等基团发生结合。在免疫原的制备中，应根据不同的半抗原选择合适的偶联剂。联接载体时要注意半抗原的主要官能团不能参与偶联或被隐藏。

第六节　多糖抗原的制备

多糖（polysaccharide）是由10个以上单糖分子缩合、失水形成的以糖苷键连接的糖链。由相同的单糖组成的多糖称为同多糖，以不同的单糖组成的多糖称为杂多糖。多糖一般不溶于水，无甜味，不能形成结晶，无还原性和变旋现象。多糖也是糖苷，可以水解，水解过程中产生一系列的中间产物，最终完全水解得到单糖。多糖广泛分布于自然界的高等植物、藻类、微生物（细菌和真菌）与动物体内，具有广泛生物活性和功能，如免疫调节、抗病毒、抗肿瘤、抗感染、抗辐射、抗过敏、抗衰老、抗凝血、降血糖、降血脂、促进核酸与蛋白质的生物合成等。

自然界中广泛存在的多糖具有种类的多样性、结构组成的复杂性以及分子量大、极性大等特点，给多糖提取、分离带来很大困难。要想获得较高的提取率，单一的提取方法不一定能取得理想的效果，将2种或者多种提取方法结合可能获得较好的提取效果。

由于各类多糖的性质及来源不同，提取方法也各异，主要有以下三类：

①难溶于水，可溶于稀碱液的胶类，如木聚糖及半乳糖等。原料粉碎后用0.5mol/L NaOH水溶液提取，提取液经中和及浓缩等步骤，最后加入乙醇，即得粗多糖沉淀物。

②易溶于温水，难溶于冷水的多糖，可用70～80℃热水提取，提取液用氯仿：正丁醇（4：1）混合除去蛋白质，经透析、浓缩后再加入乙醇即得粗多糖产物。

③黏多糖的提取。在组织中，黏多糖与蛋白质以共价键结合，提取时需设法破坏黏多糖与蛋白质之间的结合键。通常使用蛋白酶水解或碱处理，使黏多糖与蛋白质之间的结合键断裂，以促进黏多糖的释放以便于提取。

一、多糖制备的基本原则

在不破坏多糖活性的前提下进行多糖的分离纯化。尽量不引入新的杂质，或引入的新杂质易于除去，如小分子盐类可经过透析除去，铵根离子可通过加热挥发除去等。

目前多糖提取方法主要有溶剂提取法、酸提法、碱提法、酶解法、超滤法、超声法、微波法、超临界流体萃取法等。根据多糖的存在形式及提取部位不同，决定在提取前是否进行预处理。对含脂较高的植物，在用水提取前，应先加入甲醇或1：1的乙醇乙醚混合溶液或石油醚进行脱脂，而对含色素较高的根、茎、叶、果实类，需进行脱色处理。

二、粗多糖的提取

（一）热水浸提法

影响热水浸提多糖的因素主要有提取时间、提取次数、溶剂体积、浸提温度、pH值、醇析浓度和植物颗粒大小等。提取前对上述因素用正交法优选，选出最佳提取方案。

步骤：原料⟶粉碎⟶脱脂⟶粗提（2～3次）⟶吸滤或离心⟶沉淀⟶洗涤⟶干燥。

水对植物组织的穿透力强，提取效率高，安全，经济。用水作溶剂提取多糖时，可以用热水浸煮提取，也可以用冷水浸提，一般植物多糖提取采用热水浸提法。多糖提取液可直接离心除去不溶物，或者用高浓度乙醇沉淀提纯多糖，不同浓度乙醇对样品中的不同多糖组分分级分离，还可用混合溶剂提取法对植物中不同多糖进行分离，其中以乙醇沉淀最普遍。但对根茎为主的植物体，细胞壁多糖含量高，热水直接提取率不高，可采取酶解或弱碱溶解破坏细胞壁，增加多糖的溶出。

首先除去表面脂肪。原料经粉碎后加入甲醇、乙醚、乙醇、丙酮或 1∶1 的乙醇乙醚混合液，水浴加热搅拌或回流 1～3h，脱脂后过滤得到的残渣一般用水作溶剂（或用氢氧化钾水溶液、氯化钠溶液、1%醋酸和 1%苯酚或 0.1～1mol/L 氢氧化钠）提取多糖。温度控制在 90～100℃，搅拌 4～6h，反复提取 2～3 次，得到多糖提取液，再通过吸滤或离心法去除不溶性杂质，将滤液或上清液混合（若为碱性多糖则需要中和），然后浓缩，再加入 2～5 倍低级醇（甲醇或乙醇）沉淀多糖，也可加入费林氏溶液或硫酸铵或溴化十六烷基三甲基铵等，与多糖物质结合生成不溶性络合物或盐类沉淀，然后依次用乙醇、丙酮和乙醚洗涤，将洗干后疏松的多糖迅速转入装有五氧化二磷和氢氧化钠的真空干燥器中减压干燥（若沉淀的多糖为胶状或具有黏性时，可直接冷冻干燥），干燥后得粉末状的粗多糖。

（二）微波辅助提取法

微波是频率介于 300MHz～300GHz 之间的非电离电磁波，微波辐射溶剂并透过细胞壁到达细胞内部，细胞液吸收微波能使细胞内部温度升高、压力增大，当压力超过细胞壁的承受能力时，细胞壁破裂，细胞内的有效成分从细胞中释放出来，被溶剂溶解。利用不同极性的介质对微波能的吸收程度不同，使基体物质中的某些区域和萃取体系中的某些组分被选择性加热，从而使萃取物质从基体或体系中分离出来，进入到介电常数小、微波吸收能力较差的萃取剂中。微波技术具有穿透力强、选择性高、加热效率高等特点。影响微波浸提的主要因素为浸提时间、样品和提取溶剂的含水量、溶剂的介电常数和电导率、微波功率等。

微波能极大加速细胞壁的破裂，应用于植物中有效成分的提取能极大加快提取速度，增加提取产率，提取后基体能保持良好的性状，提取液也比一般的提取方法澄清。

在微波辅助法、超声辅助法和索氏法中，微波辅助法提取多糖所需时间最短，提取率最高。

（三）超声波辅助法

超声波是一种高频率的机械波，利用超声波产生的“空化作用”破坏细胞膜，加速细胞内有效成分的释放，而且超声波能形成强大的冲击波或高速射流，有效地减小、消除与水相之间的阻滞层，加大传质效率，有助于溶质的扩散。超声波的次级效应（如机械振动、乳化、扩散、击碎、化学效应等）也能加速细胞成分的扩散释放并充分与溶剂混合，有利于提取。超声波的热效应使水温基本在 57℃，对原料有水浴作用。超声波提取有提取效率高、时间短、耗能低、产率高、无需加热等优点。影响超声提取的因素有超声时间、超声频率（一般低频提取效率高）、料液比和温度等。

（四）索氏提取法

将植物粉末置于索氏提取器中，加入石油醚，60～90℃提取至无色，过滤，滤渣挥发干燥完溶媒后加入 80%乙醇，再提取几小时，过滤，滤渣乙醇挥发干燥后加蒸馏水，回流提取 2 次，趁热过滤，滤液减压浓缩，除蛋白，醇沉，除色素，干燥。

（五）醇提法

先后将 90%和 50%乙醇加入植物粉末中，充分振荡，抽滤，滤液中加入足量无水乙醇，置 4℃冰箱中过夜，减压抽滤，除色素，得多糖粗品，在 60℃通风干燥箱中干燥，置干燥皿中保存。醇提法简单易行，但提取率较低，乙醇使用量大，不适于规模提取。

（六）稀碱、稀酸浸提法

主要依据是蛋白聚糖的糖肽键对碱不稳定。有些多糖（尤其是含有糖醛酸的多糖及酸性多糖）在碱液中提取率更高。常用的稀碱为 0.1mol/L 氢氧化钠、氢氧化钾。为防止多糖降解，常通氮气或加入硼氢化钠或硼氢化钾。注意有效控制碱的浓度，有些多糖在碱性较强时会水解。稀酸、稀碱提取液应迅速中和或迅速透析，浓缩与醇析而获得多糖沉淀。蛋白质可用调 pH 值、加热、或用白陶土吸附法除去，最后以乙醇沉淀即获得成品。从软骨中提取软骨素即用该法。一些特定的植物多糖适合用稀酸提取，能得到高提取率。但酸提法在操作上应严格控制酸度，防止引起多糖的糖苷键断裂。因此应慎用稀碱、稀酸浸提法提取多糖。

（七）酶法

酶法提取多糖条件温和，能加速多糖的释放或提取。使用酶还可分解提取液中的淀粉、果胶、蛋白质等产物。常用酶有蛋白酶、纤维素酶、果胶酶等。一般应用专一性低的蛋白酶（如木瓜蛋白酶）及链霉素以进行广泛的蛋白质水解。从组织中释放黏多糖经常使用蛋白水解酶进行消化。经酶消化后的提取液中还有低分子量的蛋白消化产物及残存蛋白等杂质，可用 5%三氯醋酸沉淀去除，小分子杂质可用透析法去除，最后加入乙醇沉淀黏多糖。

三、多糖的分离纯化

粗多糖中往往混杂蛋白质、色素、低聚糖等杂质，必须分别除去。一般采取先脱除非多糖组分，再对多糖组分分级纯化的策略。多糖中蛋白质的脱除是目前多糖分离纯化的难点。Sevag 法需要消耗大量的有机溶剂，且操作繁琐；三氟三氯乙烷的沸点较低（56℃）易挥发，不宜大量应用；三氯乙酸可引起多糖降解，从而影响其生理活性；酶价格昂贵，不适合工业化生产。可以借鉴其他蛋白质脱除的方法，例如用天然澄清剂能简化提取工艺，提高多糖纯度。脱色也是多糖提取纯化过程中面临的一个难题。活性炭会吸附多糖而造成多糖的损失；H_2O_2 氧化脱色容易引起某些多糖降解。除去蛋白质的样品用紫外分光光度计检验，观察在 280mm 处是否有光吸收，如果无吸收则表明蛋白质已经除尽。

（一）去除蛋白质

采用醇沉或其他溶剂沉淀法制备的粗多糖中常含有较多的蛋白质，须采用适宜措施除去蛋白质。一般选择能使蛋白质沉淀而不使多糖沉淀的酚、三氯甲烷、鞣质等试剂去除蛋白类杂质。用酸性试剂处理时间宜短，温度宜低，以免多糖降解。为避免使用有机溶剂也可采用反复冻融法除蛋白，将多糖液浓缩后，反复冻融 7～8 次，离心除去蛋白质。蛋白质在等电点时溶解度最小，用氢氧化钙饱和溶液调 pH 值为 10～11 可除去偏碱性的蛋白质，然后再用硫酸调 pH 值至 5～6，可除去偏酸性的蛋白质。冻融和等电点沉淀去除蛋白质操作简单，但多糖溶液里往往有低浓度的蛋白质残留，应与其他方法结合使用。

（1）Sevag 法　根据蛋白质在氯仿等有机溶剂中变性而不溶于水的特点，将多糖水溶液、氯仿、戊醇（或正丁醇）之比调整为 25∶5∶1 或 25∶4∶1，混合物剧烈振摇 20～30min，蛋白质与氯仿、戊醇（或正丁醇）生成凝胶物，离心，分去水层和溶剂层交界处的变性蛋白质。该法条件温和，避免多糖降解，但效率不高，要重复处理多次才能除净蛋白质，多糖损失较大。配合使用蛋白水解酶效果更佳。

（2）三氟三氯乙烷法　多糖溶液与三氟三氯乙烷等体积混合，低温下搅拌，离心取上面水层，即获得无蛋白质的多糖溶液。该法效率高，能避免多糖降解，但要除尽游离蛋白质需重复处理多次。而且溶剂沸点较低，易挥发，不宜大量应用。

(3) 三氯醋酸法　在多糖水溶液中滴加5%～30%三氯醋酸，直至溶液不再混浊为止，5～10℃放置过夜，离心除去沉淀即得无蛋白质的多糖溶液。三氯醋酸法较温和，但该法会引起某些多糖降解。该法除蛋白效率不高。

Sevag法、三氟三氯乙烷法和三氯醋酸法均不适合糖肽，因糖肽会与蛋白质一起沉淀。对碱稳定的糖蛋白，在硼氢化钾存在时，用稀碱温和处理，可把糖蛋白分开。

(4) 酶解法　加入蛋白水解酶（如胃蛋白酶、胰蛋白酶、木瓜蛋白酶、链霉蛋白酶等），使多糖中的蛋白质降解。常与Sevag法结合使用去除蛋白质效果较好。

(5) 盐酸法　用2mol/L盐酸调节pH值至3，放置过夜，低速离心，弃蛋白质沉淀。盐酸法脱蛋白效率高，但多糖的损失率也较高。

(6) 其他方法　加入5% $ZnSO_4$ 溶液和饱和 $Ba(OH)_2$ 溶液，振荡后离心去除蛋白。该法除蛋白不彻底，可结合Sevag法使用，还可加入50%的三氯醋酸溶液至沉淀完全，离心，收集上清液，即为除蛋白的多糖溶液。使用4∶1的氯仿-乙醇溶液除蛋白，将混合液轻摇，再静置，取上清液，重复多次可除尽蛋白。

（二）去除色素

植物多糖提取物中含有酚类化合物而使其颜色较深，可用吸附剂（纤维素、硅藻土、活性炭等）、离子交换柱（DEAE-纤维素）、氧化剂（H_2O_2）等脱除。发酵来源的多糖颜色一般较浅，色素含量较少，一般可不除色素。

(1) 活性炭吸附法　活性炭具有比表面积大、吸附量大、效率高、成本低廉、适合工业化生产等优点，是分离水溶性物质常用的吸附剂。柱色谱时活性炭中常拌入等量的硅藻土作稀释剂，以增加溶液的流速。糖溶液上柱后先用水洗脱无机盐、单糖等，再依次增加乙醇浓度进行洗脱。向多糖液中加入0.1%左右的活性炭，煮沸后滤过即完成脱色操作。

(2) 弱碱性树脂　植物来源的多糖含有的酚类化合物色素多为阴离子，不能用活性炭吸收剂脱色，可用弱碱性树脂DEAE-纤维素或Duolite A7来吸附色素。

(3) 氧化脱色　糖和色素结合后，易被DEAE-纤维素吸附，不能被水洗脱，这类色素可进行氧化脱色。以浓氨水或NaOH液调pH值至8.0，50℃以下滴加 H_2O_2 至浅黄色，保温2h。

(4) 乙醚和无水乙醇洗涤　依次用丙酮、无水乙醚和无水乙醇洗涤多糖，即可得到较纯净的多糖。该法简便易行，多糖损失小。

(5) 用4∶1的氯仿-正丁醇去除色素　操作简单，但多糖有一定损失。

（三）除小分子杂质

小分子杂质（如低聚寡糖）残留往往影响多糖的生物活性，需进一步脱除。

(1) 透析法　透析法利用溶液浓度扩散效应，将分子量小的物质（如无机盐、低聚糖等）从透析袋渗透到袋外的蒸馏水中，不断换水即可保持浓度差，除尽小分子杂质。也可用逆向流水透析法。该法操作简单，但耗时长，往往需要2～3d，常温下操作有可能造成多糖的霉变，必要时需加入少量防腐剂或低温条件下进行。

(2) 超滤膜法　超滤法可以去除分子量小于截留分子量的物质。详见多糖的分级纯化。

（四）多糖的分级纯化

用一般方法提取的多糖通常是多糖的混合物，分级可达到纯化的目的。可按溶解性不同、分子大小和形状、分子所带基团的性质进行分级。多糖的分离纯化常用分级沉淀法、纤维素柱色谱法和凝胶色谱法相结合的方法。目前常用的纯化技术存在溶剂、能源消耗大且效率不高等问题，不断采用新技术改善纯化效果，使多糖制备向高效节能的方向发展。

1.沉淀法

（1）有机溶剂分步沉淀法　不同多糖在不同浓度的低级醇、酮中具有不同溶解度，从小到大按比例加入甲醇、乙醇或丙酮进行分步沉淀。

（2）盐析法　根据不同多糖在不同盐浓度中溶解度不同而将其分离，常用的盐有硫酸铵、氯化钠、氯化钾、醋酸钾等，其中以硫酸铵最佳。

（3）季胺盐沉淀法　季胺盐能与酸性多糖形成不溶性化合物季铵络合物，将多糖按电离性质不同分离。常用的季胺盐是十六烷基三甲基铵溴化物（CTAB）及其碱（CTA-OH）、十六烷基吡啶（CPC）。制备时要控制多糖混合液的pH值小于9及保证硼砂存在。

（4）金属络合法　有的多糖能与Cu^{2+}、Ba^{2+}、Ca^{2+}、Pb^{2+}形成络合物而沉淀，得到的络合物沉淀经水充分洗涤后用无机酸乙醇液或硫化氢处理，即得到游离的多糖。常用的络合剂有斐林试剂、氯化铜、氢氧化钡和醋酸铅等。

2.柱色谱法

（1）纤维素柱色谱　利用粗多糖溶液流经预先以一种溶剂（如乙醇）混悬的纤维素柱，多糖在此多孔支持介质上析出沉淀，再以递减浓度的稀醇逐步洗脱，溶出各种多糖。通常是水溶性大的多糖先被洗脱下来，水溶性差的最后出柱，与分级沉淀法正好相反。此法优于分级沉淀法，因为其接触面大。纤维素柱色谱还可用丙酮、水饱和丁醇、异丙醇等，或用丁醇：乙酸：水（9：2：1）、乙酸乙酯：乙酸：水（7：2：2）等体系。混合溶液可调节其组成比例。酸性多糖色谱时，可利用其与季铵盐络合沉淀的特性，在洗脱液中加少量十六烷基吡啶氯化物，可使分离软骨硫酸盐等多糖获得好效果。常用不同浓度乙醇水溶液由高到低进行洗脱，将各种多糖分离开来。

（2）阴离子交换纤维素柱色谱　交换剂对多糖的吸附力与多糖的结构有关，通常多糖分子中酸性基团增加则吸附力随之增加；对于线状分子，分子量大的比分子量小的易吸附；直链的比支链的易吸附。常用的阳离子交换剂有CM-纤维素、P-纤维素、SE-纤维素、SM-纤维素，常用的阴离子交换剂为DEAE-纤维素和ECTEOLA-纤维素，分硼砂型和碱型两种，洗脱剂可用不同浓度的碱溶液、硼砂溶液、盐溶液，其中阳离子交换纤维素特别适用于分离各种酸性、中性多糖和黏多糖，既可纯化多糖，又可分离各种多糖。在pH值为6时酸性多糖吸附于交换剂上，中性多糖不吸附，然后用逐步提高盐浓度的洗脱液进行洗脱分离。当用硼砂将交换剂预处理后，则中性多糖也可以被吸附。分离酸性多糖所用的洗脱剂通常是pH相同离子强度不同的缓冲液。分离中性多糖的洗脱剂则是不同浓渡的硼砂溶液。如川芎多糖的分离纯化：纤维素柱用水平衡后，取粗多糖样品溶解于蒸馏水中，上样，蒸馏水洗脱后，以0～3mol/L NaCl溶液梯度洗脱，收集洗脱液，硫酸-苯酚法显色检测。

（3）凝胶柱色谱　常用的凝胶有葡聚糖凝胶（Sephadex）、琼脂糖凝胶（Sepharose）及DEAE-Sephadex，以不同浓度的盐溶液和缓冲溶液作为洗脱剂，使不同大小的多糖分子得到分离纯化。该法不适于黏多糖的分离。

（4）固定化凝集素亲和色谱法　凝集素能与单糖和寡糖专一、可逆性结合，利用固定化凝集素亲和色谱分离纯化糖蛋白。该法简单易行，条件温和，不破坏糖蛋白活性。固定化的刀豆凝集素（concanavalin A，Con A）是应用普遍的固定化凝集素。Con A能专一性结合甘露糖基，可用于纯化各种酶（如半乳糖苷酶、过氧化氢酶）、干扰素等。

（5）逆流色谱（Countercurrent chromatography）技术　一种无固体载体的连续液-液分配色谱技术，固定相通过重力场和离心力场作用被保留在分离柱内，流动相与固定相在色谱仪内进行分配，从而实现物质的分离，具有无死吸附、进样量大、分离纯度高等优势，应用前景广阔。如使用逆流色谱双水相系统分离法分离纯化海带多糖，在PEG1000浓度为12%，KH_2PO_4 浓度为8%，K_2HPO_4 浓度为8%，转速在400rpm时，分离效果较好。

(6) 高压液相色谱　上述各种色谱方法，在高压液相色谱仪上进行。通过色谱的压力和塔板数来提高多糖分离的分辨率和效率。

(7) 其他柱色谱　用活性炭及硅胶作载体的柱色谱来分离多糖。两种不同性质的色谱柱联用，如离子交换柱色谱和凝胶柱色谱联用，可提高多糖的分离纯化效率和纯度。

3. 超滤膜法

利用不同孔径的超滤膜使大小不同的分子分级，多糖溶液通过各种截留分子量不同的超滤膜就能实现分离。膜分离具有无相变及化学变化、可常温操作、选择性高、能耗低、条件温和、生产周期短等优点，是多糖除杂的新途径。多糖是一类组成相当复杂的生物大分子，使用截留分子量不同的超滤膜超滤可实现分级纯化的目的。

4. 制备性区带电泳

根据各种多糖的分子大小、形状及其所带电荷的不同，可用电泳法进行分离。

四、多糖的纯度鉴定

纯化的多糖在测定结构前须进行纯度鉴定。多糖的纯度不能用通常化合物的纯度标准来衡量，即便是多糖纯品，其微观也并不均一，仅代表相似链长的多糖分子的平均分布，通常所谓的多糖纯品也只是一定相对分子质量范围的多糖的均一组分。常用于多糖纯度的鉴定方法有：HPLC、凝胶色谱法、电泳法、旋光度法等。纯度检查一般要求用至少两种方法才能确定。

(1) HPLC　HPLC是检测多糖纯度的可靠方法。可选用示差折光检测器。

(2) 显色反应　单糖、低聚糖因醛基而发生的颜色反应在多糖上不明显，电泳后常用的显色剂是p-茴香胺硫酸溶液（p-anisidine）和过碘酸希夫试剂等。

(3) 旋光测定法　在多糖水溶液中加入乙醇使其浓度为10%左右，离心得初次沉淀。上清液再加入乙醇使其浓度为20%～25%，离心得再次沉淀，比较两次沉淀的比旋度。如果两次沉淀的比旋度相同则为纯品，否则为混合物。

(4) 官能团摩尔比恒定法　多糖纯品两次分离所得产物的官能团（如—COOH、$—NH_2$、$—SO_3H$、—CHO等）的摩尔比应该相同。

第七节　抗原的浓缩技术

抗原分离纯化后，常需要浓缩。浓缩的目的是提高单位抗原含量，进而提高疫苗的免疫效果，同时便于保存。

常用的浓缩方法有冷冻真空干燥法、透析袋浓缩法、吸附剂吸附沉降法、连续流离心沉降法、膜过滤法和中空纤维素柱浓缩法等。冷冻干燥法、透析袋浓缩法仅适用于少量抗原的浓缩，规模化生产多采用吸附浓缩法、连续流离心法、超滤膜过滤法等。

浓缩后的抗原应抽样进行纯粹检验、无菌检验及抗原含量检验。

一、冷冻真空干燥法

借助冻干机，使抗原在固态下直接升华去除水分。冷冻干燥前需将样品溶液在低温下预冷冻，然后迅速冷冻真空干燥。干燥后的样品粉末方便保存，可根据需求配成任意浓度使用。该法是一种较好的浓缩蛋白质、核酸和多糖的方法，优点在于浓缩后生物大分子抗原不易变性，能长期保持其固有成分。

二、透析袋浓缩法

利用透析袋浓缩法是目前应用较广的一种方法，常用于实验室浓缩少量抗原物质。将要浓缩的抗原溶液装进截留分子量合适的透析袋内，封袋，把吸收剂（如聚乙二醇、聚乙烯吡咯烷酮等）撒在透析袋外，或将吸收剂配成30%～40%浓度的溶液，将装有蛋白溶液的透析袋放入即可。使用的吸收剂不能与溶液发生化学反应，且对生物大分子不起吸附作用。常用于试验室浓缩少量抗原物质。

三、吸附浓缩法

抗原液（尤其是菌液）按总量的0.2%～0.4%加入羧甲基纤维素钠，4℃静置一段时间，待抗原（如菌体）沉淀后，弃掉上清液，用灭菌生理盐水或PBS洗涤沉淀，稀释成适宜浓度的抗原溶液，作为制备疫苗的细菌性抗原。

四、连续流离心法

借助连续流离心机进行高效连续的分离浓缩。连续流离心机巧妙应用了离心力与重力的双重作用实现连续工作，工作效率很高。待离心的物体由进口进入离心机，在分离系统中受到离心力的作用，液体穿过筛网进入过滤仓由母液口排出。在分离过程中，可以通过调节进料速度与分离系统各部分的相对位置来控制在分离系统中的停留时间，达到规定的固体含水量要求。与普通离心机相比，连续流离心机的物料的装量不固定，边离心边排料，因此离心效率非常高、处理量大，还具有全封闭生产、设备投资成本低、使用运行维护费用低等优势。连续流离心机分两种：①立式连续性离心机，适合处理高固体含量的浆料，同时不需要对过滤介质进行清洗再生，高转速与高分离因数可保证在最短的时间内，将高黏度的液体与固体分离；②管式连续流离心机。由进样泵、主机、控制系统和转鼓组成，用于生物、制药、食品、环保及化工等领域大批量分离处理固-液两相和固-液-液三相样品。

五、超滤膜过滤法

超滤是一种与膜孔径大小相关的筛分过程，以膜两侧的压力差为驱动力，以超滤膜为过滤介质，在一定的压力下（外源氮气压或真空泵压），当原液流过膜表面时，超滤膜表面密布的许多细小的微孔只允许小于微孔直径的物质通过而成为透过液，而原液中直径大于滤膜微孔直径的物质则被截留在滤膜的进液侧，成为浓缩液，因而实现对原液的净化、分离和浓缩的目的。超滤膜为中空纤维超滤膜组件，是由成百到上千根中空纤维丝和膜壳两部分组成，一般将中空纤维内径在0.6～6mm之间的超滤膜称为毛细管式超滤膜，毛细管式超滤膜因内径较大，因此不易被大颗粒物质堵塞，更适用于过滤原液浓度较大的抗原。可以分内压式过滤和外压式过滤。该法是利用特制的薄膜对溶液中各种溶质分子进行选择性过滤，适于生物大分子尤其是蛋白质浓缩，优点在于操作方便、条件温和、能较好保持生物大分子的活性等。超滤法应用的关键在于滤膜的选择，需要根据实际情况选择滤膜的规格、截留分子量、溶液通过时的最大流速等有关参数。此外，溶液中溶质的成分及性质、溶液浓度及黏度都对超滤效果有一定影响。样品溶液较少时可选择商品化的超滤管进行浓缩。

第八节 抗原的鉴定技术

抗原物质在使用前应进行定性、定量测定。抗原鉴定包括含量、大小、理化性质、纯度鉴定，可溶性抗原还需要进行免疫活性鉴定。抗原的鉴定方法有电泳分析法、色谱分析法、光谱分析法、免疫分析法等。不同的抗原物质应选择不同的鉴定方法。

一、电泳分析法

利用SDS-PAGE可以对提纯的抗原进行纯度、浓度、大小鉴定。如果在SDS-PAGE的基础上进行免疫印迹可对抗原进行定性分析，在双向电泳的基础上进行质谱分析可对抗原的一级结构进行解析。纯的蛋白质在电泳时，以单一的速度移动，电泳图谱只呈现一个条带、点或峰。当抗原具备多亚基时，SDS-PAGE会出现多条条带。SDS-PAGE还可测定抗原亚基的分子量。可用于抗原鉴定的电泳方法有等电聚焦（利用PI分离，纯蛋白质只有一条带)、活性PAGE（纯蛋白质只有一条带)、双向电泳（纯蛋白质只有一个点）等。

二、色谱分析法

常用来分析抗原纯度的色谱方法有凝胶过滤色谱、离子交换色谱、HPLC、亲和色谱、疏水色谱。纯的蛋白质样品在色谱洗脱图谱上呈现出单一的对称峰。凝胶过滤色谱还可用来分析抗原的分子量。亲和色谱可以定性分析抗原。

三、光谱分析法

λ_{max} 和 ε_{max} 是某些物质的特征参数，可作为抗原物质定性分析依据。蛋白质分子中酪氨酸、苯丙氨酸和色氨酸残基的苯环含有共轭双键，使蛋白质具有吸收紫外光的性质。最大吸收峰为280nm，其吸光度与蛋白质含量成正比。因此可以利用紫外吸收光谱测定抗原的浓度。还可以在此基础上用Folin-酚法、考马斯亮蓝法等更灵敏的比色法测定蛋白浓度。

(1) Folin-酚法（Lowry法） 显色原理与双缩脲方法相同，加入Folin-酚试剂（即碱性铜试剂、磷钼酸和磷钨酸混合试剂)，增加显色量，提高检测灵敏度。原理：碱性铜试剂与蛋白质的酪氨酸或半胱氨酸产生双缩脲反应，反应后的蛋白质的酚基在碱性条件下将磷钼酸和磷钨酸还原为蓝色的钼蓝和钨蓝，蓝色的深浅与蛋白含量质成正比（OD_{660})。灵敏度达25～250μg/mL。

(2) 考马斯亮蓝法（Bradford法） 考马斯亮蓝G-250在游离状态下呈红色，最大光吸收在488nm，当它与蛋白质结合后变为青色，蛋白质-色素结合物在595nm波长下有最大光吸收，其光吸收值与蛋白质含量成正比，因此可用于蛋白质的定量测定。优点：①试剂配制简单；②操作简便快捷；③灵敏，灵敏度比Lowry法高4倍，微克级，蛋白浓度范围为2.5～1000μg/mL，是常用的微量蛋白测定方法；④快速。结合反应2min内完成，结合物在室温下1h内保持稳定。

四、免疫分析法

常用于定性、定量分析抗原的免疫学分析方法有双向琼脂扩散试验、ELISA、免疫印迹、免疫电泳等。详见免疫检测技术一章。

第九节 抗原的保存

浓缩的抗原样品应妥善保存。为方便使用，可根据样品浓度分装成若干小份。干燥的样品一般比较稳定，可密封后低温保存。液态样品需浓缩至一定的浓度再储存，浓度太低容易引起生物大分子的变性，液态存储时应加入防腐剂（如甲苯、苯甲酸、氯仿等）或稳定剂（如甘油等）。酶可加入底物和辅酶以提高其稳定性，钙、锌、硼酸等盐溶液对某些酶也具有一定保护作用。核酸一般保存在氯化钠或柠檬酸与氯化钠的标准缓冲液中。不论是何种方法贮存抗原，都要避免长期暴露在空气中，防止微生物污染。温度对生物活性物质的活性影响很大，大多数情况下应采取低温保存。

第十四章　疫苗制备

第一节　疫苗制备基本知识

一、疫苗的成分

疫苗的基本成分包括抗原、佐剂、防腐剂、稳定剂、灭活剂及其他活性成分等。

1. 抗原

抗原是疫苗最主要的有效活性组分，是决定疫苗特异性的免疫原。抗原能有效激发机体的免疫应答（体液免疫或/和细胞免疫），产生保护性抗体或/和致敏淋巴细胞，最终产生特异性的免疫保护。蛋白质的免疫原性较强，多糖、类脂则较差。疫苗中的抗原成分的免疫原性应该长期保持并有很好的稳定性。抗原可以是病毒、细菌或寄生虫，可以是活的微生物或灭活的微生物，可以是完整的微生物或微生物的组成部分甚至代谢产物（如毒素）等，可以是天然抗原或重组抗原。

2. 免疫佐剂

免疫佐剂简称佐剂，是指单独使用没有免疫原性，与抗原物质合并使用能非特异性地改变或增强机体对该抗原的特异性免疫应答、增强疫苗的黏膜传递、增强抗原的免疫原性等，发挥辅佐作用的一类物质。

作用特点：①明显增强抗原性微弱的多糖或多肽等物质的抗原性；②可用最小的抗原量、最少的接种次数，刺激机体产生足够强的免疫应答和高滴度的抗体，在血流中或黏膜表面维持较长时间，发挥持久作用。

理想的佐剂除应有确切的增强抗原免疫应答作用外，应无毒、安全，且在非冷藏条件下稳定。疫苗中常用的佐剂有铝佐剂、油佐剂、弗氏佐剂、蜂胶佐剂等，新型佐剂包括细菌毒素、CpG 序列、脂质体、细胞因子（IFN、IL）、微生物提取物、免疫刺激复合物（ISCOM）等。常用的弗氏佐剂分两种：①弗氏不完全佐剂，由 3 份液体石蜡油、1 份无水羊毛脂、4 份磷酸缓冲盐水（pH 值 7.2），加入 1%吐温-80，将各成分混合均匀，116℃高压灭菌 30min，冷却，使用时与抗原物质等量混合，充分乳化；②弗氏完全佐剂，在不完全佐剂中加入杀死的分枝杆菌或卡介苗，按 1～2mg/mL 的量加入，使用时与抗原物质等量混匀。

3. 杀菌剂和防腐剂

防腐剂用于防止外来微生物的污染。一般液态疫苗为避免在保存期间微量污染的细菌繁殖，均加入适宜的防腐剂。制备灭活疫苗使用的防腐剂有硫柳汞、2-苯氧乙醇、叠氮化钠等。

4. 保护剂或稳定剂

为保证作为抗原的病毒或其他微生物存活并保持免疫原性，冻干活疫苗中常加入适宜的稳定剂或保护剂。根据化学性质，冻干保护剂分为复合物、糖类、盐类、醇类、酸类、碱类、聚合物等。根据作用机制，冻干保护剂分为渗透剂、非渗透剂。

冻干保护剂常由下列几类物质组成。

(1) 低分子物质　又称营养液，是一种均匀的混悬液，使微生物保持稳定的存活状态及对水分子起缓解作用，使冻干生物制品保留一定量水分，促进高分子物质骨架形成，使冻干制品呈多孔的海绵状，从而增加溶解度。如糖类（乳糖、山梨醇）和氨基酸类（谷氨酸、天门冬氨酸、精氨酸、赖氨酸）等。

(2) 高分子物质　又称赋型剂，在冻干生物制品中主要起骨架作用，防止低分子物质的碳化和氧化，保护活性物质不受加热的影响，使冻干制品形成多孔性、疏松的海绵状物，从而使溶解度增加。高分子物质的范围广，种类多，包括白蛋白、血清、明胶、脱脂乳、各种液体培养基、淀粉、酵母浸膏、聚乙烯吡咯烷酮和羧甲基纤维素等。

(3) 抗氧化剂　具有抑制冻干制品中酶的活化作用，从而促进、保持微生物等活性物质的稳定性。抗氧化剂包括维生素C、维生素E、硫脲、碘化钾、钼酸铵和硫代硫酸钠等。

常用的冻干保护剂有：5%蔗糖脱脂乳保护剂、脱脂乳-谷氨酸钠保护剂、7.5%葡萄糖血清保护剂、环乙醇-血清保护剂、喷雾干燥用保护剂等。

不同微生物适用的保护剂不同：①需氧和兼性厌氧菌可用5%蔗糖脱脂乳、含1%谷氨酸钠的10%脱脂乳、10%脱脂乳与犊牛血清、5%蔗糖、1.5%明胶等；②厌氧菌可用10%脱脂乳、7.5%葡萄糖加血清、含0.1%谷氨酸钠的10%乳糖等；③病毒可用明胶、血清、蛋白胨、乳糖、蔗糖、山梨醇和聚乙烯吡咯烷酮等，也可加入脱脂乳，或者几种成分混合配制；④支原体可用3%脱脂乳加5%葡萄糖混合液、1%牛血清白蛋白、50%健马血清、7.5%葡萄糖加血清等；⑤立克次体常用10%脱脂乳；⑥酵母菌可用健马血清、7.5%葡萄糖加血清、脱脂乳加谷氨酸钠和蔗糖等。

5. 灭活剂

灭活病毒或细菌的方法有物理方法（如加热、紫外线照射等）和化学方法。常用的化学灭活试剂有丙酮、酚、甲醛、戊二醛、过氧化氢、β-丙内酯等，这些物质对人有一定毒害作用，在灭活抗原后应将其及时从疫苗中除去，以保证疫苗的安全性。

(1) 甲醛　应用最广泛的灭活剂，无色气体，易溶于水和乙醇，其36%～40%水溶液称为福尔马林。福尔马林用于疫苗灭活的浓度为0.1%～0.5%。一般需氧菌用0.1%～0.2%，厌氧菌用0.4%～0.5%，病毒用0.05%～0.4%。

(2) 苯酚　又称石炭酸，为无色结晶或白色熔块，有特殊气味，有毒及腐蚀性，易潮解，溶于水及有机溶剂，置空气中易被氧化，应避光保存。灭活机制是使微生物的蛋白质变性和抑制特异酶系统（如脱氨酶、氧化酶等）的活性，从而导致微生物死亡。常用浓度为0.3%～0.5%。

(3) β-丙内酯　又名羟基丙酸-β-内酯，性状不稳定，无色，有刺激气味的液体，是一种良好的病毒灭活剂。灭活机制是破坏病毒的核芯，但不损害衣壳蛋白，因此能保持病毒良好的免疫原性，主要用于病毒的灭活。

(4) 结晶紫　是一种带有金属光泽的绿色结晶或深绿色结晶状粉末的碱性染料，易溶于醇、氯仿，不溶于水和醚。灭活机制主要是其阳离子与微生物蛋白质带负电荷的羧基形成弱电离的化合物，妨碍微生物的正常代谢，扰乱微生物的氧化还原作用，使电势太高而不适于微生物增殖，对G^+菌主要是干扰细胞壁肽聚糖的合成。

(5) 硫柳汞　又称乙基汞硫代水杨酸钠，为无色结晶或乳白色粉末，有微弱特殊气味，易溶于水和乙醇，不溶于乙醚和苯，应避光保存。用于生物制品的防腐和消毒，对霉菌、细菌和病毒都有一定的灭活作用。常用浓度为0.01%～0.02%。

（6）烷化剂 灭活机制是烷化微生物DNA、RNA分子中的鸟嘌呤或腺嘌呤，引起单链断裂、双链交联，也可与酶系统和核蛋白作用，破坏核酸代谢、合成，使病毒丧失感染力，但不损害蛋白衣壳，从而保留其抗原性。常用烷化剂有*N*-乙酰乙烯亚胺、二乙烯亚胺及缩水甘油醛等。

6. 其他残留物

如微生物培养过程中残留的培养基成分、细胞成分、DNA、内毒素等。有些残留物会引起免疫副反应，应尽量除净。

二、疫苗的质量检验

疫苗的生产必须遵从药品生产质量管理规范。疫苗必须在规范的质量检测体系中经过严格的检测才能确保疫苗安全和有效性，以最大效率提高接种后的效应作用，最大限度降低免疫接种后的不良反应。无论疫苗生产企业的生产规模大小，都必须设有质量保证机构（quality assurance，QA）和质量控制机构（quality control，QC）。

（一）疫苗的质量检验

包括原料检验、半成品检验、成品检验。质量检验项目包括理化性质、安全性、效力检验等。

（二）检验内容包括

1. 物理化学性状检验

物理化学性状检验包括外观、真空度、溶解时间、pH值、防腐剂、抗原含量、抗原纯度、抗原特异性和其他成分等。

疫苗的种类不同采用的检测项目和手段也不同，如蛋白质测定、核酸测定、多糖光谱测定等。各种凝胶电泳、色谱、蛋白质印迹等技术测定疫苗抗原的相对分子质量、免疫学特性，等电聚焦测定疫苗组分的等电点，免疫标记技术测定疫苗蛋白组分的糖基化程度等。

2. 安全性检验

安全性检验包括无菌检验、内毒素检验、致病性检验、灭活检验、外源微生物污染检验和过敏原检验等。

如培养法检测是否有细菌、支原体等微生物污染，以组织培养、电镜技术检测是否有外源病毒污染，以纯粹试验检测诸如减毒活菌苗自身菌体的活菌量、总菌量以及是否有其他杂菌的存在，以CHO细胞毒试验、HeLa细胞毒试验检测细菌毒素的活力，以组织培养法、细胞感染作用、蚀斑形成单位试验检测病毒活性。

3. 效力试验

效力试验包括动物保护试验、活菌数或病毒滴度检验、血清学试验、临床效力试验等，主要对疫苗抗原的免疫学特性进行免疫学鉴定。

（1）体外鉴定技术 如凝集试验、免疫沉淀试验、扩散试验、免疫电泳试验、ELISA、免疫荧光技术、蛋白质印迹等检测疫苗重要组分的免疫原性、免疫反应性。

（2）动物试验 在对动物接种后检测各种免疫学指标，以判定疫苗之效果，同时也可观察疫苗的不良反应和毒性作用。用于疫苗检验常用的试验动物有小鼠、豚鼠、仓鼠、家兔、鸡、鹅、猪、羊、马和灵长类等。

三、疫苗质量的影响因素

1. 菌（毒）种

菌（毒）种的优劣不仅影响疫苗的产量，更影响疫苗的质量。国家对菌（毒）的保管和使用有严格的规定和限制。菌（毒）种应具备以下特点：①生物学性状（如形态学、生化特性、血清学特性等）明显，历史（来源、代次等）清晰；②遗传学纯粹、稳定，稳定纯一的菌种才能制造出高质量稳定的疫苗；③免疫原性、反应原性好，高质量疫苗的基础；④毒力在适当范围内菌（毒）种不纯会产生相互干扰，减毒活疫苗的毒种若毒力返强易造成免疫事故，因此菌（毒）种应选择致病性低、免疫效价高且持久、抗原谱广、易增殖，病毒还要能在传代细胞上增殖。

2. 细胞

细胞若有潜在的致癌病毒或慢病毒，以及有支原体污染均不能用于疫苗生产，对此应严格检查。若细胞本身已发生转化，不宜继续用于制备活疫苗，只能制备灭活疫苗或亚单位疫苗。

3. 培养液

细胞的培养液中含有一定量的血清蛋白，造成疫苗接种时常会出现某种程度的过敏反应，应尽量使细胞适应无血清蛋白的培养基，以消除过敏原。

4. 灭活剂

普遍采用甲醛来灭活病毒。病毒被灭活的程度与灭活的温度和甲醛的浓度密切相关。一般用热灭活法，采用 37℃灭活一定时间。热灭活不会影响免疫原性、免疫效力和稳定性，而且灭活温度提高可以缩短灭活时间、减少灭活剂的用量。甲醛能刺激疫苗接种部位而引起疼痛和红肿，并有释放组织胺的作用。因此制备疫苗时减少甲醛浓度是必要的。如果疫苗内有残余的甲醛，要用亚硫酸氢钠等中和。

四、提高疫苗的效力常用方法

1. 药物处理细胞

某些细胞用药物处理后可以刺激病毒繁殖（如表 14-1 所示）。在细胞形成单层后，用某些化学药物处理，然后洗去药物，再接种病毒，可使病毒提前成熟，产量提高。

表 14-1　对病毒有刺激生长作用的药物

处理细胞的药物	能刺激的病毒
5-碘-2-脱氧尿核甙	风疹、腺病毒、巨细胞病 SV-40
维生素 A 或 Tween-80	脊髓灰质炎病毒、滤泡性口腔炎病毒
胆固醇或卵磷质	脊髓灰质炎病毒
DEAE-dextran	脊髓灰质炎病毒、风疹痘类病毒、副流感病毒
胰酶	痘病毒、呼吸道肠道病毒、流感病毒、鼻病毒
二甲亚砜	脊髓灰质炎病毒、流感、疱疹病毒
放线菌素 D	麻疹、脊髓灰质炎病毒、付流感病毒

2. 在维持液中补充某些物质

在维持液中补充某些物质有利于某些病毒的复制（见表 14-2）。

表 14-2　利于病毒复制的药物

增加的药物	刺激的病毒
Tween-80 或油酸钠	乙型脑炎
谷氨酰胺	麻疹、脊髓灰质炎病毒、仙台病毒
精氨酸	痘类病毒、疱疹病毒
脯氨酸、赖氨酸	乙型脑炎

3. 菌（毒）种的选择

经过空斑试验挑选产量高的大空斑病毒株，精制菌（毒）种可提高抗原产量。

4. 抗原浓缩

经浓缩后，抗原浓度提高，从而使其效价也随之上升。

五、疫苗的管理

疫苗属于药品，世界各国对疫苗的生产加工、流通、运输、储存、使用都实行严格管理，有相应的法律法规、质量管理办法和质量保证体系，有专门的管理机构和管理队伍。

1. 硬件、软件要求

疫苗的生产企业实行 GMP（good manufacturing practices for drug，良好生产工艺）认证管理，生产的疫苗产品要获得国家许可，只有在获得国家新药证书和生产文号后才能合法生产。疫苗生产要严格按照《中华人民共和国药典》《中华人民共和国生物制品制造规程》进行，疫苗检验要严格按照《中华人民共和国生物制品制造规程》进行。

2. 批签发制度

国家食药监局相关机构对疫苗生产实行批签发制度。

3. 法规保障

疫苗的生产、管理、销售、使用都有相关的法律法规制约，如《中华人民共和国药品管理法》、《中华人民共和国传染病防治法》、《疫苗流通和预防接种管理条例》和《疫苗储存和运输管理规范》等。

第二节　冻干活疫苗的制备

弱毒苗多数是冻干制品。冻干活疫苗的制造流程：菌（毒）种与种子液⟶细菌或病毒抗原制备、纯化⟶抗原浓缩⟶配苗⟶冻干。

一、菌(毒)种与种子液制备

使用前应按规程规定进行菌（毒）种的复壮、挑选，并进行形态学、免疫原性、纯粹性等鉴定，鉴定合格的菌（毒）种接种于规定的培养系统进行增殖培养，经纯粹检验及相关检验合格后可作为种子液。细菌种子液 0～4℃保存，病毒液冷冻保存，有效期 2 个月。在保存期内用作菌（毒）苗生产的批量种子使用。

二、菌液或病毒培养

按细菌培养基体积的1%～3%的比例接入种子液，依不同菌苗的要求制备菌液。如猪丹毒弱毒疫苗在深层通气培养中要加入适当植物油作消泡剂，并通入过滤除菌的热空气。菌液于0～4℃暗处保存，经抽样无菌检验、活菌计数合格后使用。

病毒制备详见病毒性抗原制备一章。

三、浓缩

经上述检验合格的菌液进行浓缩，提高单位活菌数，从而提高疫苗的免疫效果。规模化疫苗生产企业常用的抗原浓缩方法有吸附剂吸附沉降法、连续流离心沉降法、膜过滤法、中空纤维素柱浓缩法等。浓缩菌液应抽样进行纯粹检验、无菌检验及活菌计数。病毒性抗原可采用超滤法浓缩。

四、配苗与冻干

将检验合格的菌（毒）液按比例加入冻干保护剂（如5%蔗糖脱脂乳），配苗，充分摇匀后分装，随后放入冻干柜预冻和冷冻真空干燥，并立即加塞、封口，移入冷库保存，由质检部门抽样检验。

冻干过程是在冷冻真空干燥机中进行的，冻干过程需要按照一定的冻干曲线进行。冻干苗通常保质期为1～2年。

第三节　灭活疫苗的制备

灭活疫苗的制造流程：菌（毒）种与种子⟶菌（毒）液制备⟶灭活⟶浓缩⟶配苗⟶乳化。

细菌性、病毒性抗原制备详见抗原制备一章。灭活苗的抗原制备过程同活疫苗，只是在活疫苗的抗原制备的基础上增加了灭活环节，最后的冻干环节被乳化代替。灭活环节前面已经介绍过，这里只对乳化环节论述。

乳化是指在表面活性剂的作用下，通过高速匀浆，将水和油两相乳化成均一、稳定的水包油型或油包水型制剂的过程。

一、油乳剂苗的制备

油乳佐剂是指一类由矿物油（如白油）和乳化剂（硬脂酸铝、司盘、吐温等）按一定比例混合形成的佐剂。

油乳剂疫苗的乳化：通常按照抗原液：白油为1：（1～3）的比例将二者混匀，置胶体磨或高压均质机中高速乳化，制成油包水型或水包油型的均匀制剂。

二、铝胶苗的制备

氢氧化铝胶体的制备：用明矾或氯化铝制备，反应式为 $AlCl_3+3NaOH \longrightarrow Al(OH)_3$ 沉淀 $+3NaCl$，常用4% NaOH 和8% $AlCl_3$ 溶液，将前者缓慢滴加到后者中，边加边搅拌，即可制成透明无沉淀的氢氧化铝胶体，该法制备的铝胶注射后无硬块产生。铝胶保存时应密封，不能冷冻。人用疫苗多采用氢氧化铝胶。

按抗原总量加入 20%氢氧化铝胶，最后补加 PBS 和 0.01%硫柳汞，每 1mL 成品苗中所含抗原、菌数或病毒滴度要符合疫苗生产规程的要求。经无菌检验合格后，无菌条件下快速搅拌，使抗原与铝胶充分混匀，边搅拌边分装。因为铝胶极易沉淀，务必使分装的每瓶疫苗中的抗原含量一致。

三、蜂胶苗的制备

（一）蜂胶佐剂的制备

制备步骤：①用市售蜂胶，放 4℃以下低温贮存，制备前用粉碎机或锤子在 4～8℃下粉碎；②过筛，按 1∶4 加入 95%乙醇，室温浸泡 24～48h；③过滤或离心取上清液，即得透明栗色纯净蜂胶浸液；④除去干渣，计算出浸液中蜂胶含量，浸液置 4℃保存备用。

（二）蜂胶佐剂疫苗的制备

在灭活菌液中加入蜂胶乙醇浸液，使每毫升菌液中含蜂胶 10mg，边加边乳化，直至成为乳浊状，即为蜂胶佐剂疫苗。

第四节　类毒素的制备

类毒素的制造流程：菌种⟶毒素制备⟶脱毒⟶类毒素的精制。

一、菌种

应选用产毒效价高、免疫力强的菌株，必要时可对菌种进行筛选。菌种应定期进行全面性状检查（如细菌形态、纯化试验、糖发酵反应、产毒试验及特异性中和试验等），并有完整的传代、鉴定记录。菌种必须用冻干或其他适宜方法保存。选择适宜的培养基制造种子液及毒素。

二、毒素制备

细菌外毒素多为胞外分泌的可溶性蛋白、糖蛋白、酶等生物大分子物质，毒素的产量最高时不一定是菌数达最大值时，如 A 型产气荚膜梭菌外毒素是在厌氧发酵 5～8h 达到最大值，因此应对细菌毒素的发酵培养条件进行优化。

毒素制造过程应严格控制杂菌污染，经显微镜检查或纯化试验发现污染者应废弃。毒素需经离心或过滤除菌过滤后方可进入下一步制造程序，亦可灭活后再精制。

三、脱毒

目前采用最可靠的脱毒方法仍是甲醛灭活法，温度控制在 37～39℃，终浓度控制在 0.3%～0.4%。脱毒后的制品即成粗制的类毒素。检验合格，置 2～8℃保存，有效期达 3 年。

四、类毒素的精制

用人工培养法制备的粗制类毒素含大量的非特异性杂质，毒素含量较低，必须对类毒素进行浓缩和精制，以获得纯的类毒素制品。

常用的浓缩和精制方法有以下几种：

(1) 物理学方法 可用冷冻干燥、蒸发、超滤、冻融等方法除水浓缩，也可用氧化铝和磷酸钙胶等固相吸附剂吸附。

(2) 化学沉淀法 有酸沉淀法（如盐酸、硫酸、磷酸、三氯醋酸等）、盐析法（如硫酸盐、硫酸钠及磷酸盐缓冲液等）、有机溶剂沉淀法（如甲醇、乙醇及丙酮等）和重金属阳离子沉淀法（如 Mg^{2+}、Ca^{2+}、Zn^{2+}、Ba^{2+} 等，其中氯化锌应用最广）等。

(3) 色谱法 有凝胶过滤色谱和离子交换色谱法等。

类毒素精制后加浓度 0.01%硫柳汞防腐，并尽快过滤除菌。保存于 2～8℃，有效期为 3 年。

第五节 多糖结合疫苗的制备

细菌中存在多种糖类物质，它们在细菌的识别、信号转导、黏附、感染及防御等方面发挥重要作用，其中与致病性相关的有 CPS 及 LPS 中的 O 抗原多糖 O-PS 等。CPS 是细菌荚膜的主要成分，作为屏障保护菌体免受外界不利环境影响。O-PS 由重复寡糖单位组成，是 LPS 主要的致病因子，帮助致病菌逃避宿主免疫系统的识别。细菌的 CPS 和 O-PS 具有免疫原性，可刺激机体产生保护性抗体。这些多糖均属于 TI-2 抗原，进入机体后，通过与 BCR 结合而激活 B 细胞，使 B 细胞分化为可分泌抗体的浆细胞，整个过程中没有 T 细胞参与，不会形成免疫记忆，产生的抗体主要是亲和力较低的 IgM 和 IgG2。

多糖成分主要为 TI-Ag，通常对 2 岁以下儿童无免疫原性，不能激发免疫记忆，仅仅诱导较低的免疫反应。虽然婴儿和 2 岁以下儿童无法有效识别 TI-Ag，但可对 TD-Ag 产生免疫应答。如果用化学方法将细菌多糖与蛋白质载体偶联，可以克服 TI-Ag 的缺点。

结合疫苗（以蛋白为载体的细菌多糖类）是指采用化学方法将细菌多糖抗原共价结合在蛋白载体上制备的多糖-蛋白结合疫苗，用于提高细菌疫苗中多糖抗原的免疫原性。商品化的多糖疫苗有 b 型流感嗜血杆菌结合疫苗、脑膜炎球菌结合疫苗和肺炎球菌结合疫苗（7 价、13 价、23 价）等，该种疫苗能诱导婴幼儿产生保护性免疫应答，可为婴幼儿提供安全、有效和持久的免疫保护力。

多糖结合疫苗的抗原由多糖抗原与蛋白质偶联而成。多糖对人体无毒性、容易产生、结构稳定，广泛存在细菌表面抗原结构中。在细菌性结合疫苗中使用的载体蛋白有白喉毒素、霍乱毒素、重组蛋白 D、膜蛋白质、外膜蛋白质、链球菌 C 外膜蛋白质以及与多糖抗原同源的细菌外源蛋白等。多糖成分有脱氧乙酰基 C 多糖、C 多糖、聚核糖磷酸核糖醇、A 多糖、Vi 多糖等。

将 LPS 作为疫苗或结合疫苗的组成部分，首先要剔除有毒性的类脂 A，然后再与蛋白质载体连接而制成结合疫苗。例如痢疾杆菌脱毒 LPS-蛋白质结合疫苗能诱发很好的免疫应答反应和产生有效的免疫保护效果。

一、多糖结合疫苗的制备流程

（一）多糖抗原的选择

(1) 选择能够产生较好保护性免疫反应的多糖抗原。

（2）与载体蛋白偶联，要充分考虑其长度、分子结构等基本特性。

（3）由于多糖与脂质结合紧密，在纯化及质量控制中应关注其安全性，避免脂质对机体产生明显的副作用。

（二）载体蛋白选择

（1）选择安全有效的蛋白质作为结合疫苗的载体　载体应对人体没有毒性，也不引起变态反应，同时又能增强多糖的免疫原性。目前使用的载体蛋白质主要为毒素、细菌的外膜蛋白等。如b型流感嗜血杆菌多糖偶联疫苗使用该菌的外膜蛋白作为载体，肺炎多糖偶联疫苗用肺炎的溶血素作载体，白喉毒素、霍乱毒素、霍乱毒素的B亚单位和大肠杆菌的不耐热肠毒素也可作为载体，具有佐剂的效应。

（2）不同疫苗间尽量不使用相同的载体蛋白　因为载体蛋白在机体中可产生免疫反应。结合疫苗接种后，可能被机体抗载体蛋白抗体清除，降低疫苗的免疫效果。

（3）偶联方式　多糖抗原与载体蛋白通过还原胺化、酰胺缩合、硫醚缩合等方法进行偶联，连接模式有末端连接模式和交叉连接模式两种：末端连接是将糖链末端与蛋白质连接，使蛋白质分子与糖链的连接呈放射状；交叉连接是利用蛋白质分子和糖链上的多个可以相互连接的基团，形成网状蛋白糖链结构。

二、结合疫苗的优点

（1）能增强婴幼儿对细菌多糖的免疫反应　重复接种能产生免疫记忆，使抗细菌多糖抗原的IgG抗体水平剧增，对婴幼儿接种后能产生持久的免疫保护力。

（2）多糖结合疫苗可制成多联苗或多价苗　可同时产生针对多糖和蛋白质载体的体液免疫。如b型流感嗜血杆菌多糖和白喉类毒素偶联疫苗能同时预防流感和白喉两种传染病。

（3）能增强老年人和某些免疫功能低下或有缺陷的病人对细菌多糖抗原的免疫反应　老年人的免疫功能随年龄的增大而下降，对细菌多糖的免疫应答能力差。如肺炎是老年人的常见病，肺炎多糖结合疫苗可以增强疫苗对老年人的免疫保护力。结合疫苗也可使一些缺乏对细菌多糖抗原产生免疫反应的个体产生高效价的抗多糖抗原的抗体。

（4）结合疫苗具有载体蛋白质的效应　事先或同时接种蛋白质载体会刺激T细胞的增殖，增强结合疫苗的免疫原性。

第六节　核酸疫苗的制备

核酸疫苗又称基因疫苗，是将编码某种抗原蛋白的外源基因直接导入宿主细胞，在宿主细胞中表达并合成抗原蛋白，激发机体产生一系列类似疫苗接种的免疫应答，起预防和治疗疾病的目的。自1990年Wolff等人意外发现核酸疫苗后，其研究得到重视及迅速发展，誉为“第三次疫苗革命”。

一、核酸疫苗的构建

核酸疫苗由编码病原微生物抗原的基因和作为真核细胞表达载体的质粒DNA组成。病原微生物抗原的编码基因可以是一个保护性抗原基因或一组相关基因，也可以是编码抗原表位的一段DNA序列，其表达产物应是病原微生物的有效成分，可以引发保护性免疫。用于构建核酸疫苗的载体质粒多以pUC或pBR322质粒为基本骨架，主要包括启动子、增强子和 3′端多聚 A。巨细胞病毒（CMV）启动子和 ROUS 肉瘤病毒（RSV）的启动子都可在哺乳类细胞内表达，也可用哺乳动物和禽类的启动子。流感病毒、乙型肝炎病毒、HIV、脑膜炎病毒等基因均被成功克隆到含 CMV 启动子的真核表达载体上，并表现了免疫活性。用于构建核酸疫苗的病毒载体包括流感病毒载体、腺病毒载体、腺病毒相关载体、脊髓灰质炎病毒等。

核酸疫苗的制备流程包括 4 个环节。

(1) 抗原基因和载体的制备　抗原基因只有在正确的方向，正确地将 ORF 框插入载体的启动子下游才能被表达。

(2) 抗原基因和载体的连接　①全同源黏性末端连接，DNA 插入片断与载体用相同的内切酶切开，二者的两端具有相同的抗原基因和载体的连接黏性末端；②定向克隆，使外源 DNA 片段定向插入到载体分子中；③平末端连接，有些限制性内切酶切割靶 DNA 的 2 条链不产生突出端（黏端）而产生平末端（平端）。

(3) 重组 DNA 导入宿主细胞　在核酸疫苗构建过程中，操作的载体主要是质粒 DNA。将质粒 DNA 或以它为载体构建的重组 DNA 导入细菌的过程称为转化。

(4) 重组分子的筛选与鉴定　重组子的筛选与鉴定可以在 DNA 水平、蛋白质水平及基因功能水平等层面上进行。DNA 水平有酶切、PCR 鉴定、核酸杂交和 DNA 序列分析等。

二、核酸疫苗的特点

与传统的灭活疫苗、弱毒疫苗相比，核酸疫苗具有以下特点。

① 免疫效果好。核酸疫苗能在宿主细胞中产生外源性蛋白，该种蛋白比原核表达系统产生的蛋白更接近天然分子，其抗原识别提呈过程与自然感染相似，引起几乎等同于自然感染或弱毒疫苗免疫所产生的免疫应答，并且避免了基因重组技术在体外合成的蛋白质抗原表位丢失或改变现象。

② 利用一种表达载体可同时表达多种抗原蛋白，诱导机体产生针对多种病原微生物的免疫应答，从而做到一次注射能同时防治多种疾病，并可抵抗某些变异病原微生物的侵袭。

③ 核酸疫苗接种后，蛋白质抗原在宿主细胞内，可直接与 MHCⅠ类和 MHCⅡ类分子结合，引起广泛的细胞、体液免疫。

④ 安全性好。核酸疫苗一般采用表达载体在宿主细胞体内进行抗原表达，不与宿主染色体 DNA 整合，与病毒活疫苗相比，避免了病毒本身存在的复制和病毒基因组整合到宿主染色体的危险，无毒力返祖的危险。

⑤ 制备简单，利用成熟的基因重组技术，将克隆的目的基因 DNA 直接接种，避免了表达载体的构建、表达产物的提取等繁琐过程。

⑥ 核酸疫苗作为重组质粒，能在工程菌内快速大量增殖，且提取方法简便，可使生产成本降低，并能加工干燥，便于储藏和运输。

三、核酸疫苗的免疫机理

对核酸疫苗免疫机理说法不一，多数学者认为其免疫机理在于其模拟了病原微生物的自然感染过程。DNA 质粒在注射部位被肌细胞吸收摄取后，通过所含的启动子和增强子系统调节合成编码的蛋白质，合成的蛋白质被细胞内蛋白酶复合体降解成含病毒抗原表位的肽段，进入内质网与合成 MHC Ⅰ类分子结合，然后被转运系统提呈到细胞膜表面，此复合体共同激活 $CD8^+$CTL，部分被分泌或释放进入血循环的蛋白质，激活特异性 B 细胞，产生保护性抗体；另外，分泌的蛋白质被MΦ或DC等专职APC俘获，被加工成抗原肽，进入溶酶体/内体区与MHC Ⅱ类分子结合，激活受MHC Ⅱ类分子限制的$CD4^+$ Th细胞，被激活的Th细胞分泌IFN-γ、IL-2等细胞因子，进一步促进和强化体液免疫和细胞免疫。另外，试验证明质粒上的氨苄青霉素抗性选择基因中的回文结构5′-AACGTT-3′能够使单核细胞产生IL-12，刺激细胞分泌干扰素，增强NK细胞的活性，称为“单链免疫刺激DNA序列”，起佐剂作用。

四、核酸疫苗的接种方式

核酸疫苗可以通过多种方式或途径接种到机体的适当部位，但不同的接种方式或途径可影响其免疫效果。接种途径依启动子的来源而有所区别。

（1）肌肉注射法　用动物病毒和一般哺乳动物启动子构建的DNA疫苗一般用生理盐水稀释，肌肉、皮下、腹腔、静脉注射；用来自乳腺的乳清酸蛋白（WAP）启动子构建的疫苗，在乳腺和皮下脂肪接种或鼻腔内滴鼻进行黏膜吸附免疫接种。股四头肌和腓肠肌等骨骼肌因为具有特殊结构（如肌浆网、横向微管系统），适用于摄取和表达DNA，注射方便，因而常被选为肌肉注射接种组织。

（2）基因枪接种　基因枪接种能将包裹在金粒上的质粒DNA直接注射进表皮细胞，用高速度来提高疫苗DNA对组织的转染率和表达效率。用基因枪接种比直接注射核酸疫苗的免疫效果好60～600倍，只需0.004～0.4μg纯化DNA，而肌肉注射需100～200μg的核酸疫苗才能获得很明显的免疫效果。

（3）药物协助法　将组织预先用药物（如丁哌卡因、心肌毒素和高渗蔗糖等）处理，增加组织细胞对疫苗DNA的摄取和表达能力。将疫苗DNA与粒细胞、巨噬集落刺激因子表达载体或一些细胞因子等一起或分别注射均能明显提高疫苗免疫效率。还有用腺病毒介导或脂质体介导注射方法，但存在潜在癌基因激活及缺乏细胞导向性等缺点。

五、核酸疫苗免疫效果的影响因素

（1）表达载体　表达载体对核酸疫苗的免疫效力影响很大。表达载体主要以pUC和pBR322质粒为基本骨架，含DNA复制起始点、抗生素抗性基因、启动子、增强子和3′多聚A终止信号等结构，能在大肠杆菌中稳定复制，但不能在哺乳动物细胞中复制。其中控制外源基因表达的启动子对载体的影响最大。启动子因来源不同有组织特异性，并且在各种组织中起始mRNA合成的效率也不同。基因疫苗中常用的来自病毒的启动子包括猴病毒40（SV40）早期启动子、巨细胞病毒（CMV）早期启动子及Rous肉瘤病毒（RSV）启动子等，这些启动子的组织特异性较广，在许多组织细胞中能较好地表达外源基因，且在肌肉组织中的表达效率最高。现在大多采用CMV启动子，也有用哺乳动物和禽类的启动子（如人β-肌动蛋白启动子、乳清酸蛋白（WAP）启动子、绵羊金属硫蛋白启动子和鸡β-肌动蛋白启动子等）的。这些启动子在肌肉内都有较好的转录活性，而WAP启动子则在乳腺和皮下脂肪表达效率最高。另外，共价闭环型的质粒pRSVL DNA的表达效率远高于线性质粒pRSVL DNA。

（2）DNA输入组织的方式　DNA输入组织可用注射、脂质体包裹后注射、基因枪轰击、口服等方式。免疫效果因注射速度、导入速度、免疫剂量、接种部位及宿主细胞不同而有差异。肌肉注射前用蛇毒、心肌毒素、高渗蔗糖（25%W/V）、丁哌卡因等预处理，可显著提高外源基因的表达。

(3) 佐剂　Arom、QSI、细胞因子（如 IL-2 等）均可改变或提高核酸疫苗的免疫效力。

(4) 机体免疫反应　核酸疫苗导入宿体体内后加工、表达，既可激活 $CD8^{+}$ CTL 细胞，引起细胞免疫，表现出外周血淋巴细胞增殖反应增强、IL-2 及 IFN-γ 分泌增加、CTL 反应增强等表现，又能通过分泌抗原，激活 Th 细胞或直接激活 B 细胞产生抗体，因此机体免疫机能状态也是影响其免疫效力的主要原因之一。

六、核酸疫苗的研究现状及应用前景

自 20 世纪 90 年代核酸疫苗诞生，学者们先后将一些病原微生物的抗原基因克隆到适宜的真核表达载体中，并接种相应动物，引发了特异性的免疫应答，对野毒株的攻击具有保护作用，以达到预防和治疗疾病的目的。目前，许多种细菌、病毒、寄生虫的核酸疫苗得到了广泛应用，并取得了良好的临床保护效果。如将流感病毒高度保守的核蛋白（NP）的 cDNA 克隆于质粒载体中，构建表达 NP 的核酸疫苗，注入小鼠的股四头肌，诱导出抗 NP 的特异性 IgG 抗体和 CTL 应答，免疫小鼠即可抗同株流感病毒攻击，又可抵抗异株流感病毒攻击。将乙型肝炎表面抗原基因插入带 CMV 启动子的质粒构建 DNA 疫苗，肌肉注射小鼠，可在体内产生类似于病毒感染的细胞和体液免疫应答。

七、核酸疫苗的安全性问题

DNA 疫苗可能会给疾病防治带来根本性的变革，但在疫苗的生产工艺、质量标准、制剂、效用和安全性等方面还存在潜在的危险因素。

① 质粒 DNA 可能诱导自身免疫反应。

② 持续表达外源抗原可能产生一些不良后果。质粒长期高水平表达外源抗原，可能导致机体对该抗原的免疫耐受。

③ 肌肉注射质粒后，仅有很少部分被肌细胞所摄取，质粒去向需要进一步阐明。

④ 影响核酸疫苗诱发机体免疫应答的因素很多，目前已知的主要有载体设计、核酸疫苗的导入方法、佐剂及辅助因子会对其免疫效果有影响。另外年龄和性别因素、肌注剂量和体积、预先注射蔗糖溶液等都会对肌注质粒 DNA 表达有影响。

⑤ 外源 DNA 注入体内后，可能整合到宿主基因组上，使宿主细胞抑癌基因失活或癌基因活化，使宿主细胞转化成癌细胞，这也许是核酸疫苗的诸多安全性问题中最值得深入研究的地方。核酸疫苗本质主要为外源 DNA，并且目前构建的 DNA 载体大都含有某些致癌病毒的 DNA 序列（如 CMV、RSV 的启动子序列）。虽然通过对 1800 余种核酸疫苗的检查没有发现导入基因和宿主染色体 DNA 整合的证据，但核酸疫苗在应用于人体之前，这个问题必须明确解决。

第十五章 抗体制备

第一节 多克隆抗体制备

一、多克隆抗体产生的原理

抗原进入人和哺乳动物体内，会刺激体内的B细胞大量增殖、活化为浆细胞，产生抗体。通常抗原具有多个抗原表位，用它免疫机体将产生针对多个抗原表位的混合抗体，即多克隆抗体。多克隆抗体中不同的抗体分子以不同的亲和力与抗原分子的不同抗原表位相结合。

抗原进入机体后，机体对初次免疫和二次免疫的应答明显不同。通常初次免疫应答较弱，尤其是针对易降解及可溶性抗原。首次注射免疫后约7天，在血清中可检测到抗体，但抗体滴度较低，约10天后抗体的滴度达到最大值。相同抗原再次注射免疫产生的二次免疫应答，与初次免疫应答相比，抗体的合成速度明显加快且维持时间长。体液免疫应答见图15-1。

免疫应答的动力学结果取决于抗原和免疫动物的种类，但初次和二次免疫应答之间的关系是免疫应答的一个重要特点。三次及以上的抗原注射所产生的应答与二次应答结果相似，抗体的滴度明显增加并且血清中抗体的种类和性质发生改变，这种改变被称为免疫应答的成熟，具有重要的实际意义。通常在抗原注射4～6周后会产生高亲和力的抗体。

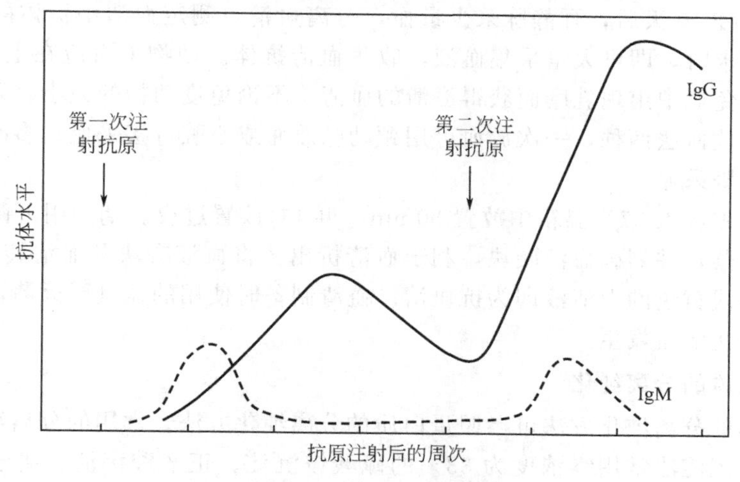

图15-1 体液免疫应答

二、多克隆抗体的制备方法

1. 抗原制备

抗原的制备是多克隆抗体制备的首要环节及关键步骤。抗原的性质、结构、纯度、含量及其免疫原性强弱对多克隆抗体的质量和数量影响很大。抗原物质的种类和形式很多，抗原性差异大，可以是全微生物（细菌、病毒、寄生虫等）及其代谢产物（如毒素）或部分结构蛋白（如鞭毛蛋白、荚膜蛋白、血凝素蛋白等）甚至含微生物的器官组织制成的混悬液，可以是天然生物大分子，也可以是基因工程制备的生物大分子。

纯化的抗原适合产生高质量的抗体，因此在抗原接种前通常采用必要的分离纯化方法进行纯化，去掉干扰免疫的大部分杂质。生物大分子的分离纯化方法有细胞破壁、浓缩、抽提、硫酸铵分级盐析、凝胶过滤色谱、离子交换色谱、亲和色谱等，针对不同的抗原物质采用不同的分离纯化方法。对制备的抗原物质进行含量、纯度、活性的鉴定。

为使抗原进入机体后能产生较强的免疫应答反应，通常使用免疫佐剂，如弗氏佐剂（初次免疫用加入分枝杆菌的弗氏完全佐剂，加强免疫用弗氏不完全佐剂）、矿物油、氢氧化铝胶、蜂胶等。将抗原物质与免疫佐剂按 1：（1～3）的比例混合，置组织匀浆机、胶体磨或高压均质机中高速乳化，体积很小时可用两支注射器连接软管来回推拉乳化（注射器混合法）。

2. 免疫动物

用于制备多克隆抗体的动物有家兔、羊、马、猪、鸡、小鼠、豚鼠等。大量制备抗体时选用大型动物，否则用小型动物。用于免疫的动物必须是适龄、健壮、无感染。免疫期间应加强饲养管理和卫生消毒。

免疫途径多采用注射免疫，背部多点皮下注射。通常采用间隔一定时间多次加强免疫的方式来刺激机体产生高效价的抗体。通常在初次接种疫苗后，间隔 2 周加强免疫一次，二免后间隔一月再免疫一次。每次免疫剂量通常为 0.1～2mL，根据动物体型和体重选择合适剂量，但加强免疫的剂量应大于基础免疫。

3. 采血、分离血清

最后一次免疫 10 天后，耳静脉采少量血，分离血清，测定血清中抗体的效价。血清中抗体效价达到要求时，即可大量采集血液，收集血清抗体。动物采血应在上午空腹时进行，禁食一夜，可避免血中出现乳糜而获得澄清的血清。不论免疫动物的大小，采血方法均分一次放血法和多次放血法两种，一次放血可用颈动脉放血或心脏直接采血，多次少量放血可通过静脉采血或心脏采血。

采集的血液先放入 37℃温箱中放置 30min，再 4℃放置过夜。期间用灭菌针将血凝块从容器的管壁上拨落，并划破血液凝块，利于血清析出。将血液凝块及血清转移至离心管中，高速离心，收集浅黄色的上清液即为抗血清。血清制备时使用的器具要灭菌，制备过程应无菌操作，同时防止溶血发生。

4. 多克隆抗体的分离纯化

多克隆抗体的分离纯化方法可参照蛋白质的分离纯化方法。常用的分离纯化方法有沉淀法和色谱法等。沉淀法常用终浓度为 33%的硫酸铵沉淀、正辛酸沉淀、离子交换色谱、凝胶过滤色谱、抗原亲和色谱纯化、Protein A/G 纯化等。

SPA 亲和色谱是分离纯化抗体的一种非常有效的分离方法。葡萄球菌的 SPA 可与 Ig 的

H 链的 Fc 片段相结合。已证明蛋白 A 可与多种哺乳动物的 IgG、某些 IgM 和 IgA 相结合。将 SPA 与固相载体填料（如 sepharose CL-4B 等）相连，可以分离和纯化不同类型、不同亚类的抗体及抗体片断。

5. 血清抗体的效价检测

测定血清抗体的效价是及时掌握采血时机及分析抗体质量的重要步骤。

抗体效价检测方法有沉淀反应、双向琼脂扩散试验、免疫电泳、ELISA、血凝及血凝抑制等免疫分析方法。琼脂扩散试验的效价通常比沉淀反应稍低。用琼脂扩散试验测定血清效价时，在抗原孔与抗体孔之间出现沉淀线即为阳性。出现沉淀线的血清最高稀释倍数即为该血清的抗体效价。ELISA 检测效价应在 1∶10000 以上。

6. 多克隆抗体的储存

血清多克隆抗体及其精制抗体可以冷冻保存、低温冷藏保存及冷冻干燥保存。

① 4℃保存有效期通常只有 3～5 个月。抗体为蛋白质，易滋生细菌，因此要过滤除菌，避免污染细菌而腐败变质。抗体中可适当加入抗菌药或 0.01%的叠氮化钠等防腐剂来抑制细菌滋生。抗体浓度低于 0.5mg/mL 时可加入 10%灭菌甘油等稳定剂。

② 冷冻保存时，可保存 1～2 年，但要避免反复冻融。

③ 真空冰冻干燥保存，可保存 2～5 年。

第二节 卵黄抗体制备

卵黄抗体为 IgY，结构与血清抗体 IgG 相似，生物学功能相近。用抗原物质免疫健康产蛋母鸡，血清抗体 IgG 能够分泌到卵黄中，卵黄抗体的效价与血清中抗体水平接近，通过收集鸡蛋来制备卵黄抗体（多克隆抗体）能显著降低抗体的制造成本，增加产量，省去杀鸡分离血清的麻烦，具有产量高、效果好、价格便宜等优点，是制备抗体的优秀途径，制备的抗体可用于生物学研究、传染病的紧急预防和早期治疗。

一、免疫鸡的选择

选择健康的产蛋鸡，隔离饲养观察 1 周无特殊反应者，方可免疫。

二、抗原制备

抗原制备方法同前。抗原物质可加入白油、铝胶、弗氏佐剂等免疫佐剂，增强免疫应答水平。抗原物质经无菌检验、安全检验、蛋白浓度及纯度测定符合要求即可注射免疫母鸡。

三、动物免疫

采用健康产蛋母鸡。疫苗接种方式采用注射免疫，通常采用颈部皮下注射或腿部肌肉注射、翅膀下肌肉注射，每只鸡注射 0.5～2mL，可以多点注射，每个注射点 0.25～0.5mL。

免疫程序：第一次免疫 7～10 天后进行第二次免疫，第二次免疫 7 天后用测定卵黄抗体效价，抗体滴度合格，即可收集高免蛋，制备卵黄抗体；如抗体效价不高，间隔 10～14 天进行第三次加强免疫。通常基础免疫剂量为 0.5mL，加强免疫剂量为 1～2mL。

四、卵黄抗体的制备

收集免疫鸡产的蛋，用 0.1%新洁尔灭溶液浸泡 5min，洗涤干净，晾干。用碘伏、75%酒精对蛋壳消毒。在无菌室或净化工作台内，打破蛋壳，分离蛋黄。收集的蛋黄液置于无菌的组织匀浆器中，根据抗体水平决定添加灭菌生理盐水的量，并按每毫升加入青霉素、链霉素各 1000 单位，加入 0.01%硫柳汞，匀浆、过滤，分装。

五、卵黄抗体的精制

卵黄抗体的精制方法不同于血清抗体。卵黄抗体的精制工艺流程包括：卵黄除脂──→卵黄抗体分离──→卵黄抗体纯化。

(一) 除脂

卵黄中含有约 30%的脂类，以脂蛋白的形式存在，卵黄抗体的精制首先需要除脂，获得水溶性组分。

(1) 有机物沉淀法　常用聚乙二醇法和硫酸葡聚糖法。一般用 PBS 缓冲液将卵黄抗体 5 倍稀释，加入 3.5%的聚乙二醇 6000 或硫酸葡聚糖，脂类发生沉淀，而 IgY 抗体保留在上清液中。该法具有快速、有效、简便的特点。

(2) 有机溶剂抽提法　脂类易溶于有机溶剂，可采用氯仿、丙酮等有机溶剂抽提法去除卵黄抗体中的脂类。在卵黄抗体中加入等体积的 TBS 缓冲液，混匀后，加入 2 倍体积的氯仿，混匀，离心即得水溶性组分。有机溶剂抽提法耗时少，脂类去除率高，同时氯仿还可以使脂蛋白变性，通过离心去除。缺点是氯仿有轻微残留、有毒性，该法适用于实验室少量制备卵黄抗体，不适合工业化生产，因为有机溶剂产生的大量沉淀不适合用连续流离心去除。

(3) 天然胶法　卡拉胶和黄原胶可用于去除卵黄抗体中的脂类。卵黄抗体中加入 9 倍体积的 0.1%的卡拉胶溶液，混匀后，离心，得水溶性组分。或卵黄抗体先用蒸馏水稀释一倍，再加入 4 倍体积的黄原胶，混匀，离心，得水溶性组分。该法去除脂类完全，水溶性组分中的脂类含量小于 0.4%。

(4) 中链脂肪酸法　常用辛酸去除卵黄抗体中的脂类和杂蛋白。在低离子强度、pH4.2～4.5 的酸性条件下，辛酸可与绝大多数的卵黄蛋白反应，形成不可逆的沉淀，唯有 IgY 抗体蛋白不发生反应，仍留在上清液中，离心除去沉淀，将上清液的 pH 调整到 7.0 左右，再用硫酸铵使 IgY 析出，可得到纯度 80 %以上的 IgY，该法经济、简便、快速、不损害抗体活性、回收率高。做法：卵黄抗体先用醋酸缓冲液稀释 2 倍，调 pH 为 4.5 左右，加辛酸至终浓度为 1%，静置分层，IgY 在水相中，去除沉淀。

(5) 去污剂法　常用 CTAB、Triton X-100 或 Triton X-114 等表面活性剂。卵黄抗体用 TBS 稀释 20 倍，离心，上清液中加入 6%的 Triton X-100 或 Triton X-114，升温至 37℃，混合物分层，IgY 在水相中，去除沉淀。蛋白回收率为 85%～97%。CTAB 法除脂后卵黄抗体中的脂类含量低于 3%。

(6) 反复冻融法　通过反复冻融，卵黄抗体中的脂蛋白发生自凝聚，经离心获得的水相中脂类残留极少。该法简单易行，适合大量生产。

(7) 大量水稀释法　将卵黄用蒸馏水稀释 10 倍，用 0.1%盐酸调整 pH 为 5.0，搅拌 15min，4℃放置过夜，脂蛋白自然沉淀，高速离心，上清液即为水溶性组分。该法简便、纯度和回收率均较高。

(8) 超临界气体提取法　卵黄抗体首先通过喷雾干燥获得卵黄粉末，再通过超临界气体提取法去除脂类。原理：在高压下 CO_2 液化，将卵黄中的脂类物质溶解在其中，并随气流带走。将卵黄粉末装入超临界气体抽提装置，通入 300kg/cm^2、40℃的 CO_2 超临界气体，与卵黄粉末混合，在 60kg/cm^2、40℃的减压条件下，被抽提出的杂质与超临界气体分开而进入分离室，即可得到去除脂类的卵黄粉末。将去脂的卵黄粉末溶于 20 倍 PBS 缓冲液中，搅拌，离心，即可得水溶性组分。

(二) LgY 抗体的提取

提取目的是将卵黄抗体从水溶液中分离出来，得到卵黄抗体粗提液。目前主要采用超滤法、沉淀法或者沉淀法和超滤法相结合来提取卵黄抗体。

(1) 沉淀法　所用沉淀剂包括无机物、有机物或有机溶剂。①盐析，常用硫酸钠和硫酸铵沉淀法。可用 10%和 36%的硫酸钠分级沉淀，或 60%硫酸铵沉淀与 14%硫酸钠沉淀结合。盐析法制备的 IgY 抗体要进行脱盐。②聚乙二醇沉淀法，用 12%的聚乙二醇 6000 可将 IgY 抗体沉淀下来。将 IgY 抗体沉淀用 PBS 重溶，经多次聚乙二醇沉淀处理可提高 IgY 抗体的纯度。③冷乙醇沉淀法，用 50%的冷乙醇可将 IgY 抗体沉淀下来。为了提高沉淀法提取 IgY 抗体的纯度，可以采用反复沉淀，也可以采用多种方法联合沉淀（如聚乙二醇与硫酸铵结合、硫酸钠与辛酸结合、硫酸铵与乙醇结合等）。

(2) 超滤法　超滤法具有浓缩、除盐、分级和纯化作用。卵黄囊抗体的分子量约为 180kDa，在提取时可采用截流值为 100kDa 的超滤膜。在水稀释法分离后经硫酸钠沉淀，超滤，卵黄抗体的回收率高达 9.8mg/mL，纯度可达 94%。超滤法具有高效、操作简便等优点，适合大规模提取卵黄抗体。

(三) LgY 抗体的纯化

主要采用各种色谱方法进行 IgY 抗体的进一步精制。常采用的色谱方法有离子交换色谱法、亲和色谱法、凝胶过滤色谱法等。详见天然蛋白质抗原的制备一节。需要强调的是 IgY 抗体不能用 SPA 亲和色谱法进行纯化。

六、卵黄抗体的检验

(1) 无菌检验　取卵黄抗体，分别接种普通琼脂斜面和厌氧肉肝汤培养基，37℃培养 24～48h，应无细菌生长。

(2) 安全检验　取 30 日龄健康鸡，每只肌注抗体 2mL，观察 5～7 天，应无任何不良反应。

(3) 中和试验　取 30 日龄健康鸡，每只鸡皮下或肌肉注射野毒和卵黄抗体（1∶10）混合液 1mL，观察饲养 10～15 天，应全部存活，对照组每只鸡皮下或肌肉注射野毒，观察 10～15 天，应部分或全部死亡，剖检后出现典型病变。

(4) 卵黄抗体效价测定　用琼脂扩散反应测定，抗体效价应在 1∶64 以上。ELISA 法测定，抗体效价应在 1∶10000 以上。

七、卵黄抗体的储存

冷冻保存一年以上，冻干保存时间更长。冷藏只能保存 1～2 个月。

第三节　单克隆抗体制备

单克隆抗体是由一个B细胞克隆群产生的针对一个抗原表位的抗体，具有特异性强、亲和力大、滴度高、均一性好等优点。

一、单克隆抗体制备原理

骨髓瘤细胞在体外培养能生存且大量无限增殖，但不能分泌特异性抗体；而抗原免疫的B细胞能产生特异性抗体，但在体外不能无限增殖。将免疫脾细胞与骨髓瘤细胞融合形成的杂交瘤细胞，继承了两种亲代细胞的特性，既具有骨髓瘤细胞能无限制增殖的特性，又具有免疫B细胞能合成和分泌特异性抗体的能力。在HAT培养基（含有次黄嘌呤H、氨基喋呤A和胸腺嘧啶核苷T）中进行选择性培养，未融合的脾细胞因不能在体外长期存活而死亡，未融合的骨髓瘤细胞合成DNA的主要途径被培养基中的氨基蝶呤阻断，又因缺乏次黄嘌呤-鸟嘌呤-磷酸核糖转移酶（hypoxanthine-guanine phosphoribosyl transferase，HGPRT），不能利用培养基中的次黄嘌呤完成DNA的合成过程而死亡。只有融合的杂交瘤细胞由于从脾细胞获得了HGPRT，能在HAT培养基中存活和增殖。经过克隆选择，筛选出能产生特异性单克隆抗体的杂交瘤细胞，在体内或体外培养，可无限制地大量制备单克隆抗体。

二、单克隆抗体的制备方法

杂交瘤技术制备单克隆抗体的流程：动物免疫⟶细胞融合⟶杂交瘤选择⟶抗体检测⟶杂交瘤细胞克隆化⟶冻存以及单克隆抗体的大量生产，如图15-2所示。

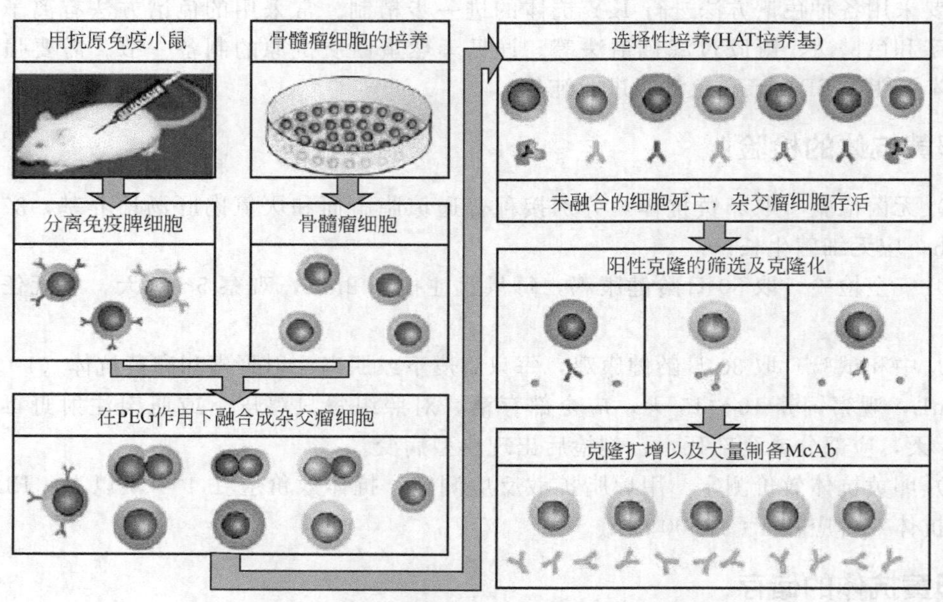

图15-2　单克隆抗体的制备流程

（一）抗原制备

（1）可溶性抗原（蛋白质）　可溶性抗原的免疫原性较弱，一般要加入佐剂，以增强其免疫原性。半抗原应先制备成完全抗原，再加入佐剂。常用佐剂有弗氏佐剂、矿物油、铝胶、细胞因子等。可溶性抗原通常以1～50μg/mL的抗原溶液加等量的弗氏完全佐剂乳化。

增强可溶性抗原（特别是弱抗原）的免疫方案有：将可溶性抗原颗粒化或固相化，能增强抗原的免疫原性，同时降低抗原的使用量；改变抗原注入的途径，基础免疫可直接采用脾内注射；使用细胞因子作为佐剂，提高机体的免疫应答水平，增强免疫细胞对抗原的反应性。

（2）颗粒性抗原　颗粒抗原的免疫原性强，不加佐剂就可获得较好的免疫效果。如抗原来源方便，可以不加佐剂而增加免疫次数，缩短间隔时间。以细胞性抗原为例，抗原免疫量为$1 \sim 2 \times 10^7$个细胞。如用羊红血球免疫小鼠，每只以1%浓度皮下注射0.2mL，每周2次，共免疫5～8次，取脾前3天，再免疫1次。加强免疫时剂量加大到接近免疫耐受的程度更好。

（二）免疫动物

应用最广泛的是小鼠和大鼠，尤以小鼠为好，品系以Balb/c小鼠应用最广，因为所有的小鼠骨髓瘤系均从Balb/c小鼠系诱导而来。Balb/c系小鼠必须用纯系的，雌雄均可，以8～12周龄为宜。大鼠能产生较多量的单克隆抗体。现在已经在小鼠杂交瘤的基础上，发展了小鼠-大鼠、小鼠-人以及人-人杂交瘤技术。

（三）免疫程序

免疫程序、剂量和方法是获得所需单克隆抗体的重要影响因素。

正常小鼠脾含有能产生各种不同抗体的B细胞，一只纯种小鼠能产生$(1.0 \sim 5.0) \times 10^7$种不同的抗体。因此一只正常小鼠的脾细胞与小鼠骨髓瘤融合，获得某一种特定抗体的机会只有千万分之一。为提高获得某种杂交瘤的机会，必须加强免疫，使产生特异性抗体的B细胞大量增加。

B细胞的不同发育阶段对获得阳性杂交瘤也有很大影响。处于转化时期的B细胞更易于融合，虽然免疫后7～8天是抗体产生的高峰时期，但形成有活力的杂交瘤细胞的可能性反而减少，故一般加强免疫后第3天杀鼠取脾细胞做融合。

通常以1～50μg/mL的抗原溶液加等量的弗氏完全佐剂乳化，皮下多点注射或脾内注射免疫小鼠，剂量为0.8～1mL；间隔3周加强免疫一次，改用弗氏不完全佐剂，剂量同上，皮下或腹腔内注射（剂量不超过0.5mL）；间隔3周，第三次免疫，剂量同前，不加佐剂，腹腔内注射（5～7天后，断尾取血一滴，测抗体效价，可选滴度高的小鼠做融合试验）；间隔3周，第四次加强免疫，剂量50～500μg抗原物质，腹腔内注射或静脉（尾静脉）内注射，3～4天后，杀死小鼠取脾细胞供细胞融合用。

（四）免疫脾细胞和骨髓瘤细胞的制备

（1）脾细胞制备　血清抗体滴度检测合格的免疫Balb/c小鼠，拉颈或用CO_2处死。将小鼠放入70%酒精中浸泡消毒，取出固定于板上，无菌取脾。把脾放入5mL含有2.5%胎牛血清的RPMI-1640细胞培养液中，冰浴下轻轻洗去脾上的红细胞。用镊子轻轻挤压脾，制成脾细胞悬液，用吸管将细胞悬液移入小试管中，直立小试管3min，使大块的结缔组织下沉，把细胞悬液移入离心管中，用2.5%胎牛血清的RPMI-1640培养液装满离心管，低速离心（与此同时制备骨髓瘤细胞）。细胞沉淀用10mL新鲜RPMI-1640培养液再悬浮。重复洗涤脾细胞2～3次。用台盼蓝染色，相差显微镜下观察，活细胞数高于80%为合格，制备浓度为10^8/mL的脾细胞悬液备用。

（2）骨髓瘤细胞制备　骨髓瘤细胞能产生并分泌大量的Ig，可能影响或降低杂交瘤细胞分泌抗体的滴度，因此必须选育Ig分泌缺陷型的骨髓瘤细胞。骨髓瘤细胞的选择条件：瘤细胞系的来源与制备脾细胞小鼠为同一品系，二者的MHC一致；骨髓瘤细胞必须处于静息状态，不产生γ球蛋白或不分泌到细胞外；骨髓瘤细胞生长需要较高的细胞密度，以10^6个/mL为最好；生长速度快，繁殖时间短。

常用的Balb/c小鼠的骨髓瘤细胞株有SP2/0-Ag14（SP2）、P3-X63-Ag8·653（653）、P3/NS1/1-Ag4-1（NS1）、F0、S194/5·XXO·BU·1等。来源于人骨髓瘤细胞有GM15006TG-A12、U-266AR等，可用于制备人源化单抗。

骨髓瘤细胞应保存于液氮中，使用时复苏、增殖、传代即可。骨髓瘤细胞是半贴壁生长，容易脱落，因此不需要胰酶处理。骨髓瘤细胞的培养可用一般的培养液，如RPMI-1640、DMEM培养基等。小牛血清的浓度为10%～20%，细胞浓度以$0.1\sim5\times10^5$/mL为宜，最大浓度不得超过10^6/mL。当细胞处于对数生长的中期时，可按1∶（3～10）的比例传代，每3～5天传代一次。在细胞传代过程中，部分细胞可能出现返祖现象，应定期用8-氮鸟嘌呤处理，使生存的细胞对HAT呈均一的敏感性；或在融合前，在培养基内加入15μg/mL8-氮鸟嘌呤。取$1\sim6\times10^7$对数生长期（即培养15～20h）的骨髓瘤细胞，室温下低速离心，沉淀以含2.5%胎牛血清的RPMI-1640液再悬浮并计数，调整细胞浓度为1×10^7细胞备用。

（3）饲养细胞　体外培养杂交瘤细胞时，单个或少数分散的杂交瘤细胞不易生存与繁殖，必须加入饲养细胞（Feeder cell）才能促进其生长繁殖。在制备单克隆抗体的过程中，在杂交瘤细胞筛选、克隆化和扩大培养等环节都需要加入饲养细胞。多种细胞可做饲养细胞，如小鼠腹腔MΦ、小鼠脾细胞或胸腺细胞、经射线照射过的小鼠成纤维细胞系3T3等。常选用腹腔渗出细胞（主要是MΦ和淋巴细胞）做饲养细胞，优点是MΦ可以吞噬死亡的细胞和细胞碎片，为融合细胞的生长创造良好的环境。腹腔细胞常取自骨髓瘤细胞同系鼠（6～10周龄），也可以是其他种类的小鼠（如C57鼠、昆明鼠等）。

饲养细胞的制备：拉颈处死小鼠，70%酒精浸泡消毒10min，用手术剪将小鼠腹部剪开小口，剥开皮肤，露出腹腔。用注射器将4mL预冷的11.6%蔗糖溶液注入腹腔，用手指轻揉1min，仍用该注射器回抽腹腔液体，加入离心管，低速离心，取上清液，以HAT选择培养液将细胞制成悬液，台盼蓝染色计数活细胞，使每毫升含10^5个活细胞。加入细胞培养板，100μL/孔，放入CO_2培养箱培养，供细胞融合和克隆化用。如果在融合后发现培养孔中的饲养细胞数量少，可在更换细胞培养液时再加入一些，使饲养细胞的浓度为$(2\sim10)\times10^4$细胞/孔。

（五）细胞融合

采用聚乙二醇（PEG）等融合因子进行细胞融合。制备过程为：①取末次免疫后第3天的小鼠脾细胞悬液，将10^8小鼠脾细胞与$(1\sim5)\times10^7$小鼠骨髓瘤细胞混合于50mL离心管中，骨髓瘤细胞与脾细胞的比例为1∶（10～5），经1000rpm离心7min；②弃上清液，尽可能除净（以免影响PEG浓度），用手指轻叩离心管底部，使沉淀混匀如糊状，离心管置37℃水浴，准备融合；③将37℃水浴保温的45%PEG4000溶液0.7mL缓慢滴入离心管中（在60s内滴完），37℃水浴中边滴边缓慢摇离心管，使细胞保存混匀状态；④加完PEG，将细胞悬液放37℃水浴中静置90s，立即在2～4min内加入37℃预温的15mL无血清的RPMI-1640培养基（终止PEG作用），每隔2min分别加入1mL、2mL、3mL、4mL、5mL和6mL，开始一滴一滴加，借助稀释使PEG停止作用。注意尽可能不搅动细胞；⑤低速离心，弃上清液，加25mL含20%胎牛血清HAT培养液（选择培养液），轻轻混匀，将混悬液移入有 MΦ 的细胞培养板中，每孔 0.1mL；⑥培养板置含 5% CO_2 的培养箱中，37℃孵育，每 2～3 天换一次 HAT 培养液，连续 2 周观察是否出现杂交瘤细胞。2 周后使用 HT 培养基。整个制备过程需严格无菌。细胞传代培养时注意适时更换培养液。

（六）杂交瘤细胞的选择培养

脾细胞和骨髓瘤细胞经 PEG 处理后，形成多种细胞的混合体，只有脾细胞与骨髓细胞形成的杂交瘤细胞才有意义。在 HAT 选择培养液中骨髓瘤细胞因缺乏胸苷激酶或次黄嘌呤鸟嘌呤核糖转移酶而死亡，而杂交瘤细胞因具有上述两种酶所以能生长繁殖。

用 HAT 选择培养 3～4 天后骨髓瘤细胞全部死亡，杂交瘤细胞形成小集落，HAT 选择培养液维持 7～10 天后更换用 HT 培养液，再维持 2 周，改用一般培养液。在杂交瘤细胞布满孔底 1/10 面积时，开始检测特异性抗体，筛选出所需要的杂交瘤细胞系。选择培养期间，每隔 2～3 天更换一半培养液。

（七）杂交瘤细胞的筛选

通过检测各孔的细胞培养液中是否有抗体及抗体浓度来筛选杂交瘤细胞。根据抗原性质、抗体类型不同，选择不同的抗体检测方法，宜选用快速、简便、特异、敏感的方法。常用的抗体检测方法有放射免疫测定（RIA）、酶联免疫吸附试验（ELISA）、免疫荧光试验、间接血凝试验、细胞毒性试验、旋转黏附双层吸附试验等。

（八）杂交瘤细胞的克隆化

杂交瘤克隆化一般是指将抗体阳性孔进行克隆化。因为经过 HAT 筛选后的杂交瘤克隆不能保证每个孔内只有一个克隆，可能包括抗体分泌细胞、抗体非分泌细胞、所需要的抗体（特异性抗体）分泌细胞和其他无关抗体的分泌细胞等多个细胞克隆。要想将这些细胞彼此分开就需要克隆化。对于抗体检测阳性孔的杂交瘤细胞应尽早进行克隆化，否则分泌抗体的细胞会被不分泌抗体的细胞抑制，即使克隆化的杂交瘤细胞也需要定期再克隆，防止杂交瘤细胞突变或染色体丢失，从而丧失产生抗体的能力。

常用的克隆化方法有有限稀释法和软琼脂平板法。

（1）有限稀释法　克隆前 1 天制备饲养细胞层（制备方法同细胞融合）。将要克隆的杂交瘤细胞从培养孔内轻轻吹起，计数，调整细胞悬液浓度为 3～10 个/mL，吸取杂交瘤细胞悬液加到饲养细胞层的细胞培养板中，每孔加入细胞悬液 100μL，置含 5% CO_2 孵箱中 37℃孵育，在第 7 天换液，以后每 2～3 天换液 1 次，8～9 天可见细胞克隆形成，及时检测抗体活性，将阳性孔的细胞移至 24 孔板中扩大培养，获得的每个克隆都应尽快冻存。

（2）软琼脂培养法　软琼脂由高压灭菌的 1% 琼脂水溶液与含 20% 胎牛血清的 2 倍浓缩的 RPMI-1640 配制等体积配制而成，42℃保温。用上述 0.5% 琼脂液（含饲养细胞）15mL 倾注于直径为 9cm 的平皿中，室温中待凝固后作为基底层备用。1mL0.5% 琼脂液（42℃预热）室温中与 1mL 浓度为 100～5000/mL 的细胞悬液混合，混匀后立倾注于琼脂基底层上，室温放置 10min，待凝固后，置含 5% CO_2 孵箱中 37℃孵育，4～5 天后可见针尖大白色的细胞克隆，7～10 天后移种至含饲养细胞的细胞培养板中培养，检测抗体，扩大培养，必要时再克隆化。

（九）单克隆抗体的鉴定

（1）抗体特异性鉴定　除用免疫原（抗原）进行抗体特异性检测外，还应该与其抗原相关的其他抗原进行交叉试验，检测方法可用 ELISA、IFA 法等。如制备抗重组细胞因子的单克隆抗体，应考虑与表达菌株的蛋白是否交叉反应，以及与其他细胞因子间有无交叉反应。

(2) Ig类与亚类的鉴定　一般用酶标或荧光素标记的抗抗体进行筛选时已经基本确定了抗体的Ig类型。如果用的是酶标或荧光素标记的兔抗鼠IgG或IgM，则检测出来的抗体一般是IgG类或IgM类。至于亚类则需要用标准抗亚类血清通过双向扩散或夹心ELISA来确定。双向扩散试验时，加入适量的3%PEG，有利于沉淀线的形成。

(3) 中和活性的鉴定　用动物或细胞的保护试验来鉴定单抗的生物学活性。鉴定抗病毒单抗的中和活性时，可用抗体和病毒同时接种于易感的动物或敏感细胞，观察动物或细胞是否获得抗体的免疫保护。

(4) 识别抗原表位的鉴定　用竞争结合试验测相加指数的方法，测定单抗识别抗原位点，确定单抗的识别的抗原表位是否相同。

(5) 亲和力的鉴定　用ELISA或RIA竞争结合试验鉴定单抗与相应抗原结合的亲和力。

(十) 单克隆抗体的大量制备

(1) 体外培养法　有转瓶法和中空纤维培养系统两种。

转瓶法：使用转瓶大量培养杂交瘤细胞，从上清液中获取单克隆抗体。一般培养液内抗体含量为10～60μg/mL，费用较高，且每天要换培养液。

中空纤维培养系统：利用中空纤维反应器进行单克隆抗体生产，该法比较经济，但设备装置的费用投入较大。

(2) 体内接种法　该法制备的单克隆抗体的效价比细胞培养法高100～1000倍。

实体瘤法：对数生长期的杂交瘤细胞按 (1～3) $\times 10^7$/mL接种于小鼠背部皮下，每处注射0.2mL，共2～4点。待肿瘤长到一定大小后（约10～20天），采血，从血清中获得单克隆抗体，含量可达1～10mg/mL，但采血量有限。

腹水的制备：先腹腔注射0.5mL Pristane（降植烷）或液体石蜡于Balb/c鼠，1～2周后腹腔注射1×10^6个杂交瘤细胞，接种细胞7～10天后可产生腹水，密切观察动物的健康状况与腹水征象，待腹水尽可能多，而小鼠濒于死亡前，处死小鼠，用滴管将腹水吸入试管中，一只小鼠可获5～10mL腹水。也可用注射器抽提腹水，可反复收集数次。腹水中单克隆抗体含量可达5～10mg/mL，这是目前最常用的方法，还可将腹水中细胞冻存起来，复苏后转种小鼠腹腔则产生腹水快、量多。

(十一) 杂交瘤细胞的冻存与复苏

细胞冻存与复苏的原则是慢冻快融。慢冻：分步冷冻，30℃⟶－70℃⟶液氮；快融：取出立即浸入37～40℃水浴中，使其迅速融化、复苏。目的是跨过对细胞危害最大的－50℃区间，防止细胞内出现冰晶，伤害细胞器。

1. 杂交瘤细胞的冻存

及时冻存原始孔的杂交瘤细胞及每次克隆化得到的亚克隆细胞。在没有建立稳定分泌抗体的细胞系时，细胞的培养过程中随时可能发生细胞污染、抗体分泌能力丧失等。如果没有冻存原始细胞，很容易前功尽弃。

杂交瘤细胞的冻存方法同其他细胞系一样，原则上每支细胞冻存管应含1×10^6以上细胞，24孔培养板中培养的细胞长满孔底时，每孔可以装一支细胞冻存管。

细胞冻存液有50%小牛血清、40%不完全培养液、10%DMSO（二甲基亚砜）。冻存液最好预冷，冻存操作动作要轻柔、迅速。冻存时从室温可立即降至0℃后放入－70℃超低温冰箱，次日转入液氮中。也可用细胞冻存程序化控温仪降温处理。冻存细胞要定期复苏，检查细胞的活性和分泌抗体的稳定性，在液氮中细胞可保存数年甚至更长时间。

2. 杂交瘤细胞的复苏

将细胞冻存管自液氮中小心取出，迅速放入37℃水浴中，在1min内使冻存的细胞解冻，将细胞用完全培养液洗涤两次，然后移入提前1天制备好的饲养层细胞的培养瓶内，置含5% CO_2 孵箱中37℃孵育，当细胞形成集落时，检测抗体活性。

（十二）单克隆抗体的纯化

单克隆抗体纯化通常采用硫酸铵沉淀加离子交换色谱法或亲和色谱法。

SPA亲和色谱是一种有效的分离单克隆抗体的方法。SPA是从金黄色葡萄球菌中获得，可与抗体重链的Fc片段相结合。SPA可与多种哺乳动物的IgG结合，也可与某些IgM和IgA相结合。将SPA与固相载体（如Sepharose CL-4B）相连，可以分离和纯化不同类型、不同亚类抗体或抗体片断。

硫酸铵沉淀加离子交换色谱法纯化单抗的步骤：①小鼠腹水用冷PBS液稀释4倍后，于10000rpm离心30min，弃沉淀；②4℃于上清中缓缓滴加饱和硫酸铵溶液至溶液中的硫酸铵终浓度为50%，边加边搅拌，继续冰浴30～60min，然后高速离心，弃上清液；③将沉淀溶于Tris-HCl缓冲液（40mmol/L NaCl）中；④装入透析袋于Tris-HCl缓冲液（20mmol/L NaCl）中透析除盐，离心去沉淀，于280nm测蛋白含量。DEAE-纤维素柱纯化，以含20mmol/L NaCl的Tris缓冲液平衡，透析样品以Tris缓冲液等量稀释，以NaCl线形梯度洗脱。大部分单克隆IgG于40mmol/L和80mmol/L NaCl洗脱，极少数的单克隆抗体于120～150mmol/L NaCl洗脱，收集蛋白峰，即为单克隆抗体IgG，保存备用。

第十六章　干扰素制备

按生产途径将用干扰素诱生剂诱导人血细胞生产的干扰素称为天然干扰素，用基因工程技术生产的干扰素称为重组型干扰素。目前，大规模生产干扰素主要采用基因工程法。临床上常用的干扰素制剂有天然干扰素、人体白细胞重组干扰素、复合干扰素。商品化的干扰素制剂有 α1b 干扰素、人 α2a 干扰素、人 α2b 干扰素、人 γ 干扰素。还有各种动物用干扰素。

第一节　体外诱生干扰素制备工艺

一、体外诱生法制备人白细胞干扰素的工艺流程

(1) 制备干扰素诱生剂　采用新城疫病毒（newcastle disease virus，NDV）的 F 系弱毒株，以鸡胚尿囊液形式保存于－20℃，血凝价稳定在（1∶640）～（1∶1280）之间。大量繁殖时，用灭菌生理盐水稀释 100～1000 倍，接种 9 日龄鸡胚尿囊腔，37℃培养 72h 后，收获尿囊液，血凝价测定应大于 1∶640，无菌检查应合格。

(2) 制备诱生细胞　无菌采取人外周血，不单独提取白细胞，以全血代替。

(3) 制备粗制干扰素　按 1mL 抗凝全血加 0.2mL 诱生剂，37℃水浴 1h，每隔 15min 晃动一次，使 NDV（F 系）吸附于白细胞上，然后以 1000rpm 离心 20min，弃上清液，留沉淀物，按抗凝全血的 1～2 倍量加 Eagle 营养液于上述沉淀物中，混匀，置 35～36℃温箱内旋转培养 18～20h，2000rpm 离心 30min，取上清，用 6mol/L 盐酸调 pH 值至 2.0，4℃灭活 NDV5 天，再用 6mol/L 氢氧化钠将 pH 值调至 7.2～7.4，即为粗制干扰素。

(4) 精制干扰素　取粗制干扰素，加 KCNS 并用 2mol/L HCl 调 pH 值为 3.5，2000rpm 离心 30min，取沉淀，将沉淀溶于 95%酒精，用 2mol/L NaOH 调 pH 值为 4.2，2000rpm 离心 30min，取上清液，用 2mol/L HCl 调 pH 值至 3.5，离心，取上清液，再将 pH 值调至 5.6，离心后取上清，最后将 pH 值调至 7.1，离心后取沉淀，沉淀溶于 PBS 中，加过碘酸钠，调 pH 值为 4.5，用 50%乙醇 10 倍稀释，离心后取上清液，将上清液对 0.3mol/L PBS 在 4℃下透析过夜，Sephacryl S200 柱色谱，用洗液洗脱，洗脱期间用核酸蛋白仪连续检测，收集相应峰即为精制干扰素。效价测定，稀释成规定浓度，分装并冻干。

二、体外诱生法制备人白细胞干扰素的注意事项

(1) NDV F 系弱毒种毒应无菌，滴度在 1∶640 以上。收毒时，应将污染的鸡胚弃去。

(2) 不必从血液中将白细胞提取出来，因红细胞对白细胞产生干扰素有营养作用。纯化的白细胞产生干扰素效价不高。

(3) 酸化的目的是杀死其中的诱生剂 NDV，而在 pH 值为 2 时，干扰素是稳定的。

(4) 在常温下干扰素半衰期很短。故各种操作要在低温环境下进行，动作要迅速，纯化所用试剂要作预冷处理。干扰素粗品及精品要及时置低温下存放。效价测定时，干扰素应在使用时现用现配。

三、体外诱生法制备人白细胞干扰素的缺点

(1) 产量低：1g IFN-α，需要 3 亿 mL 人血白细胞。

(2) 来源困难，工艺复杂，收率低，价格昂贵。

(3) 潜在血源性病毒污染的可能性。

第二节　基因工程制备干扰素

一、基因工程假单胞杆菌发酵生产工艺

宿主：腐生型假单胞杆菌（Pseudomonas putida）。

表达产物：无糖基化可溶性蛋白质，具有天然分子结构和生物活性。

工艺特点：发酵周期短（几小时）、无需变性、复性过程、产品有活性。纯化过程淘汰抗体亲和色谱。

（一）基因工程假单胞杆菌菌种的构建

(1) 干扰素 α-2b 基因的克隆　制备白细胞，病毒诱导，分离 mRNA，反转录 PCR 合成 cDNA，基因连接质粒，转化 E. coli，筛选鉴定克隆。测序编码人 IFNα-2b 基因序列。

(2) 表达载体的构建　IFN 基因与表达载体连接，转化大肠杆菌，筛选阳性克隆，获得序列正确表达载体。

(3) 工程菌的构建　转化假单胞菌，筛选高表达、稳定遗传的工程菌，获得原始菌种。

(4) 菌种鉴定、保藏　菌种特性、生产能力、质粒稳定性鉴定。

（二）基因工程菌的发酵工艺

(1) 摇瓶培养　取保存的工作种子批菌种，接种液体培养基，30℃摇瓶培养 18h±2h，250rpm，测定 OD 值和发酵液杂菌检查。

(2) 种子罐培养　接入 50L 种子罐，接种量 10%。30℃培养，pH 值 7.0。级联调节控制通气量和搅拌转速。显微镜和 LB 培养基划线检查，控制杂菌。

(3) 发酵罐培养　接入 300L 培养基的发酵罐，接种量 10%。级联调节控制通气量和搅拌转速。前 4h 培养条件为 30℃、pH 值 7.0、DO 为 30%，4h 后的培养条件为 20℃、pH 值 6.0、DO 为 60%，持续 5～6.5h。待菌液的 OD 值达 9.0±1.0 时，用 5℃冷却水快速将发酵液降温至 15℃以下，终止发酵。检测发酵液中有无杂菌。

(4) 菌体收集　用连续流离心机对冷却的发酵液离心，16000rpm 离心，收集菌体沉淀。菌体保存于－20℃冰柜，保存期不超过 12 个月。

(5) 检测　干扰素含量、菌体蛋白含量、菌体干燥失重、质粒结构一致性、质粒稳定性检测。

（三）干扰素分离工艺过程

(1) 菌体裂解　纯化水配制裂解缓冲液，调整 pH 值为 7.5，可以添加使用保护剂

(EDTA、PMSF 等)，2～10℃保存。菌体中加入裂解缓冲液，2～10℃搅拌 2h，反复冻融，至细胞完全破裂，释放干扰素。

(2) 沉淀预处理　加絮凝剂聚乙烯亚胺，2～10℃搅拌 45min，对菌体碎片进行絮凝。加凝聚剂醋酸钙溶液，2～10℃搅拌 15min，对菌体碎片、DNA 等进行沉淀。

(3) 离心　2～10℃下 16000rpm 高速离心，收集上清液，含有重组干扰素蛋白质。对杂质沉淀用高压蒸汽灭菌或焚烧处理。

(4) 初级分离　硫酸铵盐析法，2～10℃，搅匀，静置过夜。连续流离心机 16000rpm 离心，收集沉淀，即为粗干扰素，4℃保存。

(四) 干扰素纯化工艺过程

(1) 溶解粗干扰素　配制纯化缓冲液：超纯水，pH 值 7.5 磷酸缓冲液，0.45μm 滤器和 10ku 超滤系统，百级层流下收集。冷却至 2～10℃。检查缓冲液的 pH 值和电导值。

溶解：2～10℃，匀浆，完全溶解。

(2) 沉淀与疏水色谱　磷酸调节至 pH 值 5.0，等电点沉淀杂蛋白，离心收集上清液。疏水色谱，色谱柱填料有琼脂糖基质（如 phenyl sepharose high performance）、聚合物基质（如 phenyl 650M）和纤维素基质（如 cellufine phenyl）等。0.01mol/L 磷酸缓冲液（pH 值 8.0）洗脱与收集。磷酸调节 pH 值 4.5，调节电导值 40ms/cm，2～10℃，静置过夜，第二次等电点沉淀。沉淀重溶，1000kDa 超滤膜过滤，除去大蛋白。0.005mol/L 缓冲液调整溶液 pH 值 8.0 和电导值，10kDa 超滤膜透析除盐。

(3) 离子交换色谱与浓缩　用 0.1mol/L 醋酸缓冲液（pH 值 5.0）平衡离子交换树脂，上样，相同缓冲液冲洗，盐浓度线性梯度洗脱，收集干扰素峰，10kDa 超滤膜浓缩。

(4) 凝胶过滤色谱　用 0.15mol/L NaCl 的 0.01mol/L 磷酸缓冲液（pH 值 7.0）平衡凝胶树脂，上样，相同缓冲液进行洗脱，合并干扰素部分。10kDa 超滤膜浓缩。

(5) 无菌过滤分装　0.22μm 滤膜过滤干扰素溶液，分装，－20℃冻存。

二、基因工程大肠杆菌发酵生产 IFN 的工艺

流程：工程菌构建──→发酵培养──→包涵体──→复性──→重组人 IFN。

表达产物的特点：无糖基化，N-met，无活性的包涵体。发酵后要经过变性、复性过程。

第三节　IFN 的检定

依据干扰素可以保护人羊膜细胞（WISH）、幼龄猪肾细胞系（IBRS）免受水泡性口炎病毒（VSV）破坏的作用，通过与细胞对照组和病毒对照组比较，来测定干扰素生物学活性。

一、效价测定

(1) 制备攻击病毒　将病毒在敏感细胞上培养、传代。

(2) 细胞培养　生长良好的幼龄 IBRS、WISH 单层细胞。

(3) 测定　取上述单层细胞分为若干组，每组加不同稀释度的干扰素，置 37℃孵育

20～24h，然后每管均用 100TCID$_{50}$ 的 VSV 攻击，置 37℃48～72h 孵育后，观察结果。设细胞对照组和病毒对照组。病毒对照组的细胞病变效应（CPE）＞75%，正常细胞对照组 CPE＝0，即认为该测定系统有效。干扰素判定标准是以能保护半数细胞免受攻击病毒损害的干扰素最高稀释度的倒数作为干扰素的单位。

二、理化指标测定

（1）酸碱度测定　取本品 10 支，加水溶解，精密测量 pH 值应为 6.0～7.5。

（2）水分测定　不得超过 3%。

三、安全性检验

取本品加水溶解，小鼠尾静脉注射，48h 内不得死亡。

四、热原检验

取本品 1 支，加水溶解，依法检查，应符合规定。

五、无菌检验

取本品 3 支，无菌水溶解，分别接种到检查需氧菌、厌氧菌及霉菌用培养基上，37℃培养 1 周，应无菌生长。

六、超敏反应

取健康豚鼠 6 只，每只腹腔注射本品适量，连续 3 次，于 20 天后再经耳静脉注射本品适量，应无过敏反应现象发生。

七、蛋白质含量、纯度、分子量测定

详见抗原鉴定一节。

八、宿主残余蛋白、残余 DNA 测定

详见抗原鉴定一节。

九、干扰素结构鉴定

紫外光谱，肽谱，N 端氨基酸测序。详见抗原鉴定一节。

第五篇

免疫学技术——免疫防治技术

知识导图

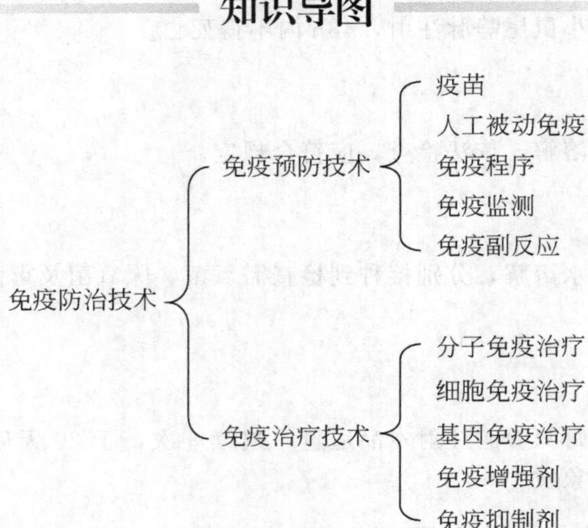

免疫防治是指应用各类生物或非生物制剂来建立、增强或抑制机体的免疫应答，调节免疫功能，达到预防或治疗某些疾病的目的。随着免疫学理论和技术的不断发展，免疫预防和治疗的范围日益扩大，现已能特异性或非特异性地建立、增强或抑制机体的免疫功能，以不断适应人类生存和发展的需要。

如果人工接种的是抗原类物质，称人工主动免疫（artifical active immunity），主要用于预防疾病；如果人工接种的是抗体类物质称人工被动免疫（artifical passive immunity），主要用于治疗和紧急预防疾病。主动免疫和被动免疫的区别见下表。

主动免疫和被动免疫的比较

项目	主动免疫	被动免疫
接种物质	抗原(疫苗)	抗体或致敏淋巴细胞
接种次数	1～3 次	1 次
诱导时间	慢(1～4 周)	快(立刻发挥作用)
维持时间	长(数月～数年)	短(2～3 周)
用途	主要用于预防	治疗或应急预防

第十七章　免疫预防技术

免疫预防（immunoprophylaxis）是根据适应性免疫应答原理，采用人工方法将抗原（疫苗、类毒素等）、抗体（免疫血清、丙种球蛋白等）或免疫细胞制成各种免疫制剂，有计划、有目的地接种机体，使其获得适应性免疫应答能力，达到预防某些疾病的目的，又称人工免疫。免疫预防范围已由预防传染病扩展到肿瘤、自身免疫病、器官移植等非传染病领域。

第一节　疫苗

疫苗是用于人工主动免疫的以抗原为主要成分的生物制品，通过注射等途径接种机体，能诱导机体产生针对特定病原微生物的特异性体液免疫或细胞免疫，从而使机体能预防特定疾病。

合格的疫苗应具备的基本特性：①安全性，无致病性和接种异常反应；②有效性，可诱导产生可靠的保护性免疫；③实用性，易于接种、保存和运输，经济。

疫苗的基本成分包括抗原、佐剂、防腐剂、稳定剂、灭活剂及其他活性成分等。详见疫苗制备一章。

疫苗的起源可追溯到我国发明的人痘苗和英国医生Jenner发明的牛痘苗，至今已制备出成千上万种疫苗，疫苗的防治范围也由最初主要防治传染病拓展为防治肿瘤、自身免疫病和移植排斥等。回顾疫苗的发展史，疫苗研发大致分为三个时期：古典疫苗时期（如牛痘苗、狂犬病疫苗等）、培养疫苗时期（如脊髓灰质炎疫苗、卡介苗等）、基因工程疫苗时期（如乙肝基因工程疫苗等）。

一、疫苗的类型

依据不同的分类方法，疫苗可分为不同的类型。

（1）根据抗原的微生物类型分类，疫苗分为细菌苗、病毒苗和寄生虫苗等。

（2）根据抗原生物的活性分类，疫苗分为活疫苗和灭活苗。

（3）根据抗原制备技术分类，疫苗分为常规疫苗和新型疫苗（基因工程疫苗）。常规疫苗由减毒和灭活全微生物抗原制成，免疫原性好，但副反应大。基因工程疫苗是利用基因工程技术制备病原微生物的有效抗原成分或克隆有效抗原的编码基因研制的新型疫苗，包括亚单位疫苗、多肽疫苗、重组活载体疫苗、核酸疫苗、转基因植物疫苗、病毒样颗粒疫苗等。

（4）根据佐剂类型分类，疫苗分为铝胶苗、蜂胶苗和矿物油苗等。

（5）根据抗原的性质分类，疫苗分为蛋白苗、核酸苗和多糖苗等。

（6）根据抗原成分的种类数量分类，疫苗分为单苗、多价苗和多联苗。单一种类的一个血清型的病原微生物抗原制备的疫苗为单苗。一种病原微生物的多个血清型抗原制备的疫苗为多价苗，代表有肺炎球菌7价苗、13价苗、23价苗等。联合多种病原微生物抗原制备的疫苗成为多联苗，具有免疫一种疫苗能防治多种传染病的功效。

(7) 根据疫苗的剂型分类，疫苗分为液体苗和冻干苗。通常灭活苗为液体苗，活疫苗多为冻干苗。

(8) 根据疫苗的接种途径分类，疫苗分为注射苗、口服苗、划痕苗及喷雾苗等。绝大多数疫苗为注射苗。

(9) 根据《疫苗流通和预防接种管理条例》对疫苗实行分类管理，我国还把疫苗分为一类疫苗和二类疫苗。一类疫苗由国家强制免疫和免费免疫，二类疫苗实行自愿免疫和自费免疫。目前纳入国家免疫规划的一类疫苗有：乙肝疫苗、卡介苗、脊髓灰质炎疫苗、百白破联合疫苗（含白破二联疫苗）、麻疹（含麻风疫苗）、麻腮风疫苗（含麻腮疫苗）、乙脑疫苗、A群流脑多糖疫苗、A＋C群流脑多糖疫苗、甲肝疫苗等。其他疫苗被列为二类疫苗，如轮状病毒疫苗、B型流感嗜血杆菌疫苗、水痘疫苗、肺炎疫苗、流感疫苗等。随着国家财力的增强，国家免费规划的一类疫苗的种类还会不断增加。

二、传统疫苗

传统疫苗是指应用传统的、常规技术，用微生物培养液或组织研制的疫苗，包括灭活疫苗、减毒活疫苗、由天然生物体的某些成分制成的亚单位疫苗。

(1) 灭活疫苗（inactivated vaccine）　用物理或化学方法将病原微生物杀死而制成的疫苗，又称死疫苗（dead vaccine）。死疫苗在机体内不能生长繁殖，免疫作用弱，为获得强而持久的免疫力，必须多次注射（2～3）次，疫苗用量较大，接种副反应大。但死疫苗的稳定性好，易保存，无毒力返祖危险。

(2) 活疫苗（Live Vaccine）　是指用人工诱变或从自然界筛选的毒力减弱或基本无毒的活病原微生物制成的疫苗，又称减毒活疫苗（attenuated vaccine）。活疫苗在机体内可生长繁殖，如同轻度感染，故只需接种一次，用量较小，接种后不良反应亦小。某些活疫苗经自然途径接种后，除产生循环抗体外，还可产生sIgA，发挥黏膜免疫保护作用。缺点是稳定性较差，不易保存，有毒力返祖可能，故制备和检验必须严格。如卡介苗、脊髓灰质炎疫苗等。

(3) 类毒素（toxoid）　是用0.3%～0.4%甲醛等灭活剂处理外毒素，使其失去毒性，但保留抗原性，如白喉类毒素、破伤风类毒素等。在类毒素中加入适量氢氧化铝或明矾等吸附剂，制成精制吸附类毒素，在体内吸收较慢，能增强免疫效果。常与死疫苗一起制成联苗，如白喉类毒素-破伤风类毒素-百日咳杆菌三联疫苗。

(4) 亚单位疫苗（Subunit Vaccine）　是指去除病原微生物中与保护性抗原无关甚至有害的成分，只保留其有效抗原成分而制成的疫苗。与全菌（毒）疫苗相比，亚单位疫苗不含无效抗原组分，毒副作用显著降低。同时因其不含核酸，排除了病毒核酸致癌的可能性。为提高亚单位疫苗的免疫原性，常加入适当佐剂。如幽门螺杆菌亚单位疫苗是用该菌的表面蛋白脲酶与黏膜佐剂制成，口服能诱导黏膜免疫应答，产生免疫保护作用。我国目前使用的乙型肝炎血源性疫苗，是分离纯化乙型肝炎病毒的HBsAg制成的亚单位疫苗，接种人群的免疫保护力超过80%。还有仔猪黄白痢（K88、K99）亚单位疫苗、流感病毒血凝素和神经氨酸酶亚单位疫苗、肺炎链球菌荚膜多糖疫苗、脑膜炎奈瑟菌荚膜多糖疫苗等。

(5) 合成肽疫苗（Synthetic peptide Vaccine）　是指将具有免疫保护作用的人工合成抗

原肽结合到载体上，再加入佐剂制成的疫苗。研制合成肽疫苗，首先要获得病原微生物中具有免疫保护作用的保护性抗原的氨基酸序列，然后以此序列人工合成抗原肽组分。优点：可大量生产，解决某些病原微生物因难培养而造成抗原缺乏；既无核酸疫苗传播感染的危险性，亦无减毒活疫苗返祖的危险性；可在同一载体上连接多种抗原肽制备多价合成肽疫苗。一般为多表位疫苗，既有B细胞抗原表位又有T细胞抗原表位，能同时诱导特异性体液免疫和细胞免疫。合成肽疫苗主要针对病毒感染和肿瘤预防，如乙型肝炎病毒多肽疫苗。

（6）结合疫苗　是指采用化学方法将细菌的多糖抗原共价结合在蛋白载体上制成的多糖-蛋白结合疫苗，提高细菌多糖抗原的免疫原性。如b型流感嗜血杆菌结合疫苗、脑膜炎球菌结合疫苗和肺炎球菌结合疫苗等。

细菌多糖抗原广泛存在细菌表面，无毒性、容易产生、结构稳定。细菌多糖抗原是TI-Ag，只能诱导B细胞产生IgM类抗体，不产生免疫记忆，没有Ig类别转换，不能诱导T细胞免疫。2岁以下的婴幼儿免疫系统发育尚不完善，对单纯的多糖疫苗无法产生有效的免疫应答，所以多糖疫苗只适用于2岁以上的高危人群（如镰状细胞病、HIV感染、无脾症或慢性疾病患者等）和65岁以上老年人。而结合疫苗疫苗具有能诱导婴幼儿产生保护性免疫应答的优点。

三、新型疫苗

新型疫苗是指应用基因工程技术研制的一大类疫苗，将编码病原微生物有效抗原组分的DNA片段（目的基因）插入载体，形成重组DNA，再导入宿主细胞（如酵母菌），目的基因随重组DNA的复制而复制，随宿主细胞的分裂而扩增，使目的基因大量表达有效抗原组分，由此制备的疫苗，又称基因工程疫苗或重组疫苗（recombinant vaccine），包括重组活载体疫苗、核酸疫苗、转基因植物疫苗、病毒样颗粒疫苗等。

（1）重组抗原疫苗　利用DNA重组技术将病原微生物的保护性抗原的基因片段克隆到重组载体中，将重组载体转染表达系统（如大肠杆菌表达系统、酵母表达系统、芽孢杆菌表达系统、昆虫细胞表达系统、哺乳动物细胞表达系统等）的基因组中，通过大量繁殖这些宿主细胞来大量表达目的基因产物（保护性抗原），从宿主细胞的培养物中收集、提取、分离纯化保护性抗原，研制成疫苗。如重组乙肝病毒表面抗原疫苗、口蹄疫重组抗原疫苗、莱姆病疫苗等。

（2）重组载体疫苗　将编码病原微生物保护性抗原的基因插入到减毒或无毒的细菌或病毒载体的基因组中，构建重组载体，以重组载体作为疫苗直接接种机体。随着重组载体在体内增殖，大量表达所需的抗原，从而诱导适应性免疫应答产生。可将多种病原微生物的保护性抗原基因插入到同一个载体中，制成可表达多种保护性抗原的多联疫苗。重组载体活疫苗的载体有细菌和病毒两类。

① 重组细菌活载体是以某些减毒或无毒的活菌为载体，将病原微生物的保护性抗原基因插入到细菌的基因组或质粒DNA中，并使之高效表达的疫苗。重组细菌在体内复制时，能够模拟病原微生物的自然感染并表达保护性抗原提呈给宿主免疫系统，刺激机体产生高效、持久、全面的体液免疫、细胞免疫、黏膜免疫。优点：成本低廉、易于大量生产；比亚单位疫苗具有更长的储存期及更强的稳定性；免疫途径简单、易于接种；适合大规模的免疫接种等。重组活菌疫苗的载体主要有两类：一类是减毒细菌，包括减毒的福氏志贺菌（Shigella flexneri）、炭疽芽孢杆菌（bacillus anthracis）、鼠伤寒沙门氏菌（Salmonella typhimurium）、伤寒沙门氏菌（Salmonella typhi）、假结核耶尔森氏菌（Yersinia pseudotuberculosis）和单核细胞增生性李斯特菌（Listeria monocytogenes）等；另一类是无毒细菌，如乳酸杆菌（Lactobacillus）等。减毒微生物可能会引起免疫抑制，造成潜伏感染，同时存在毒力恢复和外源基因表达不稳定等缺点；而无毒微生物存在免疫原性差，难以激发机体有效免疫保护的问题。因此解决细菌载体的安全性、免疫原性和外源抗原基因在无抗生素选择压力下能否随宿主稳定遗传等问题是研制有效重组活菌疫苗的关键。乳酸菌本身是一种对机体既安全又能产生持续免疫力的传递载体，是优秀的原核表达系统。优点：某些细菌本身带有大量染色体外遗传因子，易建立新的表达载体系统；易培养，遗传操作方法成熟、简便、效率高，重复性好；具有活性高且可调控的启动子系统，可表达毒素基因；可在细胞内表达，也可在细胞表面进行展示表达或分泌到细胞外；安全，乳酸菌为食品级细菌，没有内毒素，表达的外源蛋白不需纯化就可以直接连同菌体一起服用；某些乳酸菌菌株（如乳杆菌）对机体有极强的黏附作用，乳酸菌表达的具有治疗或免疫作用的蛋白可以源源不断地在黏膜处产生，持续向机体释放目的抗原蛋白，有效引起机体的免疫应答和免疫耐受，提高在人畜体内的免疫作用。

② 重组病毒活载体是一种是复制缺陷性载体病毒，只有通过特定转化细胞的互补作用或通过辅助病毒叠加感染才能产生传染性后代，所以无排毒的隐患，同时又可表达目的抗原，产生有效的免疫反应；另一种是具有复制能力的病毒，如疱疹病毒、腺病毒和痘病毒等，它们可作为外源基因的载体而保持自身传染性。目前用作载体的病毒主要有痘病毒和腺病毒等。痘病毒具有基因组容量大及非必需区基因多的特点，便于基因工程操作，易于构建和分离重组病毒，可以插入多个外源基因，并对插入的外源基因有较高的表达水平。痘病毒作为基因重组活疫苗载体，不需佐剂即可免疫动物，病毒在体内增殖过程中产生的外源蛋白可刺激机体产生免疫反应。总之，痘病毒具有无致癌性、稳定性好、宿主范围广、基因组容量大、非必需基因多、能诱发机体产生很强的体液免疫和细胞免疫等优点。

腺病毒（adenovirus，Ad）容易增殖、使用方便、稳定性良好，具有广泛的免疫适应性，既可以在呼吸道增殖，也可以在消化道增殖，因此具备作为活病毒口服疫苗载体的条件。目前发现的人类腺病毒有49个血清型。自20世纪60年代开发出Ad4和Ad7减毒口服活疫苗以来，美国已有1亿人次口服了Ad4、Ad5以及Ad7活疫苗胶囊，至今无报告不良反应，疫苗有效率高达99.7%，从而证实该疫苗安全有效。此外，在人类肿瘤细胞中，目前尚未发现有腺病毒基因的整合。

（3）核酸疫苗（nucleic acid vaccine） 将编码病原微生物有效保护性抗原基因插入到质粒DNA中，构建基因重组质粒，再将其导入机体组织细胞，达到免疫接种效果。这种既是载体，又是抗原来源的重组质粒被称为核酸疫苗，包括DNA疫苗和RNA疫苗，目前研究最多的是DNA疫苗。核酸疫苗接种到肌肉组织后产生较好的免疫效果。因为肌细胞中T管结构对吸收注入核酸疫苗起重要作用。为了核酸疫苗在体细胞中高效表达，必须选择有高表达力的质粒。应用特殊启动子和增强子可明显增强外源性基因的表达。优点：避免了蛋白抗原繁琐的纯化过程，注入机体后可直接表达有效蛋白抗原，引起类似病原微生物轻度自然感染，诱发体液免疫和细胞免疫应答。只需接种一次，即可获得持久有效的免疫保护。没有减毒活疫苗回复突变的潜在危险性。因为核酸疫苗直接在肌组织中表达病毒蛋白抗原，并提供型别交叉保护细胞免疫应答，特别适合于制备表面蛋白抗原易变异的某些病毒疫苗（如流感病毒的血凝素抗原等）。未来的核酸疫苗，有望将多个编码病原生物有效蛋白抗原基因插入质粒，制备多价核酸疫苗，发挥广谱的抗感染免疫效应。

① DNA载体疫苗是把一个或几个抗原蛋白的编码基因克隆到表达载体上，将重组质粒

转入机体内，使编码基因借助宿主的转录和翻译机制获得表达，进而通过 APC 将抗原提呈给免疫细胞，从而激活机体的细胞和体液免疫应答。DNA 疫苗的结构简单，主要由大肠杆菌来源的质粒组成，没有感染性，只编码目的蛋白而不包含其他病毒或细菌蛋白质。小鼠和人体试验证实，流感病毒 DNA 载体疫苗可以诱导保护性抗体反应。全球性流感大流行的威胁和传统疫苗的局限性使 DNA 疫苗被认为是一种能够替代传统疫苗的免疫策略。随着对免疫应答机制的深入了解和分子生物学技术的逐步完善，DNA 疫苗将会成为一种强有力的技术平台，用于预防和治疗多种感染性和非感染性疾病。

② RNA 复制子载体疫苗是利用 RNA 病毒的能够自主复制的 RNA。它的结构蛋白基因由外源抗原基因取代，保留非结构蛋白（RNA 复制酶）基因。RNA 复制酶可使 RNA 载体在细胞质中高水平复制，实现外源抗原基因的高水平表达，同时诱导细胞免疫和体液免疫应答。大量双链 RNA 可诱导被感染细胞凋亡，宿主细胞凋亡有利于免疫系统识别外源抗原。RNA 复制子疫苗克服了传统疫苗和普通 DNA 疫苗的缺点，具有抗原表达效率高、安全性好及应用范围广等优点，被视为发展前景良好的疫苗。将 RNA 病毒的基因组结构改造，构建成 RNA 载体，制成疫苗，可激发比传统 DNA 疫苗更高效的免疫应答。

③ mRNA 疫苗是用编码抗原蛋白的 mRNA 和递送载体等制备的疫苗，是将体外转录的单链 mRNA 引入体内，直接翻译相应的抗原，诱导机体产生特异性免疫应答，获得免疫保护作用。mRNA 的结构包括 5′端帽子（5′Cap）、5′端非翻译区（5′UTR）、开放性阅读框（ORF）、3′端非翻译区（3′UTR）、多聚核苷酸（poly A）尾等五部分。非编码区对 mRNA 的结构与功能影响较大，通过优化非编码区能改善 mRNA 疫苗的质量。mRNA 只有被递送进细胞内并被释放到细胞质中进行翻译才能发挥作用，因此递送载体对 mRNA 疫苗的免疫效果有很大影响。脂质体纳米颗粒是最常用的 mRNA 递送载体之一。mRNA 疫苗具有研发周期短、制备简单、易大规模生产、免疫力持久等优点。新冠肺炎 SARS-CoV-2 mRNA 疫苗是最早用于临床的 mRNA 疫苗。

（4）病毒样颗粒（virus-like particles，VLP）疫苗　VLP 是不含病毒核酸的空壳结构，在形态结构上与天然的病毒颗粒相似，具有很强的免疫原性和生物学活性。由于 VLP 不含有病毒遗传物质，因此不具有感染性。VLP 在结构上允许外源基因或基因片段插入而形成嵌合型 VLP 并将外源性抗原展示在其表面。VLP 还具有包裹核酸或其他小分子的能力。

许多病毒（如 HIV、人乳头状瘤病毒 HPV、麻疹病毒、乙型肝炎病毒 HBV 和汉坦病毒等）的结构蛋白都能在不同的表达系统（哺乳动物细胞表达系统、杆状病毒/昆虫细胞表达系统、酵母表达系统及大肠杆菌等原核表达系统）中自动组装成 VLP，VLP 颗粒大小在 20～150nm。VLP 表面能够重复且高密度展示外源性表位从而引发强有力的免疫应答，是理想的疫苗抗原。

VLP 比亚单位疫苗和重组的蛋白疫苗有更强的免疫原性，能够刺激机体免疫系统产生很强的免疫应答。与天然病毒一样，VLP 的空间结构允许它展示抗原决定表位，因此能够刺激机体产生中和抗体。机体对 VLP 呈现在其表面的抗原可诱导产生抗体，在这方面可溶性抗原望尘莫及。VLP 在没有佐剂的情况下可诱导较强的免疫应答，VLP 本身具有佐剂效应，因为其大小适合 DC 摄取，经过加工处理后的抗原被 MHC Ⅱ类分子提呈，促进 DC 的成熟和迁移，这个过程对激活固有免疫系统十分重要。外源的 VLP 也能通过交叉提呈的方式，通过 MHC Ⅰ类途径进行提呈，从而活化 $CD8^+$ T 细胞，实现 $CD8^+$ 细胞介导的保护性免疫反应，这对于清除细胞内的病原微生物（如病毒等）至关重要。VLP 进入 DC 细胞后能诱导其成熟，使其细胞表面分子如 CD40、CD80、CD86 及 MHC Ⅰ和 MHC Ⅱ类分子表达水平明显上调，同时促进 DC

分泌 IL-6、IL-10、MIP-1α 及 TNF-α 等细胞因子。VLP 对 DC 的靶向特性对 VLP 疫苗非常有利，因为 DC 是连接固有免疫应答和适应性免疫应答的桥梁。一些 VLP 与天然病毒相似，仍然保留受体结合区，因而可通过受体进入细胞。如流感病毒受体介导的内吞是通过唾液酸与血凝素或神经氨酶相互作用，HIV 是由 CD4 分子与 HIV-1 相互作用介导的。

VLP 保留了天然病毒颗粒的空间构象和诱导中和抗体的抗原表位，免疫性强，不但能激发体液免疫，而且可以激发细胞和黏膜免疫，具有安全、高效的特点，是发展前景良好的候选疫苗或载体。VLP 疫苗分为嵌合 VLP 疫苗、VLP 耦联或交联疫苗及 VLP 冲击 DC 后获得的 DC 疫苗。

VLP 是由病毒结构蛋白构成的空纳米颗粒，不含病毒遗传物质。VLP 不能恢复或重组成有毒性病毒，但它保留了免疫原性表位，可以被树突细胞吞噬；因此能够刺激比亚单位疫苗更强烈的 B 细胞和 T 细胞应答。目前少量的预防性 VLP 疫苗已上市：GlaxoSmithKlin 的 Engerix-B®（HBV 疫苗）、Cervarix®（HPV 疫苗）、Merck 的 RecombivaxHB®（HBV 疫苗）、Gardasil®（HPV 6、11、16、18 价疫苗）、厦门万泰的 Hecolin®（HEV 疫苗）、猪圆环病毒 VLP 疫苗（Circumvent、Porcilis、Ingelvic CircoFLEX）等。此外，许多医学上重要病毒的 VLP 已经使用昆虫杆状病毒表达系统成功合成，并且在动物模型中有效诱导了保护性免疫应答，包括 HCV、HIV、HSV、多瘤病毒、细小病毒、SARS 冠状病毒（SARS-CoV）、肠道病毒 71 型（EV71）以及人和禽流感病毒。根据病毒的自然结构，VLP 可能由单一病毒蛋白、多病毒蛋白或者裂解多肽构成。

（5）转基因植物口服疫苗（Oral vaccine in transgenic plants）　将编码保护性抗原基因和高表达力质粒一同植入植物（如番茄、黄瓜、马铃薯、烟草、香蕉等）的基因组中，由此产生经过基因改造的转基因植物，该植物根、茎、叶和果实出现大量特异性免疫原，经食用即完成预防接种。这种可食用的转基因植物，称为转基因植物口服疫苗。由于转基因植物能保留天然免疫原形式，模拟自然感染方式接种，故能有效地激发体液和黏膜免疫应答。在 Norwalk 病毒、大肠杆菌不耐热 B 亚单位（LT-B）、变异链球菌表面蛋白（SPQA）和 HBsAg 转基因植物的研究中，均取得突破性进展。另外，转基因植物替代昂贵的重组细胞培养，避免了复杂的纯化蛋白抗原过程，可低成本大量生产抗原；加上该疫苗方便的接种途径（口服），对幼儿、畜禽和需多次接种时，有独特的优势。

四、疫苗市场

2015 年全球七大药品市场的疫苗销售额达到 248.69 亿美元，约占抗感染类药物市场的 30%。其中，Prevnar/Preven AR-13 的销售收入达 62.45 亿美元，同比上一年增长 39.89%，占全球疫苗市场的 25%。

2015 年中国市场上生物药物的销售额为 1095 亿元，占国内医药市场总量的 8.2%左右，疫苗产品约占五分之一。其中，Ⅱ类疫苗是市场的主角，占据疫苗总体市场规模的 95.88%，居前 3 位的品种是狂犬疫苗、卡介苗和乙型肝炎疫苗，占据了重点城市公立医院中Ⅱ类疫苗的 85.46%。

第二节　人工被动免疫

可用于人工被动免疫的制剂有单克隆抗体、多克隆抗体、丙种球蛋白、抗毒素、细胞因子等，其中单克隆抗体、细胞因子详见免疫治疗一章。

一、特异性抗血清

特异性抗血清为多克隆抗体，来源于恢复期及接受类毒素和疫苗免疫者的血清，含高效价的特异性抗体，常用于病毒感染、过敏性体质及丙种球蛋白治疗不佳时。用特异性抗原制备疫苗，按照一定免疫程序加强免疫健康动物（马、牛、羊、猪、兔、鼠等）制备高效价免疫血清或卵黄抗体。应用抗血清治疗时要密切注意超敏反应的发生，使用前应皮试。

二、抗毒素（antitoxin）

抗毒素是将细菌外毒素、类毒素免疫健康动物（马、羊、兔等），采集免疫血清，分离纯化制备而成，主要用于治疗和紧急预防外毒素所致疾病（包括食物中毒等），如白喉抗毒素、破伤风抗毒素、气性坏疽抗毒素、肉毒杆菌抗毒素。该类制剂对人而言是外源性物质，使用时必须进行皮试，并注意Ⅰ型超敏反应的发生。只有在毒素尚未结合组织细胞前使用抗毒素，才能发挥其中和毒素作用，若毒素已与组织细胞结合，抗毒素就不再发挥中和毒素作用。

三、丙种球蛋白（plama gammagloulin）

丙种球蛋白是正常人的血浆提取物，含 IgG 和 IgM。胎盘丙种球蛋白是从健康孕妇胎盘血液中提取物，主要含 IgG。由于多数成人已隐性或显性感染过麻疹、脊髓灰质炎、甲型肝炎、丙型肝炎等传染病，血清中含有相应抗体。因此，肌内注射丙种球蛋白可用于上述疾病的治疗或紧急预防。不滥用丙种球蛋白。

第三节　免疫程序

免疫程序（immune procedure）是一套包含需要接种疫苗的种类、接种时间、接种顺序、接种次数、接种剂量、间隔时间、接种途径等疫苗免疫实施方案，又叫免疫计划（immunization schedule）。是根据当地疫情、机体状况（主要是指母源及后天获得的抗体消长情况）以及现有疫苗的性能，为使机体获得稳定的免疫力，选用适当的疫苗，安排在适当的时间进行免疫接种。

计划免疫（planed immunization）是根据某些特定传染病的疫情监测和人群免疫状况分析，按照规定的免疫程序，有计划、有组织地利用疫苗进行免疫接种，以提高免疫水平，预防、控制乃至最终消灭相应传染病的目的。

一、计划免疫程序

在一定范围内，免疫力的产生与接种剂量成正相关，但一次接种量不宜过大。通常死疫苗接种量大，要接种 2～3 次，每次间隔 7～10 天。类毒素接种 2 次，因其吸收缓慢，产生免疫力需时稍长，间隔 4～6 周。活疫苗能在体内繁殖，一般只接种一次。婴儿出生后，体内 IgG 水平与母体相等，大约每三周递减 50%，直至婴儿免疫系统发育成熟。4～12 周前婴儿还不能很好地产生抗体。

国家免疫规划疫苗儿童免疫程序表（2016 年版）见表 17-1。

表 17-1 国家免疫规划疫苗儿童免疫程序表（2016 年版）

疫苗	接种年(月)龄	接种剂次	接种途径	接种剂量/剂次
乙肝疫苗	出生时,1 月龄,6 月龄	3	肌肉注射	10μg
卡介苗	出生时	1	皮内注射	0.1mL
脊灰灭活疫苗	2 月龄	1	肌肉注射	0.5mL
脊灰减毒活疫苗	3 月龄,4 月龄,4 岁	3	口服	糖丸 1 粒
百白破疫苗	3 月龄,4 月龄,5 月龄,18 月龄	4	肌肉注射	0.5mL
白破疫苗	6 岁	1	肌肉注射	0.5mL
麻风疫苗	8 月龄	1	皮下注射	0.5mL
麻腮风疫苗	18 月龄	1	皮下注射	0.5mL
乙脑减毒活疫苗	8 月龄,2 岁	2	皮下注射	0.5mL
或乙脑灭活疫苗	8 月龄 2 次,2 岁,6 岁	4	皮下注射	0.5mL
A 群流脑多糖疫苗	6 月龄,9 月龄	2	皮下注射	0.5mL
A+C 群流脑多糖疫苗	3 岁,6 岁	2	皮下注射	0.5mL
甲肝减毒活疫苗	18 月龄	1	皮下注射	0.5mL 或 1mL
或甲肝灭活疫苗	18 月龄,2 岁	2	肌肉注射	0.5mL

注:选择乙脑灭活疫苗接种时,采用 4 剂次接种程序,第 1,2 剂次间隔 7～10 天;接种部位多选择上臂外侧三角肌中下部。

二、影响免疫程序的因素

制定免疫程序要因地制宜、因人而异，要科学合理，不存在标准的免疫程序，也不存在一成不变的免疫程序，要根据当地疫情、机体的免疫水平、疫苗供给状况及时调整。

制定免疫程序时需要考虑的主要因素有：①当地疾病的流行情况及严重程度；②母源抗体水平；③上次接种后存余抗体的水平；④机体的免疫应答能力；⑤疫苗的种类、特性、免疫期；⑥免疫接种方法；⑦各种疫苗接种的配合；⑧免疫对机体健康及生产能力的影响等。

凡是免疫防御能力差、与某些病原生物接触机会多、疾病及流行地区易感者均应免疫接种。但发生高热、严重心血管疾病、急性传染病、恶性肿瘤、肾病、活动性结核、活动性风湿病、甲亢、糖尿病和免疫缺陷病等患者，不宜接种疫苗，以免引起病情恶化。为防止流产或早产，孕妇应暂缓接种。

死疫苗肌肉注射，活疫苗皮内注射、皮上划痕和自然感染途径接种，脊髓灰质炎疫苗以口服为佳，麻疹、流感、腮腺炎活疫苗雾化吸入为好。

第四节 免疫监测

免疫监测项目包括疫情监测、血清学监测、病原学监测及免疫副反应监测等。国家设有专门的免疫监测机构。

一、疫情监测

核实爆发疫情的存在，划定疫源地范围。传染源管理包括隔离传染源、病例个案调查并记录登记接触者、病例血清学或病原学检测、切断传播途径、保护易感人群、疫情分析（首发病例和续发病例等）。监测病例包括疑似病例、临床诊断病例、确诊病例、排除病例等。

二、血清学监测

血清学监测包括病例血清学诊断、免疫成功率监测、人群免疫水平监测，借以评价免疫效果和调整免疫程序。

三、病原学监测

发病早期采集血标本（麻疹）、脑脊液标本（流脑、乙脑）、皮肤出血点（流脑）、粪便标本（脊灰）、鼻咽拭子标本等，进行病原微生物分离、培养、鉴定。用于病例确诊、病原分型鉴定、分析病原是否变异或是否输入等。

四、免疫副反应监测

评估免疫副反应发生率是否在正常范围内。

第五节 免疫副反应

绝大多数接种对象在预防接种后能获得抗感染的免疫保护。但是免疫预防制剂对机体来说是外源性抗原，有些接种对象在获得免疫保护的同时，也会发生一些除正常免疫反应以外的其他不利于机体的反应。预防接种副反应是指预防接种后发生的可能与预防接种有关的健康损害。群体性预防接种副反应是指两个以上相同或类似反应在时间、地区和/或接种的疫苗方面相关。

预防接种副反应按性质分为三种类型：一般反应、异常反应、疫苗合并症。

一、一般反应

一般反应是由疫苗本身固有特性引起的，不会造成机体的生理和功能障碍。如疫苗本身含有的菌体蛋白、内毒素及其他毒性物质以及附加物等物理和化学作用造成的局部红肿、浸润、淋巴结肿大等局部症状，引起发热及伴随发热而致的全身症状，或发生的例数超过正常比例，或仅发生在个别批号的疫苗和某些批次的疫苗接种中。该种反应只要经过适当处理，一般不会造成严重后果。

二、异常反应

异常反应指极少数被接种者在发生一般反应的同时或先后发生与疫苗接种有一定联系、程度比较严重、需要诊治的症候群。异常反应的发生率极低，同批疫苗、同时接种后只有极个别个体发生。与疫苗的种类及被接种个体的病理、生理状态有密切联系。异常反应可分为非特异性的严重反应以及其他原因不明的反应等。这类副反应有些临床症状比较严重，处理不当或不及时可产生严重后果。

1. 非特异性反应

（1）局部、全身化脓性感染　由于疫苗污染致病菌，或者注射器材、接种部位消毒不严而引起，典型的症状有接种部位的红、肿、热、痛，严重的引起脓肿、高热昏迷和败血症等一系列症状。要及时采用抗炎治疗。

（2）无菌性脓肿　由于接种含吸附剂疫苗引起，或因注射部位不正确，或因注射过浅、剂量过大、疫苗使用前未充分摇匀所致。注射后2～3周在局部出现硬结、肿胀、疼痛，持续数周至数月不愈。处理方法：热敷促进硬结吸收。若已形成脓肿，则需切开排脓，必要时扩创剔除坏死组织。继发感染时，应用抗生素治疗。

2. 精神性反应

（1）晕厥　是指被接种者在接种时，由于精神过度紧张和恐惧心理，而造成暂时性脑缺血引起的短时间失去知觉和行动能力的现象，俗称晕针。在空腹、过度疲劳、接种场所空气污浊、气候闷热等情况下，易发生晕厥。晕厥还多发生于精神脆弱的儿童和妇女。临床表现多样，轻者心慌、恶心、面色苍白、手足发冷、发麻、全身出冷汗等，严重者呕吐、心跳缓慢、脉搏无力、血压下降，并失去知觉，经过短时间休息可恢复正常。

处理方法：保持安静和空气新鲜，轻者平卧，头部放低，解开衣扣，注意保暖，口服温开水；针刺人中、合谷、少商等穴位，一般短时即可恢复。严重者可注射肾上腺素或安钠加（苯甲酸钠咖啡因）中枢神经兴奋剂。经过处置后，在3～5min内仍不见好转者，应立即送医院抢救。

（2）急性精神反应　是一种与精神因素或身体素质有关的急性休克性反应，在疫苗接种中偶见。常见的有癔症和急性休克性精神反应。这类反应并非是疫苗直接所引起，而是精神或心理因素所致。临床表现上既不同于过敏性休克，也不同于晕厥。这类病人的最大特点是主诉症状和客观体征不符，而且意识不丧失。症状常在患者注意力转移或进入睡眠状态后明显减轻，预后良好。有植物神经系统紊乱、癫痫、脑病和颅内损伤史者尤易发生。

3. 变态反应（超敏反应、过敏反应）

变态反应是预防接种多见异常反应，临床表现多样，病情轻重悬殊，轻者一过而愈，重者救治不当可造成死亡。多见于有过敏史的人，常于接种后数小时或数天发生。

临床表现有各种类型皮疹、过敏性紫癜、血管性水肿、过敏性休克、血清病、Arthus反应等。

过敏反应的处理方法：立即肌内或静脉注射肾上腺素，同时肌注苯海拉明，以上两种药物使用10min后可再注射一次。为阻止组织胺的释放，可给予氢化可的松或氟美松葡萄糖生理盐水静脉注射。病情严重的用肾上腺素后血压仍不升高者，可用去甲肾上腺素1～2mL加入5%葡萄糖生理盐水中静滴。血清病一般也用肾上腺素及抗过敏药物治疗。

三、疫苗合并症

也称疫苗特应症，与该疫苗的特性有一定关联，表现与相应微生物形成的感染症状相似。症状轻重不等，有些可危及生命。如卡介苗接种后发生的卡介苗狼疮、卡介苗骨髓炎、卡介苗全身播散，初次服脊髓灰质炎活疫苗者表现典型脊灰病例的临床症状。发病原因主要与机体免疫功能缺陷有关。

疫苗接种也可能发生一些与疫苗反应无关的偶合症，不属于疫苗接种副反应。以下情况不属于预防接种异常反应。

① 疫苗质量事故，由于疫苗质量不合格，接种后造成受种者机体组织器官、功能损害。疫苗质量问题包括疫苗毒株、纯度、生产工艺、附加物、外源性因子、出厂前检定等不符合国家规定的疫苗生产规范或标准。

② 接种事故，由疫苗储运、准备或接种实施过程中失误导致。由于在预防接种实施过程中违反预防接种工作规范、免疫程序、疫苗使用指导原则、接种方案，造成受种者机体组织器官、功能损害。

③ 偶合症，接种对象在接种时正处于某种疾病的潜伏期或前驱期，接种后偶合发病；接种对象患有生物制品说明书规定的接种禁忌疾病，但临床症状不明显，在接种前，接种对象或监护人未主动提供病史，接种后发生原有疾病的急性复发或病情加重；上述偶合症都能明显地查出由原发疾病而引起的有关症状或和后遗症。这是一种无关的夹杂症，纯属巧合，不论接种与否，这种疾病都必将发生，因此，它与预防接种无明显因果关系。

④ 心因性反应，因社会、心理、文化、生理和精神因素发生的个体或群体性症病发作。

第十八章 免疫治疗技术

免疫治疗（immunotherapy）是应用某些生物制剂或药物来改变机体的免疫状态，达到治疗疾病的目的。免疫治疗包括免疫调节（即用物理、化学或生物学手段调节机体免疫功能）、免疫重建（将正常个体的 HSC 或淋巴细胞转移给免疫缺陷个体，以恢复其免疫功能），免疫治疗的分类见表 18-1。免疫治疗使用的制剂包括抗体类制剂、抗原类制剂、细胞因子类制剂、细胞类制剂、药物类制剂等。以抗原类物质为基础的免疫治疗，是依赖机体本身主动产生特异性免疫力，属主动免疫治疗；以免疫效应物质（如抗体、细胞因子、免疫效应细胞等）为基础的免疫治疗，是依赖免疫制剂直接发挥免疫效应，属被动免疫治疗。根据治疗效果，免疫治疗分为免疫增强疗法（用于治疗感染、肿瘤、免疫缺陷病）和免疫抑制疗法（用于治疗移植排斥、自身免疫病、超敏、炎症）。

表 18-1 免疫治疗的分类

名称	用途或特点
免疫增强疗法	感染、肿瘤、免疫缺陷病的治疗
免疫抑制疗法	移植排斥、自身免疫病、超敏、炎症治疗
主动免疫治疗	免疫原性的制剂，机体主动产生特异免疫力
被动免疫治疗	提供现成免疫效应物质，直接发挥免疫效应
特异性疗法	调整免疫功能，制剂的作用具有抗原特异性
非特异性疗法	调整免疫功能，制剂的作用无抗原特异性

第一节 分子免疫治疗

一、分子疫苗

重组载体疫苗、DNA 疫苗、合成肽疫苗可作为感染性疾病及肿瘤的治疗性疫苗。

治疗性疫苗是指在已感染病原微生物或已患有某些疾病的机体中，通过诱导特异性的免疫应答，达到治疗或防止疾病恶化的目的的疫苗，属于特异性主动免疫疗法。治疗性疫苗主要有多肽疫苗和亚单位疫苗、DNA 疫苗、免疫复合物型疫苗、DC 疫苗等。研究较多的是乙肝治疗性疫苗。我国研制的乙肝治疗性疫苗已完成三期临床试验。具有肿瘤抗原表位的合成肽疫苗或基因重组疫苗，能诱导机体产生特异性 CTL 细胞，达到治疗肿瘤的目的。

二、抗体

抗体治疗属于被动免疫的范畴。采用的抗体种类有多克隆抗体、单克隆抗体、基因工程抗体。

多克隆抗体是指用多表位抗原免疫健康动物，采集其血清制备或由恢复期的病人血清制备的抗体，用于治疗和紧急预防相应传染病。

单克隆抗体是用杂交瘤技术制备的针对某一抗原表位的，可用于疾病的体外诊断及治疗，多为鼠源性，治疗人的疾病时要防止发生超敏反应。抗 CD4 单抗治疗移植物排斥反应和自身免疫病的效果较好。抗 IL-1 单抗治疗类风湿关节炎能使局部症状明显缓解。

基因工程抗体是去除鼠源性抗体中 Fc 段和可变区中的骨架区，保留抗体结合抗原的特异性，降低其对人体的免疫原性，如嵌合抗体、人源化抗体、单链抗体等。目前正尝试用噬菌体展示和核糖体展示技术制备完全人源化的抗体。

抗体制剂可以单独用于治疗疾病，也可以作为载体用于靶向治疗。

（1）单独使用抗体药物治疗　抗体药物的发展经历了鼠源性单抗、人源化单抗和全人源化单抗 3 个阶段。鼠源性单抗由于副反应大、代谢快，已经逐渐退出市场，只有检测用单抗仍然使用鼠源性单抗；人源化及全人源化单抗由于副反应小，在体内停留时间长，有利于治疗，全人源化单抗是单抗药物的发展方向。上市的抗体药物以治疗移植排斥反应（如抗 CD3、CD25 单抗）、自身免疫病（如 TNF-α 单抗）、过敏性疾病（如 IgE 单抗）、肿瘤（如 VEGF、EGFR、CD20、CD33 单抗）、病毒感染（如呼吸道合胞体病毒 F 蛋白单抗）等为主。1986 年全球第一个治疗器官移植排斥反应的抗 CD3 的单抗 OKT3 上市，第一个人源化单抗赛尼哌（Zenapax）于 1997 年投放市场，全球第一个全人源化抗体修美乐（Humira）于 2002 年上市。截至 2016 年年底美国 FDA 批准 121 个单抗药物上市，还有 123 个单抗药物进入三期临床研究。修美乐 Humira（阿达木单抗）从 2012 年起连续 5 年蝉联全球药物销售额冠军，2016 年的销售额高达 160.78 亿美元。阿达木单抗、英夫利昔单抗、利妥昔单抗、贝伐珠单抗、曲妥珠单抗 5 个上市超过 10 年的单抗药物，常年占据抗体药物畅销榜的前 5 名，销售收入占据全球抗体市场 50%以上份额。2016 年全球销量排名前 10 位的药物中有 5 个是单抗药物，5 个单抗药物的销售额达 449.68 亿美元，如表 18-2 所示占销量前 10 位的药物总销售额的 55.06%。单抗药物近 10 年年均复合增长率达 31.65%。进口单抗药物占领中国的抗体药物市场 75%以上的份额。

表 18-2　2016 年全球前 5 位单抗药物的销售额

通用名	商品名	公司	年销售额(亿美元)
阿达木单抗	修美乐(Humira)	雅培	160.78
英夫利昔单抗	类克(Remicade)	强生	82.34
利妥昔单抗	美罗华(Rituxan)	罗氏	72.27
贝伐珠单抗	阿瓦斯汀(Avastin)	罗氏	67.15
曲妥珠单抗	郝赛汀(Herceptin)	罗氏	67.14

（2）基于抗体标记的靶向治疗　用肿瘤特异性单抗作导向载体，与毒素、化疗药物或放射性同位素、酪氨酸激酶抑制剂等细胞毒性物质交联，制成针对肿瘤细胞的具有高度特异性和高杀伤力的生物导向制剂或生物导弹，能将细胞毒性物质靶向携带至肿瘤病灶局部，特异性杀伤肿瘤细胞，对正常细胞的损伤较轻。①单抗与毒素（如蓖麻毒素、苦瓜毒素、白喉毒素、铜绿假单胞菌毒素等）的交联物，称免疫毒素（immunotoxin）。该制剂在骨髓移植时应用较多，能清除骨髓中肿瘤细胞，使白血病患者自体骨髓移植复发率下

降，同时用抗 T 细胞免疫毒素处理骨髓，可预防移植排斥反应。②单抗与放射性同位素（如^{131}I、^{90}Y、^{177}Lu、^{32}P 等）交联，经单抗导向和同位素辐射，其交联物无需进入细胞，即能杀伤靶细胞，且所用放射性同位素比普通放疗剂量小得多，能较好地保护周围正常组织。③单抗与化疗药物交联常用的化疗药物有卡奇霉素（calicheamicin）、格尔德霉素（geldanamycin）、甲氨蝶呤、阿霉素（多柔比星）等，能提高单克隆抗体和化疗药物的靶向杀伤肿瘤等疗效，显著降低化疗药物的毒副作用。

三、细胞因子

细胞因子是机体免疫系统内部及免疫系统与其他系统间进行信息传递的工具。目前多种细胞因子被重组表达成功，为临床应用奠定了基础。

细胞因子添加疗法：重组细胞因子已用于肿瘤、感染、造血障碍等疾病的治疗。如 IFN-α 对多毛细胞性白细胞癌疗效显著，对病毒性肝炎、带状疱疹也有一定疗效。IFN-β 可缓解多发性硬化的病情进展。G-CSF、GM-CSF 用于治疗各种粒细胞低下，缓解化疗后粒细胞的减少。EPO 对肾性贫血疗效显著。ILK-11 可用于肿瘤或化疗所致的血小板减少症。

细胞因子拮抗疗法：通过抑制细胞因子的产生，或抑制细胞因子与相应受体结合，或阻断结合后的信号转导，抑制细胞因子发挥其生物学效应。如 TNF-α 单抗可治疗类风湿性关节炎。重组Ⅰ型可溶性 TNF 受体能减轻类风湿性关节炎的炎症损伤，可缓解感染性休克。重组可溶性 IL-1 受体可抑制器官移植的排斥反应。

1. 干扰素

干扰素（IFN）是一组具有特殊功能的糖蛋白，能与细胞表面相应受体结合，诱导细胞产生抗病毒蛋白，抑制病毒复制。可用于带状疱疹、乳头瘤病毒感染及各种疣等局部治疗。IFN-α 亦可降低患者血清中 HBeAg 滴度和病毒 DNA 水平，减轻肝脏受损程度，降低肝硬化发生率。另外，INF-α 和 IFN-β 可增强单核/MΦ 活性，促进 FcγR 表达，通过 ADCC 杀伤肿瘤细胞；亦能激活 NK 细胞发挥杀瘤效应。造血系统肿瘤对 IFN-α 和 IFN-β 敏感，而治疗实体瘤疗效较差，且毒副作用严重。若与某些化疗药物联合使用，可减少用量。IFN-γ 则具有免疫调节作用。是单核/MΦ 强有力的激活剂；能促进多种细胞表达 MHCⅡ类分子；促进 T、B 细胞分化和 Tc 细胞成熟。但某些情况下，IFN 还能抑制 Th2 细胞，抑制 FcεR 表达，从而阻止Ⅰ型超敏反应发生。

2. 白细胞介素

研究较多的是 IL-2，它是 T 细胞最主要的生长因子，而 T 细胞在机体免疫应答及调节中起重要作用，因此 IL-2 是保障机体正常免疫功能的关键因子。IL-2 能促进活化 T、B 细胞的增殖和分化，诱导 Tc 细胞分化为效应细胞，促使 Tc 细胞产生 IFN-γ，激活 NK 细胞，增强其杀伤肿瘤细胞活性等。当 Tc 细胞介导的抗瘤效应强烈时，低剂量 IL-2 即可激发机体抗瘤作用。鉴于 IL-2 单独注射时全身副作用大，临床上用 IL-2 体外激活患者外周血淋巴细胞，制成 LAK 细胞后再与小剂量的 IL-2 联合应用，用于肿瘤治疗。也可将 IL-2 基因导入肿瘤细胞，待扩增后再输入肿瘤病人。

3. 集落刺激因子

集落刺激因子（CSF）包括 GM-CSF、G-CSF、M-CSF、IL-3、EPO 等。不同的 CSF 有不同的集落刺激作用。CSF 能明显促进造血过程，促进各类髓系白细胞的分化和成熟，并对成熟白细胞和白血病细胞亦有促生长作用。临床应用最多的是 GM-CSF 和 G-CSF，对再生障碍性贫血有短期缓解作用，对化疗和放疗后机体造血系统功能恢复有明显治疗效果。将 CSF 与细胞周期特异性药物联用，能促进幼稚白血病向终末细胞分化，促使白血病细胞逆转。CSF 在血液病和肿瘤治疗中前景广阔。

4. 肿瘤坏死因子

肿瘤坏死因子（TNF）直接造成肿瘤细胞死亡的细胞因子，分为 TNF-α 和 TNF-β，二者生物活性相似。适当剂量的 TNF 表现为抗感染和炎症作用，如 TNF 促使白细胞黏附于血管内皮细胞，导致白细胞在炎症部位积聚，并可激活炎性白细胞发挥杀伤微生物作用；刺激免疫细胞释放细胞因子，包括 CSF、IL-1、IL-6、IL-8、TNF 和加强 MHC Ⅰ、MHCⅡ类分子表达；但 TNF 单独应用对人体的毒性大。TNF 与 IFN、环磷酰胺联用，能产生协同效应，治疗肿瘤的疗效更好。

第二节 细胞免疫治疗

将自体或异体的造血细胞、免疫细胞或肿瘤细胞经体外培养、诱导扩增后回输机体，以激活或增强机体的适应性免疫应答。细胞制剂包括细胞疫苗（如 DC 细胞疫苗、肿瘤细胞疫苗等）、造血干细胞、过继性输入活化的淋巴细胞（如 NK、LAK、CIK、TIL 细胞等免疫效应细胞）等。

一、细胞疫苗

细胞疫苗包括 T 细胞疫苗、肿瘤细胞疫苗以及树突状细胞疫苗（DC 疫苗）等。

（一）T 细胞疫苗

是将引起自身免疫性疾病或同种移植排斥反应的 T 细胞活化并灭活后作为疫苗，诱导机体产生针对致病性 T 细胞或同种反应性 T 细胞的免疫应答，从而消除或减轻这些细胞的致病作用。或依据 MHCⅠ类分子特异的多肽结合基序合成的多肽，在体外诱导产生的抗原特异性 CTL，用于治疗病毒性疾病。T 细胞疫苗是将 T 细胞从过去的靶细胞转变成效应细胞，为 T 细胞增添了新内涵。

（二）肿瘤细胞疫苗

肿瘤细胞疫苗是从机体肿瘤组织中提取肿瘤细胞，经灭活处理后使瘤细胞丧失致瘤性，但仍保留免疫原性，然后对机体进行主动免疫。理论上这类疫苗可提供肿瘤抗原能诱导机体产生抗肿瘤免疫应答。但肿瘤细胞的肿瘤特异抗原（tumor specific antigen，TSA）表达低下，并缺乏一些免疫辅助因子的表达，免疫原性较低，常无法有效地诱导抗肿瘤免疫应答。因此，通常采用在疫苗中加入诱导免疫应答的细胞因子，如 IL-2、IL-4 和 GM-CSF 等，或导入细胞因子或共刺激分子的编码基因，来达到增强疫苗免疫原性的目的，其中 GM-CSF 被认为最有效。在疫苗接种的部位，局部表达的 GM-CSF 能够增加 APC 数量，从而有效捕获、加工和提呈抗原给 T 细胞。而在肿瘤细胞疫苗中导入共刺激分子，能够提供 T 细胞活化所需的非特异性第二信号，促进免疫应答，以 B7-1 为典型。

（三）基因修饰的肿瘤疫苗

利用基因工程技术将编码肿瘤特异性抗原的基因结合于表达载体上（重组病毒或质粒

DNA)，再将疫苗直接注入机体，借助载体本身和机体内的基因表达系统表达出目的抗原，从而诱导特异性的细胞免疫应答。

如何确定针对性强的肿瘤相关抗原编码基因以及有效保证目的基因在体内充分表达，是肿瘤基因疫苗研究重点。

（四）DC 疫苗

用肿瘤相关抗原（tumor associated antigens，TAA）或病原抗原冲击强化致敏 DC，制成细胞疫苗，即 DC 疫苗，回输到患者体内，用于多种疾病的治疗。目前已经有 3 种 DC 肿瘤疫苗面市：Sipuleucel-T、CreaVax RCC 和 Hybricell。2010 年美国 FDA 批准的第一个癌症治疗疫苗-前列腺癌疫苗就是用 DC 疫苗。DC 疫苗在抗肿瘤免疫、抗感染免疫、抗移植排斥免疫、治疗自身免疫病和免疫耐受中扮演着越来越重要的角色。DC 疫苗的安全性非常好，至今未有严重不良反应的报道。

二、过继免疫细胞

取自体淋巴细胞经体外激活、增殖后回输患者，直接杀伤肿瘤或激发机体抗肿瘤的效应，称为过继免疫治疗，该法为肿瘤的生物治疗开创了新途径，尤其在消除肿瘤转移病灶方面，有明显优势。目前已有多种免疫细胞被应用于这一疗法。

（一）淋巴因子活化杀伤细胞（lymphokine-activated killer cell，LAK 细胞）

是由 IL-2 刺激后产生的免疫效应细胞，对正常细胞无毒性，具有广泛杀伤肿瘤细胞能力。直接杀伤肿瘤细胞或分泌 TNF、IFN-α 等细胞因子间接杀伤。LAK 细胞无需抗原致敏，就能杀伤 NK 细胞不能杀伤的体外传代细胞和肿瘤细胞，而且无 MHC 限制性。LAK 细胞是很有潜力的抗肿瘤效应细胞。

（二）肿瘤浸润淋巴细胞（tumor infiltrating lymphocyte，TIL）

是将肿瘤组织中浸润的淋巴细胞分离出来，用 IL-2 在体外激活增殖后，再回输体内，杀瘤效应比 LAK 细胞强 50～100 倍，有特异性杀瘤活性，对 IL-2 的刺激比 LAK 细胞敏感，活化 TIL 在体内应用时对 IL-2 依赖性较小，与环磷酰胺联合应用可取得更好杀瘤效果。

（三）细胞因子诱导的杀伤细胞（cytokine-induced killer，CIK）

用 CD3 单抗与 IL-2、IFN-γ、TNF-α 等细胞因子联合体外刺激人外周血单个核细胞，使其活化、增殖并分化成 $CD3^+CD56^+$ 杀伤细胞。CIK 的抗肿瘤活性强于 LAK。

三、干细胞移植

将免疫功能正常个体的 HSC 或淋巴细胞，移植给免疫缺陷个体，使后者免疫功能全部或部分恢复。干细胞移植法又称免疫重建疗法（immune reconstruction）。

由于 HSC 来自骨髓或胚胎肝脏，故干细胞移植分为骨髓移植和胚胎肝移植。骨髓中干细胞数量较多，是理想的干细胞来源。外周血干细胞数量虽不多，但采集方便。脐带血中含有一定比例的干细胞，HLA 表达水平较低，移植抗宿主病的发生率低，且来源方便，采集容易，对供者无任何伤害，故脐血是极具潜力的干细胞来源。

（一）骨髓移植

1. 同种异体骨髓移植

由于供受者组织相容性差异和受者处于免疫缺陷状态，骨髓移植后常发生急性移植排斥反应，使移植失败。若在术前用抗 T 细胞及其亚群单抗、或免疫毒素除去供者骨髓中成熟 T 细胞，可避免急性移植排斥反应。由于 T 细胞分泌 IL-3 和 GM-CSF，促进 HSC 再生和其他细胞成熟，故临床上在除去供者骨髓 T 细胞的同时，常给予 IL-3 和 GM-CSF，以提高骨髓移植成功率。异体骨髓移植长期存活的两种遗传基因细胞同时在受者体内存活和增殖，而受者体内的骨髓细胞、淋巴细胞和单核-MΦ 又完全来自供者。

2. 自体骨髓移植

在肿瘤患者接受放疗或化疗前，常预先将患者骨髓取出，低温保存，待放疗或化疗结束后，再将低温保存的骨髓回输，以恢复其造血和免疫功能。该法已用于治疗多种肿瘤。

（二）胚胎肝移植

胚胎肝含有大量造血多能干细胞，可作为免疫重建细胞来源。由于胚胎期免疫细胞遭受抗原刺激后易诱发免疫耐受，而胚胎肝组织中 T 细胞数含量极少，故移植后不易引起移植物抗宿主反应（graft versus host reaction，GVHR）。

第三节　基因免疫治疗

基因治疗指将外源正常基因导入靶细胞，以纠正或补偿因基因缺陷或异常引起的疾病，以达到治疗目的。免疫基因治疗已应用于肿瘤、自身免疫病、移植排斥、感染等疾病的试验性治疗。美国 FDA 已批准几十项临床应用方案进入临床使用。

一、细胞因子基因治疗

导入增强或诱发机体抗肿瘤免疫功能的细胞因子，如 IL-2、IL-12、TNF、IFN、GM-CSF 等细胞因子，促进淋巴细胞的发育分化，诱导机体的免疫效应，增强机体抗肿瘤免疫的功能。而直接注射细胞因子不仅有一定副作用，而且效果较差。细胞因子基因修饰免疫效应细胞或肿瘤细胞，能增强免疫细胞的活性，从而达到治疗目的。如将 GM-CSF 基因修饰人乳腺癌细胞后使机体具有抑制再植成瘤的免疫功能，且成瘤性明显下降。

二、MHC 分子及共刺激分子的基因治疗

通常情况下，肿瘤细胞 MHCⅠ类分子表达缺陷或低下，导致 $CD8^+$ CTL 细胞无法识别和杀伤肿瘤细胞；肿瘤细胞表面很少表达 CD80 和 CD86 等共刺激分子，也无法诱导有效的抗肿瘤免疫应答。因此，将 MHCⅠ类分子、共刺激分子等基因导入肿瘤细胞，使肿瘤细胞免疫原性增强，CTL 细胞能被更多地激活，增强抗肿瘤免疫。

三、DC 的基因治疗

由 DC 激活的 T 细胞介导的适应性免疫应答在抗肿瘤中起着主导作用，而且这种抗肿瘤免疫应答具有记忆性、高效性、特异性。通过分子遗传改建 DC，肿瘤抗原的编码基因转染到 DC 后，能在 DC 内持续表达肿瘤抗原，既克服了 DC 与抗原肽负载后抗原肽-MHC 分子复合物的解离问题，又能使表达的抗原有效地与 MHC 分子结合并提呈给 CTL 细胞。机体的特异性 $CD4^+$ 和 $CD8^+$ T 细胞的特异性抗肿瘤免疫应答反应能很好地诱导出来，且不良反应小，应用前景良好。

第四节　免疫增强剂

免疫增强剂又名生物应答调节剂（biological response modifier，BRM），主要指来自生物体自身的一些分子和细胞，具有促进或调节机体免疫功能作用的制剂，它们既是机体对内外环境刺激应答的效应机制，又是维持内环境稳定的重要因素。许多非生物制剂亦有同样功效。现已研制出多种新型免疫增强剂，用于某些传染病、自身免疫病、抗移植物排斥和恶性肿瘤的辅助治疗。通常对免疫功能正常者没有影响，对免疫功能低下者具有促进或调节作用。

一、免疫因子

是具有传递免疫信号，调节免疫应答效应的蛋白质分子，有的属于细胞因子。包括胸腺肽、转移因子、免疫核糖核酸、IFN、IL 等。对于 IFN、IL 在此不再赘述。

（一）胸腺肽

胸腺肽是从小牛或猪的胸腺中提取的可溶性多肽混合物，包括胸腺素、胸腺生成素等，可促进胸腺内 T 细胞的发育、分化和成熟，无种属特异性，无明显的不良反应，临床常用于治疗病毒感染、肿瘤等引起的细胞免疫功能低下。

（二）转移因子

致敏淋巴细胞反复冻融，超滤获得的混合物，包括游离氨基酸、核酸、多肽等，因其能转移细胞免疫活性而称为转移因子。优点是相对分子质量小，无免疫原性，副作用小，无种属特异性，主要用于细胞免疫功能低下辅助治疗，如慢性乙肝、肿瘤、某些真菌感染等。

（三）免疫核糖核酸（immune RNA，iRNA）

由抗原致敏的淋巴组织中提取的核糖核酸，能传递适应性免疫信息，无种属特异性，主要作用于 T、B 细胞，临床可治疗肿瘤、病毒及真菌感染等。

二、化学合成制剂

包括左旋咪唑、西咪替丁、胞壁酰二肽、异丙肌苷等，可非特异性激活免疫功能，有利于感性感染及肿瘤患者免疫功能的修复。

（一）AS-101

AS-101 的化学名为三氯（二氧乙烯-O，O′）合碲酸铵，是新型免疫增强剂。AS-101 在体外能刺激淋巴细胞增殖，产生 IL-2 和 CSF；在体内可提高淋巴细胞对丝裂原的敏感性。机理是：AS-101 加速 Ca^{2+} 经钙通道回流。艾滋病患者静注 AS-101，可使 P24 抗原转阴，$CD4^+$ T 细胞明显增多。一些晚期癌症患者静脉用药后，体质增强（提高一个等级），$CD4^+$ T 细胞、CD4/CD8 比值、TNF 和 IFN 含量均有提高。另外，由于 AS-101 与抗肿瘤药顺氯氨铂化学结构类似，故 AS-101 也有直接杀瘤作用。

（二）胞壁酰二肽（muramyl dipeptide，MDP）

胞壁酰二肽是分枝杆菌胞壁中最小免疫活性单位，具有非特异性抗感染和抗肿瘤作用。能直接刺激单核-MΦ，使其活性增强 10 倍乃至数百倍，促使 IL-1、IL-6、IFN、CSF 和超氧离子释放；诱导内源性 TNF 生成，直接增强 NK 细胞杀伤力。临床发现 MDP 用于治疗晚期肿瘤病人时能恢复其免疫功能，增强机体抵抗力。MDP 还有辅助弗氏完全佐剂的活性。将人工合成的 MDP 衍生物 B30-MDP 与经 X 线照射的肿瘤细胞混合免疫动物，可激发 Tc 细胞介导细胞毒效应，发挥特异性抗瘤作用，现已制成肿瘤疫苗用于临床。

（三）异丙肌苷（isoprinosine，ISO）

异丙肌苷由 N-二甲基氨基-2-丙醇和肌甙组成的复合物。ISO 原是抗病毒药，能干扰和抑制病毒 RNA 的复制。后来发现 ISO 有类似胸腺素样活性，能诱导 T 细胞成熟，增强其对丝裂原（PHA）的敏感性，促进 T、B 细胞的活化、增殖和分化，激发体内 MΦ 和 NK 细胞的生物活性。ISO 的免疫增强作用，有利于艾滋病及肿瘤患者免疫功能的修复。

（四）左旋咪唑（levamisole，LMS）

一种广谱驱虫药。LMS 还具有活化吞噬细胞，促进 T 细胞产生 IL-2 等细胞因子，增强 NK 细胞活性，恢复机体免疫功能等作用。LMS 对免疫功能低下者具有较好的免疫增强作用，而对正常机体作用不明显，主要用于治疗慢性感染、肿瘤放射治疗或化学治疗后的辅助治疗。

（五）西咪替丁（cimetidine）

一种组胺拮抗剂，可与组胺（H_2）受体结合，竞争性抑制组胺，临床主要用于胃及十二指肠溃疡的治疗。Treg 表面有 H_2 受体，当与组胺结合后，可使 Treg 活化而抑制机体的免疫功能。而西咪替丁与相同的受体结合后，阻止 Treg 活化，从而增强了机体的免疫功能。西咪替丁可增强正常或免疫缺损小鼠的免疫功能，并能明显抑制肿瘤的生长。

三、微生物制剂

微生物制剂是由微生物以及其成分制备而成，包括卡介苗、短小棒状杆菌、丙酸杆菌、链球菌低毒株、金黄色葡萄球菌肠毒素超抗原、伤寒杆菌 LPS 等，具有佐剂或免疫增强作用。

（一）OK-432

是从溶血性链球菌弱毒株（Su 株）提取的一种免疫增强剂，具有多种复杂的免疫作用。在体外能激活中性粒细胞、MΦ 和 NK 细胞，发挥非特异性吞噬杀伤作用和抗肿瘤效应。在体内可增强 NK 细胞活性。OK-432 还能改善肿瘤患者淋巴细胞对丝裂原的敏感性，促进多种免疫细胞产生 CSF，刺激骨髓 HSC 和各种祖细胞增殖和分化，使患者免疫状况明显改善。临床上已将 OK-432 单独或与化疗、放疗联合应用，改善宫颈癌、头颈部癌、黑色素瘤、霍奇金病等多种癌症患者的免疫状况，修复和增强细胞免疫功能，延长生存期。

（二）卡介苗（Bacille Calmette-Guerin vaccine，BCG）

是牛型结核分枝杆菌的减毒活疫苗，也是一种免疫佐剂，能增强各种抗原的免疫原性。卡介苗具有很强的非特异性免疫刺激作用，能增强 MΦ 吞噬作用和溶菌酶活力；刺激 MΦ 释放 IL-1，促进 T、B 细胞增殖和分化，增加 NK 细胞活性，促进 HSC 成熟。还可引起某些肿瘤细胞坏死，阻止肿瘤细胞转移，消除机体对肿瘤抗原的耐受性。目前已用于黑色素瘤、急性淋巴细胞性白血病、非霍奇金病、肺癌、消化道肿瘤、膀胱癌等多种肿瘤疾病的辅助治疗。

（三）短小棒状杆菌

可活化 MΦ，促进 IL-1、IL-2 等细胞因子的产生，非特异性刺激机体免疫功能。局部注射治疗黑色素瘤等有一定的疗效。与化疗药物联合治疗肿瘤，可减少剂量，提高疗效。

四、中药

黄芪、人参、灵芝、枸杞、刺五加等中药都有明显的免疫增强作用。对单核巨噬系统有增强作用的主要是补气、滋阴、活血化瘀、清热解毒类中药，对体液免疫应答有激活作用的主要为益气健脾和补肾壮阳药（如黄芪等），促进细胞免疫的以益气补肾药为主。中药提取物（如黄芪多糖、枸杞多糖、刺五加多糖等）具有促进抗体产生，促进 IL-2、IL-3、IFN-γ 等细胞因子分泌，明显提高细胞免疫、体液免疫和抗衰老作用。传统方剂四君子汤、四物汤、当归补血汤、补中益气汤、六味地黄丸等具有免疫增强作用，能刺激抗体产生。

五、多糖类物质

主要从细菌、真菌、植物中提取，包括细菌 LPS、酵母多糖、灵芝多糖、枸杞多糖、猪苓多糖、茯苓多糖、香菇多糖、人参皂苷等，具有免疫刺激作用，能促进 MΦ 和淋巴细胞产生多种细胞因子，增强细胞免疫功能，用于肿瘤、弥漫性感染的辅助治疗。

第五节　免疫抑制剂

具有抑制生物体的免疫功能作用，常用于防止移植排斥作用发生和治疗自身免疫病。包括化学合成药物、微生物制剂、中药等。

一、微生物制剂

包括环孢霉素 A、FK-506、麦考酚酸酯、雷帕霉素等真菌代谢产物，具有较强选择性免疫抑制作用，可抑制移植排斥作用发生和治疗自身免疫病。

（一）环孢霉素 A（CyclosporinA，CsA）

商品名新山地明，是真菌代谢产物的提取物，由 11 个氨基酸组成的环形多肽，是抗排斥反应首选药物。CsA 对 T 细胞有较高的选择性抑制作用，通常作用于 Th 细胞激活的早期阶段，主要阻止 T 细胞内 IL2 基因的转录，抑制其 IL-1R 的形成，抑制 IL-2 的合成和释放等，抑制 IL-2 依赖性 T 细胞的活化。对 Ts 细胞有中等程度的激活作用，并可阻止 Tc 细胞前体分化为成熟 Tc 细胞，导致 Tc 细胞介导的细胞毒作用受阻。大剂量 CsA 可抑制 B 细胞，影响抗体生成。CsA 在抗移植物排斥和抑制自身免疫反应的几个重要环节起作用。CsA 选择性高，对骨髓 HSC 的毒性远比其他免疫抑制剂低，对 NK 细胞无抑制作用。

（二）FK-506（他克莫司）

是继 CsA 后发现的又一高效免疫抑制剂，其抑制能力比 CsA 强 10～100 倍。FK-506 为大环内酯类药物，是真菌代谢产物，分子式与 CsA 相同，但结构不同。FK-506 是 T 细胞特异性免疫抑制剂，通过与胞浆内特异性结合蛋白作用，干扰或抑制 T 细胞内依赖钙信号转导，从而阻止细胞因子基因的转录。在体外，FK-506 可抑制抗原和有丝分裂原激活 T 细胞，阻止细胞因子（如 IL-2、IFN-γ、TNF-α、GM-CSF 等）释放和有关受体（如 IL-2R、

TNF-R）的表达、阻止 Tc 细胞前体分化。在体内，FK-506 对移植物抗宿主反应和迟发型超敏反应的抑制活性比 CsA 强 10 倍以上。FK-506 还有亲肝性，可刺激术后肝细胞再生，并对因缺血或灌注损伤的肝肾有保护作用，现已用于肝移植患者。

（三）雷帕霉素（rapamycin，RPM）

又名西罗莫司（sirolimus），为真菌代谢产物。作用机制可能是通过不同的细胞因子受体阻断信号转导，阻断 IL-2 启动的 T 细胞增殖而选择性抑制 T 细胞，发挥免疫抑制作用。具有很好的抗排斥作用，且与环孢霉素 A、FK506 等免疫抑制剂有良好的协同作用，是一种疗效好、低毒、无肾毒性的新型免疫抑制剂。已应用于抗移植排斥反应。

（四）麦考酚酸酯（mycophenolate，MMF）

商品名骁悉，一种强效免疫抑制剂，是麦考酚酸的 2-乙基酯类衍生物，在体内脱脂后形成麦考酚酸能抑制鸟苷的合成，选择性阻断 T、B 细胞的增殖，用于防止移植排斥反应和自身免疫病。

二、化学合成制剂

包括糖皮质激素、环磷酰胺、硫唑嘌呤等，对体液免疫、细胞免疫均有抑制作用。

（一）肾上腺皮质类固醇

可抑制 MΦ 趋化作用、阻止 MΦ 摄取和处理抗原、阻止 IL-1 释放。在一定浓度下，可控制淋巴细胞 DNA 复制、阻止 IL-2 释放、并能溶解破坏的 B 细胞、干扰 Tc 细胞攻击杀伤靶细胞。因此，肾上腺皮质类固醇对免疫应答具有多方面的抑制作用。还能稳定肥大细胞和嗜碱性粒细胞膜，使 C-AMP 浓度升高，阻止血管活性物质释放，减轻炎症反应和某些超敏反应发生。已广泛用于预防和治疗超敏反应性疾病、自身免疫病及移植物排斥反应。

（二）环磷酰胺（Cyclophosphamide，CY）

环磷酰胺属烷化剂。主要作用是破坏 DNA 结构与功能，抑制 DNA 复制和蛋白质合成，阻止细胞分裂。对体液免疫有较强的抑制作用，也可抑制细胞免疫，应用广泛。各种淋巴细胞及其亚群对 CY 敏感性不一致：T_s 细胞和 B 细胞对 CY 敏感性高，而 Th 细胞较低。控制给药方式，可使 CY 选择性地杀伤 TS 细胞，导致细胞免疫应答增强。CY 又可诱发免疫耐受，产生适应性免疫抑制作用。CY 多用于治疗肿瘤和多种自身免疫病，若与皮质激素联合应用，可减弱移植物排斥反应程度。

三、生物制剂

（一）抗淋巴细胞丙种球蛋白（antilymphocyte globulin，ALG）

ALG 是将人外周血或胸导管淋巴细胞作抗原，免疫动物而获得的丙种球蛋白。ALG 有较强的免疫抑制作用。进入机体后与淋巴细胞结合，经补体作用使淋巴细胞溶解，直接影响机体的适应性免疫应答。ALG 主要用于移植排斥反应的治疗。

（二）免疫脂质体（immunoliposome）

脂质体是由类似胞膜的双层磷脂包裹毒性物质、或其他生物活性物质而形成的脂质微粒。将抗体嵌入脂质体，即成为免疫脂质体。免疫脂质体可经抗体与靶细胞特异性结合，通过吞噬或胞饮方式进入靶细胞，并在胞内释放包裹物，杀伤靶细胞。

四、中药

雷公藤（雷公藤多苷片）、冬虫夏草（如百令胶囊等）、青蒿素及其衍生物等均具有免疫抑制活性，可用于自身免疫病的治疗。

雷公藤总苷是效果确实的免疫抑制剂，能明显抑制小鼠的细胞免疫、体液免疫功能，延长皮肤、心、肾等移植物的存活时间，在骨髓移植中能降低移植物抗宿主反应的强度，临床治疗肾炎、系统性红斑狼疮、类风湿性关节炎等疗效明显，毒副作用小。

甘草中的 LX 成分为抗体抑制因子，具有抑制抗原与细胞结合，抑制 Treg 的作用，同时还影响 MΦ 的酶系统，降低其功能。黄芩苷、黄芩素等具有抗超敏作用。川穹、当归等也具有一定的免疫抑制作用。

英文名词缩略语简表

英文缩写	英文全称	中文全称
Ab	antibody	抗体
ABS	antigen-binding site	抗原结合部位
ACID	activation-induced cell death	活化诱导的细胞死亡
ACTH	adrenal cortex hormone	肾上腺皮质激素
ADCC	antibody-dependent cell-mediated cytotoxicity	抗体依赖的细胞介导的细胞毒作用
Ag	antigen	抗原
AId	anti-idiotype antibody	抗独特型抗体
AMLR	Autologous-mixed lymphocyte reaction	自身混合淋巴细胞反应
ALP 或 AKP	alkaline phosphatase	碱性磷酸酶
APC	antigen presenting cell	抗原提呈细胞
BALT	Bronchial-associated lymphoid tissue	支气管相关淋巴组织
BAS	biotin-avidin-system	生物素-亲和素系统
BCG	Bacille Calmette-Guerin vaccine	卡介苗
BCIA	blood cell immune adhenrence	血细胞免疫黏附作用
BCR	B cell receptor	B 细胞抗原受体
Bm	memory B cell	记忆性 B 细胞
BRM	biological response modifier	生物应答调节剂
BSA	bovine serum albumin	牛血清白蛋白
BsAb	bispecificantibody	双特异性抗体
BSP	Bio A substrate peptide	生物素酶底物肽
C	complement	补体
Cadherin	Ca^{2+}-dependent cell adhesion molecule family	钙黏蛋白家族
CALT	Conjunctiva associated lymphoid tissue	眼结膜相关淋巴组织
CAM	cell adhesion molecules	细胞粘附分子
CCP	complement control protein	补体调节蛋白结构域
CD	cluster of differentiation	聚类分化群
CDC	complement-dependent cytotoxicity	补体依赖的细胞毒作用
cDC	conventional DC	经典 DC
CDR	complementarity determining region	互补决定区
CE	Capillary Electrophoresis	毛细管电泳
CIC	circulating immunocomplex	循环免疫复合物
CIK	cytokine-induced killer	细胞因子诱导的杀伤细胞
CK	cytokine	细胞因子
CKR	chemokine receptor	趋化因子受体家族

英文缩写	英文全称	中文全称
CLIA	chemiluminescence immunoassay	化学发光免疫技术
CLR	C-type lectin receptors	C 型凝集素受体
Con A	concanavalin A	刀豆蛋白 A
CR	complement receptor	补体受体
CRF	corticotropin-releasing factor	促肾上腺皮质激素释放因子
CRP	C-reactive protein	C-反应蛋白
CSF	colony stimulating factor	集落刺激因子
CTL	cytotoxic T lymphocyte	杀伤性 T 细胞
Cys	cysteine	半胱氨酸
DAMP	damage associated molecular patterns	损伤相关分子模式
DC	dendritic cell	树突状细胞
DD	death domain	死亡结构域
DN	double negative	双阴性期
DP	double positive	双阳性期
DTHT	delayed type hypersensitivity T lymphocyte	迟发型超敏反应 T 细胞
ECP	eosinophil cationic protein	嗜酸性粒细胞阳离子蛋白
EIA	enzyme immunoassay	酶免疫分析法
EIH	enzyme immunohistochemistry technique	酶免疫组织化学技术
ELISA	enzyme linked immunosorbent assay	酶联免疫吸附试验
ELISPOT	enzyme-linked immunospot test	酶联免疫斑点试验
EPO	eosinophil peroxidase	嗜酸性粒细胞过氧化物酶
Fab	Fragment antigen binding	抗原结合片段
FACS	fluorescence activated cell sorter	荧光激活细胞分离仪
FADD	Fas-associated death domain	Fas 相关死亡结构域
FAE	follicle-associated epithelium	滤泡相关上皮细胞
Fc	fragment crytallizable	可结晶片段
FCM	flow cytometry	流式细胞术
FcRn	neonatal Fc receptor	新生儿 Fc 受体
fDC	follicular DC	滤泡树突状细胞
FEIA	fluorescence enzyme immunoassay	荧光酶免疫测定
FITC	fluorescein isothiocyanate	异硫氰酸荧光素
Fn	fibronectin	纤连蛋白
Fn3	fibronectin type Ⅲ	Ⅲ型纤连蛋白
FR	framework region	骨架区
GALT	Gut-associated lymphoid tissue	肠相关淋巴组织
GF	growth factor	生长因子
GFP	green fluorescent protein	绿色荧光蛋白

续表

英文缩写	英文全称	中文全称
GPCR	G protein-coupled receptor	G 蛋白偶联受体
GPI	glycosyl-phosphatidylinositol	糖基磷脂酰肌醇
GVHR	graft versus host reaction	移植物抗宿主反应
HEV	high endothelial venule	高内皮小静脉
HGPRT	hypoxanthine-guanine phosphoribosyl transferase	次黄嘌呤-鸟嘌呤-磷酸核糖转移酶
HIM	hematopoietic inductive microenvironment	造血诱导微环境
HLA	human leukocyte antigen	人类白细胞抗原
HRP	horseradish peroxidase	辣根过氧化物酶
HSC	hemopoietic stem cell	造血干细胞
HSP	heat shock protein	热休克蛋白
HVR	hypervariable region	高变区
IC	immune complex	免疫复合物
ICAM	intercellular adhesion molecule	细胞间黏附分子
iDC	interdigitating cell	并指树突状细胞
IEC	Intestinal epithelial cell	肠上皮细胞
IEL	intraepithelial lymphocyte	上皮内淋巴细胞
IFN	interferon	干扰素
Ig	immunoglobulin	免疫球蛋白
IgG	immunoglobulin G	免疫球蛋白 G
IgSF	immunoglobulin superfamily	免疫球蛋白超家族
Ii	Ia-associated invariant chain	Ia 相关恒定链
IL	interleukin	白细胞介素
ILC	innate lymphoid cell	固有淋巴样细胞
ILT	Ig-like transcripts	Ig 样转录体
IMB	Immunomagnetic beads separation techniques	免疫磁珠分离技术
iNOS	inducible nitric oxide synthase	一氧化氮合成酶
Ir	immune respones gene	免疫应答基因
iRNA	immune RNA	免疫核糖核酸
ITAM	immunoreceptor tyrosine-based activation motif	免疫受体酪氨酸激活基序
ITIM	immunoreceptor tyrosine-based inhibitory motif	免疫受体酪氨酸抑制基序
KIR	killer cell Ig-like receptor	杀伤细胞 Ig 样受体
KLR	killer cell lectin-like receptor	杀伤细胞凝集素样受体
LAK	lymphokine-activated killer cell	淋巴因子活化杀伤细胞
LC	Langerhans cell	朗格汉斯细胞
LDA	leukocyte differentiation antigen	白细胞分化抗原
LDC	Lymophoid dendritic cells	淋巴样 DC
LHR	lymphocyte homing receptor	淋巴细胞归巢受体

续表

英文缩写	英文全称	中文全称
LK	lymphokine	淋巴因子
LPL	lamina propria lymphocyte	黏膜固有层淋巴细胞
LPS	lipopolysaccharide	脂多糖
LRR	leucine-rich repeat	富含亮氨酸重复区
M	microfold cell	M 细胞
MⅡC	MHC classⅡcompartment	MHC Ⅱ类小室
MAC	membrane attack complex	攻膜复合物
MALT	mucosal-associated lymphoid tissue	黏膜相关淋巴组织
MASP	MBL associated serine protease	MBL 相关丝氨酸蛋白酶
MBL	mannose-binding lectin	甘露糖结合凝集素
MBP	major basic protein	碱性蛋白
McAb	Monoclonal antibody	单克隆抗体
MCP-1	macrophage chemokine protein-1	MΦ 趋化性细胞因子蛋白-1
MDC	myeloid dendritic cells	髓样 DC
MEIA	microparticle enzyme immunoassay	微粒捕获酶免疫分析技术
MHC	Major Histocompatibility Complex	主要组织相容性复合体
mIg	membrane Ig	膜型 Ig
MIP-1	macrophage inflammatory protein-1	MΦ 炎症蛋白-1
MIS	mucosal immune system	黏膜免疫系统
MK	monokine	单核因子
MLN	mesenteric lymph nodes	肠系膜淋巴结
Mon	monocyte	单核细胞
MR	mannose receptors	甘露糖受体
MRU	minimal recognition unit	最小识别单位
MTT	[3-(4, 5-dimethylthiazol-2-y1)-5-diphenyl telrazolium bromide	四甲基偶氮唑盐
MΦ	macrophage	巨噬细胞
NALT	Nasal-associated lymphoid tissue	鼻相关淋巴组织
NC	nitrocellulose	硝酸纤维素膜
NCR	natural cytotoxicity receptors	自然细胞毒性受体
NET	neutrophil extracellular traps	中性粒细胞胞外诱捕网
NK	natural killer cell	自然杀伤细胞
NKp	NK cell precursor	NK 前体细胞
NKT	natural killer T cell	自然杀伤 T 细胞
NLR	NOD-like receptors	NOD 样受体
NO	nitric oxide	一氧化氮
nTreg	natural Treg	自然调节性 T 细胞

续表

英文缩写	英文全称	中文全称
PALS	periarteriolar lymphoid sheath	动脉周围淋巴鞘
PAMP	pathogen associated molecular pattern	病原体相关分子模式
PBMC	Peripheral blood mononuclear cell	外周血单个核细胞
PCV	post-capillary venule	毛细血管后微静脉
pDC	plasmacytoid dendritic cells	浆细胞样 DC
PE	phycoerythrin	藻红蛋白
Pgp	phagocytic glycoprotein	吞噬细胞糖蛋白
PHA	phyto hemagglutinin	植物血凝素
PI	propidine iodide	碘化丙啶
pIgR	poly-Ig receptor	多聚 Ig 受体
pNK	progenitor NK cell	NK 祖细胞
PP	Peyer's patches	小肠派氏结合淋巴结
Pro	Proline	脯氨酸
PRR	pattern recognition receptor	模式识别受体
PTK	protein tyrosine kinase	蛋白酪氨酸激酶
PTP	Protein tyrosine phosphatase	蛋白酪氨酸磷酸酶
pTreg	peripherally induced Treg	外周发育调节性 T 细胞
PVDF	polyvinylidene difluoride	聚偏氟乙烯
PWM	pokeweed mitogen	商陆丝裂原
rDC	regulatory DC	调节性 DC
RHPA	reversed hemolytic plaque assay	反向溶血空斑试验
RIA	radioimmunoassay	放射免疫测定技术
RLR	RIG-I-like receptors	RIG 样受体
RNI	reative nitrogen intermediates	反应性氮中间产物
ROI	reative oxygen intermediates	反应性氧中间产物
SAg	superantigen	超抗原
SALT	skin-associated lymphoid tissues	皮肤相关淋巴组织
SC	secretory component	分泌成分
scFv	single-chain variable fragment	单链抗体可变区片段
SIg	secreted Ig	分泌型 Ig
SIS	skin immune system	皮肤免疫系统
SP	single positive	单阳性期
SPA	Staphylococcal protein A	葡萄球菌蛋白 A
SR	scavenger receptors	清道夫受体
TAA	tumor associated antigen	肿瘤相关抗原
TAP	transporter associated with antigen processing	抗原加工相关转运体
Tc	cytotoxic T lymphocyte	杀伤性 T 细胞

续表

英文缩写	英文全称	中文全称
TCR	T cell receptor	T细胞抗原受体
TD-Ag	thymus dependent antigen	胸腺依赖性抗原
TdT	Terminal deoxynucleotidyl transferase	脱氧核糖核苷酸末端转移酶
Te	effector T cell	效应T细胞
Tfh	follicular helper T cell	滤泡辅助T细胞
Th	helper T cell	辅助T细胞
TI-Ag	thymus independent antigen	胸腺非依赖性抗原
TIL	tumor infiltrating lymphocyte	肿瘤浸润淋巴细胞
TLR	Toll like receptors	Toll样受体
Tm	memory T cell	记忆性T细胞
TNF	tumor necrosis factor	肿瘤坏死因子
TPO	thrombopoietin	血小板生成素
TRADD	TNF-receptor-associated death domain	TNF受体相关死亡结构域蛋白
Treg	regulatory T cell	调节性T细胞
TRFIA	time-resolved fluorescence immunoassay	时间分辨荧光免疫测定
TRITC	tetramethyl rhodamine isothiocynate	四甲基异硫氰酸罗丹明
Ts	suppressor T cell	抑制性T细胞
TSA	tumors pecific antigen	肿瘤特异抗原
tTreg	thymus-derived Treg	胸腺发育调节性T细胞
TUNEL	terminal deoxynucleotidyl transferase mediated nick end labeling	脱氧核糖核苷酸末端转移酶介导的缺口末端标记法
UALT	Urogenital associated lymphoid tissue	泌尿生殖道相关淋巴组织
VCAM	vascular cell adhesion molecule	血管细胞黏附分子
VLP	virus-like particles	病毒样颗粒

参考文献

[1] Abbas AK, Lichtman AH, Pillai S. Cellular and Molecular Immunology. 8th ed. Phialadelphia: Saunders, 2015.

[2] Murphy K, Weaver C, Walport M. Janeway's Immunobiology. 9th ed. New York and London: Garland Science, 2017.

[3] Owen JA, Punt J, Stranford SA. Kuby Immunology. 7th ed. New York: W. H. Freeman & Company, 2013.

[4] Delves PJ, Martin SJ, Burton DR, et al. Roitt's Essential Immunology. 13th ed. Hoboken, [NJ]: John Wiley & Sons, Inc., 2017.

[5] 钱旻. 免疫学原理与技术，北京：高等教育出版社，2011.

[6] 王玉炯，祁元明. 免疫学原理与技术，北京：高等教育出版社，2016.

[7] 曹雪涛，何维. 医学免疫学，第 3 版，北京：人民卫生出版社，2015.

[8] 司传平，丁剑冰. 医学免疫学，北京：高等教育出版社，2014.

[9] 马兴铭，丁剑冰. 医学免疫学，北京：清华大学出版社，2013.

[10] 周光炎. 免疫学原理. 第 3 版. 上海：上海科学技术出版社，2013.

[11] 王迎伟. 医学免疫学. 北京：科学出版社，2013.

[12] 张丽芳. 医学免疫学. 北京：高等教育出版社，2013.

[13] 杨倩. 黏膜免疫及其疫苗设计. 北京：科学出版社，2016.

[14] 曹雪涛. 免疫学技术及其应用. 北京：科学出版社，2016.